军队卫生装备从业人员任职培训系列教材

军队卫生装备基础知识

主　编　栗文彬　罗二平　申广浩

副主编　李向东　王东光　漆家学　周智明
　　　　李　刚

编　委　（按姓氏笔画排序）

马晓玉　王军学　王延辉　王显超

云庆辉　文　峻　田　越　刘　娟

闫一力　江　鹰　汤　池　孙　涛

杨继庆　李　杰　李　彦　吴小明

张　毅　林　新　范清刚　季　林

胡兴斌　柴春雨　徐巧玲　郭　伟

谢康宁

第四军医大学出版社·西安

图书在版编目（CIP）数据

军队卫生装备基础知识/栗文彬，罗二平，申广浩主编.—西安：第四军医大学出版社，2013.4

（军队卫生装备从业人员任职培训系列教材）

ISBN 978 - 7 - 5662 - 0322 - 9

Ⅰ.①军… Ⅱ.①栗… ②罗… ③申… Ⅲ.①军队卫生－医疗器械－管理 Ⅳ.①R821.1

中国版本图书馆 CIP 数据核字（2013）第 073707 号

---

junduǐ weishengzhuangbei jichuzhishi

军队卫生装备基础知识

出版人：富 明　　责任编辑：朱德强 杨耀锦　　责任校对：黄 璐

出版发行：第四军医大学出版社
　　　　　地址：西安市长乐西路 17 号　邮编：710032
　　　　　电话：029 - 84776765　　　传真：029 - 84776764
　　　　　网址：http：//press. fmmu. sn. cn

制版：新纪元文化传播
印刷：蓝田立新印务有限公司
版次：2013 年 4 月第 1 版　2013 年 4 月第 1 次印刷
开本：787×1092　1/16　　印张：27.5　　字数：580 千字
书号：ISBN 978 - 7 - 5662 - 0322 - 9/ R · 1187
定价：58.00 元

出 版 说 明

　　军队卫生装备是军队后勤装备的重要组成部分，是平时医疗和战时卫勤保障的重要物质基础，是武装力量实施卫勤保障所使用的医用器械、仪器、设备和卫生运输工具等的总称。随着科学技术的发展及新材料、新工艺的不断涌现，军队卫生装备的信息化、自动化、智能化水平不断提高，结构也变得越来越复杂，这对军队卫生装备的管理、使用和维护提出了更高的要求。依据总后卫生部培训计划，第四军医大学承担了全军卫生装备从业人员的培训任务，以提高军队卫生装备管理与技术骨干的业务素质。为了解决培训教材紧缺的问题，第四军医大学组织经验丰富的教师和技术骨干编写了《军队卫生装备从业人员任职培训系列教材》。

　　本套教材共四分册，分别是《军队卫生装备基础知识》《军队卫生装备学》《军队卫生装备管理规范》《军队卫生勤务学》。本套教材体现了基础与应用、知识与能力的结合，并注意处理好教材之间的联系与衔接，避免遗漏和重复。

　　本套教材在层次、水平上定位于任职培训教材，主要适用于军队卫生装备管理与技术培训，也可作为全军各级医疗机构医学工程人员和军队院校相关专业本科生、研究生的参考用书。

前　言

　　《军队卫生装备基础知识》是面向全军卫生装备管理及技术人员的任职培训教材之一，其目的是提高军队卫生装备从业人员的业务素质，最大限度地发挥装备性能。

　　在内容安排上，本教材共分为三章：第一章，阐述生物医学工程学科的特点及研究范围，包括军事生物医学工程和临床医学工程的定义及研究内容，以及医疗仪器设备的全寿命工作过程；第二章，介绍计算机的基础与应用，包括常用的操作系统和应用软件，并结合实例讲解办公应用软件的主要功能和使用技巧；第三章，介绍计算机网络的基本知识和基本技术，并在此基础上介绍了 Internet 网络实践操作和计算机网络安全常识，并对当今网络技术和应用的最新进展做了介绍。主要适用于军队卫生装备管理与技术培训使用，也可作为全军各级医疗机构医学工程人员和军队院校相关专业本科生、研究生的参考用书。

　　21 世纪，科技飞速发展，军队卫生装备日新月异，相关教材的编写更应与时俱进！本教材在编写过程中，借鉴和参阅了大量相关书籍、教材以及互联网资料，有些资料无从核实准确出处。在此，谨向所有相关作者表示诚挚的感谢！

　　尽管参编人员在编写过程中精心撰写、认真审校，仍难免有疏漏和不足，恳请各位读者、专家不吝赐教，使教材日臻完善。

编者

2012-03-20

目　录

第一章　生物医学工程概论

第一节　生物医学工程学概述

一、生物医学工程学的定义及层次结构

（一）生物医学工程定义

生物医学工程（biomedical engineering，BME）是结合工程科学与生命科学的原理和方法，从工程学角度在系统、器官、组织、细胞乃至分子等多层次上，依据人体结构、功能及其相互间的关系，研究识别、检测和调控人体各种生命状态的技术和方法，发展用于预防、诊断、治疗和康复等防病、治病、促进健康的手段和装置的交叉学科。

生物医学工程的发展，起源于 H.冯·赫姆霍兹、D.雷蒙和 W.伦琴等人。H.冯·赫姆霍兹首先将工程学原理用于生理学的问题，并且发现了肌肉和神经组织对直流电的电阻现象。1895 年威廉·伦琴（W.伦琴）偶然发现某种穿透力的射线，称作 X 射线。此后，便掀起了一股研究 X 射线组织透射和组织破坏特性的浪潮，最终导致了现代医学成像技术的产生。

生物医学工程于 20 世纪初与生物物理和医学物理同时出现，分别从工程学和物理学的角度研究人类疾病的诊治和预防。起初，这三者很难区分，而且没有一个是有正规培训计划的。在第一次和第二次世界大战之间，许多实验室进行着与生物物理和生物医学工程相关的研究，只有一家提供正规的培训，即 1921 年建于德国法兰克福的奥斯瓦尔德医学物理研究所，也即马克思·普朗克生物物理研究所的前身。

第二次世界大战后，围绕工程学、物理学与医学和生物学相结合的领域开始建立相应学术组织。1959 年正式成立国际医学生物工程联合会（International Federation for Medical and Biological Engineering，IFMBE），标志着一个成熟的生物医学工程学科在全世界得以确立。生物医学工程学由最初的单纯"应用"于医学，逐步发展到与医学的知识相"融合"；由与临床医学的结合，深入到现在的与基础医学的结合。

我国生物医学工程的发展，始于 20 世纪 70 年代初期。1977 年底，"全国科学大会"和"技术科学规划会议"之时，在有关领导和与会代表的倡议下，我国始将生物

医学工程学正式确立为一门独立的新学科，1980 年 11 月成立了中国生物医学工程学会，并于 1986 年以成员国形式加入了世界性的国际生物医学工程联合会。

生物医学工程学作为 21 世纪重要的新兴学科，它的生命力将越来越强盛，学科领域不断扩大。目前，我国生物医学工程学会依据不同的研究领域，已设有如下几个分会，即人工器官、生物材料、生物力学、生物电磁学、医学物理、生物医学测量、生物医学信息与控制、生物医学传感技术、心律、组织工程、医学超声工程、临床医学工程、中医学工程、血疗工程、体外循环、肿瘤靶向治疗技术、军事医学工程与卫生装备研究、数字医疗及医疗信息化、干细胞工程等。

随着科学技术的迅速发展，生物医学工程也逐步深入到与基础医学乃至生命科学相结合的层次，因此，必须考虑到科学技术的进步给生物医学工程带来的影响：不仅是工程学与生命科学、医学交叉结合，也包括所有其他学科和生命学科、医学的交叉结合；生物医学工程不仅是工程技术的相关理论方法和生物医学中人体结构功能的交叉结合，而且要考虑工程技术的相关理论方法与生物技术的交叉结合。生物医学工程的主要特征是，从宏观向微观深入，由器官、组织向着细胞、分子层次发展，形成了一些新的前沿领域，具有代表性的就是组织工程、生物芯片技术。从这些分支的构成可看出，生物医学工程所涉及的学科何其广泛，对医学现代化的发展又何其重要。它的根本任务在于保障人类健康，为疾病的预防、诊断、治疗和康复服务。

生物医学工程的涌现不仅促进了医学的现代化，推动了各相关学科的发展，而且还形成了一个新的高技术产业领域——生物医学工程产业，并与制药业构成了现代医疗体系的两个产业支柱。生物医学工程的产业范围包括：医学影像和诊断设备、医学电子仪器和监护装置、现代医学治疗设备、生物医学材料制品、（生物）人工器官、医学信息技术、康复工程技术和装置、组织工程等。

（二）生物医学工程学的层次结构

生命运动是多层次的。人体更有一个多层次的复杂的巨大系统。因此，生物医学工程学必定具有层次结构。从目前情况来看，生物医学工程学大体可以分为三个层次，即整体层次、器官和组织层次以及微观或细观层次。

1. 整体层次　把人看作是一个整体，或者把人和环境（自然和人为的）看作一个整体，考虑人的生命运动规律和影响因素，进而进行能动的协调和控制。主要有以下几个方面：

（1）人–机环境系统工程中的生物医学工程问题　研究人和工作环境的相互关系。主要内容是：保障工作环境中人的安全（人对各种刺激因素的生理耐限与心理–生理耐限）和健康（职业病防治），进而提高工作效率的工程问题。在这方面，我国的航空医学工程和航天医学已经具备了相当坚实的基础。如果能扩展到各个产业部门和事业部门，其社会效益和经济效益是十分巨大的。

（2）中医工程　用现代技术对我国医药学问题进行多学科综合研究则是很需要的。我国目前在这方面已经形成了一支具有相当规模的专业队伍。在今天的发展中必须充分认识我国传统医药学和现代科学在认识论和方法论上的巨大差异，切忌用现代科学的规范生搬硬套。在这方面我们以往有成功的经验，但更多的是失败的教训。以往的经验和教训都告诉我们：关键是要找到二者的联系，是要抓住中介环节。比如，中医专家系统之建立，专家的经验（包括书本）和高性能的计算机只是必要条件，成败的关键是知识的表达和处理，而这就与知识工程和认知心理学有密切的关系。正是抓住了这一点，中医专家系统才取得了成功。此外，气功是我国古代的一项传统技术，用生物医学工程的原理与方法，科学而客观地开展对气功的研究，有可能会对未来的医学和生物医学工程产生很大的影响。

2. 系统、器官、组织层次　这是生物医学工程学目前的主体，也是我国生物医学工程的主体。主要内容可以概括为三个方面：

（1）发展人体器官、组织的某些功能的补偿技术或代用装置及人工生物医学材料。有人工肾、人工肺、人工胰、人工心瓣、人工血液、人工皮肤、人工感官、人工关节、假肢等。

（2）发展医用传感器和人体参数测量技术，特别是无创伤诊断技术和装置。在这方面生物传感器技术和各种成像技术是当前的前沿。

（3）发展新型的医疗技术装备的系统监测装置。

以上三方面的发展，需要电子技术、化工技术、超声技术、激光和射线技术、精密机械、计算机技术等现代科学技术在生物医学上的应用，同时又需要对于人体生理运用规律的定量的认识，需要材料科学、生物力学和信息科学的相应发展。因此，这是一个综合性很强的层次，它将吸引大批科学技术人员；将推动医疗器械工业和保健品生产的发展；加速医院装备的现代化；加快临床工程和康复工程的进步；同时亦将促进有关学科的发展。

3. 微观或细观层次　这主要是指细胞和生物大分子层次上的生物医学工程问题。研究细胞和细胞之间、细胞内部各种结构之间的力学、电磁效应、量子效应等关系时提到生物技术（biotechnology），人们总觉得那主要是生化问题。诚然，生物技术本身主要是生物化学、分子生物学问题。但是，一旦要把实验室的生物技术，变为企业的生产，以及将生物技术应用于医学疾病预防、诊断和治疗上时，工程问题就提到了日程上来了，这是必然的。而在这方面，生物医学工程和生物技术有一个必然的"交集"，国外如此，国内亦然。

在这方面，目前的问题是：

（1）在人为环境中，按设定的目标，控制生物系统（如生物反应器）的功能，即生物反应器的设计和运转程序的优化问题。

（2）发展高效、快速的分离技术装置，以获得高纯度的保持生物活性的产品。

（3）发展在生物系统的控制和生物物质分离中需要的生物传感器与监测、控制技术。

（4）生物芯片相关技术。生物芯片的概念来自计算机芯片，至今不过10年。芯片分析的实质是在面积不大的基片表面上有序地点阵排列一系列固定于一定位置可寻址的识别分子，结合或反应在相同条件下进行。反应结构用同位素法、化学荧光法或酶标法显示，然后用精密的扫描仪或 CCD（Charge Coupled Device）摄像技术记录，通过计算机软件分析，综合成可读的总信息。

二、生物医学工程学的特点及研究范围

（一）生物医学工程学的特点

1. 跨度大的、多学科的综合性应用学科。例如人工器官，它需要生物材料科学、生物力学、生物学和有关机、电、化工工程技术的有机结合，甚至涉及社会学科。这种大跨度（从非生命科学到生命科学，乃至从自然科学到人文科学）的综合，是传统学科所没有的，需要工程技术与生物医学两方面人才的密切结合。

2. 生物医学工程学科本身是各学科在高水平上交叉、结合的产物，是现代科学技术发展到一定时期的必然结果。现代科学技术的迅猛发展为多学科交叉、结合提供了可能性，而生物医学的进步需要这种交叉与结合，因此生物医学工程从诞生之时起就不同于其他传统学科。

3. 生物医学工程学不同于物理、化学等一系列从基础理论到知识技能和应用都自成体系的传统学科，它没有固定的基础理论与知识体系，而是以相应的理工学科的分支和生物医学的分支的基础理论与知识体系为自己的基础，因此生物医学工程学对相应的学科有较大的依赖性。根据定义，所有应用工程技术的分支都可以与生物医学相结合，形成相应的生物医学工程分支。也就是说生物医学工程含有许多分支。但是真正能独立形成一个学科的分支却不多。例如康复工程是所有用于人体康复中的工程技术，工程方面含有机械工程、电子工程、信息工程、材料工程等；生物医学方面含有生理学、解剖学、神经科学、外科学、内科学等。

4. 生物医学工程学以应用基础性研究为中心，以最终在生物医学领域应用为目的，在这一点上它有别于生物物理学、生物化学，也有别于纯应用性学科。

5. 生物医学工程学覆盖面非常广，涉及几乎所有的理工学科和所有的生物学与医学分支，没有哪一位学者、哪一所学校（研究所）可以涉足全部。

6. 生物医学工程学依赖于各个相关学科，但是又有自己的独特方法学，各个学科交叉结合既有基础理论的交叉结合，也有技术方法的交叉结合，最后达到在应用对象上的融合。

7. 生物医学工程学没有不变的中心和主题，它随着与之相关的学科和应用对象的发展变化而变化。

8. 一方面为医学、生物学提供技术装备，另一方面又为医学、生物学的发展变化开辟新路，从而成为变革医学和生物学本身的一支重要的力量。比如，人工心瓣研制的成功，把风湿性心脏病的治疗提高到一个新的高度。

9. 它成为工程技术科学领域里的一名新兵，但又不同于一般的工程学，而是以工程学为主要手段，专门研究和解决医学方法学问题的一门独立的学科。它的工作者一般是工程技术人员，但是这些工程技术人员必须与医学工作者紧密结合，或者具有一定的生物医学基础知识，还可能是具有工程技术知识的生物医学工程者。

10. 生物医学工程学同医疗器械产业有直接的联系，生物医学工程学研究为医疗器械（含医疗仪器、医疗设备、生物材料和制品）的开发提供成功原理和方法，因而是医疗器械产业发展的基础、动力和源泉。

11. 生物医学工程学介于基础学科和专业技术之间，一方面综合运用基础科学的理论研究成果为医疗保健事业服务，另一方面它又总结科研、生产、使用中的实践经验，为基础科学和工程学提出新的课题，并将两者有机地结合起来，进一步发展为系统的理论，直接成为专业技术和生产服务的一门边缘学科。

12. 生物医学与工程学相结合后形成生物医学工程学，不仅把工程技术应用于生物医学的研究中，包括人体生理、病理各方面功能的研究，人体结构的研究，人体信息传递的研究，各种疾病的诊断、治疗、预防的研究等各个方面。而且，人体本身是一个极其复杂的结构，其信息的传递、记忆、处理功能，体内能量转换、体内反馈调节与自动控制等功能，是工程科学的良好范本，人体科学的研究反过来又将促进推动工程科学的发展。

13. 社会效益和经济效益的结合。医学重于前者，而后者是工程固有的含义，生物医学工程则是二者必然的结合。

（二）生物医学工程研究的范围

1. **生物力学**　生命离不开运动，生命的运动几乎包含了所有类型的运动，是机械运动、电磁运动、化学运动等多种运动的综合。生物力学是应用力学原理和方法对生物体中的力学问题进行定量研究的生物物理学分支，由于美籍科学家冯元桢教授的杰出贡献及众多学者的工作，生物力学已经形成了一个独立的学科分支。生物力学就是将力学的方法和生物学（生理、解剖）有机地结合起来形成的一套独特的方法学体系。包括肌肉力学、骨骼力学、心脏力学、生物流体力学、血液流变学、呼吸力学、器官力学等。

2. **生物物理学**　生物物理学是运用近代物理学的理论、技术与方法研究生物体和生命现象中的物质结构、性质和运动规律及各种物理因子对生物体和生命过程影响的学科，它的研究内容几乎涉及到生物学中的所有基本问题。

生物物理学包含了物理学中的力、电、磁、声、光等各个领域，生物力学已经形成了独立的分支，生物体的电、磁、声、光特性及电、磁、声、光等物理因素对生物体、生命过程的影响构成了生物物理的研究内容。

3. **生物系统的建模仿真及控制**　从系统的观点来考察涉及生物某种功能的全体有关部分，它涉及生物的各个领域，包括人体生理系统，还包括生化、酶、蛋白质及分子生物学所研究的各个系统，如植物系统（如植物的生长模型）、动物系统、生态系统，以上述系统为对象，以生物的某种功能划分为系统的原则，以定量研究为特点的学科，建立符合生物系实际的数学模型为其核心内容。

4. **生物材料和人工器官**　研究各种生物材料，特别是适合于植入人体内材料的微观结构和宏观性能，及其与人体组织相互作用时的生物理化特性。适合于人工心脏的材料，在物理性能方面，要有足够的柔韧性，要耐疲劳，换一个人工心脏应该可用10

年，在 10 年中人工心脏的房室间隔须经得起 4 亿次的弯曲而不会损坏。

20 世纪医学的一项重大成就就是人工器官的出现。人工器官在临床的应用，为临床医学的发展开辟了新的途径。随着高分子材料、特殊金属材料、生物陶瓷材料在医学领域内应用的不断深入以及外科技术的提高，更为人工器官的研究创造了条件，使之发展更为迅速。

5. 生物医学信号的检测和处理　生物医学信号检测技术是生物医学工程学科研究中的一个先导技术，它与生物医学电子学、生物力学、生物材料与人工器官、生物物理化学、生物效应等研究直接相关，并是这些领域研究中带有共性的应用基础研究课题。生物医学检测技术及方法研究的创造性及其进展直接影响医疗器械，尤其是新型诊断及治疗仪器的水平，因而国内外均将该技术的研究放在很重要的地位。

生物医学检测技术研究的领域涉及人机接口技术，低噪声和抗干扰技术，信号拾取、分析与处理技术等许多工程领域；也依赖于生命科学（例如细胞生理、神经生理、生物化学等）研究的进展。由于生物医学检测技术研究对象的多样化（含生理量、生化量与生物量等），以及生物，尤其是人体检测中的特殊性（个体差异、随机性等），使这个领域的研究课题很离散。但任何一个生理量、生化量和生物量的检测方法与技术的新进展，对推动整个生命科学本身的研究，以及新型诊断及治疗仪器的发明都具有深远的意义。

6. 医学图像技术　医学图像本来是生物医学信号检测和处理的一个分支，20 世纪后期，由于医学图像技术取得迅猛发展，提供的图像含有极其丰富的患者信息，在对患者的诊断与治疗中占有越来越重要的地位，所以成为一个独立的分支。医学图像可分为医学成像和医学图像处理两个部分。医学成像技术研究用某种技术把人体中组织器官的形态、功能、成分等信息以二维、三维、四维的图像表示出来；医学图像处理技术是把获得的上述图像用各种有效的方法进行分析、识别、分割、分类，提取某些特征直接为诊断与治疗服务。

7. 医学物理　医学物理和生物物理不同，生物物理是研究生物体和生命现象各种过程的物理机制，以及各种物理因素对生物体和生命现象影响的机制。在这些研究的基础上，开拓电磁波（场）在生物医学中的应用。微波对生物体和人体产生的热效应和非热效应的研究使得其在医学测量治疗中有着很好的应用前景。激光医学近年来发展很快，由于激光具有方向性强、单色性好、亮度高，在医学中得到广泛的应用，因此可以认为医学物理是物理学在医学临床应用的一个分支。医学物理是将物理的方法和观念，应用到诊断与治疗人类的疾病。换句话说，医学物理是结合物理学、工程学、生物学等专业，应用到医学上，尤其是放射医学和核医学上。

目前医学物理的主体是放射医学和核医学，例如将放射线应用于医学诊断与治疗，脑部和心脏的造影成像，红外线的医学应用，超声波的医学诊断与治疗的应用，磁共振的医学应用，核医学、热学的医学应用（癌症治疗与热疗），冷冻治疗等。

8. 生物医学仪器　生物医学仪器是生物医学工程学中最重要的部分，因为它是从事生物医学科学研究、开发的重要手段，所以它也是生物医学工程中从事人数最多的一个分支。医学仪器的种类很多，分类方法也很多，可以根据医学参数的测量转换的原理来分类，也可以按照测量和治疗的生理系统分类，还可以从工程和医学的关联性（观察测量、信息处理、仿真、治疗康复）分类。

9. 新技术领域

（1）纳米技术的应用 20 世纪 80 年代开始研究的纳米技术在 90 年代获得了突破性的进展，它对生物医学工程的渗透与影响是显而易见的，它将生物兼容物质的开发、利用生物大分子进行物质的组装、分析与检测技术的优化、药物靶向性与基因治疗等研究引入微型、微观领域，并取得了一些研究成果。纳米技术在生物医学工程领域的应用将成为 21 世纪未来发展的必然。

（2）组织工程研究 组织工程是一个令人激动的新兴领域。著名华人学者冯元桢于 1984 年首次提出组织工程的概念，之后 Skalak 和 Fox 于 1988 年、Nerem 于 1991年、Langer 和 Vacanti 于 1993 年相继提出此概念。他们定于组织工程为应用工程科学和生命科学的原理，开发用于恢复、维持和提高受损伤组织和器官功能的生物学替代物。组织工程是一个交叉学科，它综合了细胞生物学、工程科学、材料科学和外科学的知识，将活细胞和基质（或叫支架）材料结合起来，目的是制造出新功能组织。组织工程领域的研究包括新型聚合物的合成、信号转导、培养细胞的基因调节和移植有关的免疫问题等。

（3）生物复杂性研究 当前，科学的整体化潮流越来越明显，科学研究更多的是研究复杂性。自 20 世纪 70 年代以来，重要科学研究的对象不是简单的物质运动形态及其简单关系，而更多的是研究复杂性。复杂性研究与常规研究的确定性、线形有着很大的不同。复杂性表现为非线形，非线形问题对初值异常敏感。而生命过程本身就是复杂过程，所以把复杂性研究引入生物医学工程研究势在必行。

三、军事生物医学工程

军事生物医学工程是运用一般生物医学工程原理和技术，研究军队平时和战时特有的医疗卫生、卫生勤务保障中问题的科学。其成果通过卫生装备、与卫生勤务相关的技术平台来体现，达到维护部队健康，特别是在高技术条件下提高医疗、防疫水平，保障军人的身心健康和康复，巩固与增强部队战斗力的目的。

现代高技术条件下军队在作战和训练中常常遇到传统的军事医学不能解决的问题，需要专门研究解决，这就促进了生物医学工程在军事医学的应用——形成军事生物医学工程的雏形。从学科角度讲它是生物医学工程在军事医学应用中的一个分支，从应用角度讲它也是军事医学的一个分支。

目前战争已经是高技术条件下的战争，军事医学面对的已经不是传统的战伤，需要研究治疗和防护的方法，提高救治率。例如，高速弹伤，集束弹导致多处伤，普遍使用燃烧弹造成大批严重烧伤，核武器产生的辐射损伤和复合伤，生物武器出现了强毒性的神经毒剂伤和生物战剂传染病。在军事医学中已经引入许多生物医学工程技术。

高技术武器的研究给军事医学提出了更高的要求，要研究不同种类的高技术武器的致伤机制、治疗方法、防护措施等。由于高技术武器无一不是应用最前沿的科学技术原理，因此对其致伤机制、治疗方法、防护措施的研究不能单纯依靠传统的医学知识，而必须发展军事生物医学工程这一军事、理、工、医交叉的学科。

许多国家的军事医学都把高科技引入研究解决现代战争条件下部队的实际医学问题。例如，研究提高军人在现代战争条件下的适应能力；研究伤员的寻找、运送过程中的监护和治疗；研究战时有效救治大批烧伤的简化方法；研究核、化学、生物等武器的医学防护措施；研究新概念武器的损伤防护机制和相应的装备。

根据军委新时期军事战略，打赢一场未来技术，尤其是高技术条件下的局部战争的需要，我军军事医学保障水平还存在较大的差距。在国防经费有限而技术革新速度增长的今天，要尽快缩小差距，必须继续贯彻"有所为、有所不为"，"瞄准前沿""有限目标""重点突破"的指导思想，重视军事生物医学工程这一新的学科分支，选择影响军事医学保障能力的关键技术开展研究，并将这些技术转化为经济上可承受的、高质量、高性能的军事医学装备和系统。

目前和军事医学密切相关的生物医学工程主要包括：军事医学信息工程、军事医学电子工程、军事医学材料工程、军事医学装备工程、军事医学人机工程、军事医学临床工程等。

四、临床医学工程

随着科学技术和现代医学的发展，生物医学工程对促进医学科学的发展起到了很重要的作用，尤其是在医院的建设和发展中所起到的作用更为重要，所处的地位更为明显。医疗机构为了满足社会需求，在市场的激烈竞争中求得生存与发展，就必须加快自身的现代化建设，在这一进程中，生物医学工程在医院中的发展是一个值得关注的问题。

（一）临床工程的定义

生物医学工程学是一门新发展起来的交叉学科，研究内容非常广泛，从纵向看，生物医学工程学的组成除了研究开发以外还有一个重要的组成部分，就是在医院中应用生物医学工程的所有成果——临床工程。那么，什么是临床工程呢？目前，一般认为在医院中医疗设备的维修管理就是临床工程。事实上，在医院中所有为了提高医院医疗水平而应用现代工程技术的工作都应该属于临床工程的范畴。

（二）临床工程的内容

在医院临床工程基本上由五大部分组成。①医疗仪器设备工程：以医疗设备仪器的全程质量保证为核心，解决医院装备现代化中技术、设备、质量保证和经济管理方面的问题，包含了医院中的设备工程和设备管理工程。②医院信息工程：主要是医疗信息的现代化管理系统（hospital information system，HIS）。使用计算机和通讯设备采集、存储、处理、传输和输出门诊、住院患者医护和管理信息，包括临床辅助科室的信息，形成网络系统，实现信息共享，提高医院工作质量和效益。③医疗影像工程：医院影像存档和通讯系统（picture archiving and communications system，PACS），主要是医院用于管理医疗设备如 CT、MRI 等产生的医学图像的信息系统。④ 远程医疗：远程医疗就是利用电子通讯网络以电子信号来传递有关医学诊断、治疗、护理、咨询及教育的信息及数据，可以为偏远地区的患者提供医疗服务，也可以作为医生之间进行交流的有效工具。⑤ 诊断治疗工程：参与的诊断与治疗一线工作的工程技术，例如放射治疗计划的制订、虚拟手术、理疗和康复等。

1. 医疗仪器设备工程 基于医院医疗设备管理的临床工程形成于 20 世纪 70 年代。随着医用电子学的发展，先进的医疗设备开始大量地进入医院，促进了医学的迅猛发展，但是，同时也带来了许多问题——各公司产品的不一致、设计和技术上的不完善以及维修不当造成的医患者人身危险、各级操作人员培训的困难、设备性能得不到充分利用、对复杂设备进行有效的技术管理上的困难等，促使了工程师进入医院。有了工程技术人员的参与，医院在利用现有技术和引进新技术上更为有效，同时，也刺激了越来越多的新技术应用到医疗领域。80 年代，在发达国家，各国纷纷成立了临床工程学会，临床工程部已成为技术先进的大型医院中必不可少的技术管理部分。今天，高科技的医疗器械令人眼花缭乱，从医用微型机器人、准分子激光器等微型、小型器械到 CT、MRI 等大型设备，均反映了生物医学工程的巨大成就，为临床医学全新变化提供了物质技术基础。影像存档与传输系统（PACS）、医学信息管理系统（HIS）和远程医疗系统等网络系统的普遍采用以及卫生系统实施的"金卫工程"，不仅能使医院迅速提高技术水平和工作效率，还会在一定程度上改变现行的医疗模式。对如此众多的技术资源怎样才能做到全面有效地管理和运用，是临床工程要不断研究的一个新课题。

在临床工程中最先起步的是以医疗设备的全程技术管理为主，解决医院装备现代化中技术、设备、质量保证和经济管理等方面的工作。

欧美先进国家自 20 世纪 60 年代中期就开始研讨医院设立相应部分的必要性，有的称为医学工程（medical engineering），有的称为临床工程（clinical engineering）。70 年代初，一般医院都已设立这个部门，成为院长领导下的医技部门。医学工程部的主要任务是，确保临床上使用的医疗仪器具有很高的安全性和可靠性，负责具体设备管理业务，包括购置前的评估和考察，购后检查、验收，日常医疗仪器的质量控制管理、保养、维修、操作培训等，并负责仪器报废的论证和审定工作。另外还要做与工程学有关的所有医院的研究开发和教育培训等工作。

欧美国家和日本都先后建立起临床工程师的资格认证制度。美国是由一些非官方的、非盈利性学术组织，对临床工程技术人员进行上岗资格考核认证。如美国以医疗器械振兴协会（AAMI）为代表，由它负责对各医疗机构的所有临床工程师和生物医学工程技师进行上岗资格认证。

改革开放以来，我国在医疗器械的发展和引进方面步伐很快，临床工程的发展也很快，许多高等院校成立了生物医学工程专业，一些大的医院成立了临床工程部，工科学生也开始进入大型医院。但是，就总体而言，我们还远远落后于发达国家，我国医院中临床工程师的数量、质量和对临床工程工作的实际重视程度与现代化设备的引进数量和速度相比，是极不相称的。许多医院负责工程技术的器械科由于受各种条件的限制，不能客观评价所引进高科技设备的优劣，在人员培训、维护维修和科学管理等方面，显得力不从心。

医疗仪器设备工程为临床医学研究、诊断、治疗提供先进的技术设备、有效的服务，是临床工程的主要组成部分，也是现代医学必须依靠的重要力量，简单地概括为以下内容：

(1) 医疗仪器设备的购置、验收、安装、调试。

(2) 医疗仪器设备的质量保证，包括保研、维修、计量等。

(3) 医疗仪器设备的使用、调配、破损、报废等。

(4) 医疗仪器设备的功能开发、新技术的研发。

(5) 对医院相关人员的技术培训，包括对医疗耗材的管理，如购买、库房管理等，和与医院信息系统接口的医疗仪器设备进行管理。

2. 医院信息工程

(1) 医院信息系统 (hospital information system, HIS) 的定义　美国该领域的著名教授 Morris F.Collen 于 1988 年曾著文为医院信息系统下了如下定义：利用电子计算机和通讯设备，为医院所属各部门提供患者诊疗信息和行政管理信息的收集、存储、处理、提取和数据交换，并满足所有授权用户的功能需求。在此基础上，现代比较公认的定义是：利用计算机软硬件技术、网络通讯技术，对医院及其所属各部门进行人流、物流、财流的综合管理，对在医疗活动各阶段中产生的数据进行采集、存贮、处理、提取、传输、汇总、加工生成各种信息，从而为医院的整体运行提供全面的、自动化管理的各种服务信息系统。医院信息工程就是指开发应用医院信息系统的工程。

(2) 发展历史

1) 国外概括：电子计算机在医院的应用已有三十多年的历史，20 世纪 60 年代初，美国便开始了 HIS 的研究。著名的麻省总医院 (MGH) 开发的 COSTAR 系统是从 60 年代初开始到今天已发展成为大规模的临床患者信息系统。随着计算机技术的发展，70 年代，HIS 进入大发展时期，美日欧各国的医院，特别是大学医院及医学中心纷纷开发 HIS。HIS 产业已有了很大的发展。

纵观美国的 HIS 发展历史，大约可以分为三个阶段：第一个十年，集中在开发医院行政管理的功能上，如财务收费管理、住院患者和门诊患者管理等。但到 1972 年 Collen 仍报告美国迄今为止连一个功能完善的全面医院 (管理) 计算机系统都没有。第二个十年，在继续完成和实现医院管理信息计算机化的同时，开发者的努力已进入医疗信息的处理领域，像患者医疗处理系统、实验室系统等。到 1985 年，美国全国医院数据处理工作调查表明，100 张床位以上的医院 80% 实现了计算机财务收费管理，70% 的医院可支持患者挂号登记和行政事务管理，25% 的医院有了较完整的 HIS。最后一个十年至今，研究者又把重点放在了患者床边系统 (beside information system)、医学影像处理 (picture archiving and communication system, PACS)、患者计算机化病案(computer based patient record，CPR）、统一的医学语言系统（unified medical language system，UMLS）等方面。医院信息系统正在经历着小型化（down sizing）、智能化（intellegence）和集成化（integration）的改造过程。

日本的 HIS 开发和应用从 20 世纪 70 年代初开始。多数日本医院是 80 年代以后开始进行 HIS 工作的，但发展十分迅猛，规模相当大，是以大型机为中心的医院计算机系统，如北里大学医院的 IBM/3090 双机系统。当前日本的 HIS 总的趋势是系统化、网络化、综合性，开始走自上而下的开发路线，一般都由大型机作为中心，支撑整个系统工作，并尽量采用微机和网络技术，规模投资大，正在实施数据从发生源直接输入计算机的工作方式。到 1991 年，统计有近 10 家实现或基本实现此种方式。支持诊疗的功能在不断加强，系统 24 小时运行。不少软件是医院和计算机公司联合开发的，一些大公司也开发了一些通用的医院信息管理软件包，也有些医院自己开发。如北里大学，开发了综合的 HIS，开发费用（机器设备除外）为 3 亿 4 千万日元（约合人民币1300 万元）。日常运行费用支出为一年 5 亿 1 千万日元（约合人民币 2000 万元）。

欧洲的 HIS 发展比美国稍晚，大多数是 70 年代中期和 80 年代开始。欧洲的 HIS 的特点是实现了一些区域信息系统。如丹麦的 Red System，管理 76 所医院和诊所。法国第八医疗保健中心实现了能管理三所大医院和三所医药学员的一体化信息系统（grenoble integrated，HIS）。随着初级卫生保健工作的发展，欧洲各国区域性医院计算机网络将实现。目前欧共体的 SHINE 工程（strategic health informatice network for eurpoe）已经开始，英法意德许多公司都参与了此项工程。在分布式数据库系统和开放网工程方面已做了大量工作。

2）国内概括：计算机在 20 世纪 70 年代末期就进入了我国医疗行业，当时以 IBM 的 M340 小型机为主，只有少数几家大型的部属综合医院和教学医院拥有，如北京协和医院、北京肿瘤医院、301 医院等。80 年代初期，随着苹果 PC 机的出现和 BASIC 预言的普及，一些医院开始开发一些小型的管理软件，如工资软件等；80 年代中期，随着 XT286 的出现和国产化，以及 DBASEIII 和 UNIX 网络操作系统的出现，一些医院开始建立小型的局域网络，并开发出基于部门管理的小型网络管理系统，如住院管理、药房管理等。进入 90 年代，NOVELL 网和 FOXBASE、FOXPRO 数据库日益盛行，完整的医院网络管理系统的实现已经成为可能，于是一些有计算机技术力量的医院开始开发适合自己医院的医院管理系统。一些计算机公司也不失时机的开发 HIS，如 HP 公司（与 301 医院合作）、IBM 公司、微软公司、浪潮公司等。但这些系统都存在一些问题，主要是软件水平太低，一般只能作出初级的事务处理，也有的软件开发之后用了一段时间就停下来，坚持不下去。其原因是：① 各医院计算机专业人才缺乏，技术力量薄弱，特别是缺少高层次系统分析人员和跨专业复合型人才；② 项目多，力量分散；③ 医院经费有限，很难建立起理想的软硬件支撑环境；④ 重复开发多；⑤ 单位管理方式有一定差异，软件不能通用；⑥ 软件没有一个统一的标准，难以推广。

3. 医疗影像信息工程　PACS（picture archiving and communication system）即图像

处理与通信系统，是医院管理医疗设备如 CT、MRI 等产生的医学图像的信息系统。

PACS 首次出现在 20 世纪 70 年代末，是使用计算机和网络技术对医学影像进行数字化处理的系统。主要用于解决医学影像的采集和数字化、图像的存储和管理、医学图像的高速传输、图像的数字化处理和重现、图像信息与其他信息的集成等五个方面的问题。

美国在 PACS 研究和应用领域处于领导地位。首届 PACS 国际会议在美国召开，PACS 这一名由此诞生。为规范数字医学图像及其相关信息的交换，1985 年美国放射医学会（American College of Radiology，ACR）和美国的全国电子厂商联合会（National Electrical，Manufacturers Association，NEMA）在 80 年代正式推出标准的 ACR-NEMA 标准 1.0 和 2.0 版本，1993 年又推出功能扩充的 DICOM 标准 3.0。目前 DICOM3.0 已成为医学图像通讯领域公认的国际标准。在美国，为数众多的大学、科研机构、公司从事 PACS 及相关技术的研究和产品的开发，如华盛顿大学、宾夕法尼亚大学、国际商业机器公司、惠普公司等，安装和应用 PACS 的医院和医疗机构更是不胜枚举。美国的军方对 PACS 在美国的发展起到了重要的促进作用。最早有关 PACS 的研究之一是 1983 年由美国军方资助的远程放射项目。1992 年开始实施的医学诊断图像支持系统（the medical diagnostic imaging support system，MDIS）旨在为美国国内和海外的诸多医学节点安装 PACS 和远程医学放射系统。该项目为期 4 年，为大型 PACS 的安装和实际应用提供了大量宝贵经验。

PACS 系统研究开始时，针对当时不同的成像设备实现了用 PACS 模块来管理不同放射部门的图像。由于这些模块之间缺乏联系，当医院的 PACS 模块越来越多时，在维护、协同工作、容错和系统扩展方面面临很多困难。第一代 PACS 系统是将数字化成像设备集成在一起的网络，用于获取、存储、管理和显示患者的图像及相关诊断和文字信息。这些 PACS 系统规模小，一般应用于 1 或 2 个成像设备；它是一个封闭系统，需要专门的软件和网络，与其他的医学系统无联系；被设计成一个集中管理系统，即图像和数据存储在中央数据库中并分发给提出请求的周边工作站；没有标准的通用数据交换格式和通信协议，因此临床使用困难。

第二代 PACS 系统克服了第一代 PACS 系统的缺点，采用分布式数据库，使存储在网络不同地方的图像和数据可以被网络中的其他部分获取。它具有开放结构、互联网络、标准化接口和软件通用的特点。

目前 PACS 系统中的四个重要研究领域为：系统结构设计、网络通信、数据库集成和访问、数据和知识的获取。系统设计中要注重系统的标准化、开放性、互联性、可靠性和安全性。

PACS 系统发展受多种技术因素的影响，包括：计算机技术、通信技术、存储介质、数据获取方法、图像显示技术、图像数据压缩技术、人工智能（AI）、光电设备、软件技术、标准化医学图像通信接口和标准化图像和数据交换方式、系统集成及其与

RIS（放射信息系统）、HIS（医院信息系统）和远程放射学的连接。

4. 远程医疗工程　从技术及应用的角度讲，远程医疗就是利用电子通讯网络以电子信号来传递有关医学诊断、治疗、护理、咨询及教育等信息及数据，可以为偏远地区的患者提供医疗服务，也可以作为医生之间进行交流的有效工具。患者或医生通过电话、数字蜂窝通讯、异步传输模式网（ATM）或因特网（Internet）等连接到遍布世界各地的网上医疗服务中心，有偿或无偿获取所需的信息及服务。与远程医疗相关的信息技术包括文本（text）、图像（image）、声音（audio）、视频（video）信息的形成、存储与传递。其涉及众多的技术行业，如通讯载体、ISP、电视会议、软件开发、计算机制造等。

远程医疗在美国始于20世纪50年代末期。1959—1964年，Nebraska精神病研究院与Norfolk州立医院之间通过电视网建立了双向连接，其主要目的是用于医学教育与咨询服务。美国国家航空航天局（NASA）在远程医疗的早期研究中起了重要作用。NASA在远程医疗方面的工作始于人类开始进行太空飞行的60年代中期，起初是用于测定执行飞行任务的飞行员的一些生理参数。进入70年代以来，NASA与一些电视、通讯厂家进行了广泛合作，就远程医疗的技术及应用进行了更为深入的研究。

从70年代起，加拿大也开展了一些远程医疗方面的研究。综合美、加这方面的情况看，除了Memorial大学的一项远程医疗项目外，1986年以前的其他项目均未在实际应用中获得太大成功。

然而进入90年代后，由于美国联邦政府及其他一些发达国家在推动信息基础结构建设方面所作的努力，远程医疗在较短的时间里得到了迅速发展。许多关于医学、计算机、多媒体设备及电话系统、电子通讯的研究机构加入了远程医疗这一广博的市场。政府的自主资助、技术的改进以及成本的降低，为远程医疗的发展带来了新的生机。

美国在远程医疗的研究应用方面居世界前列。美国国立医学图书馆（NML）在因特网（Internet）上设立了自己的站点，建立了内容几乎覆盖每一个医学领域的数据库。由NML主持的透视人工程（visible human project）展示了一个特定人体的三维解剖图，它具有很高的分辨率，共占用了140亿字节（Bytes），并已于1994年底在Internet上投入使用。它既可作为医学生的学习工具，也是神经外科等进行虚拟外科研究的基础。

远程医疗的价值与作用不仅表现在社会发展和社会福利方面，美国军方也十分重视其在战争中的作用。通过远程医疗系统可以使远在边防甚至战争中的士兵得到医学专家所提供的医疗服务。在因特网（Internet）上有一个电子出版物"Weekly Telemed"，主要介绍海陆空三军有关远程医疗方面的研究动态，内容十分丰富。

加拿大地域广阔，人员分散，远程医疗对其有更深远的意义。成立于1982年的加拿大远程医疗网覆盖了加拿大任何一个地域，并延伸到美国及世界各地。它属于加拿大政府的一个非盈利性机构，由多伦多大学、多伦多医院联合组建，目前已成为世界上最大的远程医疗网之一，每年接受数百万次的访问，大大促进了不同地区医疗信息的交流。

远程医疗在日本受到广泛关注是最近的事情。日本正在这一领域奋力追赶美国。远程放射学（teleradiology）在日本应用推广。日本的一个放射学研究中心集中了许多放射学专家，并通过64kbps的传输线路连接了40多家医院。另一个较有影响的远程项目是以1.5Mbps的ATM网络连接了全日本250多家医院，该项目由日本国家癌症中心负责。

远程医疗方面的国际合作也十分广泛。美国Stanford健康服务中心同马尼拉的Makati医学中心实施了远程教育计划，双方的专家、学者通过该系统进行交流。同时，Stanford健康服务中心还和新加坡中心医院建立了远程影像学、远程教育联系。

我国地域辽阔，医学工作者以及一些先进的医疗设备又多集中于大中城市，因此，开展远程医疗也具有很高的实际意义。然而同国外相比，我国信息基本结构建设较落后，远程医疗的研究起步较晚。由国家卫生部领导的，金卫医疗网络工程公司负责实施的国家"金"系列工程之一——中国金卫医疗网络工程，经过三年多的前期准备，即将开通国家卫星信息专网。金卫医疗网络包括金卫骨干网络和医院内部局域网两部分，有全网状会议电视网和星型数据网两种连接方式。骨干网络主要采用卫星专用VSAT通讯网和国家公用数字数据通讯网CHI-NADDN为通讯信道。金卫医疗网络还将奖励全国网络管理中心和大型数据库，在该网上将能够进行远程医疗会诊、电视会议、远程教学与培训等活动。我国的301医院正在建立远程诊断系统，上海市医院和无锡市医院建立了远程诊断的合作关系。香港医院管理局于1992年采用了一个开放的、标准化的客户/服务器网络，其医疗信息高速公路的发展规划划分为三个阶段：第一阶段通过计算机建立信息技术基础结构，这一阶段任务已完成；第二阶段将建立临床各部门间、医院和门诊间的数码通讯系统；第三阶段将建成全港医疗信息基础结构。我军的野战方舱医院的卫勤作业方舱也有远程医疗功能。

第二节　医疗仪器设备概述

一、生物医学信号知识简介

（一）生物系统的特征

在医学仪器没有大量出现之前，医生主要凭经验通过手和五官来获取诊断信息。现在，医学仪器可以将人体的各种信息提供给医生观察和诊断，因此，以人体为应用对象的各种医学仪器是与人体系统特征密切相关的。

人体是一个复杂的自然系统，它由神经系统、运动系统、循环系统、呼吸系统等分系统组成，分系统间既相互独立，又保持有机的联系，共同维持生命。运用现代理论分析研究人体，可将人体系统分为器官自控制系统、神经控制系统、内分泌系统和免疫系统等。

1. 器官的自控制系统　器官的自控制系统具有不受神经系统和内分泌控制的机制。例如，舒张期心脏的容积越大，血流入量就越多，则心脏收缩期血搏出量亦越多，这是由心脏本身特性所决定的，不受神经或激素的影响。

2. 神经控制系统　在神经系统中，由神经脉冲以1~100m/s的速度传递信息，是一种由神经进行快速反应的控制调节机制。以运动系统为例，从各级神经发出的控制信号到达被称为最终公共通路的传出路径，在运动神经元加起来，最终表现为运动。

3. 内分泌系统　通过循环系统的路径将信息传到全身细胞进行控制，与神经快速反应的控制调节相比，内分泌系统的传导速度较慢。由内分泌腺分泌出来的各种激素，沿循环系统路径到达相应器官，极微量的激素就可使其功能亢进或抑制。

4. 免疫系统　免疫的作用是识别异物，并将这种非自体的异物加以抑杀和排除。对人体来说，人体内的非自体识别及其处理形式是最基本的控制机制，许多病态都可用免疫机制加以说明。

（二）人体控制功能的特点

与我们所熟悉的工程控制相比，人体控制系统的控制功能具有以下特点：

1. 负反馈机制　人体控制系统对任意的外界干扰是稳定的，对系统内参数变化的灵敏度也较低，原因是系统存在着负反馈机制。

2. 双重支配性　生物体很少以一个变量的正负值来单独控制，往往是各自存在着促进器官和抑制器官的控制，并以两者的协调工作来支配一个系统，构成负反馈控制机制。

3. 多重层次性　生物体内常见的控制功能是上一级环路对下一级负反馈环路进行高级控制，这种多重层次性控制，使人体系统控制功能有高可靠性。如心脏搏动节律的形成，不仅有窦房结的控制作用，还有心房、心室协调同步的控制作用。

4. 适应性　人体系统具有能根据外界的刺激改变控制系统本身控制特性的适应性。如人从明亮处刚进入暗处时什么都看不见，要逐渐地才能看见东西，这就是人体视觉系统控制功能的适应性表现。

5. 非线性　人体系统控制功能表现为非线性的本质，有时可以将非线性现象近似当做线性控制处理。

（三）生物信号的基本特性

1. 不稳定性　生物体是一个与外界有密切联系的开放系统，有些节律由于适应性而受到调控。另外，生物体的发育、老化及意识状况都会使生物信号不稳定。长时间保持一定的意识状态而不影响系统的活动是困难的，所以，生物信号不存在静态的稳定性。因此，我们在检测和处理生物信号时，就有选择时机的问题。有时为了分析问题的方便，在一定的条件下，亦可将这种不稳定近似作为稳定来处理。

2. 非线性　因生物体内充满非线性现象，反应生物体机能的生物信号必然是非线性的。用非线性描述生物体显示出的生物特性才比较准确，但在检测和处理生物信号时，在一定的条件下，仍可用线性理论和方法。

3. 概率性　生物体是一个极其复杂的多输入端系统，各种输入会随着在自然界中所能遇到的任何变化而变化，并会在生物体内相互间产生影响。对于任意一个被测的确定现象来说，这些变化就会被看作噪声。生物噪声与生物机能有关，使生物信号表现出概率变化的特性。

（四）生物医学测量特点和研究方法

1. 测量的特点　人体大概是世界上最复杂的系统，是任何一个复杂的工程系统无法比拟的。人是有生命运动的系统，生物医学的测量就是活体的测量，其测量具有以下特点：

（1）变量不可接近　活体测量的最大问题之一是难于接触或接近预测之变量。例如不可能放置一个适当的换能器于脑中，用以测量脑中的动态神经化学活性。有时可能的测量空间太小，容不下换能器；有时将换能器放入能测量变量的位置，但需进行手术，这是人体不能接受的。在遇到变量不可接近情况时，常常试图作一间接测量，即测量某些其他的有关变量，在一定条件下，这可能对该不可接近之变量作出某些有用的估计。

（2）数据的统计性　人体中能测量之变量很少是直接确定的，它们大都是随机变量。随着时间的推移，随机变量以不确定的方式随其他变量而变化。大部分生理变量都不具有严格确定的值，必须用某种统计学的分布来描述。也就是说，在某一时间，在一固定条件下所作测量获得的数据，不一定与另一时间相同条件下所作测量获得的数据相同。为了求得各变量间的关系，必须用统计学方法。

（3）系统之间的相互作用　不论在人体的一个系统内，或各个系统之间，都存在着大量复杂的相互作用。各系统中涉及大量的反馈环节。当给某一系统的一部分施以某种刺激时，常常以某种方式影响系统的其他部分，也常常影响其他系统。又如当人体某一器官或部件失去活力时，另一器官或部件有时会承担其（部分）功能，在脑和神经系统中，这种情况较多。又如测量时，人的心理作用也能影响测量结果。人所共知，某些血压正常的人，一旦被医生检查血压时，就会出现血压过高的读数。由于对体内各器官之间或各系统之间的相互作用了解得甚少，许多相互作用的方式是不知道的，因测量复杂而困难，且常具有较大的误差。如果对体内存在的一些相互关系了解多一些，则允许作更多更有效的间接测量，有助于工程技术人员将测量仪器和生理系统配合。

（4）换能器对测量的影响　在任何测量中，换能器总是或多或少地对测量有所影响，这种影响有时可忽略，有时不可忽略。在活体测量中，这一问题更严重些。在很多情况下，换能器的存在显著地使读数改变。例如，一个流量换能器安置于血流中，可能部分地阻塞管道，因而改变了系统的压力流量特征，使测量值不正确。又如，企图测量单个细胞中产生的电化学电势，则需将一个微型换能器刺入细胞中，这一刺入很容易杀死或损伤细胞，以至这个细胞不能再正常地工作，导致测量失败。在设计测量系统中，换能器常常成为关键部件，生物医学工程技术人员必须保证测量换能器存在的影响足够小。

（5）干扰　活体测量中，除了一般测量系统要考虑的噪声、电磁干扰之外，还要着重考虑人体或器官的活动。人体或器官的活动将引起测量装置的运动。由于一些测量装置，特别是换能器，对运动是敏感的，运动将使输出信号改变或者产生的噪声影响信号的测量。例如，在 CT 测量技术中，人体的运动就会使图像产生运动赝象。

(6) 能量限制　活体测量常常受到能量的限制。有两个方面的限制。一方面，很多生理变量的信号来源很小，必须防止换能器成为信号源的"负载"而影响正常生理功能，或者由于不"匹配"而难于测量。另一方面，测量时需要对活体施加一定的能量，例如测量电阻要对被测部位的组织施加电压或电流，但有时这是不允许的。

(7) 安全考虑　活体测量时，必须考虑人身安全。任何测量都不允许危害生命安全或损伤人体正常功能，也不允许造成不可逆的后遗症，例如致癌因素、致畸因素等。测量也不应引起过分的痛苦和不适，除非为了挽回生命而不得如此。

从广义来讲，现代生物医学仪器的安全问题应该包含以下几点：

① 电气安全：根据国家卫生部颁布的标准，生物医学仪器的漏电电流要小于 $100\mu A$，对接触心脏的器件（如心导管、心脏起搏器等）漏电电流小于 $10\mu A$。但对于心室肌的敏感部位，即使小于 $10\mu A$ 的电流，也可诱发心室纤颤，置人于死地，因此要求直接作用于心脏的心导纤维换能器装置的漏电电流应小于 $10\mu A$。

② 辐射安全：我们知道，放射线能对生物组织产生破坏作用，使正常的组织发生红斑、脱皮、坏死等生物效应，造成造血系统的白血病或生殖系统的不孕症。因此，除增加射线防护措施外，一般还规定每人每天最大允许剂量不超过 $264\times10^{-5}GY$。

③ 热的安全：现在生物医学仪器中，许多部件是处在高温下工作的，有引起烧伤的危险，例如现代直线加速器治疗机就是如此。

④ 机械安全：特别是 X 线机、CT 扫描和加速器装置中有马达、链驱动装置和重型组件，如果设计不善或使用不慎，则会造成人身伤亡事故。

2. 研究方法　人体运动规律是很复杂的，很难用普通物理学知识来描述和预言人体机能的行动。然而物理学定律毕竟是一切运动的最基本规律，人体机能的一切方面都涉及物理学定律，物理学知识有助于了解和研究人体运动规律。研究人体现象可以而且必须应用物理学的工程学，但又不能等同照搬，这是生物医学测量的一个特点。因此，其研究方法可归纳如下：

(1) 简化法　研究任何一个复杂的现象或系统，经常采用"简化"的方法，即选择某个（或少数几个）主要的或重要的特征而忽略其他方面；或者仅仅考虑某个（或少数几个）因素的作用而忽略其他因素的影响。当然，经过"简化"后所作的描述仅仅是近似的，或在一定的假设条件下是正确的，结论可能与实际情况有一定的差别，然后却往往是很有用的。"简化"是科学研究的基本方法，可以说几乎所有的科学假设和理论都是经过某种程度的"简化"得到的。研究生命现象，当然也可以而且必须采用"简化"的方法。

(2) 模拟法　经过"简化"的生命现象或系统，就有可能用物理学和工程学的规律和方法来进行描述或研究。此时，常常采用"模拟"的方法，即用工程技术上的某种系统来模拟某个生命系统，因为相应的工程系统已有较成熟的理论和方法可能。例如，在分析压力换能器的动态特性时，可以用机-电模拟法转换成 RLC 电路进行分析。又如，眼睛内的成像可用一台照相机模拟，但如将视网膜比拟胶片，就相差太远了；再如，电流可以作为血流的模型，可以很好地模拟心血管系统的很多现象，但血流的成分在流动中经常发生变化，受着多种因素的影响，这是电流难以模拟的。因此，必须牢记，模拟终究是近似的，实际情况往往复杂很多，生命现象尤其复杂。

（3）数学模拟法　有时对象的模型纯粹是一个方程式——数学模型。一个方程式能描述和预言被研究现象系统的一些量之间的关系。物理学和工程技术数学模型使用得很广泛，具有较普遍意义的方程式就成为定律。例如，描述电压和电流之间关系的欧姆定律可写成方程式：$V=R \times I$，那么，人体的血压和血流之间是否也存在类似的关系呢？

（4）黑箱法　黑箱（black box）法是工程学研究和分析中经常使用的一种简化法。对于任一未知系统，可将它称为一个"黑箱"，尽管我们对其内部不甚了解，为了探索该系统的某些性质，我们对它施以一组输入量，如果能产生一组对应的输出量，建立起输入-输出关系（方程式或曲线），则我们可以叙述和预言系统的这些性质。一个生命系统，一个人体，或人体的某一系统或某个习惯同样可以看作"黑箱"，采用同样的方法进行研究。

二、医学仪器的基本原理及功能

（一）基本原理

医学仪器主要由换能器、信息处理装置和显示装置等组成，如图 1-1 所示，图中用虚线画出的部件并不是每台仪器都需要的。

信息主要从左向右传输。换能器把来自被测对象的信息或能量，转换成另外一种形式（通常是点的形式），然后把这个信号再进行数据处理和显示出来。这样人们就可根据这些信息进行判断。

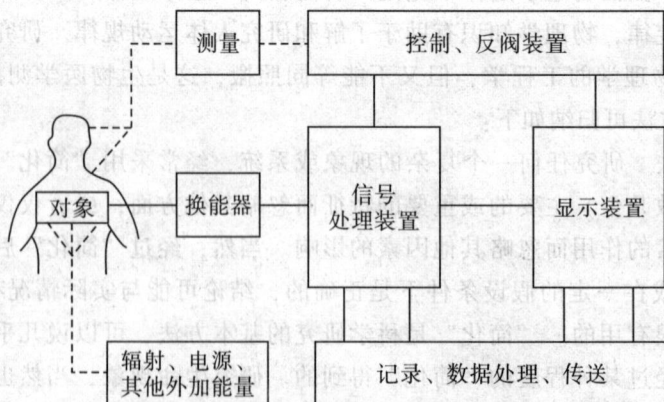

图 1-1　生物医学仪器原理框图

1. 信号源　这里所说的信号源即被测对象（人体，或人体的一部分或一个系统，如心血管系统、呼吸系统、消化系统等）。因此，生物医学仪器的信号源是活组织或加在活组织上的能量，这是现代生物医学仪器不同于其他仪器系统的根本之处。

2. 换能器 一般地说，换能器就是将一种形式的能量信号变换成另一种形式的能量或信号的装置。在现代生物医学仪器中，每一个换能器往往用来产生一种电信号，它是被测现象的一种模拟。换能器应该只响应于在被测对象中存在的能量形式，而排除掉所有其他的能量形式，并且要求换能器在与活体接触时，应尽可能地减少取出的能量和尽量不侵入体内。换能器可以检测温度、压力、流量或人体内能产生的任何其他变量，而其输出总是一种电信号。换能器是测量仪器的重要部件，直接影响测量的成败。在实际工作中，可同时使用多个换能器进行测量，以获得多个变量的信息。

3. 信号处理装置 将换能器输出信号进行放大、整形，或其他任何变更的装置称为信号处理装置。它对从换能器来的信号进行各种处理，如放大、叠加、整流、变频、调制、积分、模/数转换等，使它满足某个功能的需要，或适合于随后的显示或记录。也可用它将多个换能器的输出信号进行联合或相关。

4. 显示装置 显示装置将经过某种处理的电信号变换成能觉察的形式，以传达所获得信息的意义。它的输出常常是某种形式的视觉信息，如数字、符号、图像等，或听觉信息，如声音等。经常使用的显示装置有指示仪表、打字机或打印装置、绘图仪、荧光屏、喇叭等。

5. 记录、数据处理和传递装置 通常为了记录测量所获得的资料，以储存备用或传递到另一个地方去，也许是传送至病案室、研究室或医生办公室，也许要传送至世界各地，需要记录装置。最常用的记录装置为磁性存储器，如磁带、磁盘等，也可用照相机装置。如果数据需要自动存储或处理，则需要一台电子计算机。电子计算机常常作为现代生物医学仪器的一部分。

6. 控制装置 有时候整个现代生物医学仪器系统需要自动控制，以便整个测量或检测系统能自动完成工作。需要配备一个控制系统来自动控制刺激、换能器和其他部件的工作。

7. 刺激 在很多测量中，需要获得对某种形式的外刺激之响应，需要仪器来产生和描述对被测对象的刺激，它也是某些现代生物医学仪器的一个重要组成部分。刺激可以是视觉的（例如一道闪光），或听觉的（例如声音），或者触觉的（例如对跟腱的一击），或是对神经系统某一部分的直接电刺激。

8. 其他外加能量 差不多所有现代生物医学仪器，不是依靠加在活组织上的某些形式的能量，就是依靠换能器工作时所产生的某些形式的能量。例如，X 射线和超声波成像技术，都依靠同活组织相互作用的外加能量。

（二）基本功能

为了确定最佳测量方法和选用最佳测量仪系统，必须牢记测量的主要目标和仪器的基本功能。这一点往往被人们所忽视，结果测量系统或者过分复杂，得出的精度远远超过可用的程度；或者差得不能满足使用的要求。一般现代生物医学仪器的基本功能和基本目的如下：

1. 测量 生物医学仪器的主要功能和目的是用来测量人体的各种变量及特性，以便进行基础医学研究。例如，测量人体体液中的某种成分，试图研究这种成分对某种疾病的发生和发展的影响和规律（如测量胃液中的亚硝酸含量，研究胃癌的病因等）。

2. 诊断 现代生物医学仪器可用来帮助医生诊断患者的各种疾病。例如心电图、脑电图、超声图、X射线感光底片等，都在临床诊断中应用得相当广泛。

3. 估价 有时用生物医学仪器进行测量，以确定被测系统某功能或某性能指标是否符合要求，例如肺功能测定等。

4. 监测 现代生物医学仪器用来监测某些生命过程，或测定某一变量是否在一定的限度之内，从而获得该过程或状态的连续的或周期性的资料，以利于疾病的治疗或预防。例如心脏功能的监测等。

5. 控制 现代生物医学仪器用来自动地控制某一被测系统的运行。它基于被测系统的一个或多个内部参量的变化或系统的输出变化来进行控制，例如心脏的自动起搏器，又如肌电控制的假肢就是用某些肌肉群产生的肌电图信号来控制手臂或手指的位置。在此情况下，主要目的是过程的控制而不是测量数值本身。视觉观察提供了系统的反馈，反馈又转而控制肌电信号，从而控制位置。若再加上压力测量系统以控制抓握物体的力量，则系统可进一步得到改进，这时第二个测量系统的主要目的是用第二个反馈回路来调节先前没有很好进行控制的参数。

6. 治疗 现代生物医学仪器在疼痛治疗中应用十分重要，例如放射线治疗设备是治疗癌症的主要手段。

三、医学仪器设备的分类与代码

物品分类与代码就是给产品、商品、物资一个统一的科学分类，并给以数字代号，也就是代码。换句话说，物品分类与代码，就是用数字代号表示每一物品在不同分类层次中所处的位置，而且，这个代号在一定范围内是统一的，一物只能有一个代号，不得重复和交叉。这种用数码代表物品分类的系统，叫做物品的分类与代码。

仪器设备分类与代码标准的制定也有其产生和发展的过程，是在生产、经营和使用者的管理过程中逐渐形成的。生产厂家在其产品种类逐渐增多时，总想划分出他们的产品都是什么类的。经营部门也是一样，他们经营的品种由几种，到几十种，甚至成千上万时，如果不分门别类地进行管理，那就会产生极大的麻烦。对使用单位来说，在进行管理的过程中，如记账、统计等工作，也需要按不同类目进行管理。在当代的科学管理中，计算机的广泛应用，要求有一个科学的物资分类代码，才能够更准确、更方便地进行各种统计工作。对于一个物品来说，生产领域、商业流通领域和使用单位之间则需要一个统一的分类与代码标准，这是当今管理的需要。

（一）物品分类编码标准

物品分类编码标准，是人们将社会物品的名词、术语，包括范围、计算方法和计量单位作出统一规定，按科学原则和方法进行分类，加以编码，经有关方面协商一致，由主管机关批准、发布，作为下属各单位在一定范围内进行信息交换时共同遵守的准则和依据。

医疗器械、仪器设备（商品、物资）分类编码标准是全国卫生系统的专业（部门）标准，是由卫生部计财司依据所属单位及组织的意见和要求提出制定的，并委托编码起草小组起草，经反复多次广泛协商和审定，最后由卫生部和国家中医药管理局批准发布。它是本系统内进行信息交换时共同遵守的准则和依据。

标准具有严肃的法规性，它是各项经济技术活动中的有关各方共同遵守的准则和依据。我们国家的标准目前都是强制性的。物品分类编码标准当然也是强制性的。在信息交换时，必须统一执行与交换范围相适应的物品分类编码标准，以获得最好的经济效益。

国家标准的维护管理部门明确指出：当标准适合于下级管理部门需要时，下级部门应直接采用该标准。当不能完全满足需要时，允许下级管理部门制定使用自己的标准，但必须与相关的上级标准兼容，以保证信息交换的顺利进行。

（二）物品分类编码的标准化

标准化是指标准的科学性、统一性，就物品分类编码标准来说，它必须是依据科学性进行分类，物品名称统一，标识代码统一。也就是说，为了建立统一的、科学的经济核算制度，实现经济信息的自动化管理，将物品进行科学性分类，统一物品名称，并给予统一代码的标准，就是物品分类编码的标准化。

世界各国（如前苏联、美国、日本等）以及有关的国家组织（如联合国、经互会、关税合作委员会等）都在物品分类编码标准化方面给予了足够的重视，并投入了大量的人力和财力。我国政府及有关主管部门也做了大量的努力，《全国工农业产品（商品、物资）分类和代码》在 1987 年 4 月已被国务院正式批准为国家标准，并发布执行。

物品分类编码标准化的基础工作就是对物品名称的统一和对供交换的标识代码的统一。

（三）物品名称的统一

物品、产品、商品和物资物品是产品、商品和物资的统称。产品、商品和物资，究其实物，是同一个东西，只是在运行过程中处于再生产的不同领域而易其名。作为生产单位的成果，叫做产品；作为流通领域中交换的对象，叫做商品；作为仓库管理的客体，对用户来讲，叫做物资。三者之间没有本质的差别，它们的自然属性没有变化，它们就是同一个物品。例如就很多人都熟悉的双目显微镜来说：对生产厂家来说，双目显微镜是他们的产品；对经营销售的商业部门来说，则是流通领域的商品；而对使用和管理部门来说，双目显微镜就是物资了。

所以说，医疗器械、仪器设备是物品，也是产品、商品和物资。

既然物品是生产部门、流通领域和仓库管理单位使用的同一名称。那么就应该有一个统一的名称，这个统一的名称，应该是规范化和科学化的。这也是分类编码的基础工作。

规范化和科学化的统一名称，主要是按它的自然属性、用途和特殊照顾的习惯性来进行命名，这就要打破行业和管理单位的界限。

【例】全身 CT 和全身 X 线电子计算机扫描断层机。全身 CT 是大家都知道的名称，CT 是 computer tomography 的缩写，虽然全身 CT 的名称不太规范，但是它已被大家熟悉，所以我们再编写品名时，在正规名称"全身 X 线电子计算机扫描断层机"之后，也写上了"全身 CT"这个名称，但用了括弧，代表它是第二名称。

（四）科学分类（分类原则）

对于几千个、几万个，甚至几十万个物品，如果不分类，采取大排行方法给予代码，那将是无法想象的长码，也无法应用。必须将物品分成若干个大类、中类和小类，然后再分别列入物品名称，就会给使用提供极大的方便。那么，究竟如何来分类呢？

【例1】B 型超声诊断仪。主要是按用途分类的，首先它属于医疗器械大类，中类是医用超声仪器，小类是超声诊断仪器。主要考虑了它的用途，又考虑了它的超声性能。所以"68231005"就是 B 型超声诊断仪的代码。

【例2】倒置显微镜。首先想到它应属显微镜一类内，再上一类就是光学仪器，光学仪器又属仪器仪表大类，所以它的分类代码就是"8711101"。这里既考虑了它的用途，又考虑了它的生产工艺方法等。

（五）供交换用的标识代码的统一

名称统一，分类统一，代码也必须统一。名称、分类虽然都统一了，连大的门类也一致，但是各类中，排列的顺序并没有严格的标准，你可以这样排序，我可以另样排序，其结果是，同一物品则会出现不同的代码，这就无法进行交换，所以必须统一代码。

还以 B 型超声诊断为例，究其门类，它属普通机械 R 门类，而这个门类内，包括了 61,62……69 等九个大类。标准规定把"医疗器械"排在"68"类，B 超的分类就必须在"68"类，否则就无法进行交换。所以代码也必须统一。

（六）分类原则

1. **按临床应用分类**

（1）诊断仪器　血压表、心电图机、脑电图机、血气分析仪超声、X 线机、CT、磁共振等。

（2）治疗仪器　理疗、放疗、X 线、加速器、心脏起搏器、除颤器、碎石机等。

（3）监护仪器　心脏监护仪、胎儿监护仪、遥测监护仪、便携式监护仪、血流动力学监护仪、呼吸监护仪等。

2. **按物理原理分类**

（1）医用电子仪器　心电图机、脑电图机。

（2）医用光学仪器　显微镜、胃镜。

（3）放射仪器　X 线机、CT。

（4）医用核医学仪器　同位素扫描仪。

（七）WS/T 118-1999 中华人民共和国卫生行业标准

1. 全国卫生行业医疗器械、仪器设备（商品、物资）分类与代码医疗器械、仪器设备（商品、物资）分类编码标准是全国卫生系统的专业（部门）标准，是由卫生部计财司根据所属单位及组织的意见和要求提出制订的，并委托编码起草小组起草，经反复多次广泛协商和审定，最后由卫生部批准发布。它是本系统内进行信息交换时共同遵守的准则和依据。中华人民共和国卫生部、国家中医药管理局1990年5月5日发布，卫生部WZB01-90专业标准"GB-7635-87"标准的有关类目，并进行了必要的补充和细化。

标准具有严肃的法规性。它是各项经济技术活动中的有关各方共同遵守的准则和依据。我们国家的标准目前都是强制性的。物品分类编码标准当然也是强制性的。在信息交换时，必须统一执行与交换范围相适应的物品分类编码标准，以获得最好的经济效益。

1999年由卫生部、在WZB01-90全国卫生系统医疗器械、仪器设备（商品、物资）标准的基础上延拓细化产生WS/T118-1999中华人民共和国卫生行业标准《全国卫生行业医疗器械、仪器设备（商品、物资）分类与代码》。本标准适用于卫生行业各医疗、教学、科学研究和生物制品等单位，供物资管理、计划、统计及会计业务等使用。本标准按医疗器械产品（商品、物资）的基本属性分类，共分四层八位。68类为医疗器械代码，87大类为仪器仪表代码，25大类为家具代码。

2. 医疗器械、仪器设备（商品、物资）分类与代码的编制原则和方法

(1) 采用"国际"中的门类和四层八位与代码　为了保持"国标"的完整性和系统性，也为了应用的方便，并保证与"国标"的兼容性，全部采用了国标中的A、B、C、D、E、F、G、H、J、K、L、M、P、Q、R、S、T、U、V、W、X、Y、Z等二十三个门类及其名称，同时，也全部采用了01、02、03……92、99等87个大类的代码及其名称。

(2) 四层八位分类与代码的意义　医疗器械四层八位的分类与代码，就是将物品分成四个层次的类目，即第一层是大类，第二层是若干个中类目，第三层又分为若干个组类目（小类），第四层是若干个品名的类目。

一般表示法：第一层01~99=99个代码，采用四层八位的分类与代码的依据。"国标"采用四层八位，是因为它包括的面广，不可能搞得太细，另外，也是为了下级各部门、各单位使用的方便。我们的"专业（部门）标准"，主要考虑的是尽快贯彻推广"国标"。只在"国标"基础上做延拓、细化和补充，故采用了四层八位。

四、医疗设备的计量和质量保证

医疗仪器设备的质量优劣直接影响着人类防病、治病的质量，直接影响着人类的生命安全。医院做好医疗仪器设备的质量保证和质量控制，是确保医疗过程中，对患者进行的各类物理、化学检测治疗数据真实、安全可靠；是为医院医疗诊断、治疗、抢救提供可靠的生命数据；是维护医院良好的信誉必不可少的条件；是为医院医疗、科研、教学提供准确的科学依据。

按国际IEC和国际ISO的标准，结合国内卫生组织部门的相关法规，从医院实际

出发建立各类制度规程：仪器设备的申购论证制度，仪器设备的安装、调试制度，仪器设备的验收入库制度，仪器设备的上岗制度，仪器设备的操作规程及使用制度，仪器设备的维修制度，仪器设备的报废制度等。

在仪器设备的使用期间，要改变工程技术人员被动维修的观念，树立工程技术人员是医疗仪器设备质量的保障者，在整个质量保证和质量控制过程中，提供必不可少的技术支持。

根据国际 IEC、ISO 标准，要做好医院医疗仪器设备的质量保证（QA）和质量控制（QC）需要做到：

1. 仪器设备技术规范　按工程技术术语规定仪器设备的技术指标，要求申购时按 IEC、ISO 标准制定申购报告表，按同一标准论证同类型不同型号不同厂家的仪器设备的技术性能价格比。

2. 安装或改型　必须按 IEC、ISO 标准，根据国家安全、环保、防护等法规及仪器设备的技术要求选择符合要求的地点安装或改型。

3. 用于设备验收的验收试验　用于验证性能的状态试验及首次稳定性试验并记录测试结果建立基准值：此项工作是对购进或改型仪器设备性能测试的重点项目，是确保仪器设备性能与订货合同规定相符，以保障仪器设备在使用期间处于安全和可靠状态。此项工作应是设备科工程技术人员的重点工作，在工程技术人员的工作总则中应规定质量保证、质量保证大纲、质量控制、验收试验、状态试验、稳定性试验、基准值（既原测值）和稳定要求等内容。设备科工程技术人员如果能认真负责地做好这项工作，就能在仪器设备的使用期间内有效地控制仪器设备的质量。这几个试验报告以表格形式记录保存。

4. 仪器设备使用期间的质量保证和质量控制　根据工程理论原理，使用期内仪器设备的稳定性、性能遵循盆浴曲线，即使用初期稳定性、性能不稳定，中期运行比较稳定，后期稳定性、性能也不稳定，根据这一特性曲线有针对性地做好质量保证和质量控制工作。

5. 加强计量　由于医疗设备量值的准确与否关系到人民的身体健康与生命安全，因此，国家对这类设备中的大部分都实行强制检定。

（1）加快医疗仪器计量检定标准制定和进行定期校验　随着生产和科学发展，医院计量器具早已突破"度量衡"范畴，如血气、B 超、尿液分析仪、CT、磁共振、生化分析仪等。

（2）定期计量检定校准放在一个明确的位置　定期按照有关技术指标和有关计量检定标准由专业人员进行检定、维护、校准，并有详细的记录，计量器具的周期受检率应达到 90% 以上，其中强制检定仪器周期受检率达到 100%。在用仪器抽检率达到 85% 以上，这样才能保证在用计量仪器指标的可靠。

（3）严格的质控措施和标准物研制　现代医疗诊断和医学研究，以大量的分析化验数据为依据，这就要求提供血清、药物化学成分和检定用标准物质。为了保证其可靠性应该做到：

① 提高现有标准物质的质量和品种，特别是均匀性、稳定性和保存条件。

② 改进现有计量方法，发展新的计量手段，特别是繁杂有机化合物的校准方法。

③ 探索制备均匀材料新途径和含量成分的稳定保存方法。

④ 开展有关标准物质的抽样检验方法和计量数据处理的研究。

从国外的大部分资料表明，除了完好的仪器状态外，每日、每批样品都有质控措施，一般用已知的标准品或控制物与样品同时做实验，其标准品或控制物结果在其控制范围内则此批样品结果可靠，反之其样品结果不可靠。我们应把质量控制措施真正的在每个临床实验室执行起来。每日、每批样品应与控制物同时进行，定期由专门机构组织进行各实验室间的质控，以保证其样品结果的质量可靠。

五、医疗仪器设备的电气安全

随着医院医疗仪器设备不断增加，如果医疗设备使用不当，会给患者和医护人员带来伤害。因此，20世纪70年代就已经开始研究医用电子仪器电气安全问题，目前已经形成了一套完整的理论及实施方法。各个国家也都颁布了医疗设备的电气安全问题，如美国的UL544、法国的VDE750、日本的医用电气设备暂定安全标准以及国际电气标准委员会IEC的"（IEC）医用电气设备安全通则"。我国采用IEC的标准作为我国的医用电气设备安全标准。

电对人体伤害的三种形式：电击、电伤和电磁场伤害。电击是指电流通过人体，破坏人体心、肺脏器及神经系统等正常功能。电伤是指电流的热效应、化学效应和机械效应对人体的伤害，主要是指电弧烧伤、融化金属溅出烫伤等。电磁场伤害是指在高频磁场的作用下，人会出现头晕、乏力、记忆力减退、失眠、多梦等神经系统的症状。

（一）医用电子仪器电气安全的概念

安全一词最通俗的理解是"没有危害"或"不发生危险"，但是，在工程学上绝对安全的事是没有的，应该说"发生危险的几率尽可能小"。对于医用电气仪器在临床上的应用而言，安全指的是应用过程中确保对患者和医护人员不造成危害，即保证人员的安全。另外，广义而言，医用电子仪器的电气安全还应包括仪器本身的安全。

因此，对于医院中大量应用的医用电子仪器性能的评价，不仅应该涉及其在临床诊疗活动中有效性的评价，还应该对其操作的安全性作出评价。医护人员在具体的操作和诊疗活动中也应该高度重视电气安全问题。

（二）电流的生理效应

人体的体液是由含有多种离子的液体构成的，是一种比较复杂的特殊电解质，因此人体是一个良好的导体。当人体能够成为电回路的一部分时，就会有电流流过人体，从而引起生理效应。值得注意的是，引起生理效应的直接作用是电流而不是电压，例如，107V和$1\mu A$电流可能对人体无害，而220V电压和30A电流的电源却足以致命。下面简单介绍电流流过人体的生理效应。

电流通过人体时，主要以热效应、刺激效应和化学效应三种方式影响人体组织。

1. 热效应 热效应又称为组织的电阻性发热,当电流流过人体组织时会产生热量,使组织温度升高,严重时会烧伤组织。低频电和直流电的热效应主要是电阻损耗,高频电除了电阻损耗还有介质损耗。

2. 刺激效应 电流流入人体时,在细胞膜的两端会产生电势差,当电势差达到一定值后,会使细胞发生兴奋。如为肌肉细胞,则发生与意志无关的力和运动,或使肌肉处于极端紧张状态,产生过度疲劳;如为神经细胞,则产生电刺激的痛觉。随着电流在体内的扩散,电流密度将迅速减小。因此通电后受到刺激的只是距离通电点很近的神经与肌肉细胞,同时在体内通入的电流和从体外流入的电流对心脏的影响也有很大的不同。

3. 化学效应 人体组织中所有的细胞都浸在淋巴液、血液和其他组织液中。人体通电后,上述组织液中的离子将分别向异性电极移动,在电极处形成新的物质。这些新形成的物质有许多是酸碱之类的腐蚀性物质,对皮肤有刺激和损伤作用。

直流电的化学效应除了电解作用外,还有电泳和电渗现象,这些现象可能改变局部代谢过程,也可能引起渗透压的变化。

（三）人体的导电特性

人体阻抗网络是非常复杂的,是一个非线性时变网络。人体的不同组织对不同频率呈现的阻抗也不一样。表1-1所示为人体组织和脏器的电阻率。人体的皮肤阻抗很大,且随频率不同变化较大,其他组织阻抗较小。所以流经人体电流的大小主要取决于皮肤阻抗的大小,而皮肤阻抗（Z_i）又与电流频率、皮肤条件和接触条件有关（图1-2）。

表1-1 人体组织和脏器的电阻率

单位：$\Omega \cdot cm$

名称 \ 电流频率	高频	低频	时间（s）
肝	230	1600	8000
肌肉	255	1500	9000
皮肤（干）	435	300 000	4 000 000
皮肤（湿）	435	250 000	380 000
脂肪	2700	3250	108 000
肺（萎缩）	485	1820	5400
胫骨	12 300	15 400	22 500
脑	630	2170	10 700

人体电流的物理模型是由不同电阻和电容组成的复杂网络,其等效电路如图1-3所示,电流从A点穿过皮肤,然后进入深部组织,最后又经皮肤B点流出。电流在A、B之间流通,并不一定是通过A、B间最短的路线,而主要沿着其间的血管、淋巴管流通。电流通过人体时,将发生许多物理和化学变化,并引起多种多样的复杂的生理效

应，较大的电流将会引起电击而损伤人体。

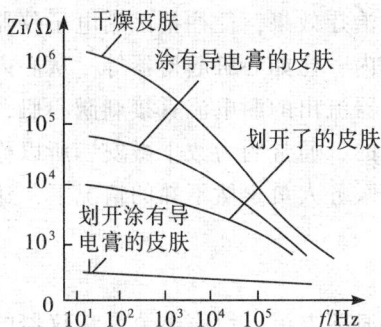

图 1-2　皮肤阻抗曲线

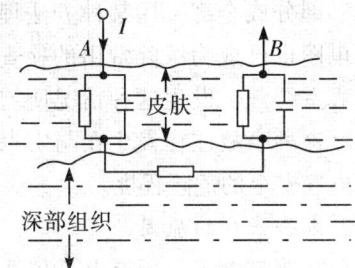

图 1-3　人体等效电路

（四）医用仪器设备可能产生危害

1. 能量引起的事故　为了治疗和测量，需要给人体施加一定的能量，如用除颤器、电刀、X 线等其本质上是蕴藏着危险的装置。这些装置若使用不当或发生故障就有可能引起严重事故。

2. 仪器性能的缺点及其停止工作引起的事故　医用电子仪器和设备有时要替代人体功能以维持生命系统，一旦这些仪器发生了故障就有可能造成致命的事故。例如，人工肾管路脱落爆裂，会引起患者急剧地大出血；在外科心脏手术中，若人工心肺机突然停止工作，就会影响手术，进而危及患者的生命。

3. 有害物质引起的事故　一般电子仪器和设备耐受热、潮、化学药品的能力较差，消毒灭菌较困难，在污染存在的情况下用于人体很容易引起感染。

4. 电击引起的事故　人体的大多数组织的含水比例很高，因此人体是一良好的导电体。当人体成为电路的一部分时，就有电流通过人体组织，从而产生电击，引起人体组织不同程度的损伤。电击事故对患者和医护人员的危害最大，可造成生命危险。

（五）电击事故的类型及形成的原因

医疗仪器和设备产生电击的原因是多方面的，从电击的现象看，一是人体与电源之间存在着两个接触点，二是电源的电压高至足以产生生理效应的强度。

1. 电击事故的类型

（1）宏电击　人体受到高压大电流而产生的电伤害称为宏电击。医疗仪器和设备所有的电源大都是三相和单相配电系统。

通常中线在变电站是接地良好的，因此交流 220V 的电源电压不仅存在于相线与中线之间，而且也存在于相线与其他任何接地导体之间。这个因素是构成大多数电击事故的基础，当电源相线（俗称火线）的绝缘外层破损、击穿或是相线碰到仪器外壳时，机壳就会带电。若机壳与仪器地线相接，人体触摸机壳时，就会遭到电击。若液体如血液、尿液、药液等流入正常安全的仪器和设备中，也会传导足够大的电流而造成暂时的短路。这种危险在医院潮湿的环境里特别容易发生，例如血液透析区域。

（2）微电击　人体心脏等重要器官受到微弱电流的作用而引起的电伤害称为微电击。

随着医用电气仪器的发展，为了提高检查和治疗效果，往往把医用电子仪器和设备的一部分或全部，用某种方法埋入或插入人体内，比如心脏起搏器等。从心内导出的心电图也已成为医院常用的检查项目。这些仪器流出的漏电流直接刺激心肌，极易引起心室纤颤，发生这种情况所需的电流是很小的，通常约为数十微安，所以称为微电击。这种事故往往发生在与宏电击没有联系且医务人员全然不知的情况下，这就增加了电气安全的危险程度。

2. 电击产生的原因

（1）泄露电流　所有电子仪器都存在一定的泄漏电流。泄露电流是从仪器的电源到金属外壳之间流过的电流。泄漏电流主要由电容性的位移电流和电阻性的传导电流两部分组成。电容性泄漏电流的形成是由于两根电线间与金属外壳间存在分布电容，电线越长，分布电容越大。对于 50Hz 的交流电，一个 2500PF 的电容将产生约 $180\mu A$ 的泄漏电流，射频滤波器、电源变压器、电源线以及具有杂散带电容的一切部件都会产生泄漏电阻，因电源线盒变压器的绝缘电阻都很大，因此与电容性泄漏电流相比较，电阻性泄漏电流较小。

（2）仪器外壳接地不良　许多电气设备都具有一个金属外壳，若仪器的外壳接地不良，当电源火线和机壳之间的绝缘产生故障或由电容短路时，都会在机壳和地之间产生一定的电位差。此时如有人同时接触仪器外壳和接地物体，就会受到电击。

（六）如何防止电击事故的发生

为了保证医用电气仪器和设备的安全性，许多国家都建立了自己的安全标准。国际上根据各国的标准进行了归纳，由国际电工委员会制定了国际上统一的医用电子仪器安全标准。我国根据这一标准于 1988 年颁布了适合我国情况的《医用电气设备通用安全要求》（GB9706.1-88），这是医用电子仪器和设备设计、制造、使用管理都要遵守的共同规定。

1. 对组成系统的外壳漏电流的要求　正常状态下在患者环境内来自系统或系统部件之间的允许的外壳漏电流不得超过 0.1mA。即使在任何非永久性安装的保护接地导线断开的情况下，在患者环境内来自系统或系统部件之间的允许的外壳漏电流不得超过 0.5mA。。

2. 对组成系统的患者漏电流的要求　正常状态下，B 型设备和 BF 型设备的患者漏电流不得超过 0.1mA，CF 型设备的患者漏电流不得超过 0.01mA。

3. 医用电气设备与非医用电气设备的组合
基本原则是：

（1）患者只能符合 GB9706.1 的医用电气设备连接，其他设备要符合相关的国家标准（IEC 或 ISO 标准）。

（2）在故障状态下允许的外壳漏电流为 0.5mA。

为了达到这样的要求，视组成的仪器是否位于患者环境或医用房间，对设备要采取加强性的防电击保护措施，主要包括：① 附加的保护接地；② 附加的隔离变压器；③ 浮动的供电电源；④ 隔离装置。

4. 对保护接地导线的要求　保护接地导线的连接应做成：在去除系统中某一台设备时，若不同时断开来自相关部分的供电源，便不能断开保护接地导线与系统中任何部分的连接。在设备外面保护接地导线应与网电源供电线一起布线。

5. 结构上对可移式多插孔插座的要求　组成系统的各仪器可能通过一只或多只可移式多插孔插座连接电源和接地线。为了防止系统外的设备插入此系统，或者系统内的仪器插到系统外的电网系统中去，对专用的多插孔插座提出这样的要求。

（1）必须使用工具才能把医疗实践中使用的电气设备连接到多插孔插座，否则多插孔插座必须至少通过隔离变压器供电。隔离变压器和多插孔插座可以做成以下任一形式：① 专用插口的变压器；② 永久性连接；③ 与变压器做成一体。

（2）按照新标准的要求实施操作，便可有效地提高医用电子仪器系统应用的安全性。预防性维护中的重要一环就是医疗电气安全性的测量。它包括：① 医疗仪器的漏电流（外壳漏电流和患者漏电流）的测量；② 医疗仪器的接地线电阻的测量；③ 医疗仪器的绝缘测量；④ 医用场所的保护接地线电阻的测量；⑤ 医用场所安全电源的检查等。

按照标准规定，漏电流的测量必须模拟断地线、断一根电源线、反接电源极性等单一故障状态，因而要接成特别的测量电路，而且测量的范围是 0.1mA，主要为50Hz交流电流的有效值，这是用普通的交流电流表所做不到的。

按照标准规定，接地导线电阻值范围在 0.1~0.2Ω，而且必须在通有 10~25A 电流情况下，至少 5s 以后，采用四端网络的方法测量压降。普通的欧姆表也不能测量。

医用电气设备的安全检测是十分重要的，如仪器漏电流>100μA，直接通过人的心脏，就有室颤的危险。国家标准 GB9706 对医用电气设备的电安全指标有明确的规定。但是要在医疗仪器的使用现场按标准规定的线路和方法测试电安全性能十分困难，因此设计一种能适应现场简便测试的仪器是十分迫切的要求。

电安全测量必须用专用的电安全分析仪。

（七）医用电子仪器的安全标准

在 20 世纪 70 年代，医用电子仪器开始大量应用于医院的临床诊疗活动中，对现代医学的发展起到了非常大的促进作用。但是，由于人们的安全意识不强以及管理制度的缺陷，经常发生电击事故，甚至造成人身伤害，这严重阻碍了医用电子仪器的应用及发展。由于应用的需求及发展的动力，制定医用电子仪器的电气安全标准的呼声越来越高，于是一些国家先后开始致力于这方面的工作。国际标准化组织 ISO 主要制定不同电的仪器和器具仪表的标准，而国家电工委员会 IEC 则主要负责制定电子仪器的标准。在 IEC 中有多个技术委员会 TC，TC-62 负责制定各类医用电气设备以及相关设备的设计、制造、安装和使用方面的标准，TC-62 又分为四个委员会 SC。SC62A 负责制定医用电气设备通用安全标准，主要成果是 IEC601-1《医用电气设备第一部分：安全通用要求》。该标准于 1988 年公布，1991 年作了不少修订。这个规定成为 IEC 各成员国制定本国医用电气设备安全标准的指南。而 IEC 的 SC62B 和 SC62C 分别制定放射线仪器标准和核医学仪器标准，SC62D 制定各种医用电气仪器规格标准。

我国国家技术监督局采用 IEC 标准 IEC601-1-1988《医用电气设备第一部分：安全通用要求》（第 2 版）以及第一号修订（1991-11）而制定的 GB9706.1-1995，作为我国医用电气设备安全规定。GB9706.1-1995 国家标准于 1995 年 12 月 12 日发布，1996 年 12 月 1 日实施。这个标准对医用电气设备的制造者和使用者都提出了明确的要求，详细规定了名词术语、标记和文件、测试方法、环境条件、仪器分类、电击与防护、供电设备与接地等有关内容。此外，还规定规范机械危险和放射线辐射危险的防护、易燃易爆物危险的防护等。

医用电气设备的安全是总体安全（包括设备安全、医疗机构的医用房间内的设施安全）的一部分。该标准是对在医疗监视下的患者进行诊断、治疗或者监护，与患者有身体的或电气的接触，和（或）向患者传送或从患者取得能量，和（或）检测这些所传送或取得的能量的医用电气设备提出了安全要求。标准要求设备在运输、存储、安装、正常使用和设备保养时、单一故障状态下都必须是安全的，不会引起同预期应用目的不相关的安全方面的危险。对于生命维持设备以及中断检查或治疗会对患者造成安全方面危险的设备，其运行可靠性、用来防止人为差错的必要结构和布置，都作为一种安全因素在本标准中作出了规定。

该标准共分 10 篇、59 个章节及 10 个附录。其中附录 A 和附录 F 是标准的提示附录，仅仅是给出了一些附加的信息，不能作为试验项目。标准分别对医用电气设备的环境条件做了规定，对电击危险、机械危险、不需要的或过量的辐射等危险提出了要求，对工作数据的准确性和危险输出的防止、不正常运行、故障状态以及有关电气设备安全的电气和机械结构的细节都做了规定和要求。以下介绍该标准对医用电气设备按电击防护的标准分类。其他内容请参见该标准或其他资料。对设备的科学分类是采用不同的安全检测指标的前提，这是每个设计者和设备维修保养人员必须了解清楚的。

1. 按防电击类型分　按防电击类型分，可分为外部电源供电设备（又分为 I 类设备、II 类设备）和内部电源设备。

（1）I 类设备（class I equipment）　对电击的防护不仅依靠基本绝缘，而且还有附加安全保护措施，把设备和供电装置中固定布线的保护接地导线连接起来，使可触及的金属部件即使在基本绝缘失效时也不会带电的设备。

具有基本绝缘和接地保护线是 I 类设备的基本条件，也就是说，I 类设备除了对电击防护具有基本绝缘外，还必须把设备中可触及的金属部件和固定布线的保护接地导线连接起来。但在为了实现设备功能必须接触电路导电部件的情况下，I 类设备可以具有双重绝缘和加强绝缘的部件（这些部件可以不进行保护接地）、有安全特低电压运行的部件（这些部件不需要保护措施）或有保护阻抗来防护的可触及部件。如果只用基本绝缘实现对网电源部分与规定用外接直流电源（用于救护车上）的设备的可触及金属部分之间的隔离，必须提供独立的保护接地导线。

（2）II 类设备（class II equipment）　对电击的防护不仅依靠基本绝缘，而且还有如双重绝缘或加强绝缘那样的附加安全保护措施，但没有保护接地措施，也不依赖于安装条件的设备。Ⅱ类设备一般采用全部绝缘的外壳，也可以采用有金属的外壳。

采用全部绝缘的外壳设备，是有一个基本连续的坚固的并把所有导电部件封闭起来的绝缘外壳，但一些小部件（如铭牌、螺钉、铆钉）除外，这些小部件至少用相当于加强绝缘的绝缘和带电部件隔离。

带有金属外壳的设备是有一个用金属制成的基本连续的封闭外壳，其内部全部采用双重绝缘和加强绝缘，或整个网电源部分采用双重绝缘（除因采用双重绝缘显然行不通而采用加强绝缘外）。

Ⅱ类设备也可因功能的需要备有功能接地端子或功能接地导线，以供患者或屏蔽系统接地用，但功能接地端子不得用作保护接地，且要有标记，以区别保护接地端子，在随机文件中必须加以说明。功能接地导线只能做内部屏蔽的功能接地，还必须是绿/黄色的。

（3）内部电源设备　能以内部电源进行运行的设备。内部电源一般有两种情况：

① 具有和电网电源相连的内部电源设备。这种设备必须为双重分类，如Ⅰ类内部电源、Ⅱ类内部电源设备。

② 内部电源设备当与电网电源相连接时，必须符合Ⅰ类设备或Ⅱ类设备要求；当未与电网电源相连时，必须符合内部电源设备的要求。例如，有的设备使用电池就可以工作，但在设备上还有一个输入插孔，用来与电源变换器（这种电源变换器可单独配置）连接。通过这种连接，设备就可以使用电网电源进行工作，因此，还必须符合Ⅰ类或Ⅱ类设备的要求。

2. 按防电击的程度分　按防电击的程度，可分为B型设备、BF型设备和CF型设备。

由于医用电气设备使用的场合不同，对设备的电击防护要求的宽严程度也不同。这是因为电流对人体的伤害程度与通过人体的电流的大小、持续时间、通过人体的途径、电流的种类以及人体状态等多种因素有关。例如，各种理疗仪器大多同患者的体表接触，各种手术设备（电刀、妇科灼烧器）要同患者体内接触，而心脏起搏器、心导管插入装置则要直接与患者的心脏接触。这样就把医用电气设备分为各种型式，按其使用的场合不同，规定不同的对电击防护的程度，在标准中划分为B型设备、BF型设备和CF型。在介绍之前，先介绍"F型隔离（浮动）应用部分（F-type isolated〔fioating〕applied part）"的含义。F型应用部分是指同设备其他各部分相隔离的应用部分，其绝缘应达到在应用部分和地之间的电压达到1.1倍最高额定网电压时，患者漏电流在单一状态下不超过容许值。

（1）定义

① B型设备：对电击有特定防护程度的设备，特别要注意允许漏电流，保护接地连接（若有）的可靠性。

② BF型设备：有F型应用部分的B型设备。在允许漏电流规定值方面增加了对应用部分加电压的电流测量。

③ CF 设备：对电击的防护程度特别是在允许漏电流规定值的方面高于 BF 型设备，并具有 F 型应用部分的设备。

（2）应用

① B 型、BF 型设备适宜用于患者体外或体内，不包括直接用于心脏。

② B 型设备可以是无应用部分的设备，也可以使用应用部分的设备，一般该应用部分与患者无导电连接。B 型设备不能直接用于心脏。

③ BF 型设备上有应用部分的设备，一般该应用部分与患者有导电连接。BF 型设备不能直接用于心脏。

④ CF 设备主要是直接用于心脏。

例如，普通心电诊断仪可定义为 II 类、BF 型设备。

标准中有些内容是强制性的，有些是非强制性的，具体内容读者可以查阅有关该标准的文献。

六、医疗仪器设备的购置与维修

（一）医疗仪器设备的购置

1. 医院购置医疗仪器设备应施行计划管理　医院购置医疗仪器设备的计划应坚持需要、有效、先进的原则。一般是使用科室提出申请，仪器管理部门统筹考虑，进行汇总，分析确定初步方案，在此基础上会同财务部门编制预算，进行必要性、可行性论证后上交领导（医院领导或医院仪器设备委员会）进行审核，确定方案。

2. 购置医疗仪器设备的论证与评价

论证的主要内容：

（1）必要性　主要是所购买的医疗仪器设备在本院医疗、科研、教学中需要的程度及作用。

（2）合理性　要明确新购买的设备在全院的布局、同类仪器设备的情况，保证新购仪器设备的使用率。

（3）资金准备　资金来源能否保证。

（4）使用条件及水平与维护技术水平　有无该仪器设备所需要的安装环境、条件，能否保证新购买的仪器设备的正确使用及功能开发，对高端仪器设备有无技术保障能力。

（5）经济效益　对有该仪器设备的经济效益进行预测。

（二）医疗仪器设备的验收

医学仪器设备的验收管理是医学技术装备管理过程中的一个重要环节，是保证医学技术装备投入正常使用的基础。

维护国家权益，监督厂商履行合同，确保装备的质量及数量及时安全投入使用，必须严格验收。验收管理不但技术性和政策性都很强，还必须依据有关法规、法律和商检工作程序进行。对进口物资要依据国家贸易和商检有关规定处理验收工作中的问题。

应充分认识验收的重要性。从国外引进的装备（仪器设备）大多数应该是先进的，质量应该是好的，或者是比较好的；但是，国外仪器设备并不都是好的，实践证明引进的装备中，存在的问题不是个别的；进口货不像宣传（广告）的那么完美，为了市场竞争的需要而夸张装备性能，或为了赚取高额利润而不择手段是屡见不鲜的；装备的工艺、材料、组装、发货以及运输中差错的情况也不少，把收货单位名字写错，装错设备；包装质量也很差，有散包的，有的在开箱时就发现一些部件已经生锈了。许多情况表明，不仅有技术和管理原因引起的问题，人为的或利用合同不严密的条款钻空子——程度不同地存在残次短缺等严重的质量问题，还有以次充好，已旧顶新。国外名牌商品、名牌厂家，若不加强验收，商品照样不合格。所以，对装备的验收工作，一定要认真负责、严格把关，一点也马虎不得。

国内产品同样需要注意验收。曾遇到推销员所推销的产品样品或样机和到货时的产品不一致的情况；也有厂方到用户处安装调试很久还不能正常运行的仪器。

验收工作不只是履行一些商务手续，而是一件装备技术管理的起点。验收不能只是接过装备，接过新的实验技术。实验技术掌握得不好，就会在以后使用过程中出现高档装备长期低档使用的情况，严重的甚至使装备很快丢失高档性能，造成巨大的浪费。

验收包括点收和安装调试两部分工作；其程序一般分为外观、数（重）量和质量（技术）三部分。

点收是管理者对所购的装备按照订货合同的有关规定，核对品名，清点数量，检查外包装和装备外周的完好状况后，接收装备。

安装调试是将装备在临时安排的现场或使用场所，按安装装备对环境条件的要求先进行安装，再按照装备规定的性能指标逐项进行验检，完全达到目的后，将装备接收下来。此全过程，就是该项装备的验收管理。

为了保证装备的数量、质量和技术指标符合合同的要求，在签订合同后，装备到达前的这段时间里，必须做好充分的物质准备和技术准备工作，以待装备到达后能迅速地进行验收并投入使用。

1. 验收的准备　对任何装备的验收工作，都不能掉以轻心。不论装备的贵重、精密和昂贵与否，都要认真对待，件件落实。

对国内产品，必须坚持"订货合同"。订货合同的"合同附则"一般都注明："合同所供产品，质量全部实行三包"在时间上虽然不接受索赔期所限，但仍应该尽量抓紧，以利工作所用。

对待进口装备的验收工作时，由于验收时间受索赔期的限制，技术复杂，政策性强，涉及外事等因素，需注意以下事项：

（1）验收工作的首要一环是配备合适的验收人员，常用装备的验收，可由物资设备部门的验收人员、采购人员和使用部门的有关人员承担。若系多品种大批量到货或大型紧密装备时，必须在单位领导统一领导下，组成精干的、懂业务的验收班子，周密组织协作配合，全力以赴地搞好验收工作。

（2）参与验收、接机的技术人员，必须详细阅读装备的操作、使用说明；熟悉了解该装备的各项技术指标、性能、操作规程和对装备的检验测试方法，掌握装备的操作步骤，了解其系统结构，组成各个主要部位和部件的技术性能和设计原理。组织验收人员熟悉合同及附件、技术标准及有关验收资料，制定检验技术规程、制定技术验收方案。对验收与接机人员进行短期培训，让每人通读、讨论、明确，在此基础上，拟定技术验收方案，提出要求检验的技术指标、功能和检验方法，并熟悉各项技术指标的测试检验方法。验收方案制定得越认真，验收工作就细致得多，仪器设备性能的可靠性就越强。遇到专门为本合同制造的装备的验收标准时应重点注意审核。

（3）及时点收和突击翻译卖方随货提交的图纸、电器/液压联结图、备件目录、质量保证书、安装使用说明书、维修手册等技术资料。

（4）安排与落实接待、装备提货、运输、验收、安装、调试、商检和索赔谈判以及翻译等各类人员。查验提货用的单证、技术资料是否齐全，若缺少必要的单证或技术资料时，应及时向外贸公司和外运公司索取，否则将承当滞保费的支付。

（5）准备好足够的堆放场地，切实保证到货后及时妥善入库，堆放整齐，保管得当，并安排验收场地的保卫工作。

（6）通知海关、商检等有关部门派员参加。

（7）验收工作应根据实际需要建立必要的规章制度，建立验收记录和验收报表；合同规定买卖双方共同检验的项目，应建立检验计划表、检验通知书、现场检验记录、现场检验会签等表格，及时报送上级主管部门的验收综合报表、简报等材料，同时抄送商检机构。

2. 常规验收　常规验收是指对装备的自然情况按订货要求进行检验。主要目的是检验装备是否按计划要求购入，及对装备的包装、外观完好程度进行检验，核对零配件、备件以及说明书等技术资料是否齐全。

（1）现场验收　货到口岸（港口、机场、车站）卸船（机、车）时，应派人在场配合接运和查验（批量到货数量较多时，应设立口岸接运小组），验收时，应根据合同，先核对其唛头、标志、合同号、收货单位名称、品名、净重、毛重、体积、箱数及装备的外包装等与收货单证记载的批次、件数是否相符。

注意查看外包装有无油污、水渍、破损、重钉、修补等情况。若遇到装备发生原残（外包装损坏、受海水或雨水浸淋、潮湿等）、包装件数短缺等重大问题时，必须做好记录，填入检验记录书，保留现场，并立即与口岸有关部门（包括取得理货或船方）共同签证、记录、清晰拍照或录像（铁路运输时应找铁路安全组人员，空运引进装备到货时，应及时与商检机构联系，必要时，由商检机构派员去机场配合接运监卸）以分清责任。积极配合口岸商检机构、保险、海关人员进行验残工作；同时，提前做好开箱的准备，做好记录和现场拍照（录像）等，为出具"易地检验"和保险公司"残损记录"提供依据，并向船方（航班、国内外货车）索要他们的"残损记录"，为当地商检机构检验和出证提供依据。

同时，以最快方式运抵买方单位，立即着手开箱验残，操作时应小心谨慎，不能因为该装备已残损而再残损。要保护现场，拍照或录像以资存查，为商检机构和保险公司判定残损程度提供依据。

进口装备在口岸换装或卸货过程中发现件数（重量）短少，包装或装备外表残损的，应要求运输部门和理货部门做出商务记录或取得承运人的签证。海运进口装备，凡在口岸有残、短、藏、毁等问题，取得船方签证的，都要申请口岸商检机构立即检验出证。在口岸检验确有困难，必须先申请口岸商检机构签订致损原因后，办理异地检验手续，由用货地商检机构继续检验评定出证。在用货地检验发现问题，可请当地商检机构签发证书对外索赔。

（2）数量验收　验收时，先验点总数量。进口装备的总数量的验收，应以代运通知单等运输单证为依据；有商务记录或理货签证的，应以上午记录或理货签证为准。对提单情节，外包装完整无损的，可计数运回；重要设备应派专人监督装车押运。在正式运回前，应向港口提出按规定要求妥善存放。

外包装完整的装备运回单位后，应及时按合同规定进行开箱检验。开箱验收箱内包件内的数量前，应再一次查明包装或装备上的唛头、标记、号码品名、编号及件数与收货单位记载的批次、件数是否完全一致。

开箱检验由买卖双方检验到货的装备的品名、规格、数（重）量及外观质量等。

合同规定由买卖双方共同开箱检验的，应按检验计划及时通知卖方派人在合同规定的验收地点会同验收。验收的原始记录，不符合合同规定的要做好会签，作为向卖方索赔的依据。

若会签时，双方对装备出现的问题不能取得一致意见时，引进单位可申请商检，并提供有关合同、资料、标准、装箱单、检验结果等，由商检机构审核复验后，出证向外索赔。

不属共同开箱检验的装备，由引进单位自行开箱检验，发现不符合合同规定时，应保持现场，及时联系商检复验，并在索赔有效期内出证向外索赔。

开箱时，应避免用重力敲击或以铁器插入箱内。保护好包装用物及箱内衬垫裹护物的完整性，切勿散落，以备后用；保留时限，视该装备需否外运生产国退货、换货或维修。国内产品的包装用物及箱内衬垫裹护物，同样对待。

开箱后，先检查箱内装备的衬垫裹护物是否符合保护装备质量要求。发现包装影响装备质量，应详细记录包装情况，保持包装原状或拍下照片或录像。对于表面已发现残损的，除对内外包装做好检查并详细记录（必要时拍照、录像）外，还应逐件检查残损情况。

箱内或包件内的数量，应以发票、装箱单、明细单为依据。若各箱有溢有短，应溢短相抵。箱（件）内发现数量短少，要记录箱（件）内货物衬垫情况，并保留原包装物料，过重原箱（件）毛重及净重，以便作为判断证明原装短少或被盗的依据。对电器仪表等类装备开箱验收时，须注意备品零件是否混入内包装物料之中。

（3）重量验收　进口货物的重量验收，要以国外发票、码单、提单或运单为依据。验收重量应以国家计量部门鉴定合格的衡器计重，使用时要进行校准。过重时要对照国外码单，分清件号、规格及每件（或每磅）的重量，并详细记录。

（4）品质验收　进口货物品质检验，一定要严格按照合同规定的技术要求和标准进行。合同没有具体规定的，一般依据生产国标准规定检验，生产国没有标准或者不提供标准，可按国际上通用标准或我国标准检验；抽样检验的，要注意抽取样品的代表性，并预留必要的商检机构复验或国外复验用的样品。用于检验品质效能的仪器，应符合合同规定使用的型号，并在使用前注意检查校准。对进口电器仪表的检查，要首先查阅国外说明书或有关技术资料规定。注意电器额定值、线路连接以及温度数值或操作程序等。

（5）未经开箱检验的装备材料不准安装使用，有利于分清责任。

（6）几项注意

① 装备的残损和重量检验以及容易霉变的质量检验在到货港、站进行。

② 机械仪器、成套设备以及在口岸开件后无法恢复包装、影响国内安全运转的，可在使用地点结合安装使用进行检验。

③ 集装箱运输的进口设备，在拆箱地点检验。

④ 对国外产品的装备验收有疑案时，应与采购责任者落实与解决。

3. 技术验收　技术验收是以一定的技术标准，贯穿安装、调试、运转及使用整个过程，习惯称之为质量验收。主要目的是保证装备有一个良好的技术状态。技术验收的主要内容应按照说明书、操作手册及有关的其他技术资料的要求安装、调试装备，检验装备的各项技术指标是否达到规定要求。

（三）医疗仪器设备的安装调试

装备开箱验收后，应及时按合同规定进行技术验收。现代大型精密分析测试仪器是多参数性能指标的多种技术装备。要使装备正常工作，做好装备的安装、调试和检定校验工作，是准确可靠用好装备的关键，是技术验收过程中的核心工作，是验收工作的关键内容。目的是把已到手的装备加以消化。

1. 对工作环境的技术要求

（1）首先必须根据装备对工作环境的技术要求，最大限度地满足装备所要求的工作环境条件，落实场地、房屋、防尘、防潮、防毒、震动强度、特殊温度、湿度、磁场强度、微波干扰及基础承受压力等，装好装备工作所需的水、电源（地线）、真空、制冷、密封、气路系统的完备设施和排污处理与废物处理以及检查仪器、试验台桌灯辅助及配套设备及工具。如果合同涉及国产配件或其他设备器材配套，应按要求配齐。不具备装备要求的环境条件，是无法安装调试的，即使安装起来，装备也无法工作；有时为赶任务，安装调试了，在一段时间内也运转了，但突然又不工作了，究其原因往往是装备所需要的环境条件没被满足而作祟。确保安装工作的环境条件是保证装备正常使用的先决条件，一点也忽视不得。安装前要详细了解装备的结构和工作原理并编出安装工艺或按厂家规定的安装说明（文件）进行安装。由于上述的要求，可能带来改建工程或新建工程。这里任何环节的不协调，都会延缓进度，危及索赔期期限，以致验收工作仓促从事，故须特别注意。

（2）检查装备的电源、电压、插座等是否符合我国的制式，否则必须更换配置，甚至保留索赔权利。我国使用世界银行贷款引进装备的有关部门规定，装备的插头要相当 Hewloff Packard（HP）A9120-9085-1 的适合中国使用的插头，若无此插头，则应供应插座，以配合所提供的插头。

（3）设计装备用房，要考虑灵活性

① 在设计、建造过程中有不可预见的情况在变化，建议搞活动框架把房间隔开。

② 随着时间的推移，十年后，将有相当大的改动可能。

③ 设计者不是使用者，考虑不到专门的需要。

④ 要留足空间，考虑到被更新的装备在未搬走之前的存放位置。

2. 搞好与外单位的信息交流　搞好与外单位的信息交流，尽可能到已有同类型或相似的装备单位进行调研学习，熟悉装备、熟悉资料，并弄清过去验收中，外国技术人员在哪些技术问题上和我们较量；如条件允许应参加其他单位同类型装备的安装调试工作，通过实际工作，接触操作，比较快地和准确地掌握装备检测要求。

3. 在索赔期内完成一切验收工作

（1）要求在索赔期间内完成一切验收工作，所以按索赔期往前"逆推"，拟订各项准备工作的完成期限表，必须尽量把工作往前提，留有余地。

（2）装备类型诸多，安装与调试有不同之处，必须根据随机带来的技术文件中对安装与调试的要求，因机而异地进行技术验收。

（3）合同中订明由卖方负责安装、调试的装备，买方应积极配合；并在安装、调试过程中，认真做好记录，必要时进行会签。安装运转后，如发现装备有缺陷，或由制造因素引起的质量问题，应在合同规定的品质保证期内，申请商检复核出证。

（4）逐一鉴定装备的技术指标，既要检查宏观功能，也要深查装备内部的某些参数；既要查硬件，也要查软件。软件陈旧也会使整套装备功能大幅度下降。应把种种隐患查出，更换质量差的部件。

（5）上机操作时，关键的技术问题要集中力量提问。

（6）技术讲座应择机安排，平等地讨论问题。

（7）安排适当时机做 24 小时的"考机"，用以验证装备的可靠性。

（8）发现残缺损坏，数量或质量不符合同规定要求，技师查明原因补办手续。提出索赔或办理退换。

（9）写出详细的软件使用指南。一台现代化大型装备，可开发利用的软件资源很多，在技术验收时应努力开发，因为此时的验收人员系聚集各学科之专长人才，较日后专门使用人员优化。

（10）安装、调试后应及时投入运转、使用。同时写出详细的验收报告。验收人员应签名以示负责，并复制若干份。原件归档。

（11）验收人员必须做好验收日志、鉴定的原始记录，确保资料及档案的完整性。这些都是装备的技术档案的重要组成内容。

（12）在品质保证期内，不得对装备进行任何技术改造。根据国家规定，有下列情况者不得拆验：

① 合同规定不能拆验的项目或部位，以及卖方铅封的技术专利。

② 拆验后不能恢复原有精度或易致零部件损坏的项目或部件。

在安装、调试过程中必须拆卸才能找出原因的设备，必须取得卖方同意，并由商检机构人员在场方可拆验；否则，只能做好现场记录，以备索赔。

验收过程是消化实验技术的过程，把种种隐患在托入运行前消除，为长期稳定运行打下牢靠的基础。

（四）医疗仪器设备的维修

医疗仪器设备的维修与保养工作是医疗仪器设备工程的重要内容。随着现代科学技术的发展，医院各种先进医疗仪器设备的大量使用，如何保证仪器正常运转，发挥其社会效益与经济效益，是十分重要的任务。从早期的故障维修发展到预防性维修；从早期的元件级维修到目前的"板级"维修，以及目前先进的计算机遥控诊断方式。总之，医疗仪器设备的维修与保养技术已经发展成完善的科学体系，掌握好仪器的维修与保养技术是临床工程技术人员的基本技能之一。

1. 医疗仪器设备维修的方法与技能　医疗仪器设备种类很多，无论工作原理，还是结构都是越来越复杂，涉及光、机、电、计算机各个领域，很多维修人员感到无从下手，但是我们还是能从复杂的维修工作中找出共同之处或规律性。分以下几个方面讨论：

（1）仪器维修的一般顺序　医疗仪器设备维修尽管有各种方法，尤其是板级维修看起来很简单，但要求维修人员有深厚的理论基础、分析能力。对仪器的工作原理与一般操作、电路原理等都要相当熟悉，也要有一定的经验和技巧，正确找到"故障"的切入点。一般维修顺序分为：

① 故障调查：一般先由使用人员叙述故障状况。维修人员应了解故障发生前和发生时的具体情况，包括异味、异常声音、电压的异常变化等，故障是突发性的还是以前曾经有过多次的"症状"，或者是"时有时无"的"软故障"，也可以开机观察故障现象的表现。详细调查故障的状况是维修少走弯路的重要条件。

② 故障分析：根据了解到的故障现状，分析判断故障产生的原因、部位。当然维修人员要熟悉该仪器的组成框图、电路原理，才能正确判断故障原因和部位，同时也要应用日常维修的经验，得出正确的结论。对于一些维修资料不详细的仪器，要利用框图来分析，要掌握信号的流程、气路、光路的流程。

③ 故障检查与排除：通过故障分析可以将故障可能的范围缩小到某一部分，最后确定故障所在部位，予以排除。故障检查原则是：

一般从大范围逐步缩小，对故障现象进行分析，基于对仪器原理的了解及面板的操作确定故障大致部位的方法。这是维修方法中最常见、最重要且贯穿整个维修过程的方法。首先利用观察感知法，这是维修人员根据自己的经验，用自己的感官来检查故障的方法。观察故障仪器面板各个旋钮、按键、开关等设置是否正常。仪器内外是否有异味，是否有异常声响，是否有元器件过热烧坏，必要时先切断电源用手指触摸感觉。应注意的是观察法检查到的结果，有时仅为故障的表面现象，故不要急于更换元件，应设法找出原因后再更换元件，否则可能会使故障重现，甚至加重故障。在电路检查方面先检查电源，机内电源不正常，整机电路就不正常。一般医疗仪器设备电源有很多组，常见的如±5V、±12V、±15V、±20V，有的仪器还有高压300V、500V等，检查时必须仔细测量。有一组电源不正常就会产生功能失常。另外电源电压的偏离也会造成一些时好时坏的"软故障"。如+5V电压偏离达到4.8V或5.2V以上，就会造成逻辑电路状态不稳。电压的正确测量十分重要，所以医疗仪器设备电路检查首先要排除电源故障。当然，组件故障也会引起电源故障，如电路过载或短路等。

对于机械部分的维修，一般先检查传动部分有无松动、卡死，是否要先加油，然后再查电动机驱动电路，当然机械故障也会引发电路故障。

(2) 仪器维修的常见方法

① 替代变换法：此法是指用性能正常的元器件或IC板替换有疑问的，以帮助确定故障来源的方法。此法常用于确定板级故障。医院如有同种型号设备可以采用这种方法进一步判别，其中包括外部的换能器（探头）、电路板。若替换后恢复正常即可判定故障所在。但组件替换时要仔细判定外部因素与电源因素以及其他组件之间相互影响，否则有可能造成新替换部件的损坏，必须仔细分析特别小心。

② 比较法：此法是将有故障的仪器与同型号正常仪器的工作特征、波形、电压等进行测量比较，从而分析确定故障原因的方法。用此法时需注意在比较测量时，仪器外部的条件如控制开关、旋钮、按键、电源等设置必须相同。

③ 故障分割：有时几种因素和几个部件的问题都会引发这类故障，可以将可能产生故障的部件包括组件之间的接线，或拔去某一电路板，观察故障状态是否有变化，可以逐步分离故障，最后找到故障部位。

④ 状态分析：有些仪器带有各种状态的指示灯，每个指示灯可反映电路的工作状态，维修手册中一般有详细的说明。有些仪器有条件故障代码的显示可以帮助寻找故障所在。

⑤ 测量分析法：根据电路原理测量有关点的电压、电流、电阻及波形等参数，然后分析测得参数是否与被测电路原理相符，从而发现故障原因的方法。这是维修中必不可少的一种基本检修方法。通常有断电路测量和通电测量两种方式。

⑥ 信号追踪法：采用分割电路追踪信号来分析故障的方法，也是最基本的维修技术之一。常用此法能快速大致确定故障部位，再运用测量分析法确定具体故障原件。

⑦ 局部测试技巧：将某一部分有疑点的电路分离出来，单独提供电源供给，测试分析判断该电路是否正常；或是电源电路维修时，若多路负载中有一路短路，用分离法可快速找出故障负载。对逻辑电路而言，可从输入端注入适当逻辑信号，逐级测量各输出是否正常，从而判断整个电路有无故障的方法。对模拟电路亦可根据原理，加入合适模拟信号测试。对热稳定性差导致参数改变的故障或间歇性故障，常可通过局部升温或降温的方法进行测试，分析发现故障所在，可用电吹风或速冻剂产生局部升温或冷却的外部条件。使用时应注意：一要局部，二要适当，以免损坏元件。对于虚焊或接插件等接触不良引起的间歇性故障，可用敲击法帮助判定故障。

在找到故障的单元后，后面的维修工作要根据情况决定，早期的仪器电路板比较简单，如单面、双面电路板一般可以用万用表、示波器、逻辑分析仪、电路板测试仪等进一步检找出元件级故障，进行维修。但近几年生产的医疗仪器设备的电路板比较复杂，为多层结构，表面焊接，在元件级维修中稍有不慎会损坏整个电路板，一般不自行修理。

在实际维修工作中，上述各维修原则、步骤、方法都不是绝对的，要仔细分析，灵活应用，有机结合。维修是一种实践经验的积累，长期实践注意总结经验才能得心应手。

（3）故障诊断分析手段

1）原理框图的应用：一台复杂的医疗仪器设备出现故障，要分析故障所在，常用方法是把仪器分解成各个"单元"。很多仪器维修手册上提供仪器原理"框图"，每一个"框"内表示一个工作单元。"框"间的连线表示相互之间关系。存的"框图"是以实际电路结构划分，有的以电路板结构分框图，因此，熟悉仪器的"框图"是分析故障的前提。把仪器故障缩小到某一单元内，就容易找出故障部位。

2）故障分析的逻辑框图：很多医疗仪器设备的维修手册中，带有故障维修的逻辑框图，有的维修介绍中也常介绍逻辑框图，利用故障分析的逻辑框图可以尽快判断出故障所在的部位，最后缩小到最小范围，找出故障原因，便于排除故障，

3）遥控诊断：遥控诊断是一种工具，它通过调制解调器把仪器与某一专门的维修中心相连，一般是生产厂家的技术服务中心与用户连接。即仪器出现的错误文件或图像可以在服务中心的屏幕上显示出来，并立即进行分析。偶尔出现的故障也可立即发现，服务中心可实现即时对仪器系统进行远距离诊断。这种诊断方式在设计时就考虑到遥控诊断在后台使用，因此，基本上不影响工作或只有短时间中断工作。

遥控诊断方式的优点有：

① 即时做出反应：维修专家可以通过调制解调器，立刻对故障进行分析诊断。

② 即时排除故障：尤其是软件方面的故障，可以在线进行软件更改、参数设定及软件升级。

③ 广泛的服务支持：通过遥控诊断可以预先确定所需的备件，技术人员对维修工作有了充分的准备；对有疑难的故障，可以获得范围广泛的有经验专家的支持。

④ 保证使用质量的稳定：由于维修人员可以经常对设备进行远程测定，了解运行状况，及时发现问题，保证设备的质量，目前这种诊断方式在一些大型数字化仪器设备中使用较多，可以保证仪器高质量、稳定地运行。但是只能由生产厂商才能提供与开展这种诊断维修方式，早期模拟电路的仪器设备无法实现这种方式的诊断。

值得提醒的是，仪器电源故障时（稳定电源偏离或不稳）如 5V 电压变成 4.3V 时，仪器诊断程序已无法判别电源电压偏离。所以，维修中检查各档电压的值和稳态是十分必要的。再次强调，无论出现什么故障，都应首先检查各组电源电压。

4）故障诊断程序的应用：目前，很多医疗仪器设备已用计算机控制，在维修方面也带有故障诊断程序。出现故障时会出现故障代码，通过代码可以进一步提示故障原因。高级仪器会有专门的维修程序，当进入维修程序时，可以查找出故障所在的位置，

有的也会找出元件级的故障。

（4）故障排除方式

① "板级"维修：一般厂商维修人员多采用这种方式，其原因是整板更换可减少现场维修时间，减少停机时间。目前，更主要的原因是高级医疗仪器设备电路板集成度很高，电路板为多层结构，表面焊接技术，现场做元件级维修基本上不可能，损坏的电路板只有送回工厂维修。因此，维修人员的任务是找出故障所在的电路板。

② "元件级"维修：早期的医疗仪器设备或比较简单的仪器，电路板结构比较简单：多用分立元件或小规模 TTL、CMOS 集成电路，在一些大型仪器中仍存在一些模拟电路或简单的控制组件，在这种情况下，元件级维修就有必要。要寻找故障元件，维修人员掌握的技术难度要比板级维修高。维修人员要了解仪器各点的波形，输出输入的逻辑关系，集成电路的真值表，为此，要借助各种仪器，如示波器、逻辑笔、逻辑分析仪及在线分析仪等，维修人员也要有模拟电路、数字电路的理论基础，才能分析和寻找故障元器件。当然，熟悉电路图与工作经验也是提高效率的关键。目前，有电路在线维修测试设备，可以帮助维修人员提高效率。

③ 功能调整：有些仪器故障并非器件损坏引起，很多情况可能是功能失调引起的。这种情况，维修人员要严格按维修手册仔细调节，不然会引起全面的失调，无法收拾。

七、医疗仪器设备的管理

医疗设备管理包括采购管理、使用管理、维修管理、报废管理、质量管理等物质管理。高效的医疗设备管理是医疗机构追求高效率、降低成本的关键手段，是提高医疗机构经济效益和社会效益的前提。医疗设备管理已成为医疗机构管理中重要的不可缺少的管理内容。

（一）采购管理

采购管理是指对医疗设备的申请、论证、计划、采购、合同、验收、仓储等购入管理。设备的申请、论证及计划的制订，来源于临床与非临床对于医疗、教学及科研的需求，这个计划应是实际的、发展的、具有前瞻性的。采购管理是保障设备安全、可靠运行的重要因素。

医疗设备采购必须坚决执行国家及行业的相关法规。中华人民共和国 2000 年 4 月 1 日颁布的《医疗器械监督管理条例》第三章第 26 条明确规定：医疗机构应从取得《医疗器械生产企业许可证》的生产企业或者取得《医疗器械经营企业许可证》的经营企业购进取得《医疗器械产品注册证》的合格的医疗器械，并验明产品合格证明，对于进口的医疗器械产品必须取得《中华人民共和国医疗器械注册证》。

对于大型医疗设备的采购，还应遵守中华人民共和国卫生部、国家发展和改革委员会和财政部共同发布的第 474 号令，即自 2004 年 12 月 31 日实施的《大型医用设备配置与使用管理办法》。大型医用设备是指列入国务院卫生行政部门管理品目的医用设备，以及尚未列入管理品目、省级区域内首次配置的整套单价在 500 万元人民币以上的医用设备。办法规定：大型医用设备的配置、应用和上岗人员实行"大型医用设备三证"管理。即《大型医用设备配置许可证》《大型医用设备应用质量合格证》和《大型医用设备上岗人员技术合格证》。"三证"管理对合理配置和有效利用大型医用设备，发挥卫生资源综合效益，保证设备应用安全有效具有重要意义。

购置医疗设备应遵照国家有关政策规定及财务制度，按照已批准的计划进行采购，做到货比三家、深入分析、综合论证，按照功能适用、技术先进、经济合理的原则予以选定。进口大型精密贵重、批量仪器设备，采取招标形式，如公开招标、委托招标、邀请招标、行业招标、网上招标、竞争性谈判、询价采购、集体谈判及单一来源采购等方式。

设备采购时应把握好合同书的签订。在合同内容中需注意合同的条款内容，其中设备名称、型号、产地、厂商、价格、交货日期、付款方式、技术资料（维修手册、维修密码等）、技术培训、标准配件及耗材的长期供应承诺、售后服务、技术软件升级方式等都需在条款中详细说明。

设备购入后，必须经过严格的验收及检测合格，方可进入临床使用。在设备到场前，要根据设备的特点和要求做好安装场地的准备工作，包括安装的空间、地面的承重、供电的容量及配套附属设备，如稳压电源、空调设备、水处理装置、正负压气体供给系统、辐射防护、相关水汽排污等。

设备的安装开箱时，需由供货商的技术人员和医院的工程技术人员到场共同进行开箱，如为进口产品，应向当地商检部门报检，必要时他们也应到场共同检验开箱后按照合同要求和随机的装箱清单逐一清点，查看种类和数量是否与合同相符、设备外观有无损伤、零配件是否齐全、随机消耗品有无过期。

设备安装完毕，并确认无误后就可开机试用，此时要对设备的操作界面和主要功能进行逐项检验，有条件的可对其技术参数和性能指标进行检测，或委托专业的检测机构来检验。对功能复杂、项目较多的设备，还需要经过一段时间的临床实际使用后才能进行评价。大型医疗设备应该在取得《大型医用设备应用质量合格证》后，方可投入临床使用。

在验收过程中，如发现与合同有不符之处或有问题时必须做好详细记录，须由厂方工程师当场解决，如一时不能解决，则必须做好详细记录，双方人员签字确认。如发现设备的功能或性能指标有重大偏差的，要做好详细记录，对存在的问题要双方人员签字确认，以便今后追溯处理，验收完毕后，按要求填写好医疗设备安装报告，记录设备的名称、型号、出厂编号、供应商、主要部件和保修时间等主要信息。

安装完成后，工程师应对仪器的操作人员做现场培训，包括仪器设备的开机、使用和关机的操作方法、消耗品的更换、日常的维护保养、注意事项、常见问题及处理方法等内容；若使用方法比较复杂，则通常由厂家或公司的应用专家来做进一步的培训。

（二）使用管理

医疗设备使用管理的好坏直接影响到设备的经济和社会效益。医疗设备在使用时应指定专人保管，建立仪器设备总账、分类账、分户账和设备卡片，定期对设备账目进行核对清查；由专业人员或持证上岗人员操作医疗设备，使用操作人员必须经过技术培训，掌握操作技术和必要的维护保养知识，经使用单位和医疗设备管理部门考核合格后，方能操作，使用中必须严格执行操作规程；必须定期维护保养医疗设备，房屋、水电和线路管路等附属设备必须符合相应医疗设备的配套要求；设备移交时必须有严格的交接手续；并且建立和落实设备使用登记制度。

使用管理的目的是保证设备在合格的环境，确保使用者为患者提供安全有效的医疗设备，最大限度地发挥出设备的诊断、治疗等作用。

做好医疗设备使用管理还应做到：建立健全设备档案的管理；做好使用设备的效益分析；对使用率不高但专科性强的设备，实行专管专用，资源共享；合理使用医疗设备，减少机器磨损，降低故障，延长使用寿命。

（三）维修管理

医疗设备的维修管理就是充分减少设备故障和损坏，既能降低医疗设备运行中的消耗成本，提高使用率，又能提高医疗机构的综合服务能力。设备维修是保障设备更安全、可靠运行的重要因素之一。

医疗设备维修管理贯穿医疗设备整个运行过程。维修方式按保障方式分自主维修、外请维修和购买保修等方法。各个医疗机构根据本单位的医疗技术水平、经济效益、设备规模、维修技术人员数量和维修能力以及设备管理方式，会采用不同的维修管理模式。医疗机构设备管理部门的维修管理模式一般采用自主维修为主、外修为辅、保修为重要补充的方式。从维修实施时间分事后维修与预防性维修，预防性维修也叫主动性维修。

预防性维修包括以下几个方面：外观查看、附件清点、性能检测、维护保养及性能评价五个方面。预防性维修的目的是早发现，早处理，早杜绝，提高使用率，进一步延长设备使用寿命。

医疗设备故障产生的因素很多，如使用操作不当、过高的使用率、供电系统不稳定、使用环境恶劣、设计制造缺陷或其他人为因素等。医疗设备维护工作的目的是减少或避免偶然性故障的发生，延缓必然性故障的发生，并确保其性能的稳定性和可靠性。

建立完善的维修管理制度，提高维修人员的技术素质，是提高医疗设备的维修管理水平的主要手段。

（四）报废管理

按照医疗设备技术要求，应及时更新医疗设备，对符合下列情形之一的设备均可申请报废：技术性能落后，不能满足诊疗、教学、科研的最低标准和需要；长期使用，主要部件已磨损老化且购买不到配件；因事故或其他原因造成损坏，不能修复或无修复价值；超过安全使用年限，存在安全隐患的医疗设备；严重污染环境、不能安全运转或可能危及人身安全或人体健康，又无法维修或无改造价值的设备；未达到国家计量标准，又无法校正修复的设备；国家明确规定应淘汰的医疗设备。

医疗设备报废必须遵守国家、行业以及医院规章制度。医疗设备报废，一般由使用单位根据设备使用情况，提出报废申请，由设备管理部门的技术人员进行技术鉴定，技术鉴定是技术性、政策性、原则性很强的工作，必须严格执行报废规定和鉴定标准办理，给予客观的质量评价，提出鉴定结果，然后逐级上报批准报废。报废后的医疗设备残值要充分利用，对回收回来的报废医疗设备可以直接降级使用、维修后降级使用、作为同类医疗设备的零部件或拆用其部件，也可按规定上缴有关部门处置。

（五）质量管理

医疗设备的各量值准确与否，直接关系到诊断结果和治疗效果。因此，开展医疗设备质量管理的根本目的是使医疗机构诊断、治疗工作的质量得到保证。医疗设备的质量管理贯穿于整个设备从采购、使用、维护、报废等寿命周期全过程。医疗设备质量管理，一般分计量检定与质量控制两方面。

1985年9月6日第六届全国人民代表大会常务委员会第十二次会议通过《中华人民共和国计量法》，这是计量管理的基础。医疗计量的主要任务是：通过先进的计量测试技术手段，对在医疗诊断、治疗、卫生防疫、生化分析、制剂和科研中使用的医疗设备进行校准、检定，使其在研制、生产和使用的全过程中各性能参数准确和统一。其中国家明确规定的强制检定项目中的 2/3 是"医疗计量项目"。

所谓"强制检定"是指列入强制检定范围的测量标准和测量器具必须定期定点地送往法定计量机构或经授权的计量技术机构检定。凡未按规定申请检定或检定不合格的不得使用，否则属于违法行为，必要时予以处罚。

质量控制主要是对生命支持系统和高危险医疗设备，利用先进的检测设备定期进行设备各种性能指标参数检测，以确保医疗设备应用安全、质量可靠、性能符合诊疗要求，其依据是设备质量合格标准或国家相关行业标准。此项工作目前在我国才刚刚起步，质量控制工作即将成为医疗设备管理一个必要且不可忽视的重要内容。

（六）档案管理

1. 档案管理的要求　档案管理应贯彻集中统一管理的原则，各医疗机构在医疗设备管理部门建立医疗设备档案室，配置专用档案柜（架）分工专人负责医疗设备档案的整理、保管、维护、借阅和管理。

档案整理的内容主要有文件目录；设备履历本；筹购资料，应包括设备申请购买论证的原始资料、招投标资料、合同或协议、发票复印件及安装验收情况，若大型设备档案还须有大型设备的"三证"复印件，外贸进口设备还应有机电设备进口审批表、报关单、外贸合同、外贸发票等；随机资料，包括装箱单、注册证、合格证、说明书及维修手册等；使用、维修和管理资料等。

医疗设备档案按台（套）立档，应放置于统一的档案夹（盒）内，封面和侧面分别标注设备名称、编号号码等重要信息。整理完整的档案分类或按序放置于档案柜（架）中，在保管过程中注意防潮、防虫蛀，避免不必要的损失，对破损、变质的档案及时进行修复。

医疗设备档案借阅应履行相应的登记和签字手续。借阅人员对医疗设备档案应妥善保管，不准随意勾画或拆散。医疗设备批准报废后，其档案应延期保存数年，规定的保存期过后可以销毁，个别仍有参考价值的，可转入资料。

医疗设备档案管理要充分应用计算机管理的先进手段，利用相应的管理软件对医疗设备档案进行统计、分析和管理。

2. 档案管理的分类　按照档案内容档案管理分为静态管理和动态管理。静态管理主要是设备档案最初建立时的基本组成内容，主要包括申请论证、进口批件、招标资料、订货合同、装箱单、说明书、操作手册、验收及调试记录等，可分为筹购和随机资料两大类。动态管理是指每台医疗设备投入使用后相关情况的记录，如维修保养记录、部件更新记录、检测报告、技术改造记录、使用统计、每年经济效益分析主要事件记录等。

第二章 计算机基础与应用

第一节 计算机系统知识

计算机科学与技术是当今社会发展最快、影响最为深远的新兴学科之一。计算机产业已在世界范围内发展成为一种极富生命力的战略产业。现代计算机是一种按程序自动进行信息处理的通用工具,它的处理对象是信息, 处理结果也是信息。计算机在科学计算、工程设计、经营管理、过程控制或人工智能等各方面有着广泛的应用。

一、计算机的发展历程

1946 年世界上第一台电子数字计算机 ENIAC (electronic numerical integrator and calculator) 在美国宾夕法尼亚大学诞生。ENIAC 计算机共用了 18 000 多个电子管, 重达 30 吨, 占地面积约 170 平方米, 耗电 150 千瓦, 每秒能计算 5000 次加法。它的诞生标志着科学技术的发展进入到了电子计算机时代。

(一) 计算机的发展阶段 (表 2-1)

表 2-1 计算机的发展过程简表

时代	时间	基本元件	速度	软件	主要硬件
第一代	1946—1957 年	电子管	几千次至几万次/秒	汇编语言、服务性程序	磁盘、磁带机、穿孔卡片机等
第二代	1958—1964 年	晶体管	几万次至几十万次/秒	开始出现操作系统	键盘、打印机、CRT 显示器等
第三代	1965—1970 年	集成电路	几百万次/秒	操作系统逐步完善, 并出现网络	高密度的磁盘
第四代	1971 年至今	大规模集成电路	几百万次至几亿次/秒		高密度的硬盘等

第一代: 电子管计算机 (1946—1957 年)

组成: 基本逻辑元件为电子管, 内存储器采用水银延迟线或磁鼓, 外存储器采用磁带等。

特点：速度慢，可靠性差，体积庞大，功耗高，价格昂贵。

编程语言：机器语言、汇编语言。

代表产品：ENIAC、EDSAC、UNIVAC-Ⅰ等。

应用领域：军事研究中的科学计算。

第二代：晶体管计算机（1958—1964 年）

组成：基本逻辑元件为晶体管，内存大量使用磁性材料制成的磁芯，外存采用磁盘和磁带。

特点：体积小，重量轻，速度快，逻辑运算功能强，可靠性大大提高。

编程语言：汇编语言、FORTRAN、COBOL 等。

代表产品：IBM 700 系列。

应用领域：扩展到数据处理和工业控制方面。

第三代：中小规模集成电路计算机（1965—1970 年）

组成：基本逻辑元件为中小规模集成电路，内存大量使用半导体存储器，而外存大量使用高速磁盘。

特点：体积、功耗减小，可靠性、运行速度提高，内存容量大，价格低。

编程语言：BASIC、Pascal 等。

代表产品：IBM 360、PDP-11 等。

应用领域：已扩大到各个领域。

第四代：大规模和超大规模集成电路计算机（1971 年至今）

组成：基本逻辑元件为大规模和超大规模集成电路，内存采用半导体存储器，外存则采用大容量磁盘和光盘。

特点：计算机速度达到每秒几百万次至上亿次。

编程语言：VC++等面向对象的程序设计语言。

代表产品：巨型机、工作站、微型计算机等。

应用领域：广泛应用于各个领域。

（二）未来计算机发展展望

未来计算机的发展可能会超越冯·诺依曼计算机结构，创建新的程序设计语言，即所谓的"非冯·诺依曼语言"：LISP、PROLOG 和 F.P.LISP 语言等。在计算机元件方面，提出了与人脑神经网络相类似的新型超大规模集成电路的设想，即"分子芯片"。

1. 高速计算机　正在研制的"空气胶滞体"导线在传输信号的过程中几乎不吸收任何信号，并可以降低电耗，从而成倍地提高计算机的运行速度，如美国 IBM 公司制造的两台 IBM Linux 集群计算机，每秒可执行 2 万亿次浮点运算。

2. 生物计算机（20 世纪 80 年代中期开始）　特点是采用了生物芯片，由蛋白质分子构成。信息以波的形式传播，运算速度非常快，能耗低，存储能力强，具有生物体的一些特点，如能自动修复芯片故障，还能模仿人脑的思考机制。美国首次公布的生物计算机被用来模拟电子计算机的逻辑运算，解决虚构的 7 城市间最佳路径问题。

3. 光学计算机　就是利用光作为信息的传输媒体。光子的优点是传输信息速度快，抗干扰能力强。光学计算机特点是并行能力强，具有超高速的运算潜力，且在室温下就可以正常工作。研究成果是由法国、德国等60多名科学家联合研制成功的世界上第一台光学计算机，其运算速度比目前世界上最快的超级计算机快1000多倍，并且准确性极高。目前光学计算机的许多关键技术，如光存储技术与光存储器、光电子集成电路等都已取得重大突破。

4. 量子计算机　是指利用处于多现实态下的原子进行运算的计算机。这种多现实态是量子力学的标志。优点包括解题速度快、存储量大、搜索功能强等。美国科学家已成功实现了4量子位逻辑门，取得了4个锂离子的量子缠结状态。

总体来讲，计算机的发展趋势是朝着以下几个方向发展。

1. 巨型化　巨型机的研制水平，可以衡量整个国家的科技能力。我国早在1985年成功制造了运算速度为10亿次的"银河-Ⅱ"。1997年6月2日研制出了运算速度为130亿次的"银河-Ⅲ"。2009年我国国防科技大学成功研制出的峰值性能为每秒1206万亿次的"天河一号"超级计算机亮相，我国成为继美国之后世界上第二个能够研制千万亿次超级计算机的国家。

2. 微型化　随着微电子技术和超大规模集成电路的发展，计算机的体积趋向微型化。从20世纪80年代开始，微机得到了普及。目前笔记本式计算机、掌上电脑、手表电脑等也已广泛应用。

3. 网络化　现代信息社会的发展趋势就是实现资源共享，即利用计算机和通信技术，将各个地区的计算机互联起来，形成一个规模巨大，功能强大的计算机网络，使信息能得到快速、高效的传递。

4. 多媒体化　现代计算机不仅能用来进行科学计算，还能处理图像、文字、视频和音频信号等多媒体信息。

5. 智能化　智能化是让计算机具有模拟人的感觉和思维过程的能力。从20世纪90年代起，计算机向智能化的方向发展，在思维、学习、记忆、网络通信等方面的开发研究工作，不断取得新的进展。

二、计算机的特点、分类和应用

（一）计算机的特点

1. 运算速度快　运算速度是指计算机每秒能执行多少指令。常用单位是 MIPS，即每秒执行多少个百万条指令。例如，主频为 2GHz 的 Pentium 4 微机的运算速度为每秒40亿次，即 4000MIPS。

2. 计算精度高　例如，Pentium 4 微机内部数据位数为 32 位（二进制），可精确到15 位有效数字（十进制）。圆周率 π 的计算，有人曾利用计算机算到小数点后 200 万位。

3. 记忆能力强　计算机的存储器（内存储器和外存储器）类似于人的大脑，能够记忆大量的信息。它能把数据、程序存入，进行数据处理和计算，并把结果保存起来。

4. 逻辑判断能力强　逻辑判断是计算机的一个基本能力，在程序执行过程中，计算机能够进行各种基本的逻辑判断，并根据判断结果来决定下一步执行哪条指令。这种能力，保证了计算机信息处理的高度自动化。

（二）计算机的分类

按规模可以将计算机划分为巨型机、大型机、小型机和微型机等。

1. **巨型机** 也称为超级计算机。价格最贵，功能最强，浮点运算速度最快（1998年已达 3.9 万亿次/秒）。多用于战略武器（如核武器和反导弹武器）的设计、空间技术、石油勘探、中长期天气预报等领域，是衡量一个国家综合实力与科技水平的重要标志。

2. **大型机** 也称为大型电脑。特点是大型、通用，具有很强的处理和管理能力。应用领域主要是银行、企业、高等院校和科研院所等。

3. **小型机** 结构简单，可靠性高，成本较低，维护和使用方便。主要用于广大中、小用户。

4. **工作站** 是介于个人计算机与小型机之间的一种高档微机，其运算速度比微机快，且有较强的联网功能。主要用于特殊的专业领域，例如图像处理、计算机辅助设计等。

5. **个人计算机** 也称为 PC 机，设计先进（总是率先采用高性能处理器 CPU）、软件丰富、功能齐全、价格便宜。应用非常广泛，几乎无处不在，无所不用，除了台式的，还有笔记本型、掌上型、手表型等。

（三）计算机的应用

1. **科学计算** 科学计算是计算机最早的应用领域。同人工计算相比，计算机不仅速度快，而且精度高，特别是对于大量的重复计算，计算机不会感到疲劳和厌烦。

2. **信息处理** 信息处理即数据处理，是指对各种原始数据进行采集、整理、转换、加工、存储、传播以供检索、再生和利用。

3. **自动控制** 用计算机控制机床，加工速度比普通机床快 10 倍以上。现代军用飞机控制，可用计算机在很短的时间内计算出敌机的各种飞机技术参数，采取相应的攻击方案。

4. **计算机辅助功能** 计算机辅助设计（computer aided design，CAD）与计算机辅助制造（computer aided manufacture，CAM）主要用于机械、电子、宇航、建筑等产品的总体设计、造型设计、结构设计、数控加工等环节，可以缩短产品开发周期、提高设计质量、增加产品种类。利用计算机辅助教学（computer aided instruction，CAI）系统可以使得学生能在多媒体教学环境中学到知识，提高教学效率。计算机管理教学（computer managed instruction，CMI）可以实现各种教学管理，如教务管理、制订教学计划、课程安排等。

5. **多媒体应用** 多媒体计算机的出现提高了计算机的应用水平，扩大了计算机技术的应用领域，除了能够处理文字信息外，还能处理声音、视频、图像等多媒体信息。

6. **电子商务** 所谓电子商务（electronic commerce）是利用计算机技术、网络技术和远程通信技术，实现整个商务（买卖）过程中的电子化、数字化和网络化，人们可以通过完善的物流配送系统和方便安全的资金结算系统进行交易。

7. 网络功能　可以通过计算机进行信息处理，实现信息传输和共享。目前应用范围最广的"国际互联网"（Internet），连接了全世界 190 多个国家和地区的计算机。网上的所有计算机用户可共享网上资料、交流信息、互相学习。

8. 人工智能（artificial intelligence）　也称智能模拟，是将人脑进行演绎推理的思维过程、规则和采取的策略、技巧等编制成程序，在计算机中存储一些公理和规则，然后让计算机去自动进行求解。主要应用在机器人、专家系统、模拟识别、智能检索等方面，此外还在自然语言处理、机器翻译、定理证明等方面得到应用。

三、计算机中的数据表示及其编码

计算机要处理各种信息，首先要将信息表示成具体的数据形式，计算机内的信息都是以二进制数的形式表示的。为了简化二进制的表示，又引入了八进制和十六进制。数制也称计数制，是指用一组固定的符号和统一的规则来表示数值的方法。按进位的方法进行计数，称为进位计数制，例如，生活中常用的十进制数，但是计算机中采用二进制数。

（一）计算机中的数制

1. 进位计数制　一般地说，n 位任意 R 进制正整数 $[X]_R = a_{n-1} a_{n-2} \cdots a_1 a_0$ 可表达为以下形式：

$$[X]_R = a_{n-1} \times R^{n-1} + a_{n-2} \times R^{n-2} + \cdots + a_1 \times R^1 + a_0 \times R^0$$

式中 a_0、a_1、$\cdots$、a_{n-1} 为各数位的系数（a_i 是第 i 位的系数），它可以取 $0 \sim R$ 个数字符号中任意一个；R^0、R^1、$\cdots$、$R^{(n-1)}$ 为各数位的权；$[X]_R$ 中下标 R 表示 X 是 R 进制数。

表 2-2　计算机中常用几种进制数的表示

进位制	二进制	八进制	十进制	十六进制
规则	逢二进一	逢八进一	逢十进一	逢十六进一
基数	r=2	r = 8	r = 10	r = 16
数符	0,1	0,1,$\cdots$,7	0,1,$\cdots$,9	0,1,$\cdots$,9,A,,F
位权	2^i	8^i	10^i	16^i
形式表示	B（Binary）	O（Octal）	D（Decimal）	H（Hexadecimal）

【例1】四位数 6586，可以写成：

$$6586 = 6 \times 10^3 + 5 \times 10^2 + 8 \times 10^1 + 6 \times 10^0$$

【例2】八位二进制数 $[X]_2 = 00101001$，按各位权展开的表达式，及对应十进制数值为：

$$[X]_2 = [10101001]_2$$
$$= [1 \times 2^7 + 0 \times 2^6 + 1 \times 2^5 + 0 \times 2^4 + 1 \times 2^3 + 0 \times 2^2 + 0 \times 2^1 + 1 \times 2^0]_{10}$$
$$= [1 \times 128 + 0 \times 64 + 1 \times 32 + 0 \times 16 + 1 \times 8 + 0 \times 4 + 0 \times 2 + 1 \times 1]_{10}$$
$$= [169]_{10}$$

所以， [10101001] 2 = [169] 10

从以上例题可以看出，二进制数进行算术运算简单。但也可以看到，如果数值越大，位数会越多，既难记忆，又不便读写，还容易出错。为此，在计算机的应用中，又经常使用八进制和十六进制数表示。

【例3】三位八进制数 [212] 8 所对应的十进制数的值为：

[212] 8 = [2 × 8^2 + 1 × 8^1 + 2 × 8^0] 10

= [128 + 8 + 2] 10 = [138] 10

所以， [212] 8 = [138] 10

在十六进制中，基数为 16。它有 0、1、2、3、4、5、6、7、8、9、A、B、C、D、E、F 十六个数字符号。十六进制的基本运算规则是"逢十六进一"，各数位的权为 16 的幂。任意一个十六进制数，如 7B5 可表示为 [7B5] 16，或为 7B5H。

【例4】十六进制正整数 [2BF] 16 所对应的十进制数的值为：

[2BF] 16 = [2 × 16^2 + 11 × 16 ^1 + 15 × 16^0] 10 = [703] 10

2. 不同进制间的转换

（1）二进制数转换为十进制数 将二进制数转换成十进制数，只要使用公式将二进制数各位按权展开求和即可。

（2）二进制数转换为十六进制数

基本原理：由于 $2^4=16$，所以要将一个二进制整数转换为十六进制数，只要从它的低位到高位每 4 位组成一组，然后将每组二进制数所对应的数用十六进制表示出来即可。如果有小数部分，则从小数点开始分别向左右两边按照上述方法进行分组计算。不足 4 位的整数部分左补 0，小数部分右补 0。

（3）二进制数转换为八进制数

基本原理：由于 $2^3=8$，所以要将一个二进制数转换为八进制数，只要从它的低位到高位每 3 位为一组，然后将每组二进制数所对应的数用八进制表示出来即可。如果有小数部分，则从小数点开始分别向左右两边按照上述方法进行分组计算。不足三位的整数部分左补 0，小数部分右补 0。

（4）十六进制数转换为二进制数

基本原理：采用"一分为四"的原则，即从十六进制整数的低位开始，将每位上的数用四位二进制表示出来即可。如果有小数部分，则从小数点开始，分别向左右两边按照上述方法进行转换。

（5）八进制数转换为二进制数

基本原理：采用"一分为三"的原则，即从八进制整数的低位开始，将每位上的数用三位二进制表示出来即可。如果有小数部分，则从小数点开始，分别向左右两边按照上述方法进行转换。

（6）十进制数转换为二进制数

基本原理：整数部分采用"除 2 取余法"，即将十进制整数不断除以 2 取余数，直到商为 0 为止，最先得到的余数排在最低位。小数部分采用"乘 2 取整法"，即将十进制小数不断乘以 2 取整数，直到小数部分为 0 或达到所求的精度为止（小数部分可能永远不会得到 0）。最先得到的整数排在最高位。

下面将举例介绍各种进制之间的转换方法：

（1）二进制、八进制和十六进制数转换成十进制数　由二进制数的一般表达式可知，只要将其按加权系数法展开，再进行相加即可得到对应的十进制数。其他进制数同样只要将其按加权系数法展开，再进行相加即可得到对应的十进制数。

（2）十进制数转换成二进制数

① 整数部分的转换——除 2 取余法：整数部分的转换采用"除 2 取余法"。即用 2 多次除被转换的十进制数，直至商为 0，每次相除所得余数，按照第一次除 2 所得余数是二进制数的最低位，最后一次相除所得余数是最高位，排列起来，便是对应的二进制数。

【例 5】将十进制数 [13] 10 转换成二进制数。

用"除 2 取余的方法"可将 13 转换成二进制形式：[13] 10= [1101] 2

$$\begin{array}{c|c|c} 2 & 13 & 1 \\ 2 & 6 & 0 \\ 2 & 3 & 1 \\ 2 & 1 & 1 \\ & 0 & （余数） \end{array}$$

② 小数部分的转换——乘 2 取整法：小数部分的转换采用"乘 2 取整法"。即用 2 多次乘被转换的十进制数的小数部分，每次相乘后，所得乘积的整数部分变为对应的二进制数。第一次乘积所得整数部分就是二进制数小数部分的最高位，其次为次高位，最后一次是最低位。

【例 6】将十进制纯小数 0.562 转换成保留六位小数的二进制小数。可用"乘 2 取整法"求取相应二进制小数取整：

0.562 × 2 = 1.124　（1）

0.124 × 2 = 0.248　（0）

0.248 × 2 = 0.496　（0）

0.496 × 2 = 0.992　（0）

0.992 × 2 = 1.984　（1）

由于最后所余小数 0.984>0.5，则根据"四舍五入"的原则，可得到 1。

所以：[0.562] 10 ≈ [0.100011] 2。

任何十进制数都可以将其整数部分和纯小数部分分开，分别用"除 2 取余法"和"乘 2 取整法"化成二进制数形式，然后将二进制形式的整数和纯小数合并即成十进制数所对应的二进制数。

【例 7】将十进制数 [13.562] 10 转换成保留六位小数的二进制数。

可先将整数部分由"除 2 取余法"化成二进制数：[13] 10 = [1101] 2

再由"乘 2 取整法"将纯小数部分化成二进制数：[0.562] 10= [0.100011] 2

然后将所得结果合并成相应的二进制数：[13.562] 10= [1101.100011] 2

(3) 二进制数与八进制数之间相互转换 因为三位二进制数正好表示 0~7 八个数字，所以一个二进制数要转换成八进制数时，以小数点为界分别向左向右开始，每三位分为一组，一组一组地转换成对应的八进制数字。若最后不足三位时，整数部分在最高位前面加 0 补足三位再转换；小数部分在最低位之后加 0 补足三位再转换。然后按原来的顺序排列就得到八进制数了。

【例 8】将二进制数 [1111010010.01101] 2 转换为八进制数。

001 111 010 010.011 010

↓ ↓ ↓ ↓ ↓ ↓

1 7 2 2 . 3 2

所以，[1111010010.01101] 2 = [1722.32] 8

相反，如果由八进制数转换成二进制数时，只要将每位八进制数字写成对应的三位二进制数，再按原来的顺序排列起来就可以了。

【例 9】八进制 [473.52] 8 转换成对应的二进制数。

4 7 3 . 5 2

↓ ↓ ↓ ↓ ↓

100 111 011.101 010

即：[473.52] 8 = [100111011.10101] 2

(4) 二进制数与十六进制数之间相互转换 因为四位二进制数正好可以表示十六进制的十六个数字符号，所以一个二进制数要转换成十六进制数时，以小数点为界分别向左向右开始，每四位分为一组，一组一组地转换成对应的十六进制数。若最后不足四位时，整数部分在最高位前面加 0 补足四位再转换；小数部分在最低位之后加 0 补足四位再转换。然后按原来的顺序排列就得到十六进制数了。

【例 10】 [1101111001.0101101101] 2 转换成十六进制数。

0011 0111 1001.0101 1011 0100

↓ ↓ ↓ ↓ ↓ ↓

3 7 9 . 5 B 4

所以，[1101111001.0101101101] 2 = [379.5B4] 16

相反，如果由十六进制数转换成二进制数时，只要将每位十六进制数字写成对应的四位二进制数，再按原来的顺序排列起来就可以了。

【例 11】 [3ED.72] 16 转换为二进制数时

3 E D . 7 2

↓ ↓ ↓ ↓ ↓

0011 1110 1101.0111 0010

所以，[3ED.72] 16 = [1111101101.0111001] 2

八进制与十六进制之间的转换都可借助于二进制数相互转换。十进制数转换成八进制或十六进制，也可借助于二进制数相互转换。

（二）字符的表示

1. 西文字符编码　最常用的是 ASCII 字符编码，即 American Standard Code for Information Interchange （美国信息交换标准代码），用 7 位二进制编码，它可以表示 27 即 128 个字符。

2. 汉字编码　用户输入汉字，输入码比较容易学习和记忆；系统由输入码找到相应的内码，内码是计算机内部对汉字的表示；要在显示器上显示或在打印机上打印出用户所输入的汉字，需要汉字的字形码，系统由内码找到相应的字形码。

（1）汉字国标码　全称是 GB2312-80《信息交换用汉字编码字符集——基本集》，1980 年发布，是中文信息处理的国家标准，也称汉字交换码，简称 GB 码。根据统计，把最常用的 6763 个汉字分成两级：一级汉字有 3755 个，按汉语拼音排列；二级汉字有 3008 个，按偏旁部首排列。为了编码，将汉字分成若干个区，每个区中 94 个汉字。由区号和位号（区中的位置）构成了区位码。例如，"中"位于第 54 区 48 位，区位码为 5448。区号和位号各加 32 就构成了国标码，这是为了与 ASCII 码兼容，每个字节值大于 32（0~32 为非图形字符码值）。所以，"中"的国标码为 8650。

（2）汉字机内码　一个国标码占两个字节，每个字节最高位为"0"；英文字符的机内码是 7 位 ASCII 码，最高位也是"0"。因为西文字符和汉字都是字符，为了在计算机内部能够区分是汉字编码还是 ASCII 码，将国标码的每个字节的最高位由"0"变为"1"，变换后的国标码称为汉字机内码。由此可知汉字机内码的每个字节都大于128，而每个西文字符的 ASCII 码值均小于 128。

（3）汉字的输入编码　作用是进行汉字的输入。其基本原则是编码要尽可能短，重码要尽量少，输入要尽量简便。最常用的输入码有五笔字型、智能拼音等。

（4）汉字字形码　有点阵方式和矢量方式。

四、计算机硬件系统

（一）计算机硬件系统的基本构成

计算机的总体结构是按照冯·诺依曼（Von Neumann）原理设计的，即计算机的基本工作原理是存储程序和程序控制。计算机系统由计算机硬件系统和计算机软件系统两大部分组成。图 2-1 列出了微型计算机的系统组成。

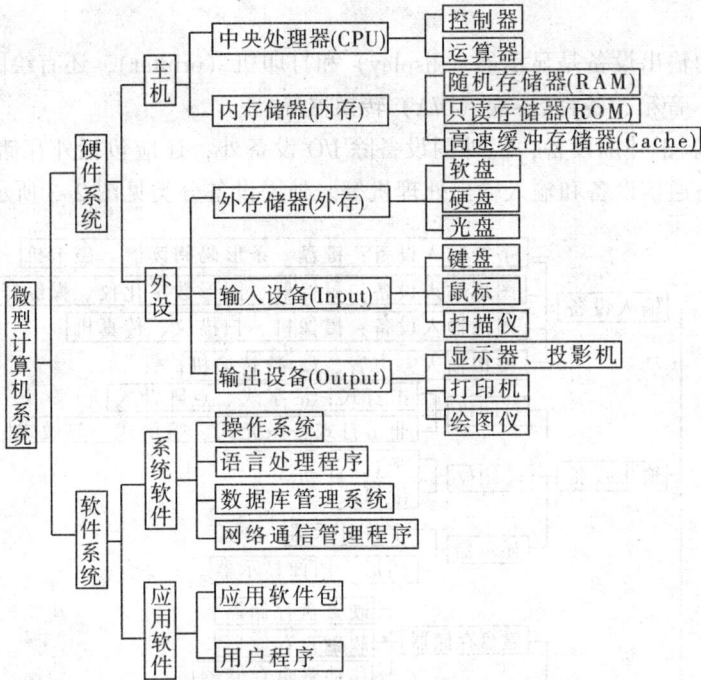

图2-1 微型计算机系统组成

硬件是指有形的物理设备,是计算机系统中实际物理装置的总称。软件是指在硬件上运行的程序和相关的数据及文档。硬件是软件的工作基础,软件是硬件功能的扩充和完善。两者相互依存,相互促进,软件与硬件结合,构成完整的计算机系统。

计算机的硬件系统基本上沿袭冯·诺依曼提出的传统框架,由运算器、控制器、存储器、输入设备和输出设备五大基本部件构成(图2-2)。

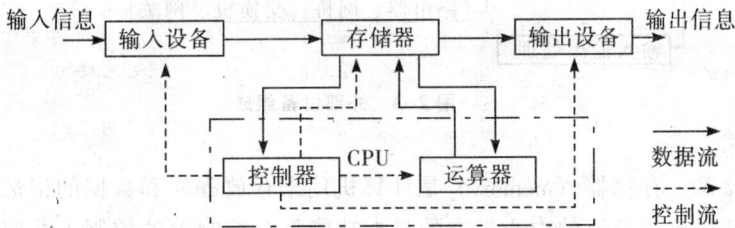

图2-2 微型计算机硬件系统的基本结构和工作过程

1. 输入设备 输入设备(input equipment)的功能是从计算机外部把信息和处理这些信息的程序通过输入接口输入到计算机的存储器中。

键盘(keyboard)和鼠标器(mouse)是最常用的输入设备。

其他输入设备还有:扫描仪(scanner)、数字化仪(digitizer)、光笔(light pen)、条形码扫描器(barcode scanner)、触摸屏、各种模–数(A/D)转换器、数码相机等。

2. 输出设备和外围设备 输出设备(output equipment)的功能是用来输出计算机

的处理结果。

最常用的输出设备是显示器（display）和打印机（printer），还有绘图仪（plotter）、X-Y 记录仪、音箱、各种数-模（D/A）转换器等。

I/O 设备属于外围设备，但外围设备除 I/O 设备外，还应包括外存储器设备、多媒体设备、网络通信设备和输入输出处理机等。外围设备分类见图 2-3 所示。

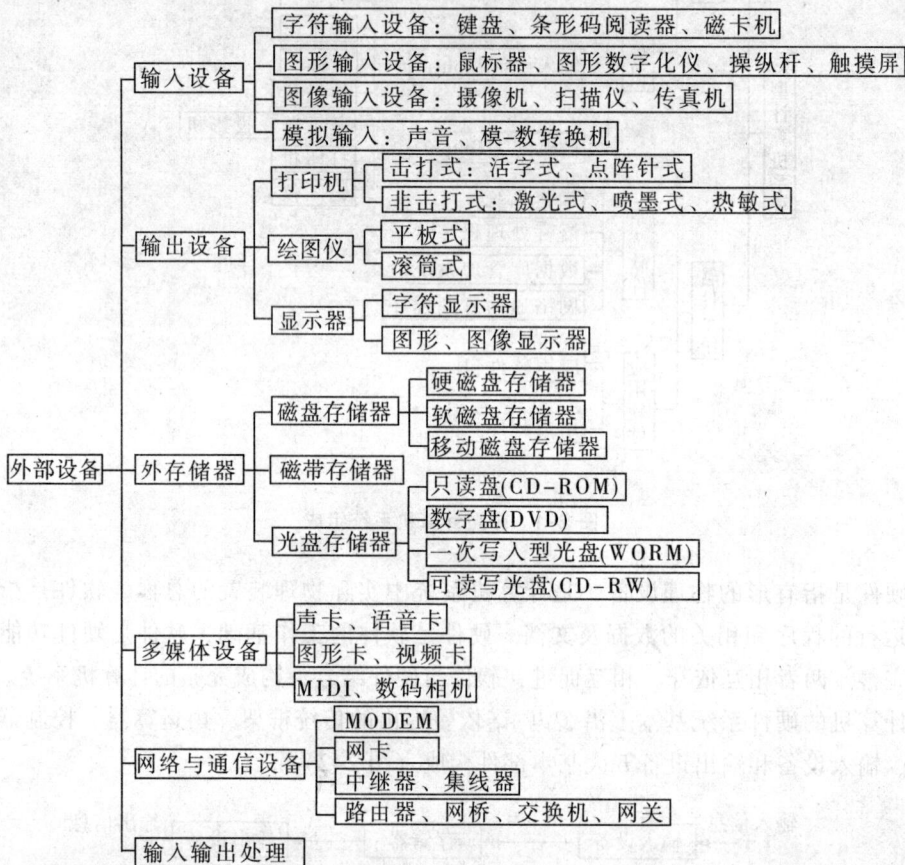

图 2-3　外部设备组成

3. 存储器　存储器（memory）是计算机用来存放程序和数据的记忆部件，是计算机各种信息存放和交流的中心。它的基本功能是在控制器的控制下按照指定的地址存入和取出信息。

存储器可分为内存储器与外存储器，简称内存与外存。

内存是由中央处理器直接访问的存储器，它存放着现在运行的程序和数据，也可以存储计算的结果或中间结果。由于其直接和运算器、控制器交换信息，因此要求存取速度快，但存储容量较小。内存与 CPU 一起构成主机。包括三种内存储器。

只读存储器 ROM：用户只能读取信息，不能更改。

随机存储器 RAM：可不断进行各种读写操作。

高速缓冲存储器 Cache：高速缓冲存储器是存在于主存与 CPU 之间的存储器，由静态存储芯片（SRAM）组成，容量比较小但速度比主存高得多，接近于 CPU 的速度。Cache 的功能是用来存放需要运行的指令与数据。目的是提高 CPU 对存储器的访问速度。

外存储器简称"外存"，是主机的外围设备，用来存储大量的暂时不参加运算或处理的数据和程序，因而允许速度较慢。外存是内存的延伸和拓展。它存储容量大，通常容量为几十 GB，可用来存储 CPU 暂时不会用到的信息和数据。

外存只与内存交换信息，而 CPU 则只和内存交换信息。

外存主要有磁盘存储器、光盘存储器、软盘存储器等。

光盘存储系统可以分为以下几种类型：

（1）只读光盘（CD-ROM）　目前在微机系统中使用最广泛的是 CD-ROM。CD-ROM 只能读出信息而不能写入信息。它的制作成本低、信息存储量大而且保存时间长。CD-ROM 只有一面有数据，尽管它的表面有一层保护膜，但还是很容易被划伤，所以用户一定要注意。

（2）刻录光盘（CD-R）　CD-R 是一种可录式、一次写入多次读取的光盘，即 Recordable CD。CD-R 光盘的尺寸和 CD-ROM 相同，只是多了一层记录介质层。记录的介质是有机染料或者金属。CD-R 有两种记录方式，一种是用激光在金属记录层烧熔出凹点来记录，另一种是利用激光加热使染料型记录层变色来完成的，变色部分的反射率比附近区域低得多。读出数据是根据反射激光的强弱变化来实现的。

（3）可擦写光盘（CD-RW）　CD-RW 是一种可多次写入多次读取的光盘，即 CD-ReWritable。

刻录机除了能刻录 CD-RW 光盘之外，也有向前整合的功能，也就是说，刻录机也能刻录一般的 CD-R 光盘。此种刻录的原理是在光盘内部镀上一层 200~500 埃（1 埃=8~10cm）的薄膜，这种薄膜的材质多为银、铟、硒或碲的结晶层。这个结晶层能呈现出结晶与非结晶的状态，所以在激光的照射下，这两种状态相互转换，在光盘片上呈现出平面（Land）与凹洞（Pit）的效果。同样的，在一般光驱读取这些平面(Land) 与凹洞（Pit）所产生的 0 与 1 的讯号并经过译码器分析后，组织成我们想看或想听的资料。

（4）数字化多功能盘（DVD）　DVD（digital versatile disk）是代替 CD 的下一代存储媒体。它运用数字方式存储，在画面和音效上达到了一流的地步。它的电影院级的声像和强大的交互功能正在给电影界带来新的革命。一张和普通CD-ROM 尺寸相当的 DVD 光盘上，可以存储数倍于 CD-ROM 的数据，这也给计算机存储带来了巨大的进步。

计算机中存储单位和换算方式有以下几种：

1Byte = 8Bit

1KB（kilobyte）= 1024Byte

1MB（megabyte）= 1024KB

1GB（gigabyte）= 1024MB

1TB（terabyte）= 1024GB

4. 运算器　运算器（arithmetic unit）的功能是在控制器的指挥下，对信息或数据进行处理和运算，包括算术运算和逻辑运算，所以在其内部有一个算术逻辑部件 ALU（arithmetic and logical unit）。

主要功能：

（1）实现对数据的算术和逻辑运算。

（2）暂时存放参与运算的数据和某些中间运算结果。

（3）挑选参加运算的数据，选中要执行的运算功能，并把运算结果输出到所要求的部件中。

5. 控制器　控制器（control）是指挥计算机各部件按照指令功能的要求进行所需要的操作。

主要功能：从存储器中取出指令，解释指令的操作码和地址码，并根据译码，产生一系列的控制信号，去控制计算机各部件协调地工作，并控制程序的执行顺序。因此，控制器的主要工作是不断地取指令、分析指令和执行指令。

中央处理器 CPU 主要包括：运算器、控制器、总线和时钟等部件，计算机的主机则由 CPU 和内存储器组成。在微机中使用的 CPU 也称为微处理器。

（二）微型计算机系统的主要性能指标

1. 字长　字长是最重要的指标之一，是 CPU 一次能直接处理的二进制数据的位数。字长越长，运算精度越高，处理速度越快，价格也会越高。

2. 内存容量　目前微机软件越来越复杂，运行这些软件所需要的内存也就越来越大。可见，微机系统的内存容量越大，可运行的软件就越多，使用起来越方便。

3. 指令系统　每一种微处理器都有自己的指令系统，一般来说，指令的条数越多，其功能就越强。

4. 运算速度　运算速度是微机结构性能的综合表现，它是指微处理器执行指令的速率。由于执行不同的指令所需的时间不同，这就产生了如何计算速度的问题，目前有三种方法：一是根据不同类型指令在计算过程中出现的频率，乘上不同的系数，求得统计平均值，这是平均速度；二是以执行时间最短的指令或某条特定指令为标准来计算速度；三是直接给出每条指令的实际执行时间和机器的主频。

5. 系统软件的配置　系统软件的配置主要是指微机系统配置了什么样的操作系统及其他系统软件和实用程序等，这决定了计算机能否发挥高效率。

五、计算机软件系统

（一）计算机软件的概念

软件是充分发挥计算机系统效率的一组程序及其有关资料和说明的组合，即软件是事先编好的程序及其相应资料说明的集合。计算机软件可分为系统软件和应用软件。系统软件又包括操作系统、语言处理系统、数据库管理系统、软件工具等。应用软件又包括应用软件包和用户程序。

（二）系统软件

一般把靠近内层、为方便使用和管理计算机资源的软件，称为系统软件。系统软件的功能主要是简化计算机操作，扩展计算机处理能力和提高计算机的效率。

系统软件的主要特点，一是通用性，即无论哪个应用领域的计算机用户都要用到它们；二是基础性，即应用软件要在系统软件支持下编写和运行。

1. 操作系统　系统软件的核心是操作系统。操作系统（operating system，OS）是由指挥与管理计算机系统运行的程序模块和数据结构组成的一种大型软件系统，其功能是管理计算机的全部硬件资源和软件资源，为用户提供高效、周到的服务界面。例如，Windows 系统、Unix 系统、Linux 系统等。

2. 计算机语言系统　计算机语言包括机器语言、汇编语言、高级语言（表 2-3）。经历了从低级到高级的发展过程。

表 2-3　计算机语言分类

类型	编制方式	优点	缺点
机器语言	采用二进制，程序全由"0"和"1"构成	是计算机唯一能识别的语言	直观性差、易出错、检查和调试困难
汇编语言	采用助记符和地址符	易读、易检查修改	不具通用性和可移植性
高级语言	面向用户的语言	通用性和可移植性大大提高	

程序设计语言按其发展的过程和应用级别分为机器语言、汇编语言、高级语言。

机器语言是最早的程序设计语言，直接编写二进制代码，不需翻译或解释。其特点是计算机能够直接执行，执行速度快，但编写困难。机器指令是进行一步最基本操作的命令，一般由两部分构成：操作码和操作数。

汇编语言是采用助记符号表示机器语言，称之为汇编语言。与机器语言类似，随机器而异，移植性差。

高级语言接近于自然语言，使用与自然语言语法接近的词法体系。高级语言有两种不同的形式：编译型和解释型。编译型生成了可执行文件，程序执行时直接执行可执行文件，完全可以脱离编译系统和源程序独立使用。解释型通过解释系统解释为机器代码，然后执行，接着检查源程序是否结束，如果没有结束，继续到源程序中取下一语句，进行解释和执行。目前，计算机高级语言已有上百种之多，下面列出几种最常用的高级语言及其适用的领域。

BASIC 微小型应用程序的开发

FORTRAN 科学及工程计算应用程序的开发

Pascal 专业教学和应用程序的开发

C 应用程序与系统程序的开发

COBOL 商业、交通和银行等行业应用程序的开发

C++ 面向对象应用程序的开发

PROLOG 人工智能等程序的开发

Foxpro 数据库应用程序的开发

语言处理程序是将用程序设计语言编写的源程序转换成机器语言的形式，以便计

算机能够运行，这一转换是由翻译程序来完成的。翻译程序除了要完成语言间的转换外，还要进行语法、语义等方面的检查，翻译程序统称为语言处理程序，共有三种：汇编程序、编译程序和解释程序。

汇编程序是将用汇编语言编写的程序（源程序）翻译成机器语言程序（目标程序），这一翻译过程称为汇编。

编译程序是将用高级语言编写的程序（源程序）翻译成机器语言程序（目标程序），这一翻译过程称为编译。对汇编语言而言，通常是将一条汇编语言指令翻译成一条机器语言指令，但对编译而言，往往需要将一条高级语言的语句转换成若干条机器语言指令。高级语言的结构比汇编语言的结构复杂得多。

解释程序是边扫描边翻译边执行的翻译程序，解释过程不产生目标程序。解释程序将源语句逐句读入，对每个语句进行分析和解释。

3. 数据库管理系统 数据库管理系统就是在具体计算机上实现数据库技术的系统软件，用户用它来建立、管理、维护、使用数据库等。目前的数据库管理系统种类繁多。例如：小型管理中的 Access 和 Visual Foxpro 数据库管理系统；中大型管理中的网络数据库管理系统：SQL Server，Oracle，SyBASE 和 DB2 等。

在计算机应用中，数据库的应用占有十分重要的地位。数据库技术产生于 20 世纪 60 年代，大体经历了 3 个阶段：

(1) 人工管理阶段 数据处理采用批处理方式，数据由人工管理。

(2) 文件系统阶段 计算机出现操作系统并有所发展，并出现了管理数据的软件——文件系统。数据的逻辑结构与物理结构不完全一致；修改数据存储单元后，应用程序不必修改。

(3) 数据库系统阶段 数据集中统一管理的软件，数据具有较高的独立性，解决了数据多用户共享问题，并为数据提供了多种保护措施。

4. 软件工具 软件工具是软件开发、实施和维护过程中使用的程序，如输入阶段的编辑程序、运行阶段的连接程序、测试阶段的排错程序、测试数据产生程序等。

（三）应用软件

应用软件是用户利用计算机软、硬件资源为解决各类应用问题而编写的软件。应用软件一般包括用户程序及其说明性文件资料。随着计算机应用的推广与普及，应用软件将会逐步地标准化、模块化，并逐步地按功能组合成各种软件包以方便用户的使用。应用软件的存在与否并不影响整个计算机系统的运转，但它必须在系统软件的支持下才能工作，例如，WPS、Word、Excel 等。

六、硬件和软件的关系

一个完整的计算机系统包含硬件系统和软件系统两大部分。硬件是计算机系统的物质基础，正是在硬件不断发展的基础上，才有软件赖以生存的空间和活动场所，没有硬件对软件的支持，软件的功能就无从谈起；同样，软件是计算机系统的灵魂，没有软件的硬件"裸机"将不能提供给用户使用，犹如一堆废铁。因此，硬件和软件是相辅相成、不可分割的整体。

（一）计算机硬件系统与软件系统的层次关系

硬件和软件两者层次关系如图 2-4 所示。

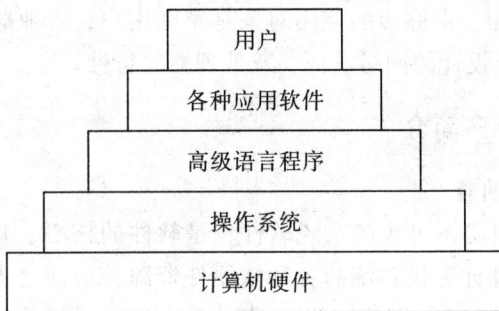

图 2-4　硬件和软件两者层次关系

1. 计算机硬件　位于最底层，没有软件的计算机称为"裸机"，裸机是无法工作的。

2. 操作系统　距离硬件最近的软件，它向下控制硬件，向上支持其他软件。其他软件必须在操作系统的支持下才能运行。

3. 实用程序　包括各种实用软件，如语言处理程序、数据库管理系统以及各种实用工具程序。

4. 应用软件及用户　通常可以把计算机系统看作是一组应用程序，而不去关心计算机的硬件细节。

（二）硬件软化和软件硬化

由硬件实现的功能可以改为由软件模拟来实现，这种做法称为硬件软化，它可以增强系统的功能和适应性。由软件实现的功能也可以改为由硬件来实现，这种做法称为软件硬化，它可以显著降低软件在时间上的开销。

软件系统是在硬件系统的基础上，为了更有效地发挥计算机的作用而配置的。软件与硬件的关系并不是绝对的，计算机中的任何一个操作，既可以由软件来实现，也可以由硬件来实现，任何一条指令的执行也是如此。计算机系统的软件与硬件可以互相转化，互为补充。随着技术的不断发展，软件和硬件之间的界限将变得越来越模糊。

第二节　中文操作系统 Windows XP

操作系统（operating system）是用于管理和控制计算机硬件和软件资源、合理组织计算机工作流程、方便用户充分而高效地使用计算机的一组程序集合。它是计算机系统的核心控制软件，是所有计算机都必须配置的基本系统软件。

Microsoft 公司于 2001 年推出了中文版 Windows XP，它是图形化界面的操作系统，即操作电脑时，在显示器上显示的操作界面是由窗口、按钮和图标等图像对象组成。目前普通用户最常用到的是家庭版的 Windows XP Home Edition 和办公扩展专业版的 Windows XP Professional。家庭版的使用对象是家庭用户，专业版则在家庭版的基础上添加了新的为面向商业设计的网络认证、双处理器等特性。

一、Windows XP 简介

(一) 操作系统的功能

操作系统是计算机必不可少的系统软件，是软件的核心，是计算机正常运行的指挥中枢。它有效地管理计算机系统的各种软硬件资源，扮演"大管家"的角色，合理组织整个计算机的工作流程，为用户提供高效、方便、灵活的使用环境。它的主要功能包括处理器管理、存储器管理、设备管理和文件管理。

1. 处理器管理　把 CPU 合理、动态地分配给多道程序系统，从而使得多个处理任务同时运行且互不干扰，极大地发挥处理器的工作效率。

2. 存储器管理　对内存的管理，允许内存中同时运行多个程序。

3. 设备管理　管理外围设备。

4. 文件管理　管理文件系统。

(二) 操作系统的分类

1. 按与用户对话的界面分类　包括命令行方式和图形用户界面。

(1) DOS 操作系统为命令行方式，流行时间为 20 世纪 60—80 年代。

(2) Windows 操作系统也称为视窗操作系统，它以简单的图形用户界面、良好的兼容性和强大的功能深受很多用户的青睐。

Windows 操作系统于 1981 年由美国 Microsoft（微软）公司推出，最初为Windows 1.0 版，此后该操作系统不断更新和升级，相继推出 Windows 3.x→ Windows 95→ Windows 98→Windows 2000/NT→Windows XP→Windows Vista。

2. 按操作系统的工作方式分类　主要有单用户单任务操作系统、单用户多任务操作系统、多用户多任务分时操作系统 UNIX。

(三) Windows XP Professional 新特性

中文版 Windows XP 不但使用更加成熟的技术，而且外观设计也焕然一新，桌面风格清新明快、优雅大方，用鲜艳的色彩取代以往版本的灰色基调，使用户有良好的视觉享受。Windows XP Professional 在系统可靠性与性能表现方面提出了最新标准，可满足由各种规模的商务企业和希望充分发掘计算体验的广大用户所提出的相关需求。

1. 可靠性　由于建立在成熟的 Windows 2000 操作系统基础之上，Windows XP Professional 为用户提供了可靠的功能特性，足以确保用户的计算机长时间稳定运行。Windows XP 不仅在稳定性方面取得了长足进展，还可以帮助用户更加轻松地针对系统问题进行恢复。

2. 高性能　运行 Windows XP Professional 的计算机在性能方面远远胜过 Windows 98 第二版，并且在商业基准测试中达到了 Windows 2000 的同等水平。Windows XP 不仅能够快速启动应用程序，多数情况下，整体系统启动速度也将得到显著加快。

3. 安全性　Windows XP Professional 中所提供的安全特性能够有效保护位于计算机上和正在通过网络或 Internet 进行传输的敏感与机密数据。凭借针对最新安全标准与增强病毒保护功能的支持能力，Windows XP 还可使您免受更多常见 Internet 攻击的干扰。

4. 易用性　从新颖独特的外观到更加直观的基于任务设计方式，Windows XP Professional 将使您获得前所未有的轻松计算体验。您将能够多快好省地完成各项工作，快速查找所需内容，按照您所希望的方式对文件与文件夹进行整理。简而言之，Windows XP Professional 将帮助您进一步提高工作智能化水平。

二、Windows XP 运行环境和安装

（一）Windows XP 的运行环境

Windows XP 之所以拥有强大的功能，是因为它兼容更多新的硬件设备和技术。因此，让 Windows XP 拥有更好的运行环境才能使它的众多功能正常。在表 2-4 中列出了 Windows XP 运行所需的最基本的硬件要求和推荐的硬件配置。

表 2-4　Windows XP 最基本的硬件配置

硬件设备	基本要求	推荐配置
CPU	233MHz 以上时钟频率	P4 或 Athlon XP 处理器
内存	64MB	256MB 以上内存
硬盘	1.5GB 的可用空间	80GB 硬盘
显卡与监视器	标准 VGA 卡彩色显示器	高清晰度视频适配器和高分辨率的显示器
光驱	CD-ROM	CD-ROM、DVD 驱动器或刻录机
输入设备	键盘或 Microsoft 兼容鼠标	键盘或 Microsoft 兼容鼠标
其他设备	无	网卡、Modem（调制解调器）

（二）Windows XP 的安装

安装 Windows XP 是使用 Windows XP 的前提，初学者可能会问："Windows XP 中有那么多的软件和文件夹，安装对我来说太复杂了。"其实中文版 Windows XP 内置了高度自动化的安装程序向导，使整个安装过程更加简便、易操作，它会自动复制所需要的安装文件，然后向硬盘复制所有的系统文件，并加载各种设备的驱动程序，用户只需输入用户名称和密码等简单的信息即可完成整个安装过程。

1. 安装方式　中文版 Windows XP 的安装可以通过多种方式进行，通常使用升级安装、全新安装、双系统共存安装三种方式。

（1）升级安装　如果用户的计算机上安装了 Microsoft 公司其他版本的 Windows 操作系统，可以覆盖原有的系统而升级到 Windows XP 版本。

（2）全新安装　如果用户新购买的计算机还未安装操作系统，或者机器上原有的

操作系统已格式化掉，可以采用这种方式进行安装。

（3）双系统共存安装　如果在电脑中已安装了 Windows 98 或 Windows 2000 的情况下，再安装 Windows XP，当这样的双操作系统安装完成后，重新启动计算机后，在显示屏上会出现系统选择菜单，用户可以选择所要使用的操作系统。

2. 用光盘安装 Windows XP　全新安装 Windows XP 的步骤可简单地归纳为 4 步：通过 BIOS 设置更改启动顺序、启动光盘引导安装 Windows XP、选择安装路径、开始安装 Windows XP。

（1）BIOS 设置界面　打开电源开关后，按下键盘上 "Delete" 键，可打开 BIOS 设置界面。通过选择菜单 Boot，设定第一启动顺序为 CD-ROM。需要注意的是由于各主机系统的 BIOS 厂商不同，设置内容会存在差异。

（2）启动光盘引导安装　将 Windows 的安装光盘插入光驱，当屏幕上出现 "Press any key to boot from CD.." 字样时，立即在键盘上按任意键，随后 Windows XP 安装程序将开始检测电脑的硬件设备。打开 "Windows XP Professional 安装程序" 界面，如图 2-5 所示。

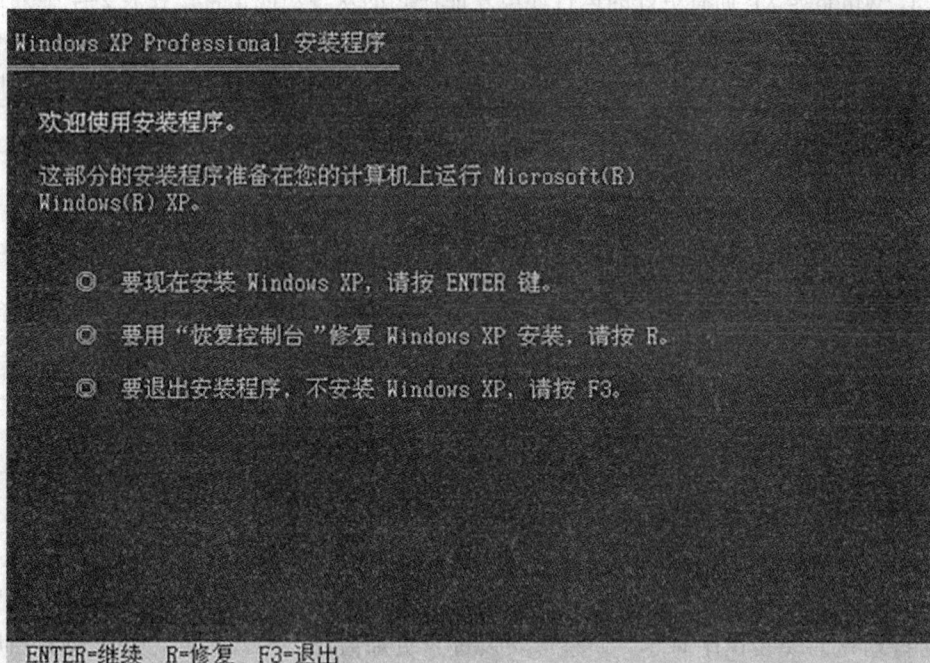

图 2-5　进入安装界面

（3）选择安装路径　同意 Windows 的安装协议后，将会打开选择安装路径的界面。按下键盘上的方向键 "↑" 或 "↓" 选择安装路径，如图 2-6 所示。

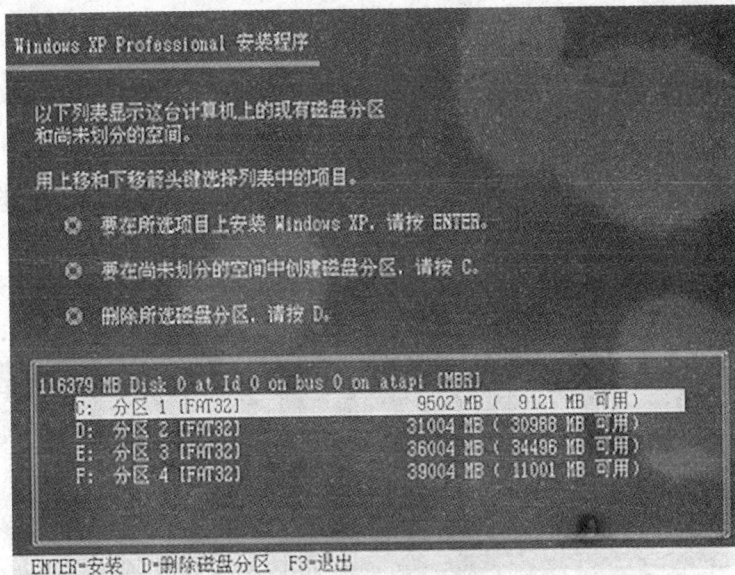

图 2-6 选择安装路径界面

(4) 开始安装 Windows XP 选择安装盘符，默认将操作系统安装在 "C：分区 1"
上。回车后进入安装盘格式化操作的选择界面，使用 "NTFS 文件系统格式化磁盘分区
(快)" 模式，对所选盘符进行格式化操作。随后光盘中的 Windows XP 所需安装文件开
始自动复制到电脑中。复制完成后，系统自动重启至安装 Windows 的界面，如图 2-7 所示。

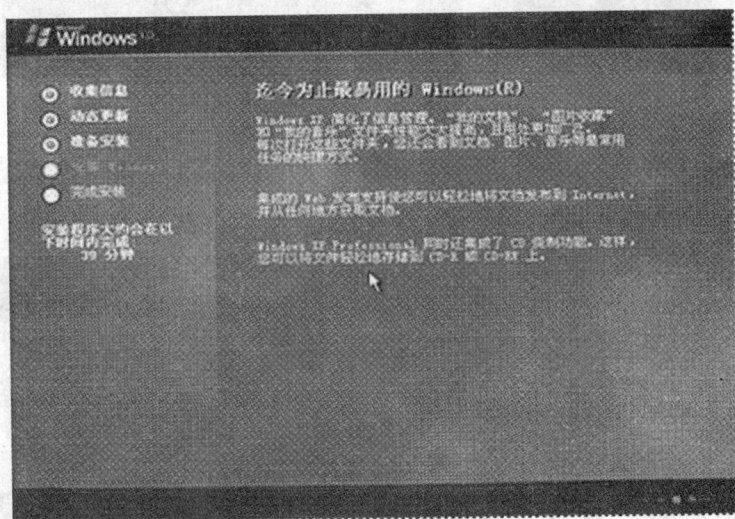

图 2-7 安装 Windows XP 的界面

安装过程中需要分别对以下几项内容进行设置："区域和语言选项""输入姓名和单
位""输入产品密钥""输入计算机名称和系统管理员密码""设置日期和时间"等。

安装完成后，安装程序将自动重启电脑，此时用户应立即从光驱中弹出光盘。至此，
操作系统安装过程全部完成。当然安装操作系统后还需涉及各种驱动程序的安装和用户使

用计算机所需的应用软件的安装，这里不再赘述。

三、Windows XP 的启动与关闭

（一）Windows XP 的启动

要使用计算机时，按下电源开关后，系统将会自动完成启动电脑需要进行的全部工作。

默认情况下，若只有一个用户且未设置用户密码，Windows 自检后则无需选择用户和输入密码即可进入 Windows XP 操作系统。若创建了多个用户，则系统要求选择一个用户名。如果用户设置了密码，则需要输入密码，如图 2-8 所示。

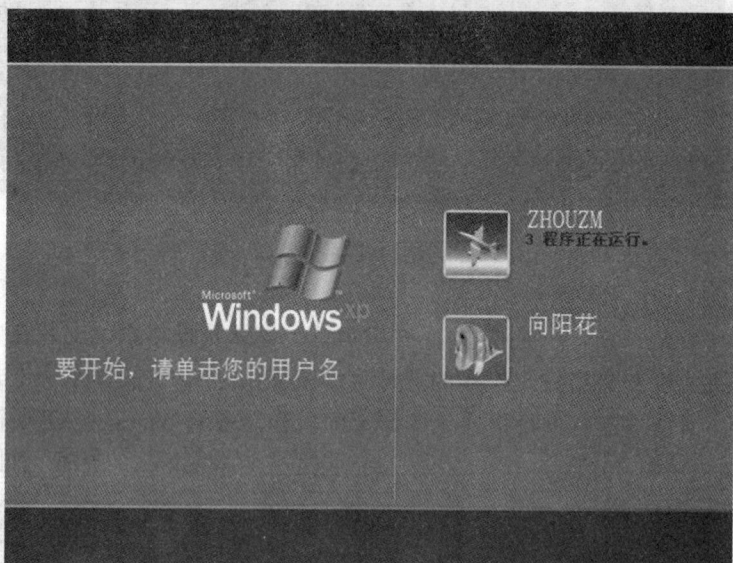

图 2-8　多用户登录界面

在打开的用户帐户界面中，单击相应的用户名并输入正确的密码后，按下键盘上的 Enter 键，即可登录 Windows XP 操作系统。

（二）中文版 Windows XP 的退出

如果想要退出 Windows XP，则用户在关机或者重新启动计算机之前，一定要按照正确的步骤进行，否则会丢失文件或破坏程序。

1. 关闭和重新启动计算机　正确退出 Windows XP 的方法是：首先，关闭所有正在运行的应用程序；然后，单击"开始"按钮并选择"关闭计算机" ⓞ 命令按钮，

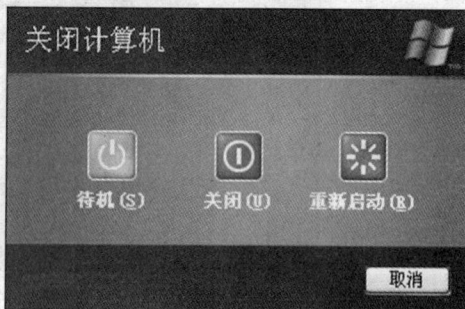

图 2-9　"关闭计算机"对话框

则弹出一个"关闭计算机"对话框，用户可在此做出选择，如图 2-9 所示。在其中选择适当的关机方式后单击，以完成关机操作。在此过程中，如果用户忘记了保存某些文件，系统会提示用户保存。

（1）待机　当用户选择"待机"选项后，系统将保持当前的运行状态，计算机将转入低功耗状态，当用户再次使用计算机时，在桌面上移动鼠标即可以恢复原来的状态，此项通常在用户暂时不使用计算机，而又不希望其他人在自己的计算机上任意操作时使用。

（2）关闭　选择此项后，系统将停止运行，保存设置退出，并且会自动关闭电源。用户不再使用计算机时选择该项可以安全关机。

（3）重新启动　此选项将关闭并重新启动计算机。

用户也可以在关机前关闭所有的程序，然后使用 Alt+F4 组合键快速调出"关闭计算机"对话框进行关机。

2. 注销当前用户　为了便于不同的用户快速登录来使用计算机，中文版 Windows XP 提供了注销的功能，应用注销功能，使用户不必重新启动计算机就可以实现多用户登录，这样既快捷方便，又减少了对硬件的损耗。中文版 Windows XP 的注销，可执行下列操作：

从"开始"菜单启动，单击"注销"按钮，这时桌面上会出现一个"注销 Windows"对话框，如图 2-10 所示。

（1）"切换用户"　指在不关闭当前登录用户的情况下而切换到另一个用户，用户可以不关闭正在运行的程序，而当再次返回时系统会保留原来的状态。

（2）"注销"　将退出正在运行的程序，然后回到登录界面。接下来在登录界面中选择用户名进行登录。

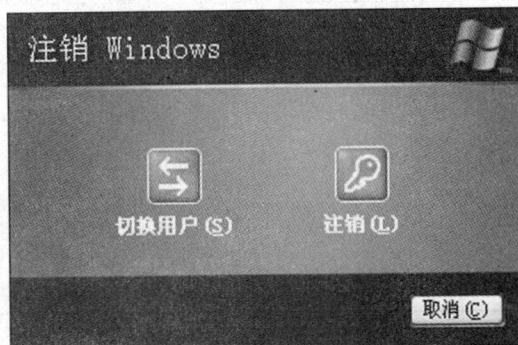

图 2-10　"注销 Windows"对话框

四、键盘和鼠标操作方法

（一）键盘

键盘是用户向计算机输入信息的最常用的设备。无论英文还是汉字的输入，或者向计算机发出操作命令，通常是通过手指在键盘上敲击而完成的，所以，熟悉键盘是熟练使用计算机的前提条件。计算机键盘常见的有 101 键盘、104 键盘，而现在普遍使用的是 107 键盘。各种键盘尽管按键个数不相同，但其按键的排列布局是基本一致的。整个键盘分为五个小区：功能键区、状态指示区、字符键区、光标控制键区和数字键区。

1. 字符键区功能　字符键区是键盘最常用的区域。

2. 功能键区功能　功能键区位于键盘的最上方，由 Esc 和 F1~F12 共 13 个按键组成。不同的应用软件对其有不同的定义。

3. 光标控制键区功能　该区的主要功能是控制光标在屏幕上的位置。

4. 数字键区功能　键盘右侧的小键盘是数字键区，在数字键区上有 11 个双字符键即上档键是数字和小数点，下档键是光标移动符和编辑键符。这些键的使用要由数字锁定键"Num Lock"键来实现:当"Num Lock"指示灯不亮时，这些键处于光标控制状态,其用法与光标控制键用法相同。

5.状态指示区　在数字小键盘的上方，还有三个指示灯。

(1) Num Lock 指示灯　表示是否启用数字键区输入，由 "Num Lock" 键控制。

(2) Caps Lock 指示灯　表示是否启用大写字母输入，可用主键盘区 "Caps Lock" 键控制。

(3) Scroll Lock 指示灯　表示是否启用屏幕锁定卷动状态，现在该键基本不用。

（二）鼠标

鼠标主要用于窗口操作，使用鼠标可以完成 Windows 中的大部分操作。在 Windows 中许多操作都可以通过鼠标的操作完成。鼠标主要用于窗口与对话框的操作，鼠标的基本操作方法和作用如表 2-5 所示。

表 2-5　鼠标的基本操作

操作	说明
指向	移动鼠标，鼠标指针指向屏幕上的某个目标
单击	按下鼠标左键并很快松开，通常用来选择某一目标
双击	快速而连续地按动两次鼠标左键，通常用于打开或运行选定的目标
右击	按下鼠标右键很快松开，用于打开快捷菜单
拖动	按住鼠标左键不放，将鼠标移到另一位置松开，用于在桌面上移动目标
右键拖动	按住鼠标右键拖动目标，通常用于移动、复制或创建快捷方式

在 Windows 中可以用鼠标进行多种不同的操作。为了表示区别，当鼠标指针指向不同对象和区域时，鼠标指针亦会随之变化，并以此来提醒用户注意当前鼠标所能完成的操作，如表 2-6 所示。

表 2-6　鼠标指针的形状

形状	作用
↖	箭头形光标，用于指向和选择操作
⌛	沙漏形光标，表示正在执行一个耗时较长的操作，需要等待
+	十字光标，用于精确定位
I	I形光标，出现在文本区中，用于指示文本的输入位置
⊘	圆形光标，表示禁止重叠，不允许其他对象放在此处
↖?	帮助模式
↖⌛	后台运行
✛	用于移动对象
↕↔↘↗	用于调整窗口的尺寸
☝	链接选择

五、桌面操作

在运行 Windows 时，其操作都是在桌面上进行的。所谓桌面就是指整个屏幕空间，它是用户和计算机进行交流的窗口。通过桌面，用户可以有效地管理自己的计算机。桌面上摆放着各种图标，桌面最下面是"任务栏"。

桌面上面可以存放用户经常用到的应用程序和图标，用户可以根据自己的需要在桌面上添加各种快捷图标，在使用时双击图标就能够快速启动相应的程序或文件，如图 2-11 所示。

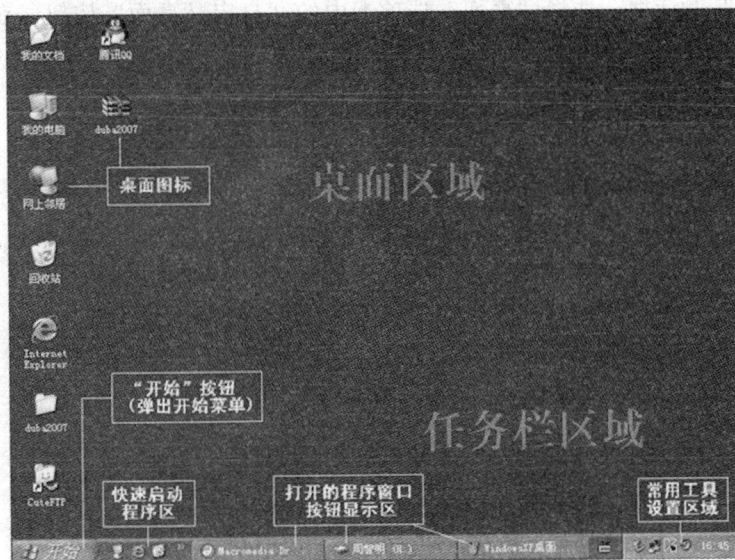

图 2-11 Windows XP "桌面"组成

（一）桌面图标

"桌面图标"是指在桌面上排列的小图像，它包含图形、说明文字两部分，如果用户把鼠标放在图标上停留片刻，桌面上就会出现对图标所表示内容的说明或者是文件存放的路径，双击图标就可以打开相应的内容。创建的桌面图标包括添加系统图标和创建应用程序的快捷方式图标两种。

1. 桌面图标

（1）"我的文档"图标　它用于管理"我的文档"下的文件和文件夹，可以保存信件、报告和其他文档，它是系统默认的文档保存位置。

（2）"我的电脑"图标　用户通过该图标可以实现对计算机硬盘驱动器、文件夹和文件的管理，在其中用户可以访问连接到计算机的硬盘驱动器、照相机、扫描仪和其他硬件以及有关信息。

（3）"网上邻居"图标　该项中提供了网络上其他计算机上文件夹和文件访问以及有关信息，在双击展开的窗口中用户可以进行查看工作组中的计算机、查看网络位置及添加网络位置等工作。

（4）"回收站"图标　在回收站中暂时存放着用户已经删除的文件或文件夹等一些信息，当用户还没有清空回收站时，可以从中还原被删除的文件或文件夹。

（5）"Internet Explorer"图标　用于浏览互联网上的信息，通过双击该图标可以访问网络资源。

2. 添加系统图标　在初次安装完成后，桌面上只有"回收站"图标，但该图标并不能满足大多数用户的操作需求，因此用户一般都需自己添加"我的电脑""我的文档""网上邻居""Internet Explorer"等系统图标。

在 Windows XP 桌面的空白区域右击，在弹出的快捷菜单中选择"属性"命令。打开"属性"对话框，选择"桌面"选项卡中的"自定义桌面"按钮，在弹出的"桌面项目"对话框中，如图 2-12 所示，可以选择添加系统图标。单击确定按钮后，返回桌面查看添加的系统图标。

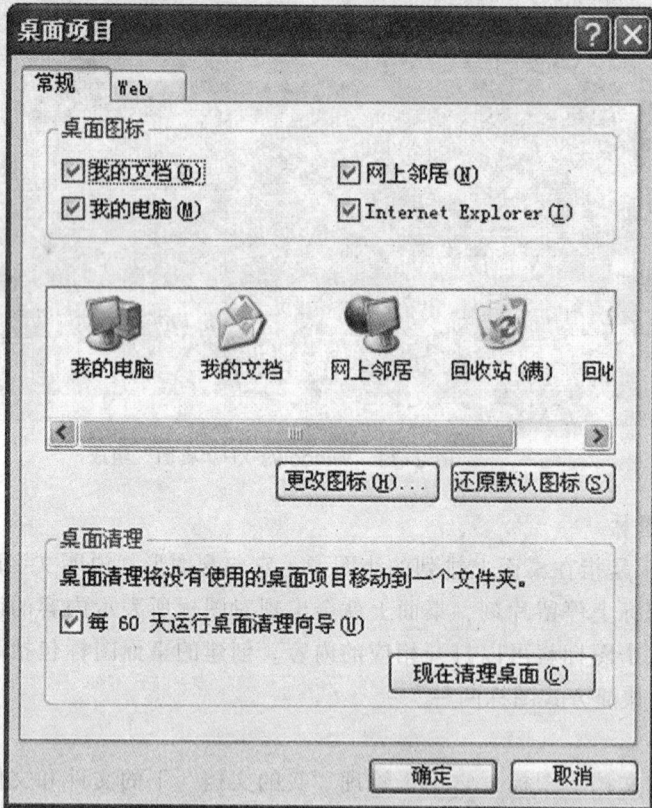

图 2-12　"桌面项目"对话框

3. 创建桌面快捷方式图标　桌面上的快捷图标实质上就是打开各种程序和文件的快捷方式，快捷方式是一个指向原始目标的指针图标。用户可以在桌面上创建自己经常使用的程序或文件的图标，这样使用时直接在桌面上双击即可快速启动该项目。创建桌面快捷方式图标可执行下列操作：

（1）右击桌面上的空白处，在弹出的快捷菜单中选择"新建"命令。

（2）利用"新建"命令下的子菜单"快捷方式"命令，如图2-13所示。

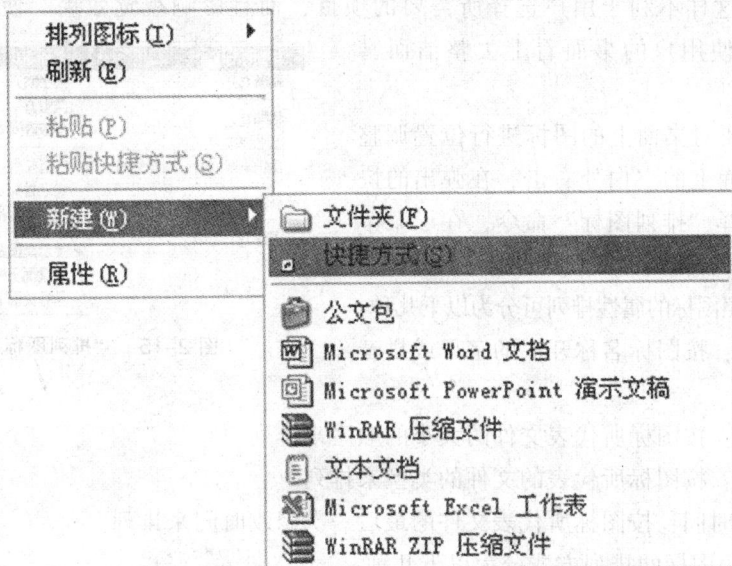

| 排列图标(I) ▶ |
| 刷新(E) |
| 粘贴(P) |
| 粘贴快捷方式(S) |
| 新建(W) ▶ |
| 属性(R) |

文件夹(F)
快捷方式(S)
公文包
Microsoft Word 文档
Microsoft PowerPoint 演示文稿
WinRAR 压缩文件
文本文档
Microsoft Excel 工作表
WinRAR ZIP 压缩文件

图 2-13　"新建"命令

（3）当用户选择了"快捷方式"命令后，出现一个"创建快捷方式"向导，该向导将会帮助用户创建本地或网络程序、文件、文件夹、计算机或 Internet 地址的快捷方式，如图 2-14 所示。

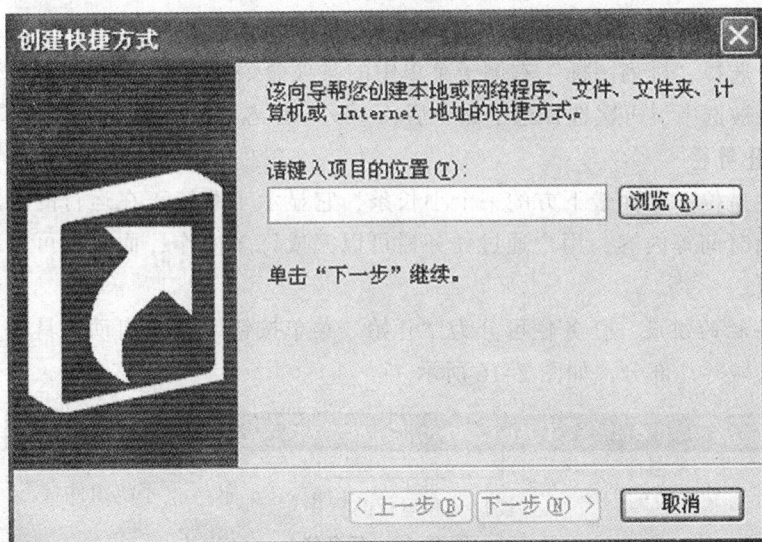

图 2-14　"创建快捷方式"向导

　　快捷方式和快捷键并不能改变应用程序、文件、文件夹、打印机或网络中计算机的位置，它也不是副本，而是一个指针，使用它可以更快地打开项目，删除、移动或重命名快捷方式均不会影响原有的项目。

4. 图标的排列　当用户在桌面上创建了多个图标时，如果不进行排列，会显得非常凌乱，这样不利于用户选择所需要的项目，而且影响视觉效果。使用排列图标命令，可以使用户的桌面看上去整洁而富有条理。

用户需要对桌面上的图标进行位置调整时，可在桌面上的空白处右击，在弹出的快捷菜单中选择"排列图标"命令，在子菜单项中包含了多种排列方式，如图2-15所示。

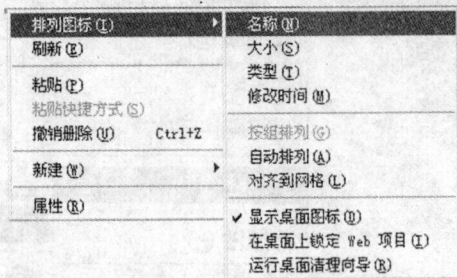

排列图标(I) ▶	名称(N)
刷新(E)	大小(S)
粘贴(P)	类型(T)
粘贴快捷方式(S)	修改时间(M)
撤销删除(U)　　Ctrl+Z	按组排列(G)
新建(W) ▶	自动排列(A)
属性(R)	对齐到网格(L)
	✓ 显示桌面图标(D)
	在桌面上锁定 Web 项目(I)
	运行桌面清理向导(R)

图 2-15　"排列图标"命令

（1）按照图标的属性排列可分为以下几种：

① 名称：按图标名称开头的字母或拼音顺序排列。

② 大小：按图标所代表文件的大小的顺序来排列。

③ 类型：按图标所代表的文件的类型来排列。

④ 修改时间：按图标所代表文件的最后一次修改时间来排列。

（2）按照图标的排列方式分为以下几种：

① 自动排列：在对图标进行移动时会出现一个选定标志，这时只能在固定的位置将各图标进行位置的互换，而不能拖动图标到桌面上任意位置。

② 对齐到网格：如果调整图标的位置时，它们总是成行成列地排列，也不能移动到桌面上任意位置。

③ 在桌面上锁定 Web 项目：可以使用活动的 Web 页变为静止的图画。

④ 显示桌面图标：勾选该选项时桌面上将不显示任何图标。

当用户选择"排列图标"右侧子菜单中的某项命令后，在其旁边出现"√"标志，说明该选项被选中，再次选择这个命令后，"√"标志消失，即表明取消了此选项。

（二）任务栏

任务栏是位于桌面最下方的一个小长条，它显示了系统正在运行的程序和打开的窗口、当前时间等内容，用户通过任务栏可以完成许多操作，而且也可以对它进行一系列的设置。

1. 任务栏的组成　任务栏可分为"开始"菜单按钮、快速启动工具栏、窗口按钮栏和通知区域等几部分，如图2-16所示。

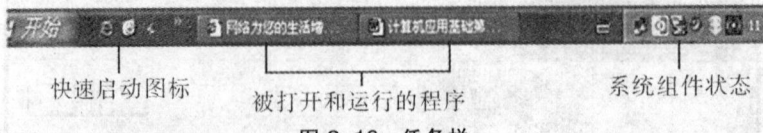

快速启动图标　　被打开和运行的程序　　系统组件状态

图 2-16　任务栏

（1）"开始"菜单按钮　单击此按钮，可以打开"开始"菜单，在用户操作过程中，要用它打开大多数的应用程序，详细内容会在下面讲到。

（2）快速启动工具栏　它由一些小型的按钮组成，单击可以快速启动程序，一般情况下，它包括网上浏览工具 Internet Explorer 图标、收发电子邮件的程序 Outlook

Express 图标和显示桌面图标等。

（3）任务按钮栏　当用户启动某项应用程序而打开一个窗口后，在任务栏上会出现相应的有立体感的按钮，表明当前程序正在被使用，在正常情况下，按钮是向下凹陷的，而把程序窗口最小化后，按钮则是向上凸起的，这样可以使用户观察更方便。

（4）系统组件状态栏　显示在 Windows 操作系统中后台运行的程序状态。其中有语言输入法指示器、时间显示器、音量控制器等。

2. 自定义任务栏　系统默认的任务栏位于桌面最下方，用户可以根据自己的需要把它拖到桌面的任何边缘处及改变任务栏的宽度，通过改变任务栏的属性，还可以让它自动隐藏。

（1）任务栏的位置设置　当任务栏位于桌面的下方妨碍了用户的操作时，可以把任务栏拖动到桌面的任意边缘，在移动时，用户先确定任务栏处于非锁定状态，然后在任务栏上的非按钮区按下鼠标左键拖动，到所需要边缘再放手，这样任务栏就会改变位置。

（2）任务栏的大小设置　有时用户打开的窗口比较多而且都处于最小化状态时，在任务栏上显示的按钮会变得很小，用户观察会很不方便，这时，可以改变任务栏的宽度来显示所有的窗口，把鼠标放在任务栏的上边缘，当出现双箭头指示时，按下鼠标左键不放拖动到合适位置再松开手，任务栏中即可显示所有的按钮，如图 2-17 所示。

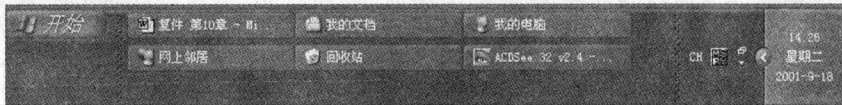

图 2-17　改变大小后的任务栏

（3）设置任务栏属性　用户在任务栏上的非按钮区域右击，在弹出的快捷菜单中选择"属性"命令，即可打开"任务栏和'开始'菜单属性"对话框，如图 2-18 所示。

在"任务栏外观"选项卡中，用户可以通过对复选框的选择来设置任务栏的外观。

① 锁定任务栏：当锁定后，任务栏不能被随意移动或改变大小。

② 自动隐藏任务栏：当用户不对任务栏进行操作时，它将自动消失，当用户需要使用时，可以把鼠标放在任务栏位置，它会自动出现。

③ 将任务栏保持在其他窗口的前端：如果用户打开很多的窗口，任务栏总是在最前端，而不会被其他窗口盖住。

④ 分组相似任务栏按钮：把相同的程序或相似的文件归类分组使用同一个按钮，这样不至于在用户打开很多的窗

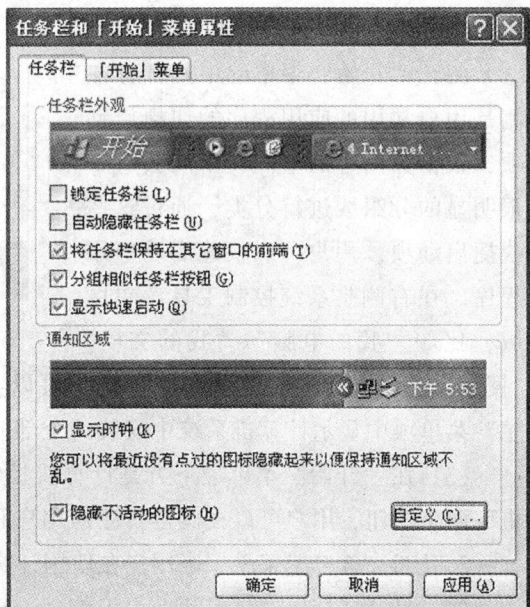

图 2-18　"任务栏和'开始'菜单属性"对话框

口时，按钮变得很小而不容易被辨认，使用时，只要找到相应的按钮组就可以找到要操作的窗口名称。

⑤ 显示快速启动：选择后将显示快速启动工具栏。

在"通知区域"选项组中，用户可以选择是否显示时钟，也可以把最近没有点击过的图标隐藏起来以便保持通知区域的简洁明了。

（三）"开始"菜单

"开始"菜单在中文版 Windows 中占有重要的位置，通过它可以打开大多数应用程序、查看计算机中已保存的文档、快速查找所需要的文件或文件夹等内容，以及注销用户和关闭计算机。在中文版 Windows XP 中的"开始"菜单一改过去 Windows 沿用的风格，全新的设计外观更加漂亮、易于识别，为用户提供了更为便捷的操作空间。下面我们将详细介绍有关"开始"菜单的内容。

1. "开始"菜单的组成　在桌面上单击"开始"按钮，或者在键盘上按下 Ctrl+Esc 键，或者按下键盘上的 windows 徽标键，就可以打开"开始"菜单，它大体上可分为四部分，但是它是可以更改的，如图 2-19 所示。

（1）"开始"菜单最上方标明了当前登录计算机系统的用户，由一个漂亮的小图片和用户名称组成，用户名和小图片内容是可以更改的。

（2）"开始"-菜单的中间部分左侧是用户常用的应用程序的快捷启动项，根据其内容的不同，中间会有不很明显的分组线进行分类，通过这些快捷启动项，用户可以快速启动应用程序。在右侧是系统控制工具菜单区域，比如"我的电脑""我的文档"

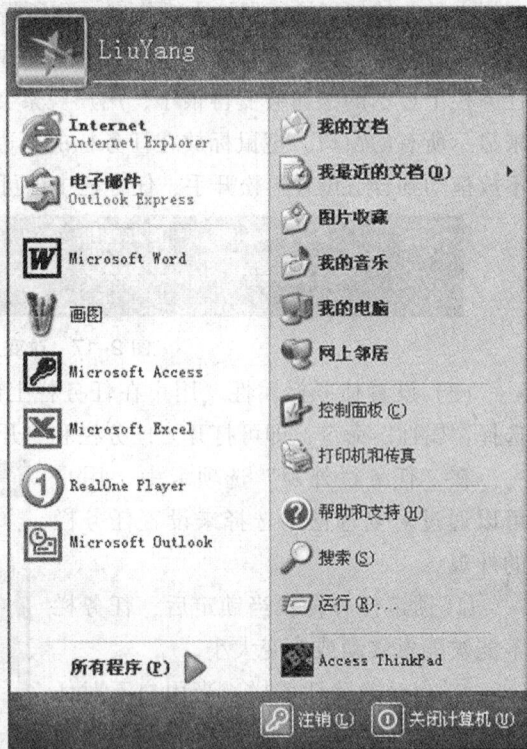

图 2-19　Windows "开始"菜单

"搜索"等选项，通过这些菜单项用户可以实现对计算机的操作与管理。在"所有程序"菜单项中显示计算机系统中安装的全部应用程序。

（3）在"开始"菜单最下方是计算机控制菜单区域，包括"注销"和"关闭计算机"两个按钮，用户可以在此进行注销用户和关闭计算机的操作。

2. 使用"开始"菜单　当用户在使用计算机时，利用"开始"菜单可以完成启动应用程序、打开文档以及寻求帮助等工作，一般的操作都可以通过"开始"菜单来实现。

六、窗口的基本操作

当用户打开一个文件夹或文件或者是应用程序时，都会出现一个窗口，窗口是用户进行操作时的重要组成部分，熟练地对窗口进行操作，会提高用户的工作效率。

（一）窗口的组成

应用程序在 Windows 系统中运行时都有自己的窗口，一般分为两种：文件夹窗口和应用程序窗口，它们基本上都由标题栏、菜单栏、工具栏、地址栏、窗口工作区、状态栏、任务窗格等几部分组成。下面以"我的电脑"窗口为例介绍窗口组成，如图2-20 所示。

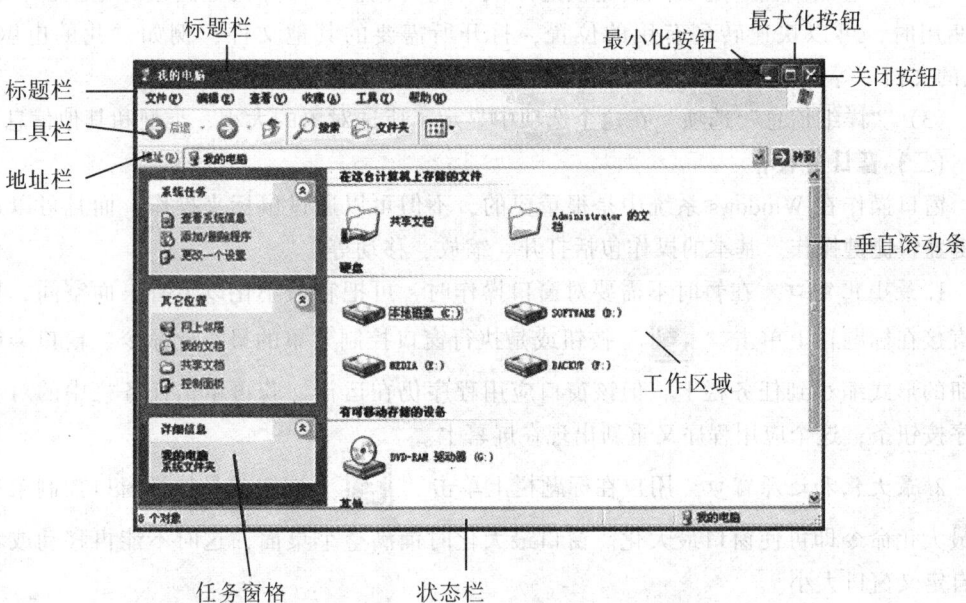

图 2-20 "我的电脑"窗口

1.标题栏 位于窗口的最上部，它标明了当前窗口的名称，左侧有控制菜单按钮，右侧有最小化、最大化或还原以及关闭按钮。

2.菜单栏 在标题栏的下面，它提供了用户在操作过程中要用到的各种访问途径。

3.工具栏 在其中包括了一些常用的功能按钮，用户在使用时可以直接从上面选择各种工具。

4.工作区域 它在窗口中所占的比例最大，显示了应用程序界面或文件中的全部内容。

5.状态栏 它在窗口的最下方，标明了当前有关操作对象的一些基本情况。

6.滚动条 当工作区域的内容太多而不能全部显示时，窗口将自动出现滚动条，用户可以通过拖动水平或者垂直的滚动条来查看所有的内容。

7.任务窗格　在中文版 Windows XP 系统中，有的窗口左侧新增加了链接区域，这是以往版本的 Windows 所不具有的，它以超级链接的形式为用户提供了各种操作的便利途径。

一般情况下，链接区域包括几种选项，用户可以通过单击选项名称的方式来隐藏或显示其具体内容。

（1）"任务"选项　为用户提供常用的操作命令，其名称和内容随打开窗口的内容而变化，当选择一个对象后，在该选项下会出现可能用到的各种操作命令，可以在此直接进行操作，而不必在菜单栏或工具栏中进行，这样会提高工作效率，其类型有"文件和文件夹任务""系统任务"等。

（2）"其他位置"选项　以链接的形式为用户提供了计算机上其他的位置，在需要使用时，可以快速转到有用的位置，打开所需的其他文件，例如"我的电脑""我的文档"等。

（3）"详细信息"选项　在这个选项中显示了所选对象的大小、类型和其他信息。

（二）窗口的操作

窗口操作在 Windows 系统中是很重要的，不但可以通过鼠标来操作，而且可以通过键盘快捷键操作。基本的操作包括打开、缩放、移动等。

1.最小化窗口　在暂时不需要对窗口操作时，可把它最小化以节省桌面空间，用户直接在标题栏上单击" ▬ "按钮或是执行窗口控制菜单的最小化命令，窗口会以按钮的形式缩小到任务栏上，但该窗口应用程序仍在运行。若再单击任务栏中的对应程序按钮条，这个应用程序又重新出现在屏幕上。

2.最大化和还原窗口　用户在标题栏上单击" ▢ "按钮或是执行窗口控制菜单的最大化命令即可使窗口最大化。窗口最大化时铺满整个桌面，这时不能再移动或者是自定义窗口大小。

当把窗口最大化后，最大化按钮就变为还原按钮，想恢复原来打开时的初始状态，单击" ▱ "按钮或是双击标题栏空白处即可实现对窗口的还原。

3.缩放窗口　用户可以随意改变窗口大小将其调整到合适的尺寸。当用户需要改变窗口的宽度和高度时，可把鼠标指针放在窗口的任意一条边上，当鼠标指针变成双向箭头时，可以任意拖动改变窗口大小。当需要对窗口进行等比缩放时，可以把鼠标放在边框的任意角上进行拖动。

4.移动窗口　当一个窗口未处于最大化状态时，可将窗口从一个位置移动到另外一个位置。移动窗口时用户只需用鼠标拖动其标题栏即可；也就是说，将鼠标指向标题栏，按住鼠标左键不放，同时拖动鼠标。当把窗口拖至指定位置后，再释放鼠标左键即可。

5.关闭窗口　当桌面上的窗口过多时，应及时关闭不再使用的窗口，以保持桌面整洁。要关闭已经打开的窗口，在窗口标题栏上单击" ✕ "按钮或按下键盘上的组合键"Alt+F4"即可使窗口关闭。如果所要关闭的窗口处于最小化状态，可以在任务栏上选择该窗口的按钮，然后再右击弹出的快捷菜单中选择"关闭"命令。

6. 调整窗口布局　有时会根据操作需要调整窗口布局，例如要求显示或隐藏工具栏或状态栏、改变窗口风格、改变图标样式等。如果"我的电脑"窗口不显示工具栏，仅显示状态栏，则可以选择"查看"菜单"工具栏"项子菜单列出的命令打开工具栏。命令左边出现标记"√"表示已打开，再单击对应的命令则关闭工具栏。对于状态栏也可按同样的方法操作。

7. 窗口的排列　Windows 操作系统可以同时使用多个应用程序，打开多个窗口。为便于对打开的窗口进行管理和操作，可将这些窗口按层叠、横向平铺、纵向平铺和显示桌面方式排列。

（1）层叠窗口　将若干打开的窗口依次重叠摆放，这时可以看到每个窗口的标题栏，可以方便地切换窗口。用鼠标右击任务栏空白区，在弹出的快捷菜单中选择"层叠窗口"命令，桌面上的几个窗口就会从左上角依次重叠摆放，如图 2-21 所示。

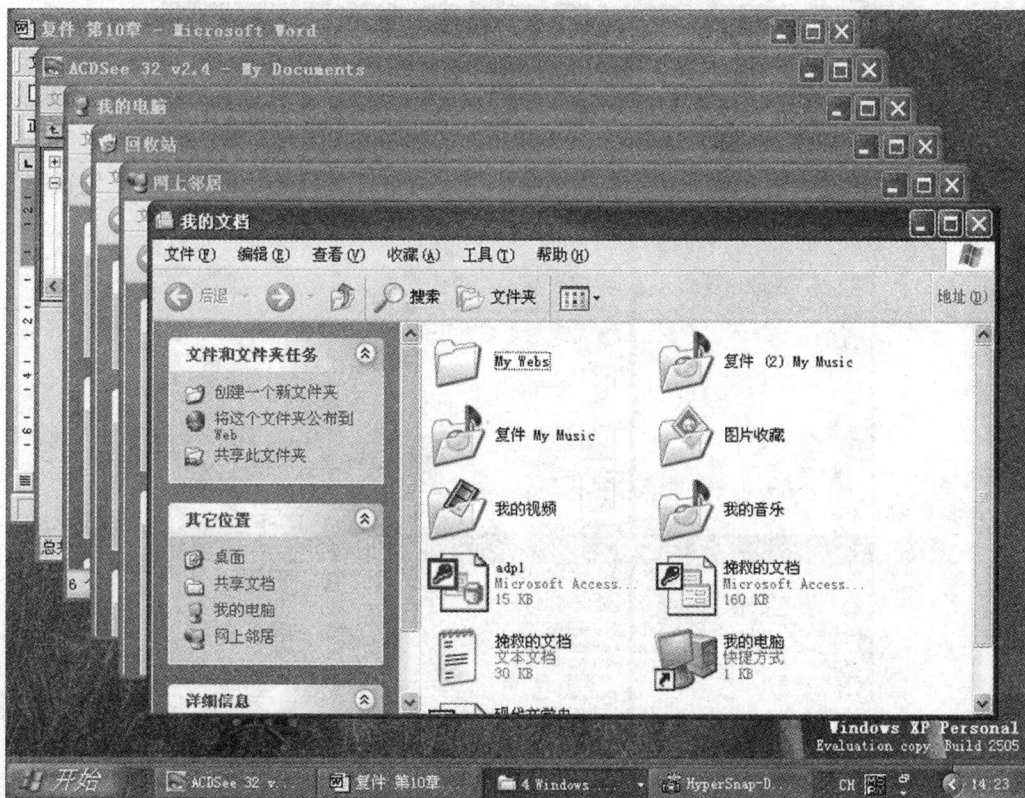

图 2-21　层叠窗口

（2）横向平铺窗口　如果打开了多个窗口且需要将各窗口并排显示，在保证每个窗口大小相当的情况下，使得窗口尽可能往水平方向伸展，用户可以在任务栏快捷菜单中执行"横向平铺窗口"命令后，在桌面上即可出现排列后的结果，如图 2-22 所示。

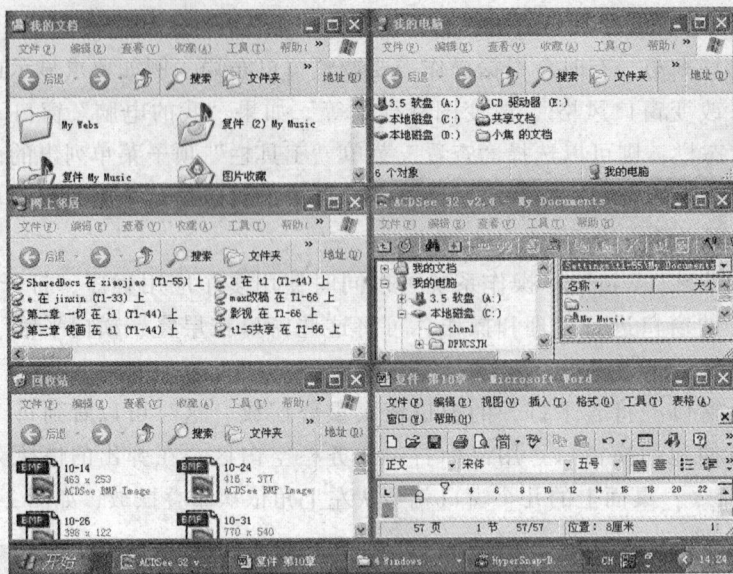

图 2-22　横向平铺窗口

（3）纵向平铺窗口　如果打开了多个窗口，在排列的过程中，使窗口在保证每个窗口都显示的情况下，尽可能往垂直方向伸展，用户可以选择相应的"纵向平铺窗口"命令即可完成对窗口的排列，如图 2-23 所示。

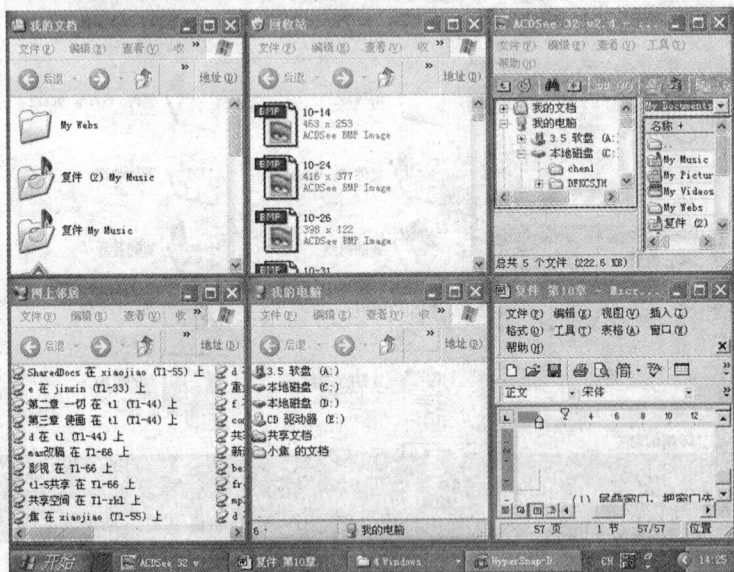

图 2-23　纵向平铺窗口

（4）显示桌面　是将当前打开的所有窗口最小化。此命令与在任务栏的快速启动栏中单击"　　　"图标的作用相同。

在选择了某项排列方式后，在任务栏快捷菜单中会出现相应的撤销该选项的命令，例如，用户执行了"层叠窗口"命令后，任务栏的快捷菜单会增加一项"撤销层叠"命令，当用户执行此命令后，窗口恢复原状。

8.窗口间的切换　在 Windows XP 中只允许一个窗口作为当前操作窗口。当同时打开多个窗口时，可通过切换窗口操作将其中一个窗口切换成当前窗口，以对其进行编辑。下面是几种切换的方式。

（1）单击窗口　单击非当前窗口的任意位置即可将该窗口切换为当前窗口。

（2）单击任务按钮　在任务栏上选择所要操作窗口的按钮单击，当标题栏的颜色变深时，表明完成对窗口的切换。

（3）Alt+Tab 组合键　正在运行的应用程序名依次切换。同时按下"Alt+Tab"两个键，所有已打开的窗口图标都将显示在任务切换栏中。用户这时可以按住"Alt"键不放，然后在键盘上按"Tab"键从"切换任务栏"中选择所要打开的窗口，选中后再松开两个键，选择的窗口即可成为当前窗口，如图 2-24 所示。

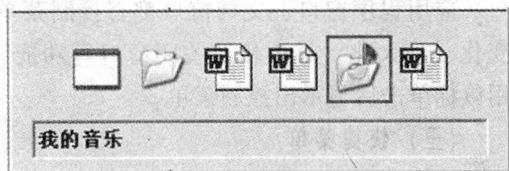

图 2-24　切换任务栏

（4）Alt+Esc 组合键　依次切换正在运行的应用程序窗口。按下"Alt+Esc"键来选择所需要打开的窗口，但是它只能改变激活窗口的顺序，而不能使最小化窗口放大。所以，多用于切换已打开的多个窗口。

七、菜单和工具栏的操作

常见的窗口都有一个菜单栏，在菜单栏中有"文件""编辑"等菜单，菜单名显示在窗口的菜单上，每个菜单对应的下拉菜单提供一组命令列表。虽然各个窗口的菜单结构不完全相同，但这些菜单中选择命令的方法却相同。

（一）下拉式菜单

下拉式菜单是指单击窗口菜单栏中的菜单项后弹出的长方形区域。一般下拉式菜单中都包含了多个菜单命令，并且有的菜单命令前面或后面还有符号标记，如"▶""√"等。通过鼠标左键在相应的命令上单击可选择相应的菜单命令。

1.菜单操作

（1）鼠标操作　使用鼠标单击窗口菜单栏中某一菜单项，即可打开该菜单的下拉菜单。

（2）键盘操作　每个菜单项的右边有个带下划线的字母，同时按下 Alt+字母键时，就会弹出一个相应的下拉菜单。也可按下 F10 功能键激活菜单栏，再按左或右光标键，也可打开菜单。

（3）用快捷键操作　在某些菜单命令后专门指定了快捷键。所谓快捷键，就是直接执行某个命令的按键或按键组合，如："Ctrl+C"是"复制"，"Ctrl+V"是"粘贴"。

打开菜单后，可以选择菜单命令，执行该命令指定的操作。如果打开菜单后不选择命令，可以在菜单以外的空白处单击鼠标，或按 Esc 键关闭菜单。

2.菜单中各符号标记的含义

（1）分隔横线　表示菜单命令的分组。

（2）灰色字体的命令选项　表示该命令当前是不可选择的。

（3）命令选项前带 √　表示该命令在当前状态下已起作用。

（4）命令选项前带 ●　表示该选项已经选用。

（5）命令选项后带 …　表示选择该命令选项后将出现一个对话框，以供用户输入信息或改变某些设置。

（6）命令选项后带 ▶　表示选择该命令后将引出一个级联菜单。

（二）控制菜单

应用程序窗口、文档窗口都有控制菜单图标，它主要提供了对窗口的移动、大小变化、最大化、最小化及关闭窗口等功能。控制菜单图标位于窗口标题栏的最左侧，用鼠标单击后显示出控制菜单。

（三）快捷菜单

许多 Windows 应用程序可以使用快捷菜单，快捷菜单提供了常用的命令，执行它们可以完成一些常用的任务。用鼠标指针指向一个屏幕对象，再单击鼠标右键，就会弹出一个针对该屏幕对象的快捷菜单。需要注意的是，鼠标右击的对象不同，系统所弹出的快捷菜单也会不同。

（四）工具栏

Windows 的应用程序一般带有一个或多个工具栏。工具栏以按钮的形式提供一些常用命令，这些按钮命令与相应菜单命令功能相同。用鼠标单击工具栏上的按钮，可以执行相应的命令。如工具栏上常使用的"后退""前进""复制""粘贴"等。

八、对话框的操作

对话框是窗口中的一种特殊操作形式，是用户与计算机系统之间进行信息交流的窗口，在对话框中用户通过对选项选择，从而对系统进行对象属性的修改或者设置。虽然对话框的大小、样式、外观等各有不同，但大部分对话框的组成基本相似，主要由文本框、列表框、单选按钮、复选框、选项卡和命令按钮组成。

（一）对话框中各组成部分的作用

1.标题栏　位于对话框的最上方，系统默认的是深蓝色，上面左侧标明了该对话框的名称，右侧有关闭按钮，有的对话框还有帮助按钮。

2.选项卡和标签　在系统中有很多对话框都是由多个选项卡构成的，选项卡上写明了标签，以便于进行区分。用户可以通过各个选项卡之间的切换来查看不同的内容，在选项卡中通常有不同的选项组。例如在"显示属性"对话框中包含了"主题""桌面"等五个选项卡，在"屏幕保护程序"选项卡中又包含了"屏幕保护程序""监视器的电源"两个选项组，如图 2-25 所示。

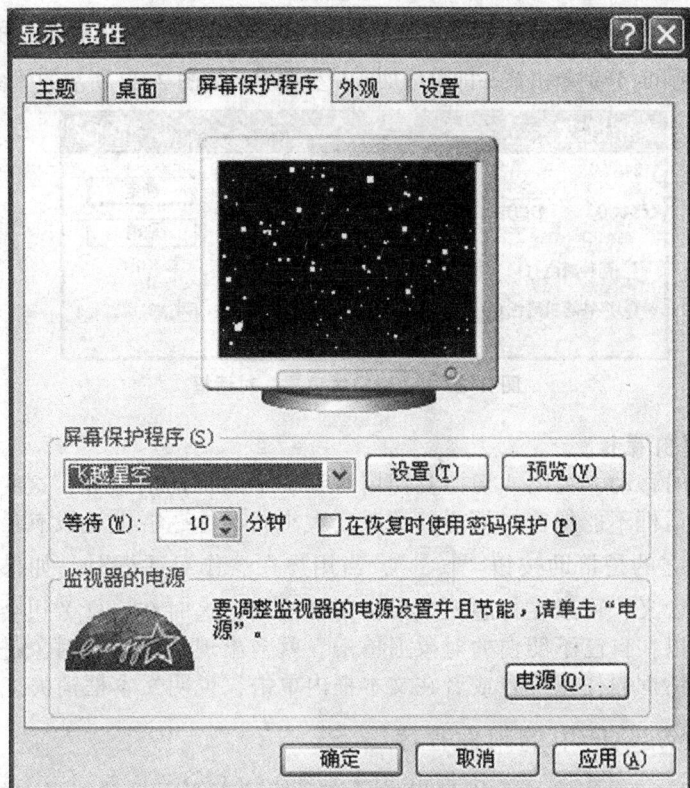

图 2-25 "显示属性"对话框

3. 文本框 在有的对话框中需要用户手动输入某项内容，还可以对各种输入内容进行修改和删除操作。一般在其右侧会带有向下的箭头，可以单击箭头在展开的下拉列表中查看最近曾经输入过的内容，如图 2-26 所示。

4. 列表框 有的对话框在选项组下已经列出了众多的选项，用户可以从中选

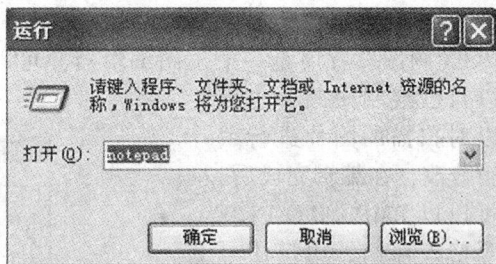

图 2-26 "运行"对话框

取，但是通常不能更改。比如前面我们所说讲到的"显示属性"对话框中的桌面选项卡，系统自带了多张图片，用户是不可以进行修改的。

5. 命令按钮 它是指在对话框中圆角矩形并且带有文字的按钮，常用的有"确定""应用""取消"等。

6. 单选按钮 它通常是一个小圆形，其后面有相关的文字说明，当选中后，在圆形中间会出现一个绿色的小圆点，在对话框中通常是一个选项组中包含多个单选按钮，当选中其中一个后，别的选项是不可以选的。

7. 复选框 它通常是一个小正方形，在其后面也有相关的文字说明，当用户选择后，在正方形中间会出现一个绿色的"√"标志，它是可以任意选择的。

8. 微调按钮　在有些对话框中还有调节数字的按钮"▲▼"，它由向上和向下两个箭头组成，用户在使用时分别单击箭头即可增加或减少数字，如图 2-27 所示的"线段数"框。

图 2-27　"变幻线设置"对话框

(二) 对话框的操作

包括对话框的移动、关闭、切换及使用对话框中的帮助信息等，这些操作和窗口的操作一样。对话框不能像窗口那样任意改变大小，在标题栏上也没有最小化、最大化按钮，取而代之的是帮助按钮"?"，当用户在操作对话框时，如果不清楚某选项组或者按钮的含义，可以在标题栏上单击帮助按钮，这时在鼠标旁边会出现一个问号，然后用户可以在自己不明白的对象上单击，就会出现一个对该对象进行详细说明的文本框，在对话框内任意位置或者在文本框内单击，说明文本框消失。

九、Windows XP 中的附件程序

中文版 Windows 操作系统为用户提供了许多使用方便而且功能强大的应用程序，当用户要处理一些日常工作时，可以利用它们来完成。而这些都是一些实用程序，运行速度比较快，这样用户可以节省很多的时间和系统资源，有效地提高工作效率。

(一) "画图"程序

"画图"程序是一个位图编辑器，可以对各种位图格式的图画进行编辑，用户可以自己绘制图画，也可以对扫描的图片进行编辑修改，在编辑完成后，可以以 BMP、JPG、GIF 等格式存档，用户还可以发送到桌面和其他文本文档中。

1. 认识"画图"界面　当用户要使用画图工具时，可选择"开始"菜单"所有程序"项的子菜单中的"附件"命令，找到"画图"程序，单击启动，这时用户可以进入"画图"界面，如图 2-28 所示。

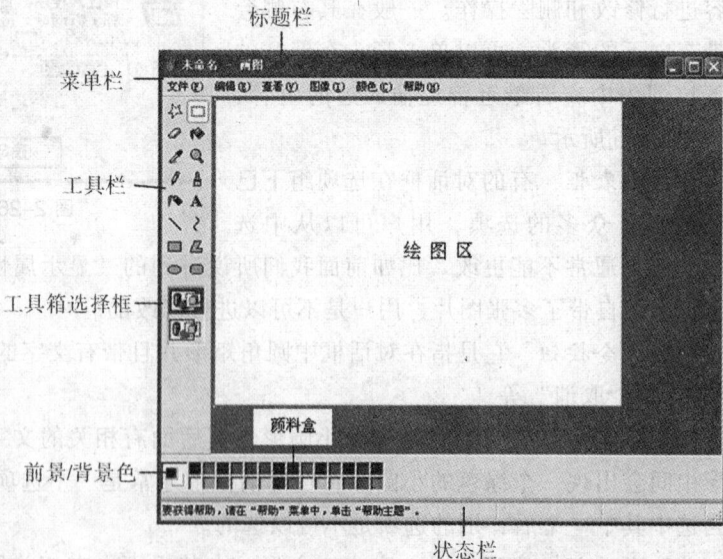

图 2-28　"画图"程序窗口

下面来简单介绍一下该程序界面的构成：

(1) 标题栏　在这里标明了用户正在使用的程序和正在编辑的文件。

(2) 菜单栏　此区域提供了用户在操作时要用到的各种命令。

(3) 工具箱　它包含十六种常用的绘图工具和一个辅助选择框，为用户提供多种选择。

(4) 颜料盒　它由显示多种颜色的小色块组成，用户可随意改变绘图颜色。

(5) 状态栏　它的内容随光标的移动而改变，标明了当前鼠标所处位置的信息。

(6) 绘图区　处于整个界面的中间，为用户提供画布。

2. 绘图准备　在用户使用画图程序之前，首先要根据自己的实际需要进行一些准备工作。

"画图"程序会自动给出绘图区的大小，也可自己定义作图区尺寸。方法是从菜单栏"图像"菜单中选择"属性"命令，出现"属性"对话框，在宽度和高度框中输入新数值即可，如图2-29所示。改变了画图尺寸的初始设置后，一直有效，直到再次改变为止。用户还可以通过调节画纸的手柄来调整大小，按住画纸四周的锚点来拖放，可将画纸放大或缩小。

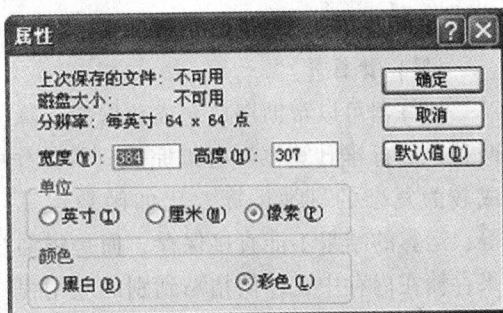

图2-29　画图"属性"对话框

（二）"写字板"程序

"写字板"是一个使用简单，但却功能强大的文字处理程序，用户可以利用它进行日常工作中文件的编辑。它不仅可以进行中英文文档的编辑，而且还可以进行图文混排，插入图片、声音、视频剪辑等多媒体资料。

当用户要使用写字板时，在桌面上单击"开始"按钮，在打开的"开始"菜单中执行"所有程序"，选择"附件"命令，找到"写字板"单击，这时就可以进入"写字板"界面，如图2-30所示。从图中用户可以看到，它由标题栏、菜单栏、工具栏、格式栏、水平标尺、工作区和状态栏几部分组成。

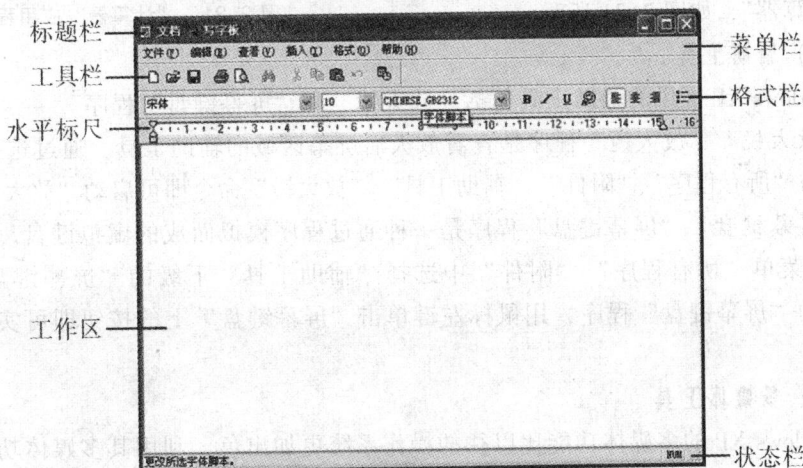

标题栏　工具栏　水平标尺　工作区　状态栏　菜单栏　格式栏

图2-30　"写字板"窗口

（三）"记事本"程序

记事本用于纯文本文档的编辑，功能没有写字板强大，适于编写一些篇幅短小的文件，由于它使用方便、快捷，应用灵活方便，比如一些程序的 READ ME 文件通常是以记事本的形式打开的。Windows XP 系统中的"记事本"又新增了一些功能，比如可以改变文档的阅读顺序，可以使用不同的语言格式来创建文档，能以若干不同的格式打开文件。

启动记事本时，单击"开始"菜单"所有程序"项的子菜单中的"附件"命令，在其下级菜单中找到"记事本"命令单击，即可启动记事本应用程序。它的界面与写字板的基本一样。关于记事本的一些操作，其几乎都和写字板一样，在这里不再赘述，用户可参照关于写字板的介绍来使用。

（四）计算器

计算器可以帮助用户完成数据的运算，它可分为"标准计算器"和"科学计算器"两种，"标准计算器"可以完成日常工作中简单的算术运算，"科学计算器"可以完成较为复杂的科学运算，比如函数运算等，运算的结果不能直接保存，而是将结果存储在内存中，以供粘贴到别的应用程序和其他文档中，它的使用方法与日常生活中所使用的计算器的方法一样，可以通过鼠标单击计算器上的按钮来输入数值，也可以通过从键盘上输入来操作。

在处理一般的数据时，用户使用"标准计算器"就可以满足工作和生活的需要了，在"开始"菜单"所有程序"项的子菜单中的"附件"中启动"计算器"程序，打开"计算器"窗口，系统默认为"标准计算器"，如图 2-31 所示。

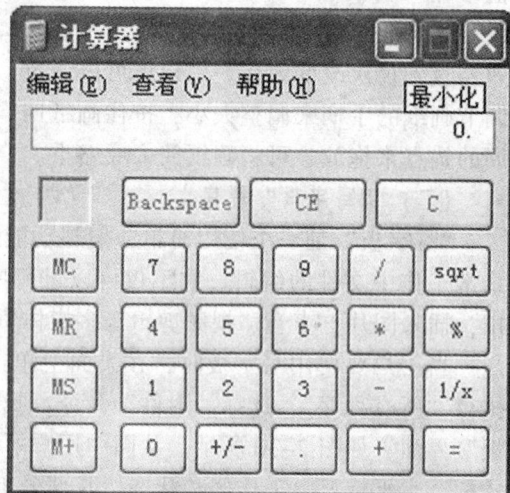

图 2-31　"计算器"应用程序

（五）辅助工具

Windows XP 提供的辅助工具包括"放大镜"和"屏幕键盘"程序。

1. 放大镜　"放大镜"程序是查看放大后屏幕区域的辅助工具。通过选择"开始"菜单中的"所有程序""附件""辅助工具""放大镜"命令即可启动"放大镜"程序。

2. 屏幕键盘　"屏幕键盘"程序是一种通过程序模拟而成的虚拟键盘。通过单击"开始"菜单"所有程序""附件"中选择"辅助工具"下级的"屏幕键盘"单击，即可启动"屏幕键盘"程序，用鼠标左键单击"屏幕键盘"上的按钮即可实现字符的输入。

（六）多媒体工具

Windows XP 的多媒体功能比以往的操作系统更加出色。利用其多媒体功能可以实现视听音乐、录音、视频编辑、播放影片等。

1. Windows Media Player　可以播放、编辑和嵌入多种多媒体文件，包括视频、音频和动画文件。Windows Media Player 不仅可以播放本地的多媒体文件，还可以播放来自 Internet 的流式媒体文件。

2. 录音机　可以录制、混合、播放和编辑声音文件（.wav 文件），也可以将声音文件链接或插入到另一文档中。

3. Windows Movie Maker　是 Windows XP 新增的一个进行多媒体的录制、组织、编辑等操作的应用程序。使用该应用程序，用户可以自己当导演，制作出具有个人风格的多媒体，并且可以将自己制作的多媒体通过网络传给朋友共同分享。

十、Windows XP 的帮助系统

由于 Windows 是一个庞大而灵活的软件系统，许多功能都可以通过多种操作方法来实现，用户很难一次性掌握全部内容。因此，在掌握部分常用功能的基础上，经常自觉地利用帮助系统功能来解决自己的问题，也是迅速提高水平的一条捷径。

启动 Windows XP 帮助系统的方法是：依次单击"开始"菜单中的"帮助和支持"，则弹出"帮助和支持中心"窗口，如图 2-32 所示。Windows XP 针对操作系统中的所有功能提供了广泛的帮助。在"帮助和支持中心"主页中可以非常容易地导航到各个帮助主题。

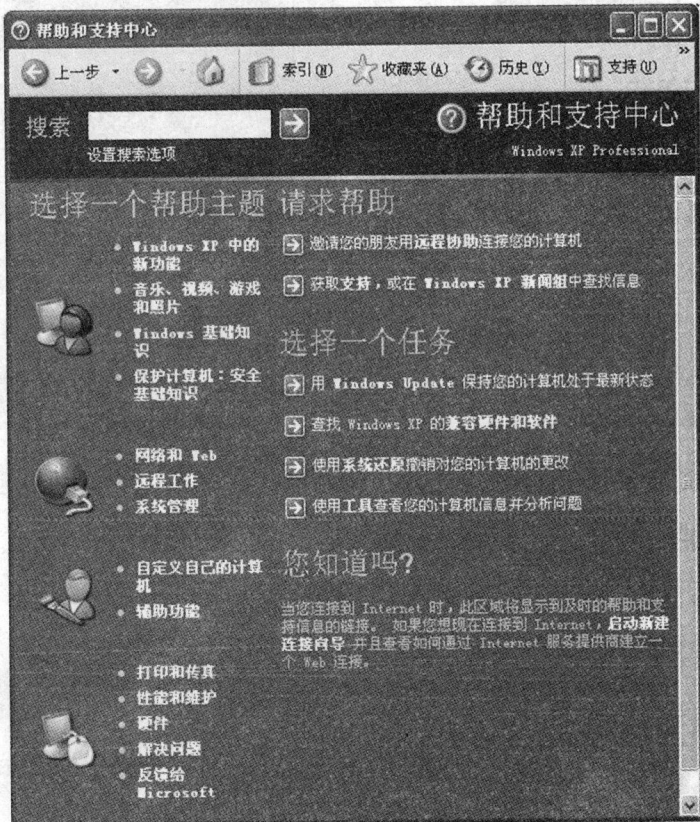

图 2-32　"帮助和支持中心"窗口

单击导航栏上的"索引",可以查看目录表或索引,也可以像如图 2-33 所示的那样,在"搜索"框中键入词或词组来查找所需的内容。

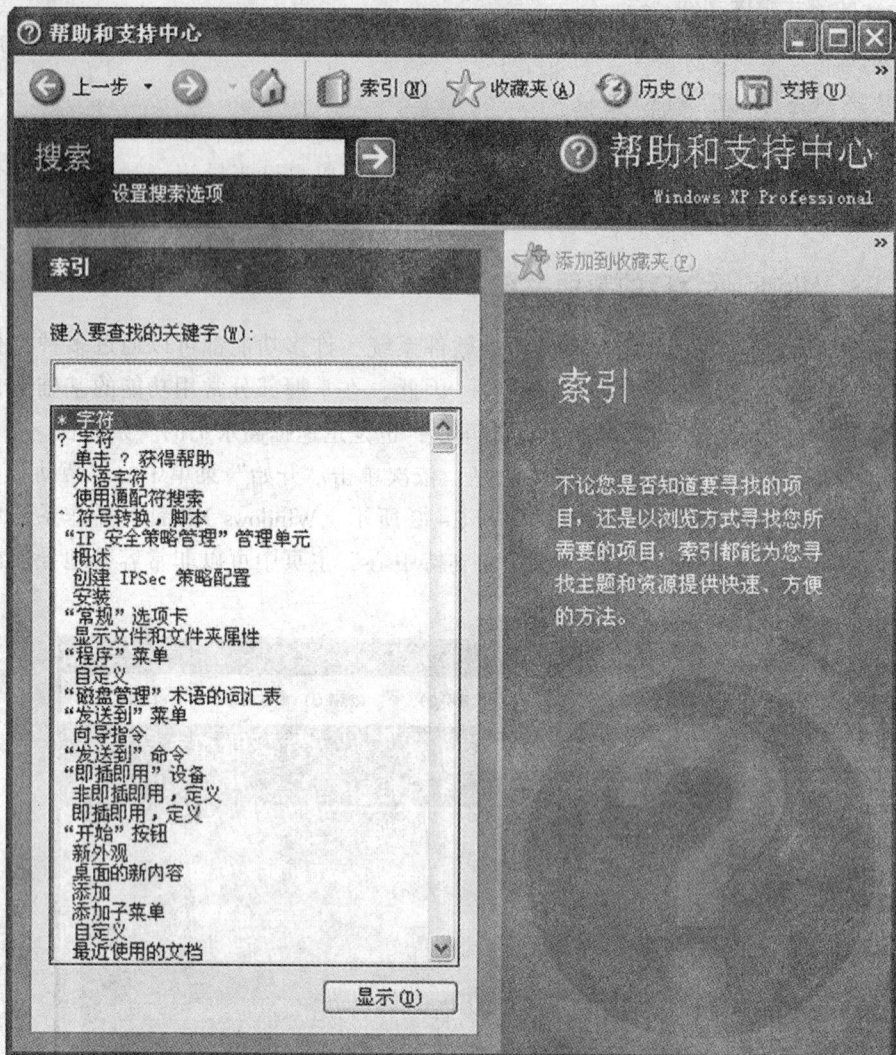

图 2-33　以索引方式打开的帮助窗口

在"帮助和支持中心"对话框中的"支持"页为您提供了多种方式来获取帮助,包括通过 Internet。要打开"支持"页,请单击"帮助和支持中心"顶部的"支持"图标。

十一、Windows XP 的文件与磁盘管理

文件和文件夹是计算机中比较重要的概念之一,在 Windows 操作系统中,几乎所有的任务都要涉及文件和文件夹的操作。

(一) 文 件

文件就是用户赋予了名称并存储在磁盘上的信息单元。它可以是用户创建的文档,

也可以是可执行的应用程序或一张图片、一篇文章、一段声音等，它们存放在磁盘上就是不同类型的文件。操作系统从磁盘上读取或存储信息时，以文件名称的不同来区分文件。

在 Windows 操作系统中，每个文件以一个名字存储在磁盘上，可以"按名"使用文件，并且用不同类型的"图标"直观地表示文件的类型，只需双击就可打开或运行该文件。

文件的名字由两部分构成，前一部分称为主文件名，后一部分称为扩展名，中间用分隔符"．"来分开。例如 My friend.doc，其中"My friend"就是该文件的主文件名，"doc"就是该文件的扩展名，它们中间用"．"来分隔开。

具体扩展名有什么作用呢？简单来说就是扩展名是用来辨别不同文件的。文件扩展名是操作系统用来标志文件格式的一种机制，它是来标识文件类型和创建此文件的程序。表 2-7 中列出了常见文件的图标样式及扩展名。Windows 操作系统会依据扩展名赋予文件不同的图标，并可启动对应的关联程序对其进行相关操作。

表 2-7　一些常见图标对应的文件类型及其扩展名

图标样式								
文件类型	文本文件	Mirosoft Word 文档	BMP 图像	WinRAR 压缩文件	波形文件	Microsoft Excel 工作表	JPEG 图像	系统文件
扩展名	txt	doc	bmp	rar	wav	xls	jpg	sys

（二）文件夹

在计算机中通常存有大量文件，为便于查找和分类管理，在 Windows 中引入了文件夹的概念。文件夹是一个存储文件的有组织的实体，其功能与日常生活中的文件袋或文件柜类似。在大多数情况下，一个文件夹对应于一块磁盘空间，用户可在其中存放各种数据文档、应用程序、快捷方式以及其他文件夹。通过使用嵌套文件夹，用户可以很方便地建立一个树型目录结构，用以完成对各种文件的分类管理。

在由文件夹构成的树型目录结构中，文件可能存放在不同文件夹中。为了找到特定文件，用户除了需要指定文件名外，还需要说明该文件是存放在哪个磁盘的哪个文件夹中。在系统中定位唯一文件的完整书写方法是：

<盘符><路径><文件名>

其中，路径描述了文件在树型目录中的位置，它由一系列相邻的目录（文件夹）组成，不同目录名之间用反斜杠（\）隔开。同时文件名也必须用反斜杠与最后一个目录名隔开。例如：

C:\Program Files\SkyNet\Firewall\PFW.exe

<盘符>　　　　　　<路径>　　　　　<文件名>

除了上述标准文件夹外，在 Windows 中还有一类特殊的文件夹，如"控制面板"

等。这些文件夹中实际上存放的是一个应用程序。用户不能在其中存储文件，但可以查看和管理其中的内容。普通用户并不需要关心两种文件夹之间的区别，可以用相同的方式对其进行操作。

（三）文件与文件夹的命名

在 Windows 操作系统中，对文件与文件夹的命名主要规则如下：

1. 文件名支持最长为 255 个字符的英文主文件名。

2. 通常每一个文件都有三个字符的扩展名。

3. 文件夹和文件名中不能出现以下九个字符：/ \ : * ? " < > |。

4. 文件名不区分英文字母大小写，如 hello 与 HELLO 代表同一文件。

5. 文件名中允许使用多个分隔符和空格，如 my file.book.doc。

6. 在同一位置，不容许相同名字相同类型的文件或文件夹存在。

7. 在使用查找显示文件名时可以使用通配符 "*" "?"。

（四）文件和文件夹管理窗口

文件管理是用户使用最多的系统操作之一。在 Windows XP 中提供了两种文件管理工具："我的电脑"和"资源管理器"。这两种文件管理工具运行起来虽在外观上有区别，功能上却基本一致，用户可根据喜好选择。

1. "我的电脑" "我的电脑"是在电脑中查看文件和文件夹内容的重要窗口。通过双击桌面上的"我的电脑"图标或在桌面中选择"开始"菜单中的"我的电脑"命令，都可打开"我的电脑"窗口，如图 2-34 所示。

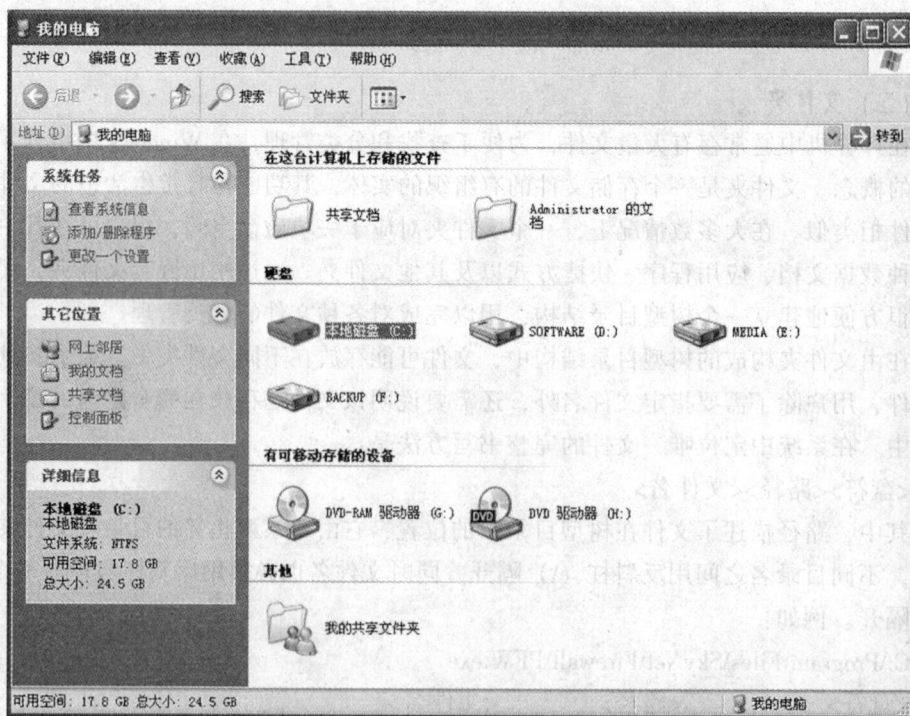

图 2-34 "我的电脑"窗口

"我的电脑"窗口由标题栏、菜单栏、工具栏、地址栏、窗口工作区、任务窗格和状态栏组成。其中窗口工作区中的图标按类型排列时,将"我的电脑"内容分成3栏:"在这台计算机上存储的文件"栏用于存储电脑中各帐户的文档资料;"硬盘"栏显示了电脑中所有硬盘分区,通过双击分区图标可以查看电脑中存储的所有文件与文件夹;"有可移动存储的设备"栏显示了电脑中安装的光驱或移动存储设备。

2. 资源管理器 "资源管理器"是 Windows 中一种很常用的管理工具,许多用户都喜欢用它来管理文件和文件夹。打开"资源管理器"常见的方法有以下几种:

(1) 在"我的电脑"窗口中单击工具栏中的【文件夹】按钮。

(2) 用鼠标右键单击"开始"按钮或"我的电脑""我的文档""回收站""网上邻居"图标,从弹出快捷菜单选择"资源管理器"命令。

(3) 单击"开始"按钮,选择"所有程序""附件"下的"Windows 资源管理器"命令。

打开的"资源管理器"窗口如图 2-35 所示。

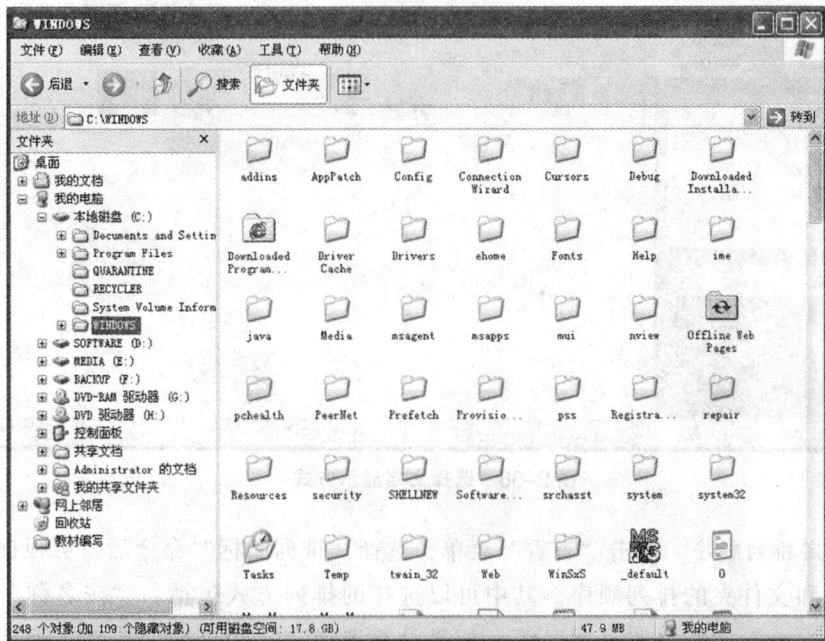

图 2-35 "资源管理器"窗口

发现其窗口组成与"我的电脑"基本相同,只是左侧的文件夹目录窗格取代了任务窗格。文件夹目录窗格将电脑中所有的硬盘分区和文件夹等项目以树型结构排列。顶部的"桌面"称为根目录。根目录下包含的"我的文档""我的电脑""网上邻居"等项目称为子目录,子目录下可包含下一级子目录。而"资源管理器"右窗格为"内容"窗格,它显示的是在左窗格中被选中对象的具体内容。

在"资源管理器"左边的"文件夹"窗格中,有的图标旁带有加号 (+),它表示在该文件夹中还包含有其他子文件夹。单击这个加号,可以展开该文件夹,看到其中的子文件夹，同时加号自动变为减号（−）。如果单击该减号，则可折叠对象树，使对象树显得更加简洁，便于快速查找。

（五）"我的电脑"和"资源管理器"的基本操作

1. 选择显示方式　在"我的电脑"和"资源管理器"中提供了"缩略图""平铺""图标""列表""详细信息"等多种文档显示方式，用户可通过使用"查看"菜单或工具栏中的"查看"按钮来进行选择，如图 2−36 所示。

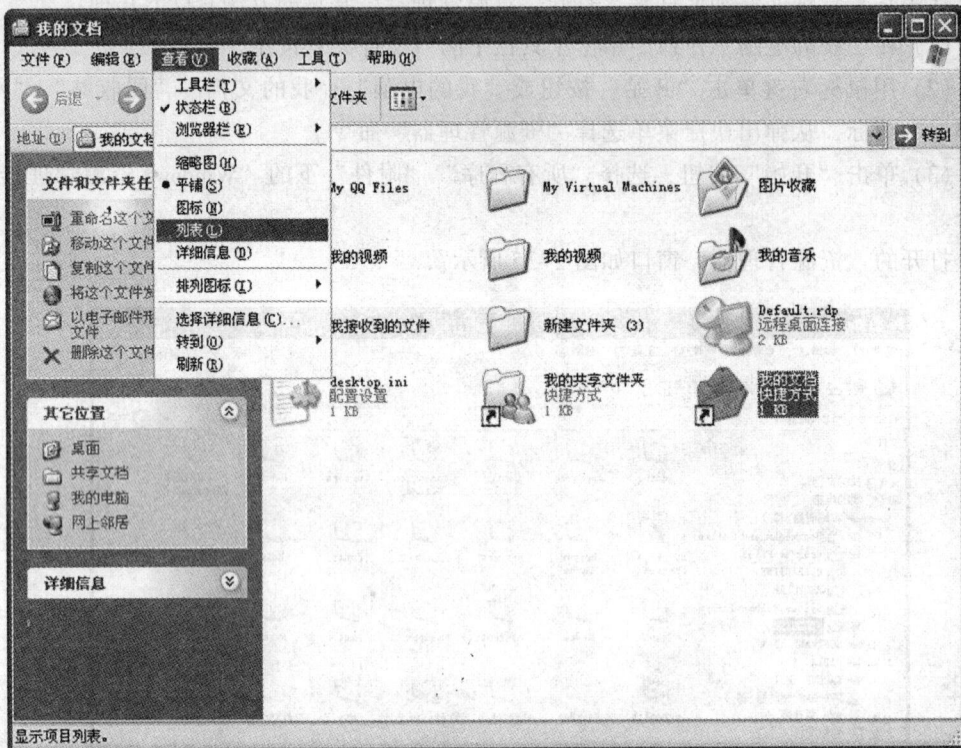

图 2−36　选择文档显示方式

2. 指定排列顺序　单击"查看"菜单，选择"排列图标"命令后，可根据需要来指定文件和文件夹的排列顺序。其中可以选择的排列方式包括："按名称""按类型""按大小""按修改日期"等。如果没有选择"自动排列"功能，则在经过一番操作后图标可能会变得很凌乱，此时，可选择"对齐图标"功能，使图标重新排列整齐。

3. 打开文件夹中的对象　如果要打开文件夹中的对象，可用鼠标双击该对象，或者先选中该对象再按 Enter 键；如果该对象是一个应用程序，则直接开始运行；如果该对象是一个文档，则会启动与之相关联的应用程序来打开文档；如果该文档还没有指定相关联的应用程序，则会弹出一个对话框，提示用户选择适当的关联程序。

（六）文件与文件夹的管理

文件与文件夹的管理是 Windows 操作系统中最主要功能之一，熟练进行文件和文件夹管理操作，是学习计算机应用的基本功之一。文件与文件夹的管理主要包括：创建、删除、复制、移动、重命名、查找等。

1. 创建文件或文件夹　在使用电脑时常需要将同种类型的文件放在一个文件夹中，这时必须在电脑中新建一个文件夹。在 Windows 系统中可以在任何一个驱动器、树状目录任意位置建立新文件夹。具体操作步骤如下：

（1）打开要新建文件或子文件夹的位置——即在哪个文件夹或磁盘中建立。

（2）单击"文件"菜单，选择"新建"命令，再选择"新建"级联菜单中的新建选项，则会出现一个新建的目标，其名称被系统暂定为"新建×××"。

（3）输入新文件或文件夹的名称并按回车键（或者在窗口其他位置单击鼠标左键），则可将新建的目标更名为用户自己需要的名称。

说明：如果开始打开的是一个磁盘，则新文件夹将建立在该盘的根文件夹下。同时也可以在目标位置空白处单击鼠标右键，在弹出的快捷菜单中，选择"新建"命令，再选择新建选项，也可创建文件或文件夹，如图 2–37 所示。

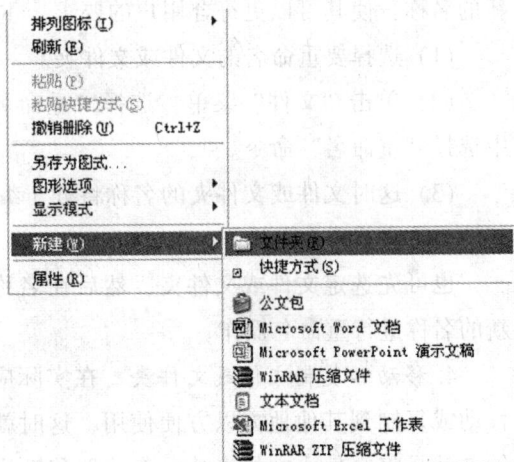

图 2–37　"新建"命令

2. 删除文件或文件夹　当有的文件或文件夹不再需要时，用户可将其删除掉。但由于直接删除硬盘上的文件内容总带有一定的危险性，因此，Windows 并不立即删除这些内容，而是先把它们放入回收站，直到用户清空回收站为止。

所谓回收站，其实就是硬盘上的一个特殊目录。用鼠标将选定的文件或文件夹拖动到回收站，就完成了相应的删除操作。在这个操作过程中，系统只是从逻辑上删除了选定的对象，而实际内容仍然占用着硬盘上的物理空间，因此可以很容易地恢复被误删除的文件内容。

如果要恢复被误删除的内容，可双击"回收站"图标，在打开的"回收站"窗口中选择需要恢复的对象，然后单击"文件"菜单中的"还原"命令即可。

删除文件或文件夹时首先需要选定要删除的文件或文件夹，然后执行下面的任何一个操作，都可将其删除。几种常用的删除方法是：

（1）选择"文件"菜单中的"删除"命令。

（2）在目标上单击鼠标右键，出现快捷菜单后，选择"删除"命令。

（3）选择目标后，按"Delete"键或"Del"键。

（4）单击窗口工具栏上的删除"×"按钮。

（5）将目标图标直接拖放到"回收站"图标上。

在经过以上操作后，会弹出"确认删除"对话框。若确认要删除该文件或文件夹，可单击"是"按钮；若不删除该文件或文件夹，可单击"否"按钮。

通常情况下，目标并没有真正从磁盘上删除，只是暂时放到"回收站"中，以后还可以根据需要从"回收站"恢复或真正删除。若想直接删除文件或文件夹，而不将其放入"回收站"中，可在拖到"回收站"时按住 Shift 键，或选中该文件或文件夹，按 Shift+Delete 键。

3. 重命名文件或文件夹　重命名文件或文件夹就是给文件或文件夹重新命名一个新的名称，使其可以更符合用户的要求。重命名文件或文件夹的具体操作步骤如下：

（1）选择要重命名的文件或文件夹。

（2）单击"文件"菜单，选择"重命名"命令，或单击右键，在弹出的快捷菜单中选择"重命名"命令。

（3）这时文件或文件夹的名称将处于编辑状态（蓝色反白显示），用户可直接键入新的名称进行重命名操作。

也可先选定文件或文件夹，然后在名称处再单击一次，使其处于编辑状态，键入新的名称进行重命名操作。

4. 移动和复制文件或文件夹　在实际应用中，有时用户需要将某个文件和文件夹移动或复制到其他地方以方便使用，这时就需要用到移动或复制命令。移动文件或文件夹就是将文件或文件夹从一个位置移动到另外一个位置，执行移动命令后，原位置的文件或文件夹消失，而出现在新的目标位置。复制文件或文件夹相当于做了一个备份操作，原位置处的文件或文件夹不消失，而在目标位置出现了相同的文件或文件夹。文件或文件夹移动和复制的方法如下。

（1）使用"编辑"菜单法

① 选择要进行移动和复制的文件或文件夹。

② 单击"编辑"菜单，选择"剪切"或"复制"命令；或单击右键，在弹出的快捷菜单中选择"剪切"或"复制"命令。

③ 选择目标位置，单击"编辑"菜单，选择"粘贴"命令，或在目标位置单击鼠标右键，在弹出的快捷菜单中选择"粘贴"命令，即可实现。

（2）使用工具栏按钮法

① 选择要进行移动和复制的文件或文件夹。

② 单击工具栏上的"剪切"或"复制"按钮。

③ 选择目标位置，并单击工具栏上的"粘贴"按钮，即可实现。

（3）使用键盘快捷键

① 选择要进行移动和复制的文件或文件夹。

② 按 Ctrl+X（剪切）Ctrl+C（复制）键。

③ 选择目标位置，并单击工具栏上的按 Ctrl+V（粘贴）键，即可实现。

（4）使用鼠标拖放法　将选定的文件或文件夹利用鼠标拖放到目标位置，可以快速地完成文件或文件夹的移动和复制操作，这种方法既简单又直观。

① 选择要进行移动和复制的文件或文件夹。

② 把鼠标指针指向选定的目标区域中，按住左键不放拖动目标。

③ 将文件或文件夹拖动到目标位置后，松开鼠标左键，即可实现。

如果是在两个不同驱动器之间移动，需按住 Shift 键进行拖动；如果是在同一个驱动器内复制，需按住 Ctrl 键进行拖动。

5. 文件或文件夹的选定　选定文件或文件夹是一种非常重要的操作。在进行文件和文件夹的复制、移动或删除等操作之前，通常需要首先选定操作对象（一个或多个文件或文件夹），即"先选定后操作"。具体操作方法如下：

（1）选择单个文件或文件夹　只需使用鼠标直接单击要选定的文件或文件夹图标即可选择相应的单个文件或文件夹。对于键盘操作，可先把光标移到工作区（通过按Tab 键来达到），再按箭头键↓（或→、↑、←）来选择。

（2）选定多个连续的文件或文件夹　应先将指针指向要选定的第一个文件或文件夹的前面，然后用按下鼠标左键不放进行拖动，此时窗口中将出现一个蓝色的矩形框，即可选择多个连续的文件或文件夹。或者，应先单击所要选定的第一个文件或文件夹，然后按住 Shift 键不放，再选择最后一个文件或文件夹，此时在它们之间的所有文件和文件夹都将被选择，最后松开 Shift 键即可。

（3）选定多个不连续的文件或文件夹　选择不连续的多个文件或文件夹的方法是：先单击第一个文件或文件夹，再按住 Ctrl 键不放，然后依次单击所需选择的其他文件或文件夹，最后松开 Ctrl 键即可。

（4）选择所有的文件和文件夹　选择所有的文件和文件夹是指选中位于同一硬盘分区或文件夹下所有文件和子文件夹的操作。其具体操作是：

① 在打开的硬盘分区或文件夹中利用鼠标拖动方法来选择全部的文件或文件夹。

② 选择"编辑"菜单中的"全部选定"命令或按下键盘上的 Ctrl+A 键，即可选定所有文件或文件夹。

（5）反向选定　当选取不需要选择的文件或文件夹时，可选择"编辑"菜单中的"反向选择"命令，结果取消了原来的选择，而原来未被选取的文件或文件夹都被选择了。

（6）取消选定　将鼠标指针指向窗口工作区的空白处，单击左键。注意，这里所指的取消，只是不选定而已，并非把内容删除掉。

6. 搜索文件或文件夹　在计算机中可能存有大量文件，为了能对特定文件进行操作，首先必须找到该文件的位置。这时使用 Windows XP 的文件或文件夹搜索功能进行搜索，就能很快解决问题。搜索功能可以用来查找文件、文件夹，甚至网络上的计算机。

（1）进入搜索窗口　单击"开始"菜单，选择"搜索"命令，在打开的窗口中选择"所有文件和文件夹"，或直接单击如"我的电脑"等窗口工具栏中的"搜索"按钮，则打开"搜索"窗口，如图 2-38 所示。

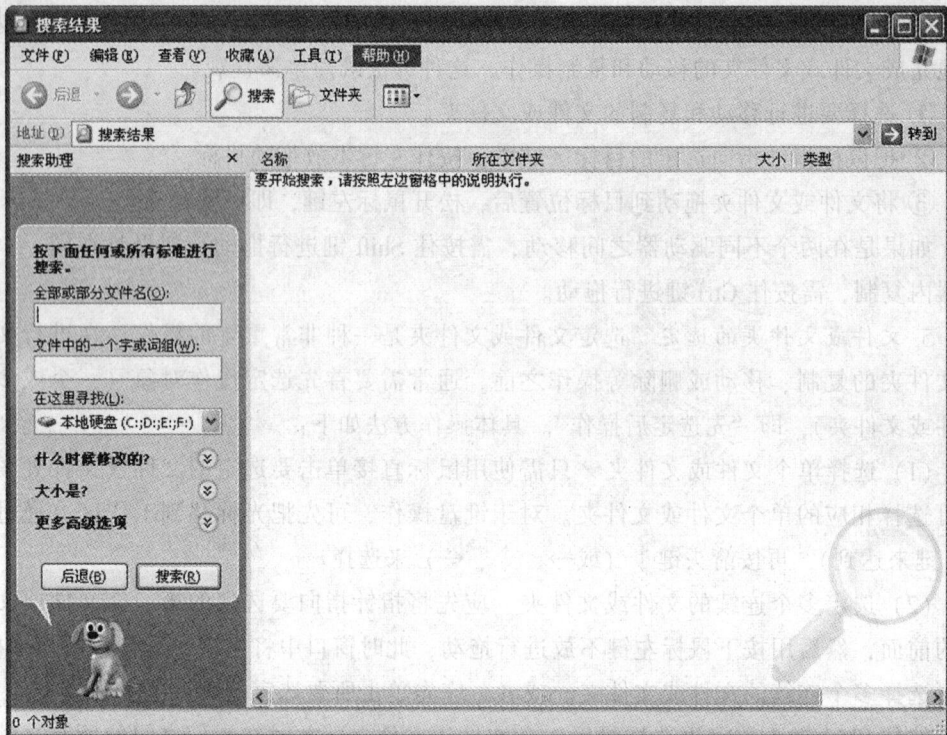

图 2-38　"搜索"窗口

（2）按文件名或内容查找　在已打开的"搜索"窗口中，"全部或部分文件名"文本框中输入需要查找的文件或文件夹名词，如"计算机"。在"在这里寻找"下拉列表框中选择搜索区域，如"我的电脑"选项以查看所有硬盘。单击"搜索"按钮，系统开始搜索。搜索完毕后，在右侧的窗口工作区中将会列出搜索的结果，并显示文件名称和它所在的位置。

如果用户只知道文件的大概内容而不清楚具体文件名，例如，要查找一封在几个月前写给朋友张君的信件，则可在"文件中的一个字或词组"文本框中输入"张君"，再单击"搜索"按钮即可。

另外，在 Windows 中也允许使用通配符来控制文件名匹配模式，进行模糊查找。可用星号（*）或问号（?）代替记不清的字符，其中"*"可代表一个或多个字符，"?"只能代表一个字符。

（3）其他高级搜索选项　在"搜索"窗口中除了可以按文件名和文件内容进行搜索外，还提供了一些更精确的高级选项。其中提供的高级搜索选项包括：

① "什么时候修改的"：按文件或文件夹的修改日期自定义搜索。

② "大小"：按文件的大小自定义搜索。

③ "更多高级选项"：包括搜索文件类型、是否搜索系统文件夹、是否搜索隐藏的文件和文件夹、是否搜索子文件夹、区分大小写、搜索磁带备份等。

通过这些选项用户可以实现更精确的组合查找。

7.修改文件或文件夹的属性 在 Windows XP 中，每个文件和文件夹都有各自的属性，属性信息包括文件或文件夹的名称、位置、大小、创建时间、只读、隐藏和存档等。查看文件或文件夹属性的方法是：

(1) 选定要查看属性的文件或文件夹。

(2) 打开窗口菜单栏中的"文件"菜单，选择"属性"命令，或单击右键，在弹出的快捷菜单中选择"属性"命令，打开"属性"对话框。

(3) 选择"常规"选项卡，即可查看文件或文件夹的属性，如图 2-39 所示。

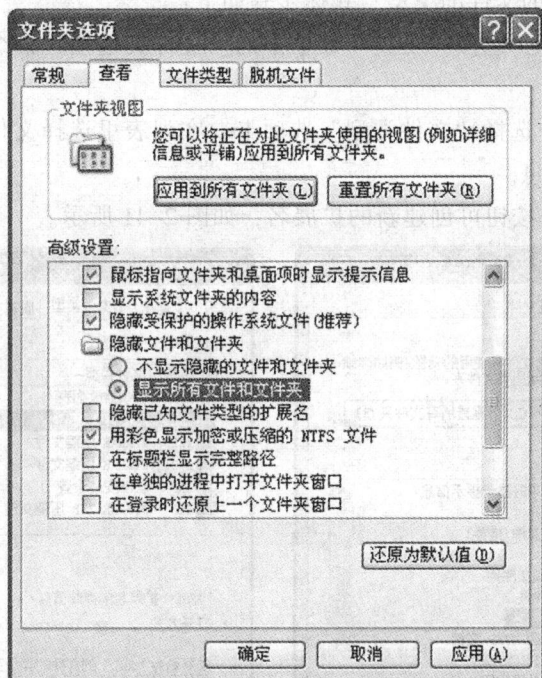

图 2-39 "文件夹选项"对话框（"查看"选项卡）

文件或文件夹包含三种属性：只读、隐藏和存档。若将文件或文件夹设置为"只读"属性，则表示该类型文件夹或文件只能显示不能修改；若将文件或文件夹设置为"隐藏"属性，则该文件或文件夹在常规显示中将不再显示，从而增加安全性；若将文件或文件夹设置为"存档"属性，则表示该文件或文件夹已修改或备份过。该类型的文件可读写、可删除，普通的文件夹或文件都具有该属性。有些程序用此选项来确定哪些文件需做备份。

8.设置文件或文件夹显示方式 在常规设置下，Windows 操作系统对一些系统文件、属性设为隐藏的文件或文件夹，还有文件的扩展名会自动隐藏。下面介绍如何将这些被自动隐藏的信息找到。

(1) 显示或隐藏文件或文件夹 具体步骤如下：

① 打开任一窗口，选择"工具"菜单中的"文件夹选项"命令，打开"文件夹选项"对话框。

② 在该对话框中选择"查看"选项卡，选择"显示所有文件或文件夹"即可显示，选择"不显示隐藏的文件和文件夹"即可隐藏。

（2）显示或隐藏文件扩展名　具体步骤如下：

① 打开任一窗口，选择"工具"菜单中的"文件夹选项"命令，打开"文件夹选项"对话框。

② 在该对话框中选择"查看"选项卡，选择或取消"隐藏已知文件类型的扩展名"即可显示或隐藏，如图 2-40 所示。

（3）查看已注册的文件的类型　具体步骤如下：

① 打开任一窗口，选择"工具"菜单中的"文件夹选项"命令，打开"文件夹选项"对话框。

② 在该对话框中选择"文件类型"选项卡，在列表里选择文件类型，即可显示关于此种文件类型的信息。

③ 单击"新建"按钮可创建新的扩展名，如图 2-41 所示。

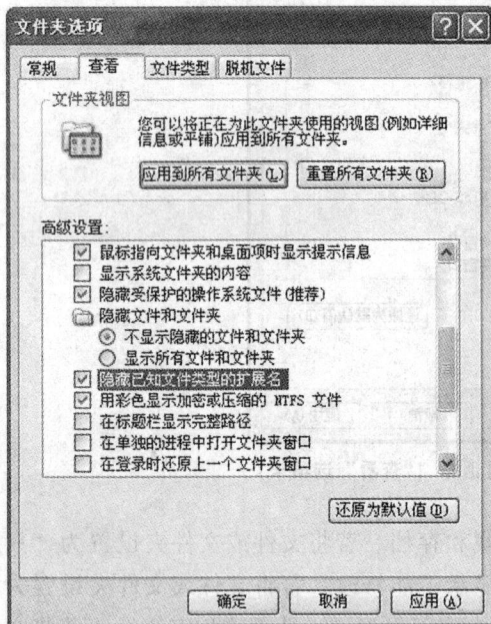

图 2-40　"文件夹选项"对话框　　　　图 2-41　"文件夹选项"对话框（"文件类型"选项卡）

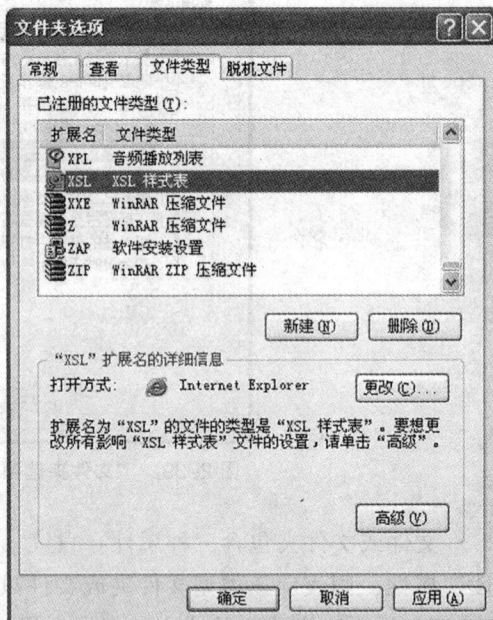

（七）磁盘管理

在计算机的日常使用过程中，用户可能会非常频繁地进行应用程序的安装或卸载，或进行文件的移动、复制、删除，或在 Internet 上下载程序文件等多种操作，而这样操作过一段时间后，计算机硬盘上将会产生很多磁盘碎片或大量的临时文件等，致使运行空间不足，程序运行和文件打开变慢，计算机的系统性能下降。因此，用户需要定期对磁盘进行管理，以使计算机始终处于较好的工作状态。为了充分地利用磁盘空间，优化系统资源，Windows 操作系统提供了磁盘管理工具——磁盘清理、磁盘碎片整理、磁盘查错程序。

1. *磁盘清理* 使用磁盘清理程序可以帮助用户释放硬盘驱动器空间，删除临时文件、Internet 缓存文件和可以安全删除不需要的文件，腾出它们占用的系统资源，以提高系统性能。执行磁盘清理程序的具体操作如下：

（1）单击"开始"按钮，选择"所有程序"菜单项的"附件"子菜单，选择"系统工具"里的"磁盘清理"命令。

（2）打开"选择驱动器"对话框，如图 2-42 所示。

图 2-42 "选择驱动器"对话框

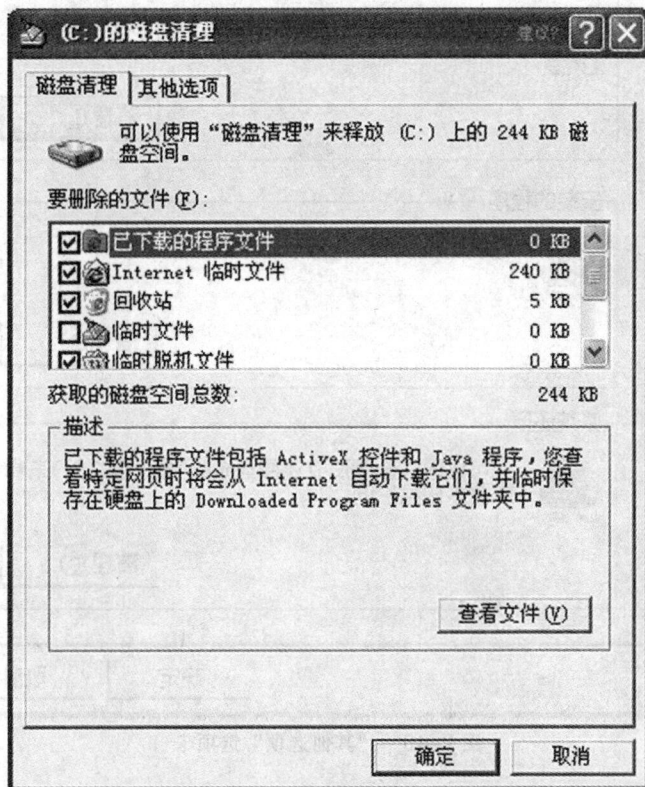

（3）在该对话框中可选择要进行清理的驱动器。选择后单击"确定"按钮可弹出该驱动器的"磁盘清理"对话框，选择"磁盘清理"选项卡，如图 2-43 所示。

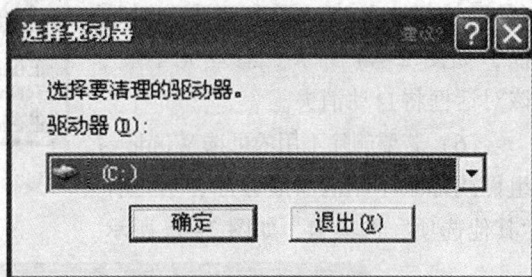

图 2-43 "磁盘清理"选项卡

（4）在该选项卡中的"要删除的文件"列表框中列出了可删除的文件类型及其所占用的磁盘空间大小，选中某文件类型前的复选框，在进行清理时即可将其删除；在"获取的磁盘空间总数"中显示了若删除所有选中复选框的文件类型后，可得到的磁盘空间总数；在"描述"框中显示了当前选择的文件类型的描述信息，单击"查看文件"按钮，可查看该文件类型中包含文件的具体信息。

（5）单击"确定"按钮，将弹出"磁盘清理"确认删除对话框，单击"是"按钮，弹出"磁盘清理"对话框，如图 2-44 所示。清理完毕后，该对话框将自动消失。

（6）若要删除不用的可选 Windows 组件或卸载不用的安装程序，可选择"其他选项"选项卡，如图 2-45 所示。

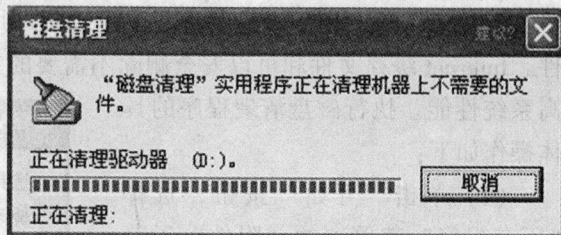

图 2-44　"磁盘清理"对话框

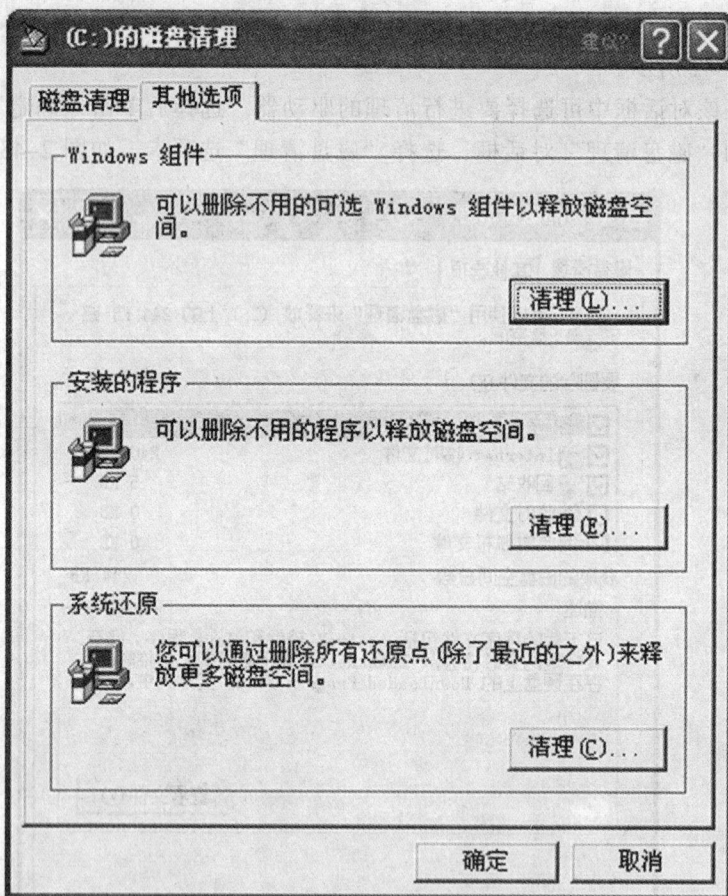

图 2-45　"其他选项"选项卡

（7）在该选项卡中单击"Windows 组件"或"安装的程序"选项组中的"清理"按钮，即可删除不用的可选 Windows 组件或卸载不用的安装程序。

2. 磁盘碎片整理　磁盘（尤其是硬盘）经过长时间的使用后，难免会出现很多零散的空间和磁盘碎片，一个文件可能会被分别存放在不同的磁盘空间中，这样在访问该文件时系统就需要到不同的磁盘空间中去寻找该文件的不同部分，从而影响了运行的速度。同时由于磁盘中的可用空间也是零散的，创建新文件或文件夹的速度也会降低。使用磁盘碎片整理程序可以重新安排文件在磁盘中的存储位置，将文件的存储位置整理到一起，同时合并可用空间，实现提高运行速度的目的。下面以对 C 盘进行磁盘碎片整理为例，介绍"磁盘碎片整理"程序的方法。

（1）单击"开始"按钮，选择"所有程序"菜单项的"附件"子菜单，选择"系统工具"里的"磁盘碎片整理程序"命令，打开"磁盘碎片整理程序"对话框，如图 2-46 所示。

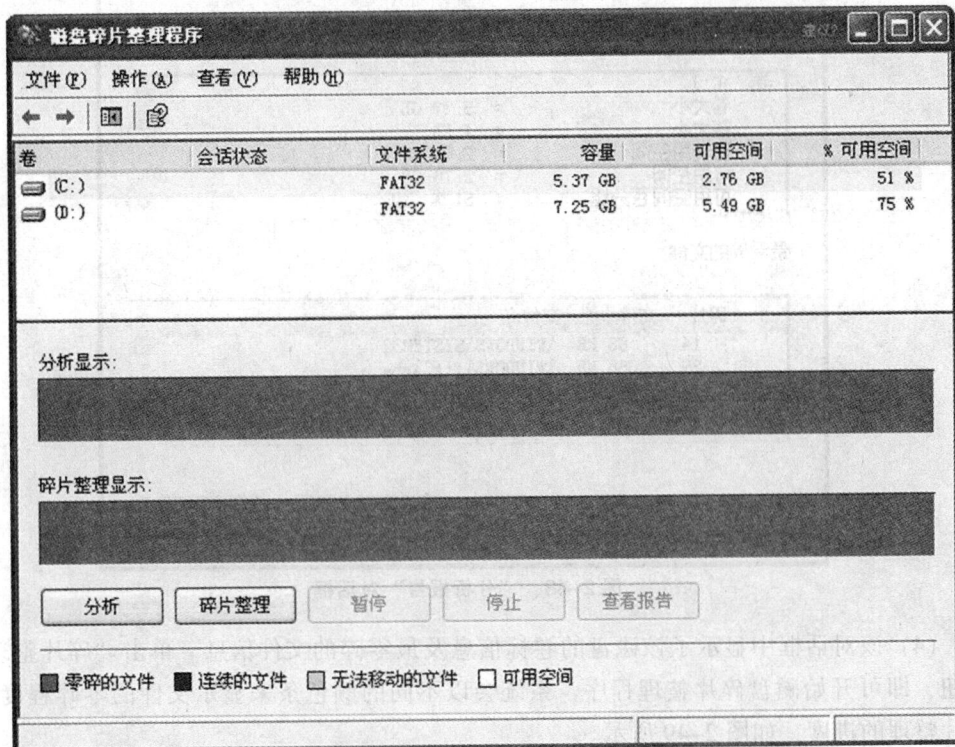

图 2-46 "磁盘碎片整理程序"对话框

（2）在该对话框中显示了磁盘的一些状态和系统信息。选择一个磁盘，单击"分析"按钮，系统即可分析该磁盘是否需要进行磁盘整理，并弹出是否需要进行磁盘碎片整理的对话框，如图 2-47 所示。

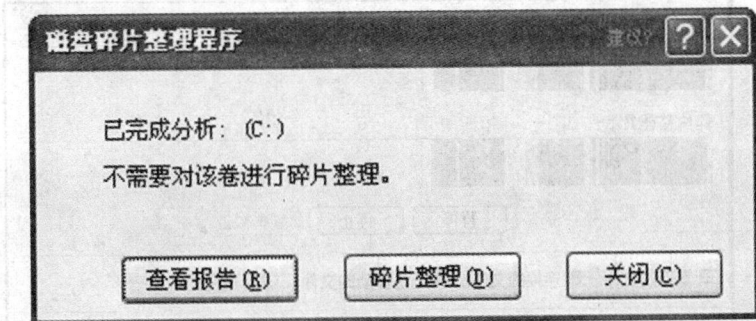

图 2-47 "磁盘碎片整理程序"对话框

（3）在对话框中单击"查看报告"按钮，弹出"分析报告"对话框，如图 2-48 所示。

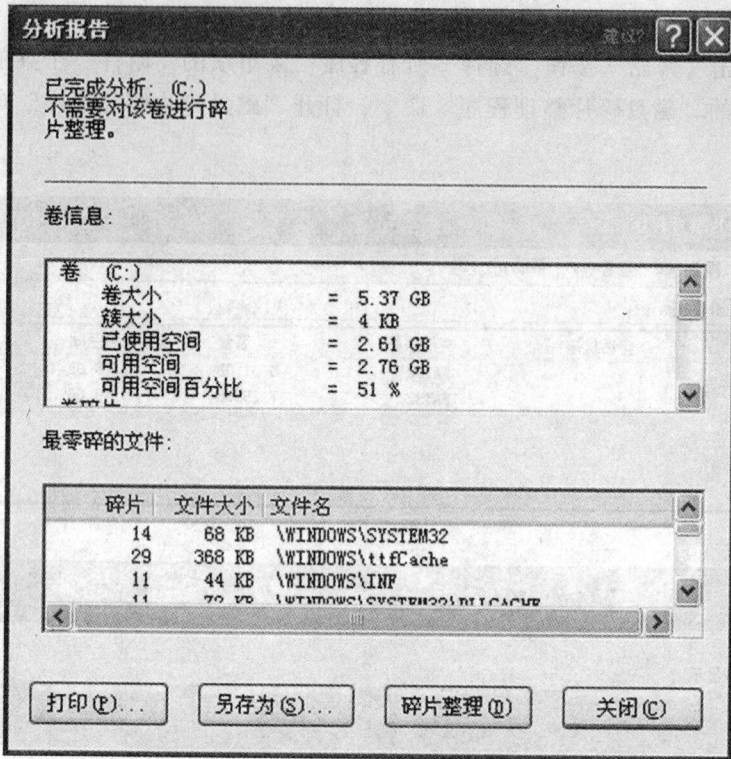

图 2-48 "分析报告"对话框

（4）该对话框中显示了该磁盘的卷标信息及最零碎的文件信息。单击"碎片整理"按钮，即可开始磁盘碎片整理程序，系统会以不同的颜色条来显示文件的零碎程度及碎片整理的进度，如图 2-49 所示。

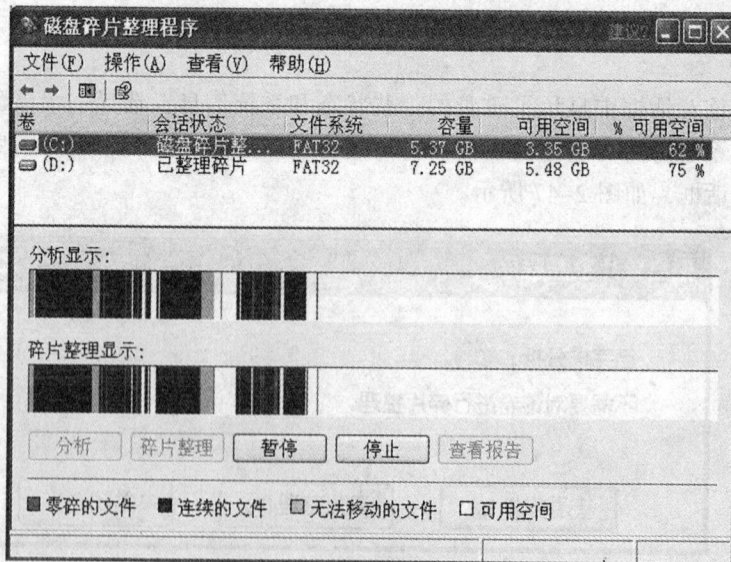

图 2-49 整理磁盘碎片

（5）整理完毕后，会弹出"磁盘整理程序"对话框，提示用户磁盘整理程序已完成。单击"确定"按钮即可结束"磁盘碎片整理程序"。

3. 磁盘查错　用户在经常进行文件的移动、复制、删除及安装、删除程序等操作后，可能会出现坏的磁盘扇区，这时可执行磁盘查错程序，以修复文件系统的错误、恢复坏扇区等。

执行磁盘查错程序的具体操作如下：

（1）打开"我的电脑"窗口，右击要进行磁盘查错的磁盘图标，在弹出的快捷菜单中选择"属性"命令。

（2）打开"磁盘属性"对话框，选择"工具"选项卡，如图 2-50 所示。

（3）在该选项卡中有"查错"和"碎片整理"两个选项组。单击"查错"选项组中的"开始检查"按钮，弹出"检查磁盘"对话框，如图 2-51 所示。

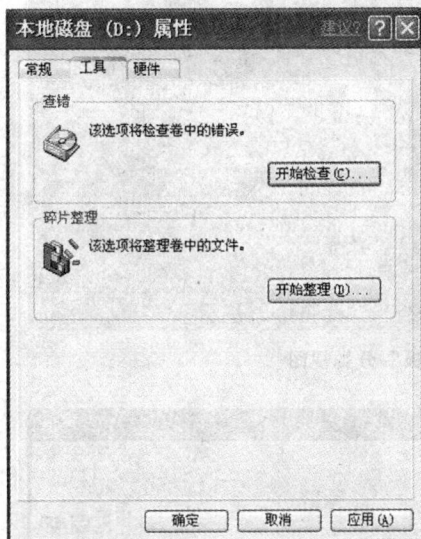

图 2-50　"工具"选项卡

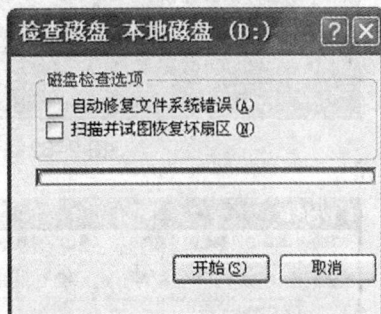

图 2-51　"检查磁盘"对话框

（4）在该对话框中用户可选择"自动修复文件系统错误"和"扫描并试图恢复坏扇区"选项，单击"开始"按钮，即可开始进行磁盘查错，在"进度"框中可看到磁盘查错的进度。

（5）磁盘查错完毕后将弹出"正在检查磁盘"对话框，单击"确定"按钮即可。

（6）单击"碎片整理"选项组中的"开始整理"按钮，可执行"磁盘碎片整理程序"。

十二、控制面板

在使用 Windows 操作系统中，有时希望按照自己的习惯调整屏幕颜色、安排桌面环境、改变计算机软硬件设置以及安装新的软件和硬件等，这些都可以利用 Windows 的"控制面板"中的程序来完成。

选择"开始"菜单中的"控制面板"命令，或在"我的电脑"中单击左侧任务窗格中的"控制面板"超级链接即可打开"控制面板"。

"控制面板"有两种视图方式，即分类视图（图2-52）和经典视图（图2-53）。默认情况下，Windows XP采用的是分类视图。两种视图的切换方法是通过单击"控制面板"左侧任务窗格中的超级链接来完成的。

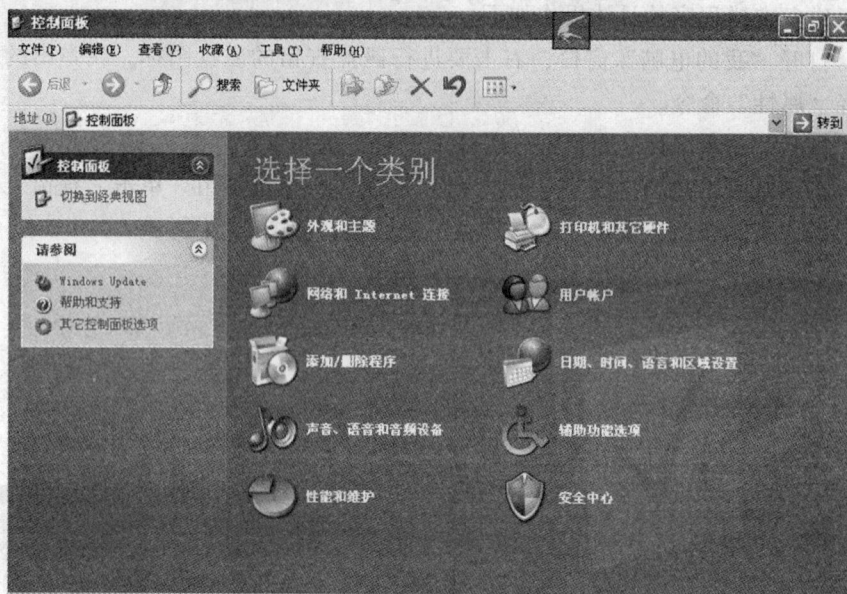

图2-52　"控制面板"分类视图

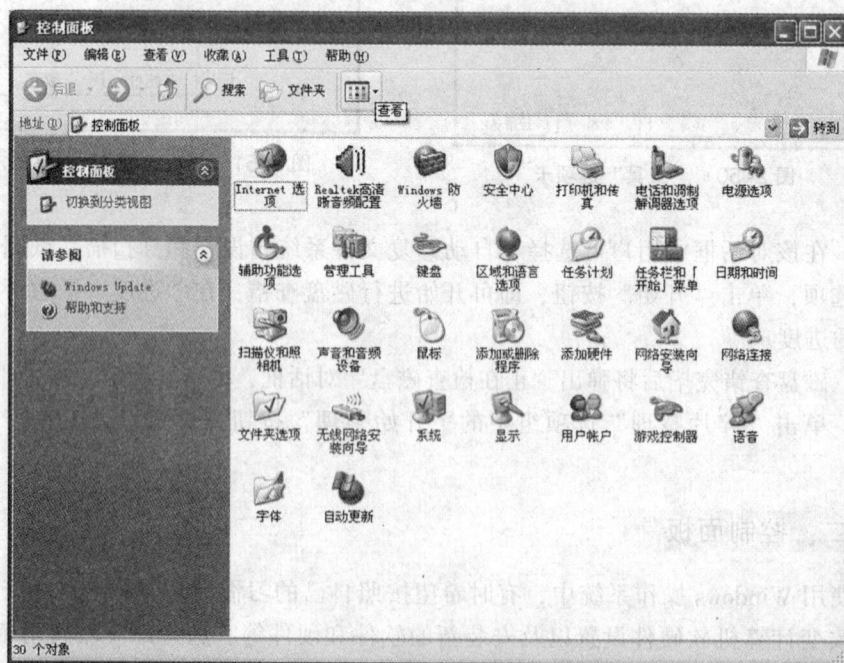

图2-53　"控制面板"经典视图

在分类视图模式下，"控制面板"按功能的不同分为 10 类。其中"外观和主题"用于设置桌面和显示器属性；"打印机和其他硬件"用于设置电脑中的鼠标、键盘、打印机等设备的属性；"用户帐户"用于创建和更改用户帐户信息。各类中都包含有多个工具。通过分类视图下的各类名称，用户可以很容易找到所需的工具。通过单击其超级链接图标即可打开其中的设置对话框或窗口。

在经典视图模式下，"控制面板"中的各个工具以图标的形式显示在窗口中。用户可根据所需设置的项目直接找到相应图标，双击图标即可打开设置对话框或窗口。对初学者而言，在经典视图下可以很快地找到需设置的内容。

使用"控制面板"完成设置以后，有时需要重新启动后才能生效，而且改变设置的结果对以后一直有效，直到再次改变。

（一）设置屏幕显示属性

显示属性可以改变显示的一些属性，包括对桌面背景、显示外观、屏幕保护程序、色彩显示等进行设置。打开屏幕显示属性的方法也很简单。右击桌面任意空白处，在弹出的快捷菜单中选择"属性"命令；或单击"开始"菜单，选择"控制面板"命令，在弹出的"控制面板"窗口中选择"显示"图标（若在"分类视图"模式下则单击"外观和主题"，然后选择"显示"）。

1. 设置桌面主题　桌面主题是一组预定义的窗口元素，它们可以将计算机个性化，使之有别具一格的外观。主题会影响桌面的总体外观，包括背景、屏幕保护程序、图标、字体、颜色、窗口、鼠标指针和声音。在 Windows XP 中，用户可以使用 Windows 经典外观作为主题，可以切换桌面主题，或修改现有主题的元素以创建新的主题并使用您希望的外观来自定义桌面。设置桌面主题的操作步骤如下：

（1）打开"显示属性"对话框，选择"主题"选项卡，如图 2-54 所示。

（2）单击主题下拉列表，在列出的桌面主题中单击鼠标左键选择。当选中任一主题后，就可在示例中显示出选定主题在桌面上的外观样式。

（3）选择好后，如果退出显示属性调整，可单击"确定"按钮即可。如果不退出显示属性调整对话框，则可单击"应用"按钮即可保存所有更改。

如果通过更改其任意一方面的特性修改了预先定义主题，则该主题会自动变为自定义主题；如果修改了某个主题的任何元素（如桌面背景或屏幕保护程序），你可以单击

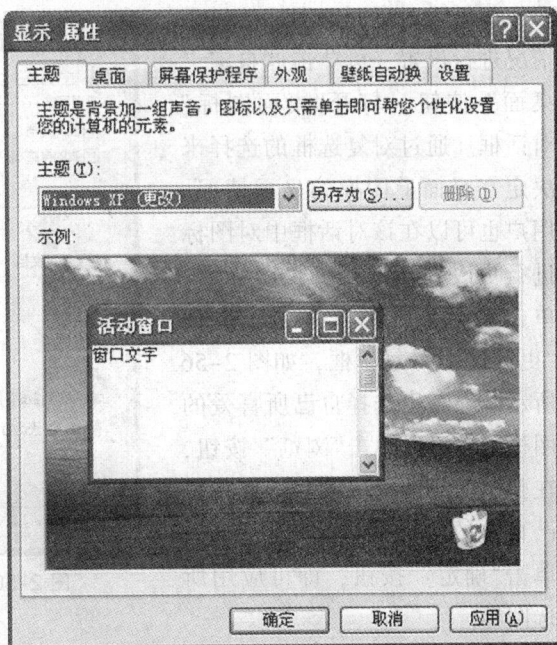

图 2-54　显示属性"主题"选项卡

"另存为"按钮以新的主题名称保存您所做的更改。

2. 设置桌面背景 用户可以选择单一的颜色作为桌面的背景，也可以选择扩展名为BMP、JPG、HTML等的图像文件作为桌面的背景图片。设置桌面背景的操作步骤如下：

（1）打开"显示属性"对话框，选择"桌面"选项卡，如图2-55所示。

（2）在"背景"列表框中可选择一幅喜欢的背景图片，在选项卡中的显示器中将会得到预览该图片作为背景图片的效果，也可以单击"浏览"按钮，在本地磁盘或网络中选择其他图片作为桌面背景。在"位置"下拉列表中有居中、平铺和拉伸三种选项，可调整背景图片在桌面上的位置。

如果用户想用纯色作为桌面背景颜色，可在"背景"列表中选择"无"选项，在"颜色"下拉列表中选择喜欢的颜色；如果想使用网络上的图片，则可在网络上右键单击该图片，然后单击"设为桌面背景"；如果选择htm文档作背景图片，将没有"位置"选项，该htm文档自动延伸覆盖整个背景。

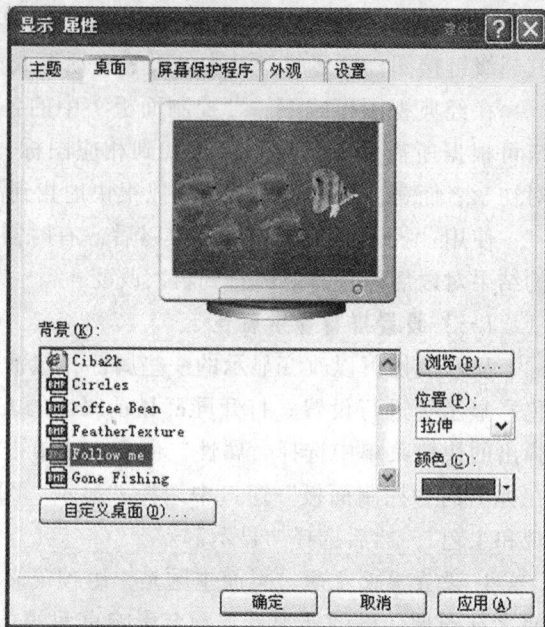

图2-55 显示属性"桌面"选项卡

（3）单击"应用"和"确定"按钮即可应用所选设置。

如果需对桌面上图标的显示情况进行设置，可单击"自定义桌面"按钮，打开"桌面图标"对话框。通过对复选框的选择来决定在桌面上图标的显示情况。用户也可以在该对话框中对图标进行更改，当选择一个图标后，单击"更改图标"按钮，出现"更改图标"对话框，如图2-56所示。在其中选择自己所喜爱的图标，也可以单击"浏览"按钮，在弹出的对话框中进一步查找自己喜欢的图标。当选定图标后，单击"确定"按钮，即可应用所选图标。

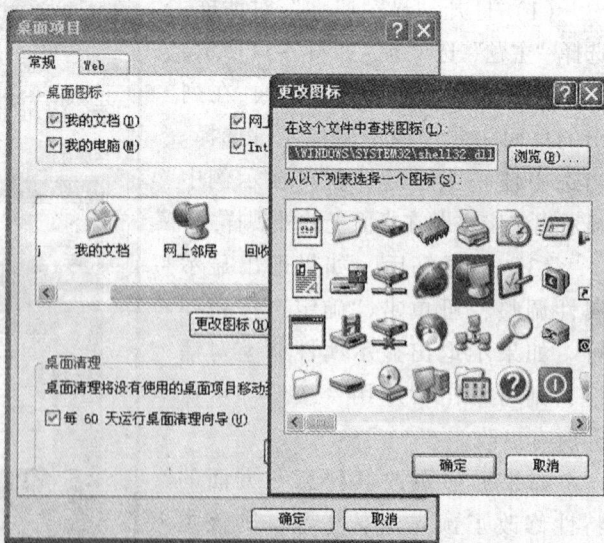

图2-56 "桌面项目"及"更改图标"对话框

用户不但可以将各种格式的图片设置为桌面，而且如果用户连上了Internet，还可从网上下载保存很多精美的网页，也可以将活动的网页设置为桌面背景。

3. 设置屏幕保护程序　在实际使用中，若彩色屏幕的内容一直固定不变，间隔时间较长后可能会造成屏幕的损坏，因此若在一段时间内不用计算机，可设置屏幕保护程序自动启动，以动态的画面显示屏幕，以保护屏幕不受损坏。设置屏幕保护的操作步骤如下：

(1) 打开"显示属性"对话框，选择"屏幕保护程序"选项卡，如图2-57所示。

(2) 在该选项卡的"屏幕保护程序"选项组中的下拉列表中选择一种屏幕保护程序，在选项卡的显示器中即可看到该屏幕保护程序的显示效果。

(3) 单击"设置"按钮，可对该屏幕保护程序进行一些设置；在"等待"文本框中可输入或调节微调按钮来确定时间，若在这一段指定的时间内没有使用鼠标或键盘，则屏幕保护程序会自动启动。

选中"密码保护"复选框将在激活屏幕保护程序时锁定您的计算机。退出屏幕保护程序时，系统将提示您键入密码进行解锁。

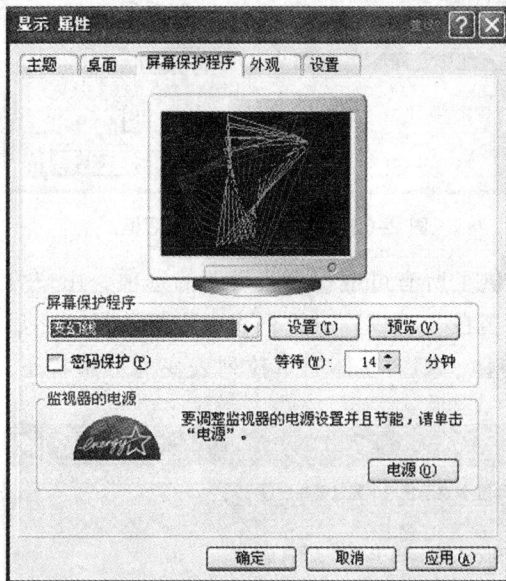

图 2-57　"屏幕保护程序"选项卡　　　图 2-58　"电源选项属性"对话框

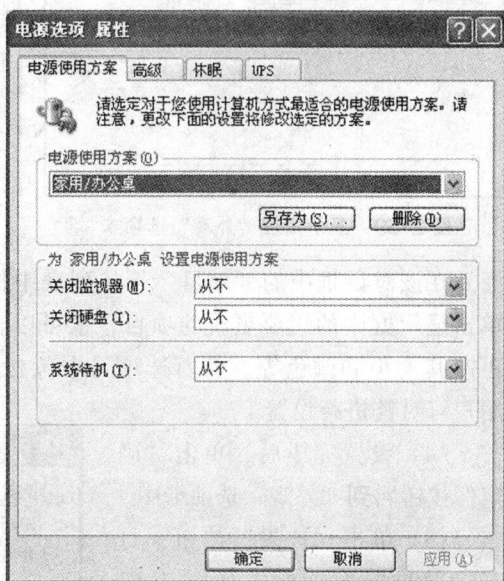

(4) 单击"预览"按钮，可预览该屏幕保护程序的效果，移动鼠标或操作键盘即可结束屏幕保护程序；

(5) 单击"应用"和"确定"按钮即可应用所选设置。

如果用户要调整监视器的电源设置来节省电能，单击"电源"按钮，可打开"电源选项属性"对话框，可以在其中制订适合自己的节能方案，如图2-58所示。

4. 设置显示外观　更改显示外观就是更改桌面、消息框、活动窗口和非活动窗口等的颜色、大小、字体等。在默认状态下，系统使用的是"Windows 标准"的颜色、大小、字体等设置。用户也可以根据自己的喜好设计自己的关于这些项目的颜色、大小和字体等显示方案。

更改显示外观的操作步骤如下：

(1) 打开"显示属性"对话框，选择"外观"选项卡，如图2-59所示。

(2) 在该选项卡中的"窗口和按钮"下拉列表中选择样式。然后在"色彩方案"和"字体大小"下拉列表中提供有多种选项供用户选择。

(3) 单击"高级"按钮，将弹出"高级外观"对话框，如图2-60所示。

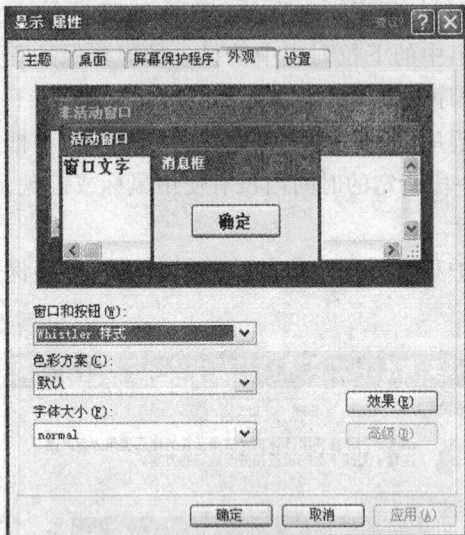

图 2-59　显示属性"外观"选项卡　　　　图 2-60　"高级外观"对话框

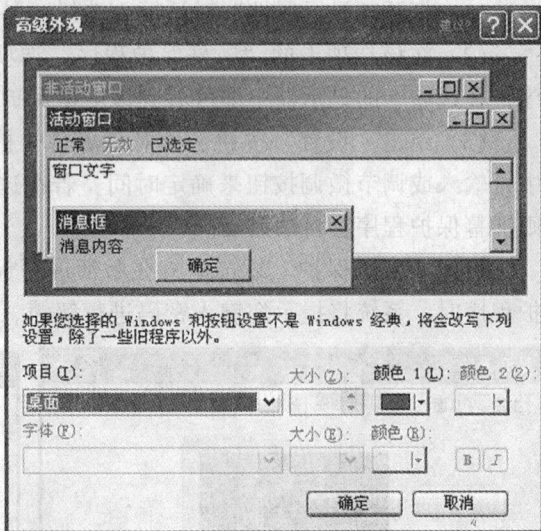

在该对话框中的"项目"下拉列表中提供了所有可进行更改设置的选项，用户可单击显示框中的想要更改的项目，也可以直接在"项目"下拉列表中进行选择，然后更改其大小和颜色等。若所选项目中包含字体，则"字体"下拉列表变为可用状态，用户可对其进行设置。

(4) 设置完毕后，单击"确定"按钮回到"外观"选项卡中。

(5) 单击"效果"按钮，打开"效果"对话框，如图2-61所示。

(6) 在这个对话框中可以为菜单和工具提示使用过渡效果，可以使屏幕字体的边缘更平滑，尤其是对于液晶显示器的用户来说，使用这项功能，可以大大地增加屏幕显示的清晰度。除此之外，用户还可以使用大图标、在菜单下设置阴影显示等等。单击"确定"按钮回到"外观"选项卡中。

图 2-61　"效果"对话框

(7) 单击"应用"和"确定"按钮即可应用所选设置。

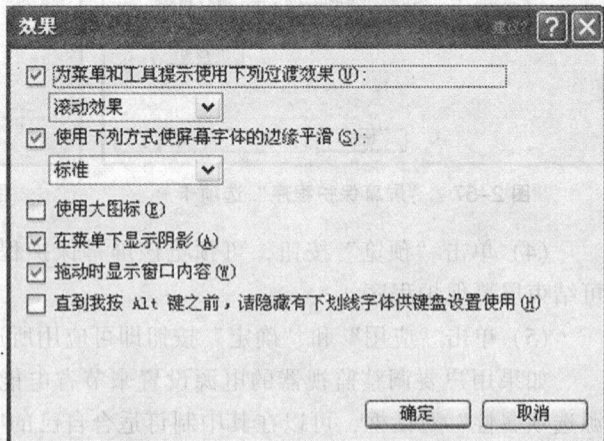

5. 设置显示方式　显示器显示清晰的画面，不仅有利于用户观察，而且会很好地保护视力，特别是对于一些专业从事图形图像处理的用户来说，对显示屏幕分辨率的要求是很高的，在"显示属性"对话框中切换到"设置"选项卡，可以在其中对高级显示属性进行设置，如图 2-62 所示。

在"屏幕分辨率"选项中，用户可以拖动小滑块来调整其分辨率，分辨率越高，在屏幕上显示的信息越多，画面就越逼真。在"颜色质量"下拉列表框中有：中（16 位）、高（24 位）和最高（32 位）三种选择。显卡所支持的颜色质量位数越高，显示画面的质量越好。用户在进行调整时，要注意自己的显卡配置是否支持高分辨率，如果盲目调整，则会导致系统无法正常运行。

单击"高级"按钮，弹出一个当前显示属性对话框，在其中有关于显示器及显卡的硬件信息和一些相关的设置，如图 2-63 所示。

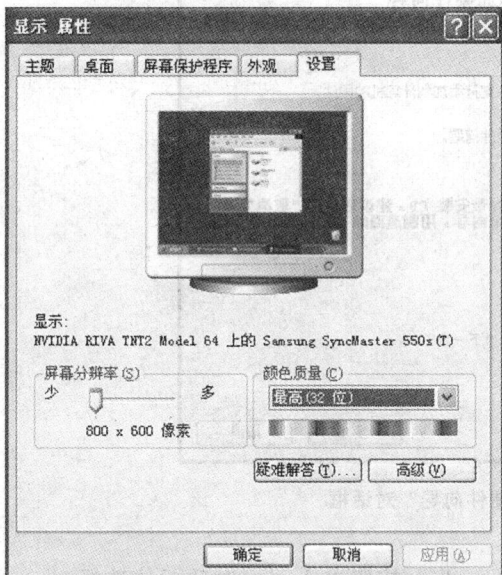

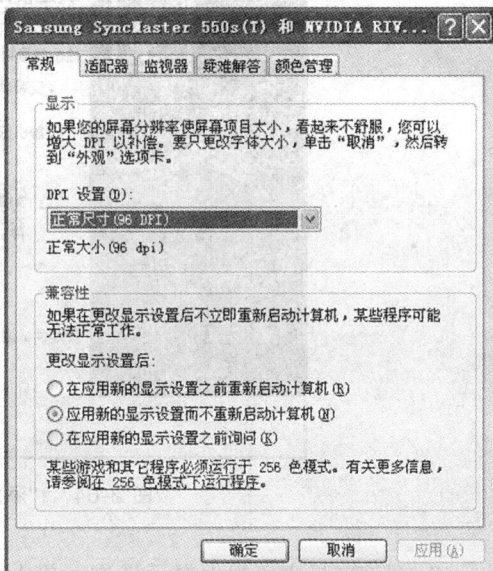

图 2-62　"设置"选项卡　　　　图 2-63　高级属性对话框"常规"选项卡

（1）"常规"选项卡：如果把屏幕分辨率调整得使屏幕项目看起来太小，可以通过增大 DPI（分辨率单位：像素每英寸）的方式来补偿，正常尺寸为 96dpi。如果在更改显示设置后不立即重新启动计算机，某些程序可能无法正常工作，用户可以在"兼容性"选项中设置更改显示后的处理办法。

（2）"适配器类型"选项卡：显示了显示适配器的类型，以及适配器的其他相关信息，包括芯片类型、内存大小等。单击"属性"按钮，弹出"适配器"属性对话框，用户可以在此查看适配器的使用情况，还可以进行驱动程序的更新。

（3）"监视器"选项卡：同样有监视器的类型、属性信息，可以进行刷新率的设置。

（4）"疑难解答"选项卡：可以设置有助于用户诊断与显示有关的问题。在"硬件加速"选项组中，用户可以通过手动控制硬件所提供的加速和性能级别，一般启用全部加速功能。

（二）添加新硬件

当用户在自己的计算机上安装了新的硬件设备后，中文版 Windows XP 系统会自动检测到即插即用的硬件设备并安装其驱动程序，而且以默认值设置这些硬件设备，对于一些非即插即用的硬件驱动程序仍需要用户进行手动的安装。添加新硬件的操作方法如下：

在未开机的情况下，将新硬件插入计算机主机箱内主板的插槽上，然后打开计算机电源，启动 Windows 操作系统。

1. 在"控制面板"窗口中选择"添加硬件"，打开"添加硬件向导"对话框，如图 2-64 所示。

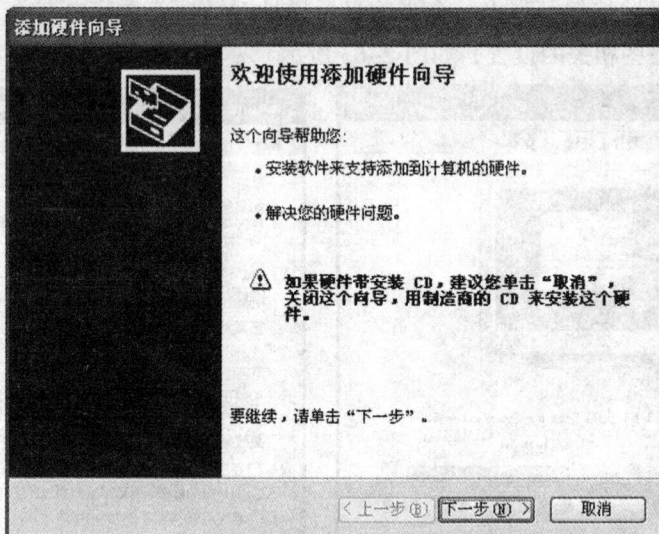

图 2-64　"添加硬件向导"对话框

2. 在该向导中可根据提示操作，单击"下一步"按钮进入下一对话框的选择。

3. 当用户找到正确的驱动程序文件后，这时在屏幕上会出现文件复制的对话框，表明硬件的驱动程序文件加载的进度，在接下来的对话框中将提示用户成功地添加了该硬件设备，单击"完成"关闭添加新硬件向导。

（三）安装打印机

在安装打印机之前首先要进行打印机的连接，用户可在关机的情况下，把打印机的信号线与计算机的 LPT1 端口相连，并且接通电源，连接好之后，就可以开机启动系统，准备安装其驱动程序了。由于中文版 Windows XP 自带了一些硬件的驱动程序，在启动计算机的过程中，系统会自动搜索新硬件并加载其驱动程序，如果用户所连接的打印机的驱动程序没有在系统的硬件列表中显示，就需要用户进行手动的安装，安装步骤如下：

1. 在"控制面板"窗口中选择 "打印机和其他硬件"或"打印机"。

2. 在"打印机任务"中选择"添加打印机"，即可启动"添加打印机向导"。

3. 单击"下一步"按钮，打开"本地或网络打印机"对话框，用户可以选择安装本地或者是网络打印机，如图 2-65 所示。

当选择"自动检测并安装我的即插即用打印机"复选框时，在随后会出现"新打印机检测"对话框，添加打印机向导自动检测并安装新的即插即用的打印机，当搜索结束后，会提示用户检测的结果，如果用户要手动安装，单击"下一步"按钮继续。

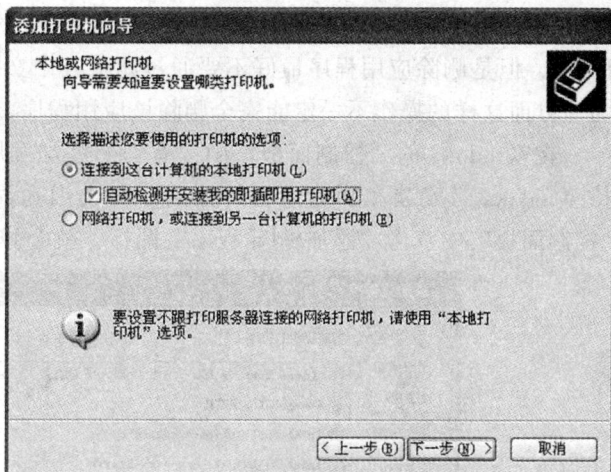

图 2-65　"本地或网络打印机"对话框

4. 这时向导打开"选择打印机端口"对话框，要求用户选择所安装的打印机使用的端口，在"使用以下端口"下拉列表框中提供了多种端口，系统推荐的打印机端口是LPT1。

5. 当用户选定端口后，单击"下一步"按钮，打开"安装打印机软件"对话框，在左侧的"厂商"列表中显示了世界各国打印机的知名生产厂商，当选择某制造商时，在右侧的"打印机"列表中会显示该生产厂商相应的产品型号，如图 2-66 所示。

如果用户的所安装的打印机制造商和型号未在列表中显示，可以使用打印机所附带的安装光盘进行安装。

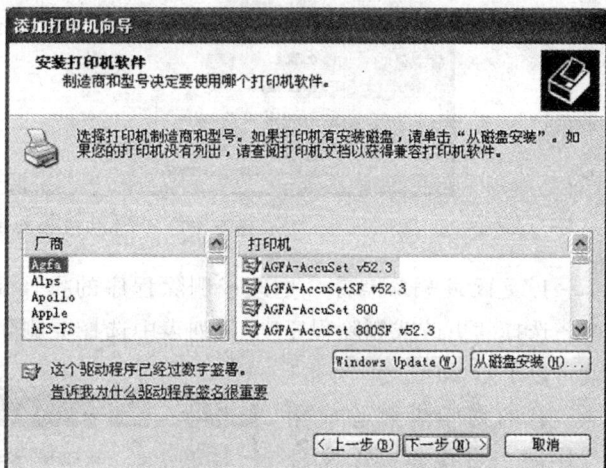

图 2-66　"添加打印机向导"对话框

6. 当用户确定驱动程序的文件的位置后，单击"下一步"打开"命名您的打印机"对话框，用户可以在"打印机名"文本框中为自己安装的打印机起一个名称。同时可以在此将这台打印机设置为默认的打印机。

7. 用户为所安装的打印机命好名称后，单击"下一步"打开"打印机共享"对话框，该项设置打印机为共享打印机。

8. 在接下来打开"打印测试页"对话框，主要来确认打印机是否连接正确。

9. 这时已基本完成添加打印机的工作，可单击"完成"按钮。

（四）安装、添加和删除应用程序

在使用计算机的过程中，常常需要安装、更新或删除已有的应用程序。安装应用程序可以简单地从软盘或 CD-ROM 中运行安装程序（通常是 SETUP.EXE 或 INSTALL. EXE），但是删除应用程序最好不要通过删除其中文件的方式来删除某个应用程序。因为一方面这样的操作不一定能完全删除该应用程序，还有可能导致其他程序受到影响。

在 Windows 的"控制面板"中，有一个添加和删除应用程序的工具。其优点是保持 Windows 对安装和删除过程的控制，不会因为误操作而造成对系统破坏。只要在"控制面板"中双击"添加/删除程序"图标，就会弹出如图 2-67 所示窗口。

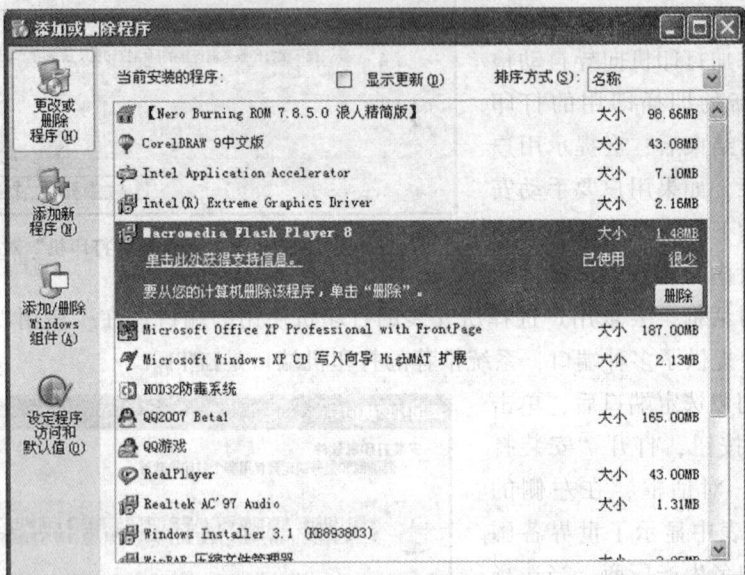

图 2-67　"添加或删除程序"窗口

1. 更改或删除程序　更改或删除程序的操作是：在"添加/删除程序属性"窗口中，选择"更改或删除程序"。从列表中选择要删除的程序名，然后选择"删除"按钮就可以了。

有的初学者删除应用程序时，直接将某个文件夹删掉，结果有时删除不完全或有时将不该删除的删掉了，引起系统启动不正常等现象。

2. 添加新程序

（1）在"添加/删除程序属性"窗口中，选择"添加新程序"，就会弹出如图 2-68 所示窗口。

（2）如果需要从 CD-ROM 或软盘安装程序，则

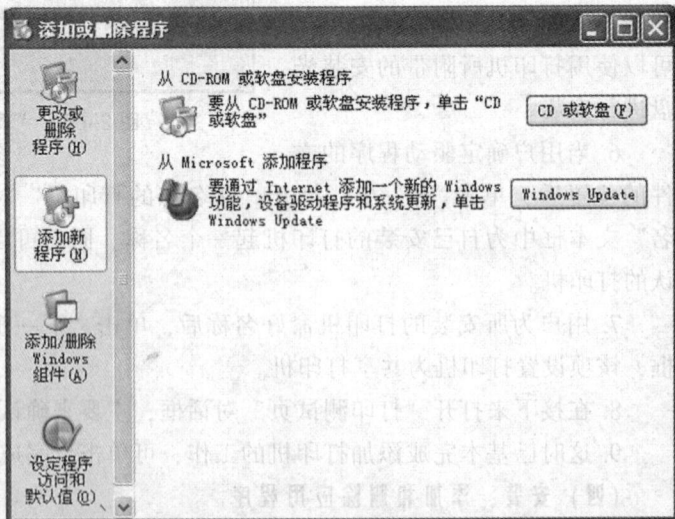

图 2-68　添加新程序

可单击"CD 或软盘"按钮；如要通过 Internet 添加一个新的 Windows 功能，设备驱动器或系统更新，则可单击"Windows Update"按钮，按照提示进行下一步操作。

3. 添加删除 Windows 组件　Windows 操作系统提供了丰富的且功能齐全的组件。在安装 Windows 的过程中，考虑到用户的需求和其他条件的限制，往往没有把组件一次性安装好。在使用过程中，可以根据需要再来安装某些组件。同样，如果某些组件不再使用，可以删除这些组件，以释放磁盘空间。添加删除 Windows 组件的步骤如下：

（1）在"添加/删除程序属性"窗口中，选择"添加删除 Windows 组件"，就会弹出"Windows 组件向导"对话框，如图 2-69 所示。

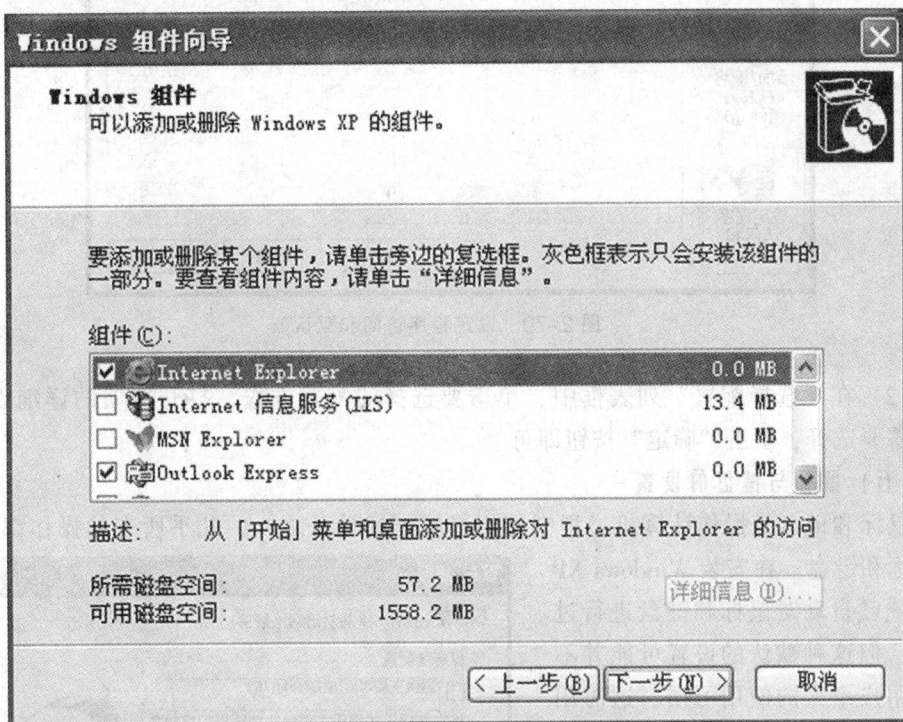

图 2-69　Windows 组件向导

（2）在"组件"列表框中，选定要安装的组件复选框，或者清除要删除的复选框。如果组件左边的方框内有"√"，并且呈灰色，表示该组件只有部分被安装。

每个组件包含一个或若干个程序，如果要添加或删除一个组件的部分程序，则先选定该组件，然后单击"详细资料"按钮，选择或清除要添加或删除的复选项即可，最后按"确定"按钮返回"Windows 组件向导"对话框。

（3）选择复选框后，可单击"下一步"按钮，系统会根据你的设置进行配置更改，然后单击"完成"按钮即可。

4. 设定程序访问和默认值　设定程序访问和默认值主要用来指定某些动作的默认程序。例如网页浏览和发送电子邮件。设定程序访问和默认值的步骤如下：

（1）在"添加/删除程序属性"窗口中，选择"设定程序访问和默认值"，就会弹出如图 2-70 所示窗口。

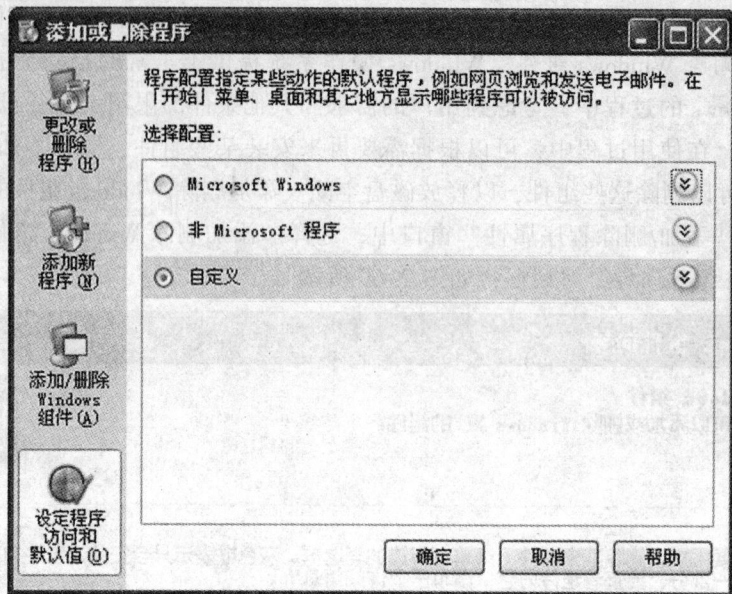

图 2-70　设定程序访问和默认值

（2）在"选择配置"列表框中，单击要选择的配置方式，打开选项的详细设置，根据需要选择，单击"确定"按钮即可。

（五）鼠标与键盘的设置

鼠标和键盘是操作计算机过程中使用最频繁的设备之一，几乎所有的操作都要用到鼠标和键盘。在安装 Windows XP 时系统已自动对鼠标和键盘进行过设置，但这种默认的设置可能并不符合用户个人的使用习惯，这时用户可以按个人喜好对鼠标和键盘进行一些调整。

1. 鼠标的设置

（1）在"控制面板"中双击"鼠标"图标，打开"鼠标属性"对话框，选择"鼠标键"选项卡，如图 2-71 所示。

（2）在该选项卡中，"鼠标键配置"选项组中，系统默认左边的键为主要键，若选中"切换主要和次要的按钮"复选框，则设置右边的键为主要键；在"双击速度"选

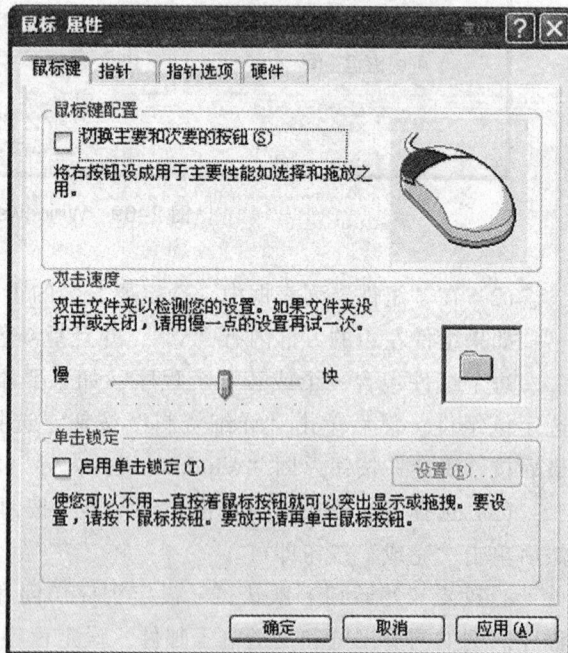

图 2-71　鼠标属性对话框

项组中拖动滑块可调整鼠标的双击速度，双击旁边的文件夹可检验设置的速度；在"单击锁定"选项组中，若选中"启用单击锁定"复选框，则可以在移动项目时不用一直按着鼠标键就可实现，单击"设置"按钮，在弹出的"单击锁定的设置"对话框中可调整实现单击锁定需要按鼠标键或轨迹球按钮的时间，如图 2-72 所示。

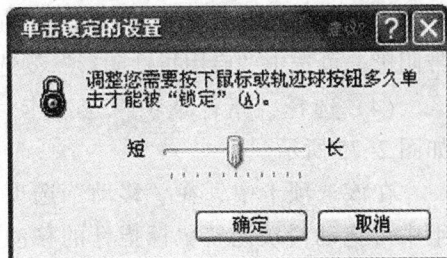

图 2-72　"单击锁定的设置"对话框

（3）选择"指针"选项卡，如图 2-73 所示。

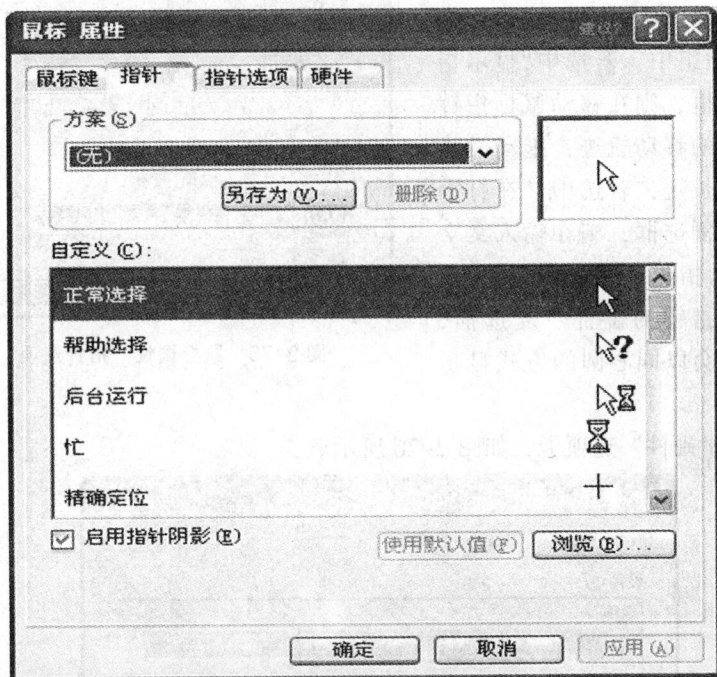

图 2-73　鼠标属性"指针"选项卡

在该选项卡中，"方案"下拉列表中提供了多种鼠标指针的显示方案，用户可以选择一种喜欢的鼠标指针方案；在"自定义"列表框中显示了该方案中鼠标指针在各种状态下显示的样式，若用户对某种样式不满意，可选中它，单击"浏览"按钮，打开"浏览"对话框，如图 2-74 所示。

在该对话框中选择一种喜欢的鼠标指针样式，在预览框中可看到具体的样式，

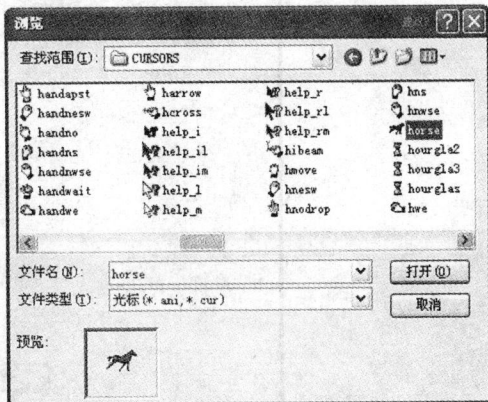

图 2-74　"浏览"对话框

单击"打开"按钮，即可将所选样式应用到所选鼠标指针方案中。如果希望鼠标指针带阴影，可选中"启用指针阴影"复选框。

（4）选择"指针选项"选项卡，如图 2-75 所示。

在该选项卡中，在"移动"选项组中可拖动滑块调整鼠标指针的移动速度；在"取默认按钮"选项组中，选中"自动将指针移动到对话框中的默认按钮"复选框，则在打开对话框时，鼠标指针会自动放在默认按钮上；在"可见性"选项组中，若选中"显示指针轨迹"复选框，则在移动鼠标指针时会显示指针的移动轨迹，拖动滑块可调整轨迹的长短，若选中"在打字时隐藏指针"复选框，则在输入文字时将隐藏鼠标指针，若选中"当按Ctrl 键时显示指针的位置"复选框，则按 Ctrl 键时会以同心圆的方式显示指针的位置。

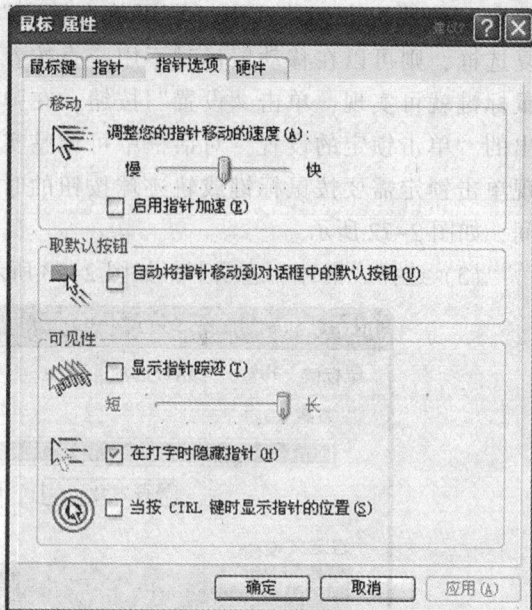

图 2-75　鼠标属性"指针选项"选项卡

（5）选择"硬件"选项卡，如图 2-76 所示。

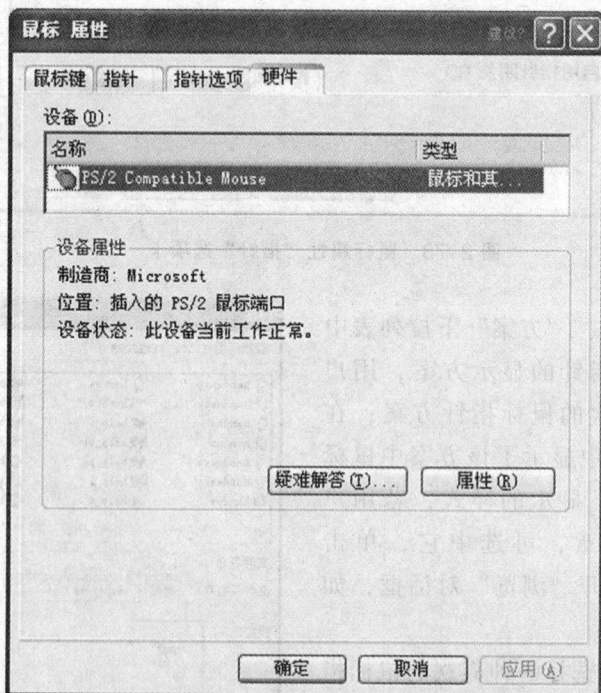

图 2-76　"硬件"选项卡

在该选项卡中，显示了设备的名称、类型及属性。单击"疑难解答"按钮，可打开"帮助和支持服务"对话框，可得到有关问题的帮助信息，单击"属性"按钮，可打开"鼠标设备属性"对话框，如图 2-77 所示。在该对话框中，显示了当前鼠标的常规属性、高级设置和驱动程序等信息。

（6）设置完毕后，单击"确定"按钮即可。

2. 键盘的设置

（1）在"控制面板"中双击"键盘"图标，打开"键盘属性"对话框。

（2）选择"速度"选项卡，如图 2-78 所示。

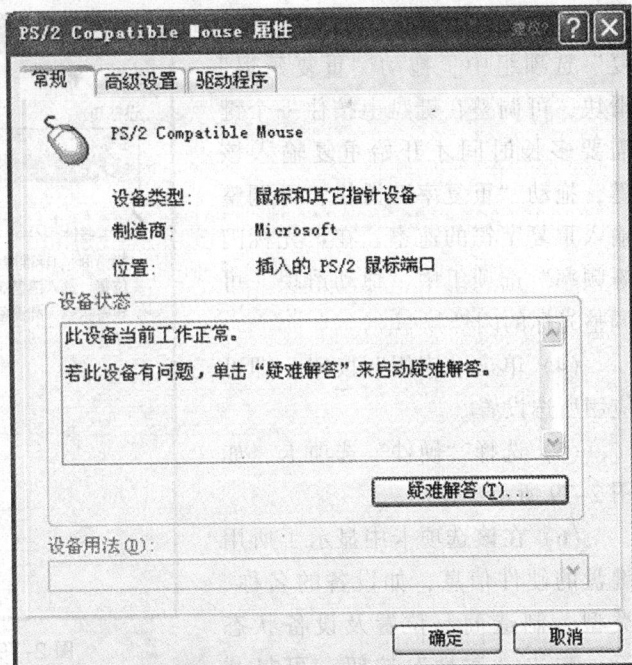

图 2-77　"鼠标设备属性"对话框

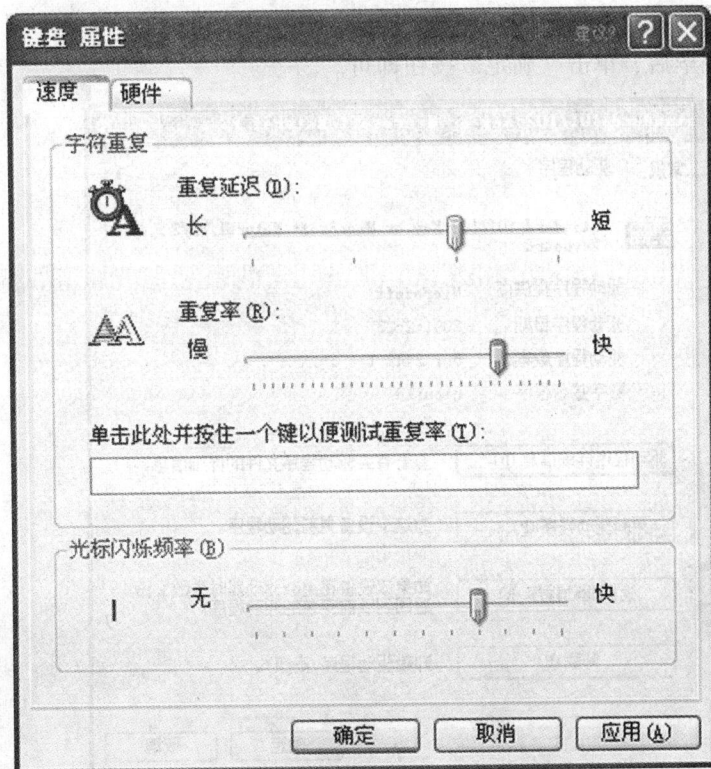

图 2-78　键盘属性"速度"选项卡

（3）在该选项卡中的"字符重复"选项组中，拖动"重复延迟"滑块，可调整在键盘上按住一个键需要多长时间才开始重复输入该键，拖动"重复率"滑块，可调整输入重复字符的速率；在"光标闪烁频率"选项组中，拖动滑块，可调整光标的闪烁频率。

（4）单击"应用"按钮，即可应用所选设置。

（5）选择"硬件"选项卡，如图 2-79 所示。

（6）在该选项卡中显示了所用键盘的硬件信息，如设备的名称、类型、制造商、位置及设备状态等。单击"属性"按钮，可打开"键盘设备属性"对话框，如图 2-80 所示。

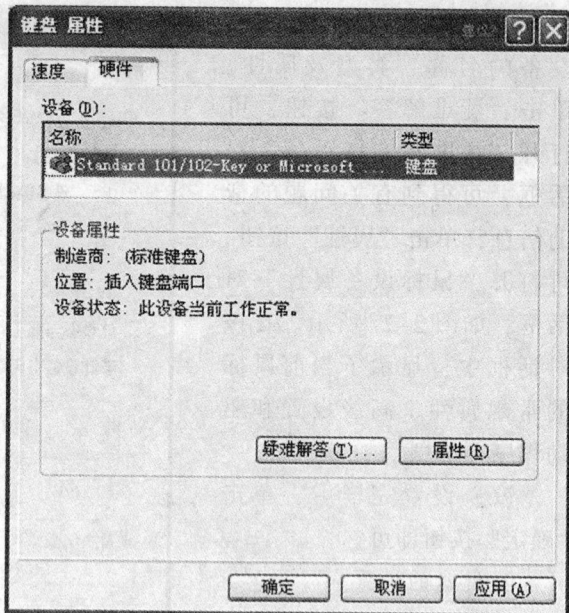

图 2-79 键盘属性"硬件"选项卡

在该对话框中可查看键盘的常规设备属性、驱动程序的详细信息、更新驱动程序、返回驱动程序，卸载驱动程序等。

（7）设置完毕后，单击"确定"按钮即可。

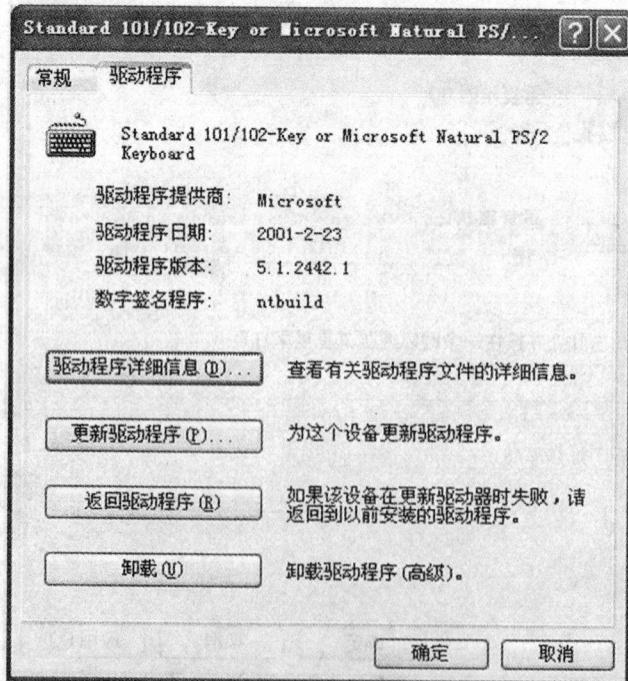

图 2-80 "键盘设备属性"对话框

（六）更改日期和时间

在任务栏的右端显示有系统提供的时间和日期，将鼠标指向时间栏稍有停顿即会显示系统日期。若用户不想显示日期和时间，或需要更改日期和时间可按以下步骤进行操作。

1. 隐藏或显示日期和时间

（1）右击任务栏，在弹出的快捷菜单中选择"属性"命令，打开"任务栏和开始菜单属性"对话框。选择"任务栏"选项卡，如图2-81所示。

（2）在"通知区域"选项组中，选择或取消"显示时钟"复选框，则可显示或隐藏时间。单击"应用"和"确定"按钮即可。

2. 更改日期和时间

（1）双击时间区域，或在选择"控制面板"窗口中选择"日期和时间"图标。打开"日期和时间属性"对话框，选择"时间和日期"选项卡，如图2-82所示。

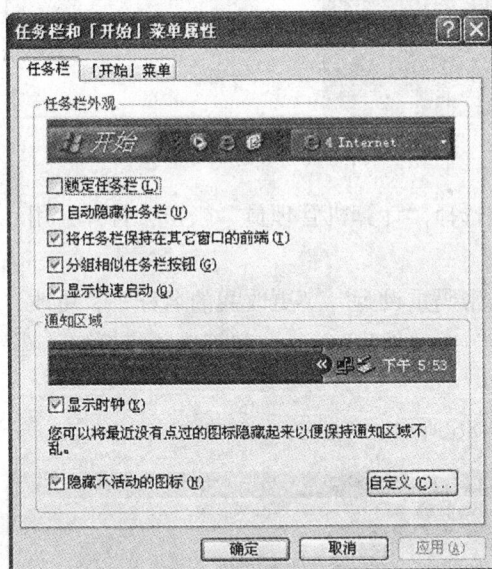

图2-81　"任务栏"选项卡　　　　图2-82　"时间和日期"选项卡

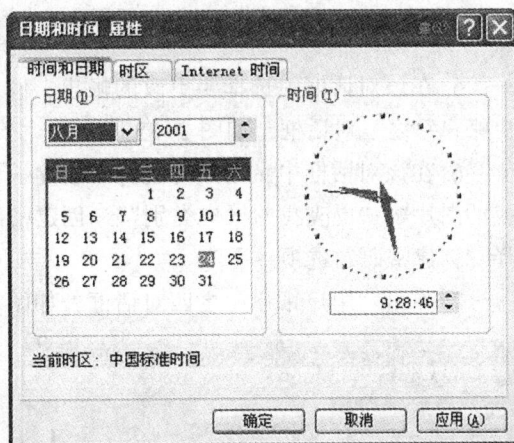

（2）在"时区"选项卡中选择当地时区；在"时间和日期"选项卡中选择年份、月份和时间。更改完毕后，单击"应用"和"确定"按钮即可。

（七）设置多用户使用环境

在实际生活中，多用户使用一台计算机的情况经常出现，而每个用户的个人设置和配置文件等均会有所不同，这时用户可进行多用户使用环境的设置。使用多用户环境设置后，不同用户用不同身份登录时，系统就会应用该用户身份的设置，而不会影响到其他用户的设置。

设置多用户使用环境的具体操作如下：

1. 单击"开始"菜单，选择"控制面板"命令，打开"控制面板"对话框。

2. 双击"用户帐户"图标，打开"用户帐户"之一对话框，如图2-83所示。

3. 在该对话框中的"挑选一项任务…"选项组中可选择"更改用户""创建一个新用户"或"更改用户登录或注销的方式"三种选项；在"或挑一个帐户做更改"选项组中可选择"计算机管理员"帐户或"来宾"帐户。

4. 例如，若用户要进行用户帐户的更改，可单击"更改用户"命令，打开"用户帐户"之二对话框，如图2-84所示。

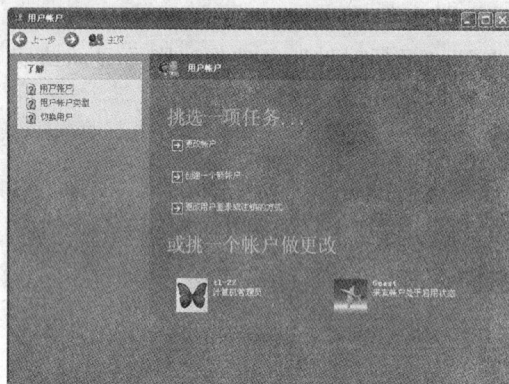

图2-83 "用户帐户"之一对话框

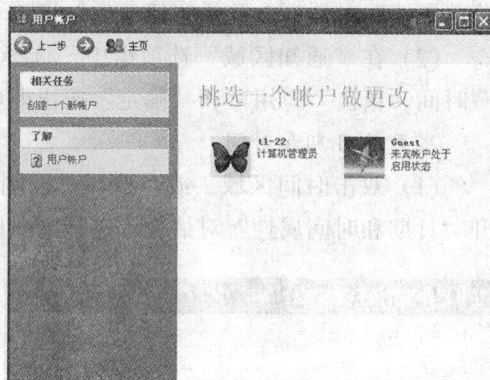

图2-84 "用户帐户"之二对话框

5. 在该对话框中选择要更改的帐户，例如选择"计算机管理员"帐户，打开"用户帐户"之三对话框，如图2-85所示。

6. 在该对话框中，用户可选择"创建一张密码重设盘""更改我的名称""更改我的图片""更改我的帐户类别""创建密码"或"创建Passport"等选项。例如，选择"创建密码"选项。

7. 弹出"用户帐户"之四对话框，如图2-86所示。

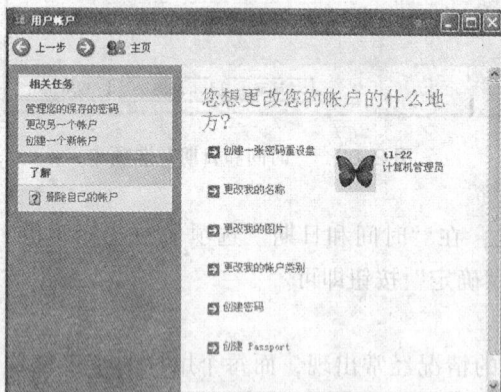

图2-85 "用户帐户"之三对话框

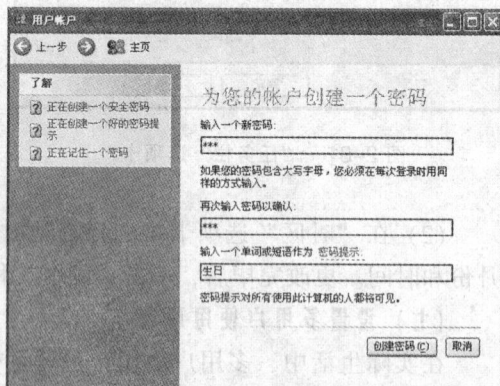

图2-86 "用户帐户"之四对话框

8. 在该对话框中输入密码及密码提示，单击"创建密码"按钮，即可创建登录该用户帐户的密码。

若用户要更改其他用户帐户选项或创建新的用户帐户等，可单击相应的命令选项，按提示信息操作即可。

十三、任务管理器

如果应用程序运行不正常，用户可按下 Ctrl+Alt+Del 组合键，系统弹出"Windows 任务管理器"窗口，如图 2-87 所示。它提供了正在运行的程序和进程的相关信息，可以监视计算机性能、查看网络状态等。

在该窗口中，用户可以了解正在运行的所有程序和进程的相关信息等内容。下面我们来了解一些个性化设置。

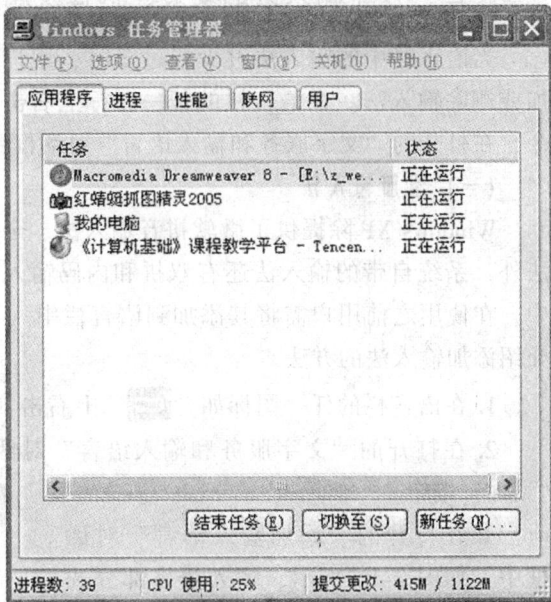

图 2-87 "Windows 任务管理器"

（一）总体个性化设置

1. 显示方式　选择"选项→前端显示"，可以让窗口总是在最前端显示；选择"选项→最小化时隐藏"，则任务管理器最小化时将显示在系统托盘内。

2. 显示速度　选择"查看→更新速度"，可以对信息刷新速度进行设置，其中"高"表示一秒刷新两次；"标准"表示两秒刷新一次；"低"表示四秒刷新一次；"暂停"表示不自动刷新。

（二）选项卡的个性化设置

1. "应用程序"选项卡　在此选项卡中可以根据个人喜好设置视图查看方式，如"大图标"。

2. "进程"选项卡　在此选项卡中点击"查看→选择列"可以对要显示的列进行设置。单击列标题可以对显示的进程进行排序。右击任一个进程（"system idle process"除外），选择"设置优先级"就可以设置进程的优先级。

3. "性能"选项卡　在该选项卡中点击"查看→显示内核时间"可以显示内核的运行情况（红线标示）；双击该选项卡就会进入详细视图，再次双击即可恢复（该方法同样适于其他选项卡）。

4. "联网"选项卡　只有当系统安装有网卡时，才会显示"网络"选项卡。通过"选项→显示累积数据"可以显示所有通过网络适配器传递的数据；通过"查看→网卡历史记录"可以查看发送、接收以及总共的字节数。通过"查看→选择列"可以设置显示选项。

5. "用户"选项卡　只有在计算机启用了"快速用户切换"功能（通过"控制面板→用户帐户→更改用户登录或注销的方式"中勾选"使用快速用户切换"），并且作为工作组成员或独立的计算机时，才会出现"用户"选项卡，而对于作为网络域成员的计算机，"用户"选项卡不可用。我们可以通过"查看→选择列"设置要显示的信息。选中某个用户，通过"发送消息"可以给此用户发消息。

十四、汉字输入法的安装、选择及属性设置

当语言栏中的输入法过少或过多时，用户应及时对安装的输入法进行管理，即添加或删除输入法。在语言栏的任一图标上右击，在弹出的快捷菜单中选择"设置"命令，在打开的"文字服务和输入语言"对话框中即可进行添加与删除输入法的操作。

(一) 添加输入法

Windows XP 除提供了微软拼音输入法、全拼输入法、智能 ABC 输入法和郑码输入法外，系统自带的输入法还有双拼和内码输入法。这两种输入法并没有显示在语言栏中，在使用之前用户需将其添加到语言栏中。下面以添加系统自带的双拼输入法为例，介绍添加输入法的方法。

1. 在语言栏的任一图标如 "⌨" 上右击，在弹出的快捷菜单中选择设置命令。

2. 在打开的"文字服务和输入语言"对话框中选择 "设置"选项卡，然后单击"添加"按钮。

3. 在打开的 "添加输入语言"对话框中，如图 2-88 所示，输入语言部分选择"中文（中国）"，键盘布局/输入法部分选择要添加的输入法如"中文（简拼）-双拼"。

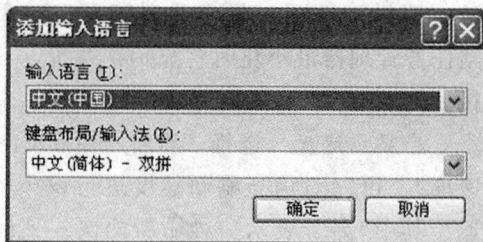

4. 依次单击"确定"按钮完成添加输入法的操作。

图 2-88 "添加输入语言"对话框

5. 单击语言栏中的图标 "⌨"，在弹出的输入法列表中可以看到已经添加的"双拼"输入法。

(二) 删除输入法

对于一些不常用的输入法，用户可以将其从语言栏中的任意图标上删除。删除输入法的方法是：在语言栏上右击，在弹出的快捷菜单中选择"设置"命令，在打开的"文字服务和输入语言"对话框中选择"设置"选项卡，在"已安装的服务"列表框中选择需要删除的输入法选项，如选择"中文（简体）-郑码"选项，单击"删除"按钮，再单击"确定"按钮即可。

十五、Windows XP 中的安全管理

目前使用 Windows XP 的用户越来越多，由于开发者微软公司（Microsoft）在 Windows 操作系统和浏览器上留下了大量的安全漏洞，使得袭击个人电脑成为一件异常容易的事情。即便是我们安装了 Windows XP 最新的补丁程序 Service Pack 2，仍难免会受到侵袭。

（一）使用 Windows XP 防火墙

Windows XP 的 SP2 版提供了自带的防火墙功能，通过它用户能够对来自电脑网络的病毒或木马攻击进行防范。默认情况下，Windows XP 防火墙处于启用状态。首先通过单击"开始"菜单中的"控制面板"命令，在"控制面板"窗口中双击"安全中心"图标，即可打开"安全中心"窗口，单击"Windows 防火墙"超级链接，在打开的"Windows 防火墙"对话框中可设置防火墙属性，如图 2-89 所示。

（二）更新 Windows XP

更新 Windows XP 是指通过安装系统安全补丁，修正那些 Windows XP 中可能被病毒或木马攻击的漏洞。更新的方法主要有：自动更新、使用更新程序等。

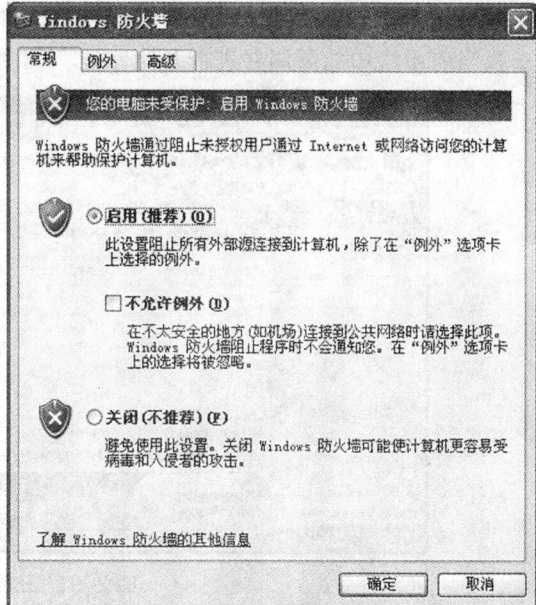

图 2-89　"windows 防火墙"对话框

1. 设置自动更新　自动更新是指 Windows XP 通过自带的更新程序，自动地从官方网站下载并安装系统更新程序。在"控制面板"的经典视图下，单击"自动更新"图标，在打开的"自动更新"对话框中即可设置自动更新属性。一般在使用自动更新时，用户选中"自动(推荐)"单选按钮即可，如图 2-90 所示。

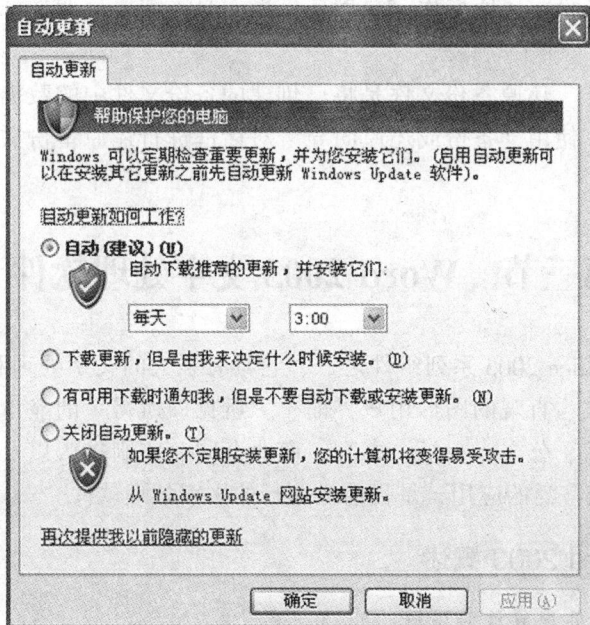

图 2-90　"自动更新"对话框

2. 使用更新程序更新 使用迅雷下载工具中的"系统漏洞修复"插件,可以进行查找当前系统中的漏洞并进行及时修复,如图 2-91 所示。

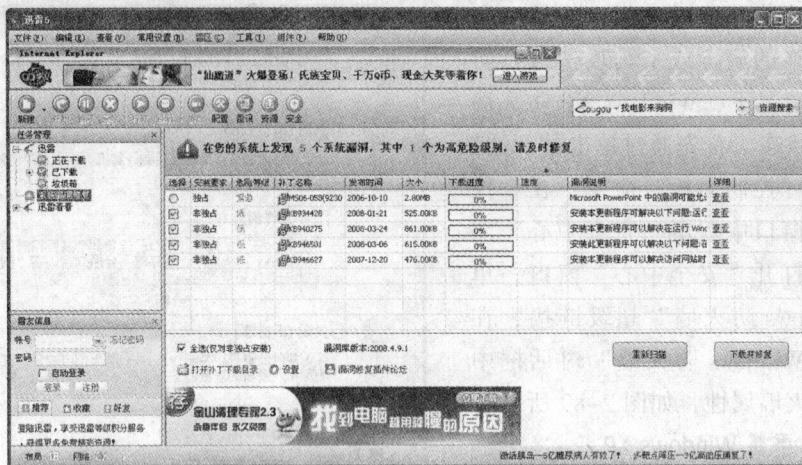

图 2-91 迅雷系统漏洞扫描

(三)数据的备份与恢复

对于电脑中重要的数据资料可以通过 Windows XP 自带的数据备份程序——"备份",在不同的硬盘或硬盘分区中进行备份。

1. 创建备份文件 通过"备份"操作可以使电脑中存储的重要数据或文件保存为备份文件,从而防止因系统故障或误操作将重要的数据资料删除或破坏。单击"开始"菜单中"所有程序、附件、系统工具、备份"命令,即可在打开的"备份或还原向导"对话框中进行文件备份或还原操作。在做备份操作时,需要注意选择要备份的文件及要备份的位置。

2. 还原备份文件 还原备份文件是将已创建的备份文件中的数据信息解压后,复制到备份前的位置。使用"备份或还原向导"对话框进行还原备份文件时,其操作与创建备份文件相似。

第三节 Word 2003 文字处理软件

Word 2003 是 Office 2003 系列组件之一,它具有强大的文字处理和图文排版功能,具备快捷的操作方式、直观的图形用户界面、"所见即所得"的显示方式和完善的在线帮助系统。在书信、公文、报纸、书刊、商业合同、印刷排版以及电子邮件和网页处理等方面都有极其广泛的应用,是目前最流行的文字处理软件。

一、中文 Word 2003 概述

(一)Word 文字处理软件的发展

20 世纪 70 年代微型计算机应用于办公领域,使得文字处理工作进入电子化时代。

1979 年，由 Micropro 软件公司研制的 WordStar（简称 WS），是一个较早出现的字处理系统；1990 年 Microsoft 公司推出了一种全新的图形化用户界面的操作系统——Windows 3.0，英文版 Microsoft Word for Windows 也相继诞生；1995 年随着 Windows 95 中文版的推出，Word for Windows 95 中文版同时产生；随后又在 1997 年推出了 Office 97 之 Word 97；2000 年 Microsoft 公司推出了操作系统 Windows 2000，Office 2000 之 Word 2000 也随之产生；2002 年随着 WindowsXP 的发布，Microsoft OfficeXP 同时上市，Word XP 也随之普及；2003 年 Windows 2003 面世，Word 2003 又随着 Office 2003 的推出被广泛使用。Word 2003 在 Word 2000 和 Word XP 的基础上增加了许多全新的功能，成为目前最流行的文字处理软件。2007 年随着 Windows Vista 的面世 Office 2007 同时被推出，但是由于 Word 2007 对系统环境要求过高，所以其华丽的外表和友好的界面弥补不了速度的缺陷，导致短期之内无法快速普及。

（二）Word 2003 的特点及新增功能

Word 作为最流行的文字处理软件，其最大的特点就是：具有强大的编辑和图文混排功能，同时也拥有强大的网络功能。通过菜单栏中的命令或工具栏中的按钮几乎可以完成所有操作。

1. 方便的文档视图　Word 2003 除了之前版本具有的普通、Web 版式、页面、大纲视图外，还新增了可进一步增强可读性的阅读版式视图。

2. 全新的任务窗格　Word 2003 集成了全新的任务窗格，提供了一种新的优化文档的格式设置和编排的途径。这些任务以方便用户为宗旨，其内提供了样式和格式、显示格式、保护文档等选项，便于用户设置文档。如果用户计算机正在与网络相连，还可以通过 "Office Online" 区域到网上获得更多信息，如图 2-92 所示。

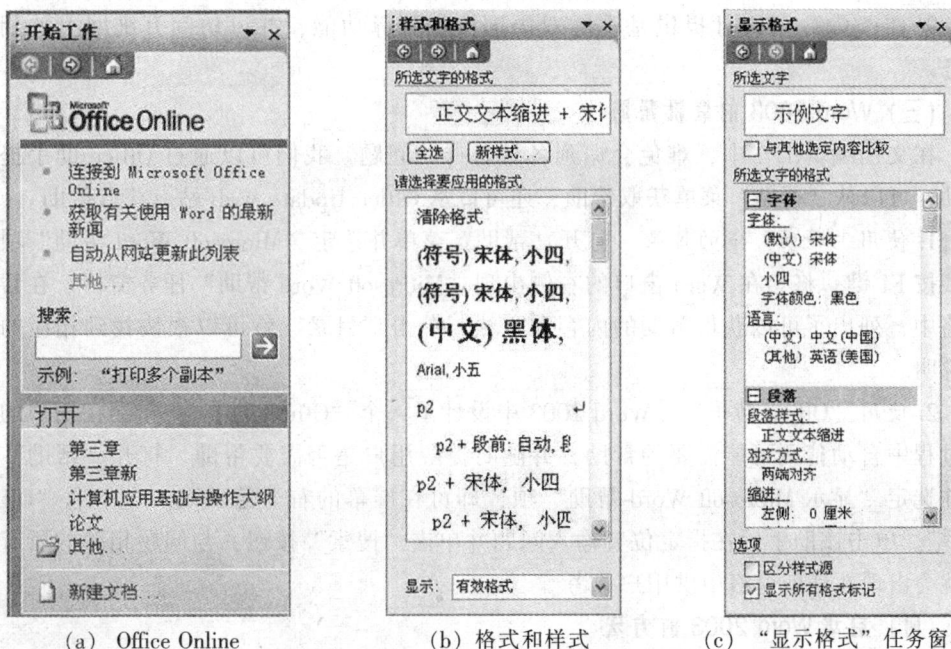

(a) Office Online　　　　(b) 格式和样式　　　　(c) "显示格式" 任务窗格

图 2-92　Word 2003 任务窗格

3. 高效的协作文档 Word 2003 最大的改进是同一部门中的多名用户同时编辑同一个文件时，即可使用在协同工作中非常有效的新增功能"文档工作区"。经改进的"审阅"工具栏可使与他人的协作变得更加容易。

4. 安全可靠的文档保护 Word 2003 提供全新的文档保护，选择"工具"菜单中的"选项"命令，在弹出的"选项"对话框的"安全性"信息卡中，新增了包括密码保护、文件共享、数字签名和宏安全性等安全设置选项。

5. 智能标记功能 智能标记能够自动识别文档中的特殊数据，并在这些数据下面标记紫色下划线。智能标记携带相应的操作命令，是改变计算机操作方式的新思路。增强的智能标记执行操作可节省时间，而这些操作通常需要打开其他程序来完成。例如，可以从文档中将人名和地址添加到 Microsoft Outlook 联系人文件夹，只需单击智能标记再选择操作即可完成。

6. 语音输入功能 除了使用鼠标和键盘，还可以通过语音命令来选择菜单、工具栏和对话框项。还可以通过语音输入文本。在简体中文、美国英语和日语语言版的 Microsoft Office 中可使用该功能。

7. 手写输入功能 支持手写体输入，使用手写体辨认可将文字输入到 Office 文档。可用手写体输入设备（例如图形输入板或 PC 输入板）写字，或者用鼠标写字，手写字将转换成键入的字符。在 Word 和 Microsoft Outlook 中，还可以选择将文字保留为手写体的形式。

8. 内置邮件功能 简化邮件合并 Word 利用任务窗格的功能为您提供一种崭新的途径创建套用信函、邮件标签、信封、目录以及大量电子邮件和传真通讯组。"邮件合并向导"易于使用，并且提供了大量的高级功能。

9. 翻译功能 Word 提供基本的双语词典和翻译功能，并可访问万维网上的翻译服务。

（三）Word 2003 的联机帮助

在文档编辑工作中，难免会遇到各种各样的问题。我们可以通过 Office 助手提供帮助，可以从"帮助"菜单获取帮助，还可以从 Office Update Web 站点获取帮助。

1. 使用"帮助"中的目录 打开"帮助"菜单并选定"Microsoft Word 帮助"项或直接按 F1 键，将会在 Word 窗口的右侧出现"Microsoft Word 帮助"任务窗格。在帮助窗格中，列出了可以获得帮助的内容和方法，单击"目录"就可以很快找到相应的帮助说明。

2. 使用"Office 助手" Word 2003 中设计了一个"Office 助手"，它会在用户的操作过程中自动猜测可能需要的帮助，并随时提醒用户是否需要帮助。打开"帮助"菜单并选定"显示 Microsoft Word 帮助"项，即可在屏幕的右下角出现一个卡通"Office 助手"。单击该助手后在指定位置输入问题并单击"搜索"按钮，与问题相关的所有解释就会出现在任务窗格中供用户参考。

（四）启动 Word 2003 的方法

1. 直接运行 Winword.exe 文件，单击开始按钮，选择"运行"，在"运行"对话框中，输入 Winword 程序的路径及可执行文件名称 Winword.exe 后，点击"确定"即可启动；在"我的电脑"或"资源管理器"窗口中找到 Winword.exe 文件后，直接打开也可启动。

2. 在 Windows 桌面上，单击"开始"按钮，选择"所有程序"菜单中的"Microsoft Word"命令点击即可启动。

3. 用鼠标双击桌面上的 Word 的快捷图标也可启动。

4. 用鼠标单击任务栏左侧 Word 的"快速启动"按钮"**W**"也能启动。

5. 用鼠标双击已经创建的 Word 文档亦可启动。

（五）文档的打开

如果要打开原有的 Word 旧文档，可以通过如下方法：

1. 直接点击 Word 窗口中"常用"工具条上的"打开"按钮"　"，激活"打开"对话框，在该对话框中搜索原有 Word 文档，并执行"打开"指令，即可打开该原有的 Word 文档。

2. 点击窗口中"文件"菜单中的"打开"命令或执行"Ctrl+O"快捷键，也可激活"打开"对话框来执行"打开"命令。

3. 将原有的文档图标直接用鼠标拖至 Word 窗口内或拖到 Word 程序图标之上，即可打开该文档。

（六）Word 的退出

关闭 Word 是指结束 Word 应用程序的运行，同时关闭所有 Word 文档。系统也提供了多种退出 Word 的方法。

1. 使用 Alt+F4 键。

2. 单击 Word 窗口右上角的关闭按钮"　"。

3. 双击 Word 窗口标题栏左端的控制图标"　"。

4. 单击 Word 窗口控制按钮图标，打开控制菜单，选择"关闭"命令。

5. 右击 Word 窗口标题栏或右击 Windows 桌面任务栏中的最小化 Word 文档窗口标签，打开控制菜单，选择"关闭"命令。

6. 在 Word 窗口中，选择"文件"菜单中的"退出"菜单项。

如果在退出 Word 之前，编辑过的文档没有存盘，则在进行退出操作时，Word 将给出一个对话框，让用户执行选择 "是/否保存"后再退出。

二、Word 2003 的窗口

Word 2003 的窗口界面如图 2-93 所示，与以前版本相比，界面变化不大，保持了风格的统一性。窗口主要包括以下一些组成部分：标题栏、菜单栏、工具栏、标尺、编辑区、任务窗格、滚动条和状态栏。

控制图标 文件名 软件名 菜单栏 标题栏 编辑区 标尺 工具栏 任务窗格 帮助查询 窗口控制按钮

文档关闭按钮

制表符按钮

文档边界

段落标记

窗口拆分按钮

滚动条

Office Online

· 连接到 Microsoft Office Online
· 获取有关使用 Word 的最新新闻
· 自动从网站更新此列表
  其他…

搜索：

示例："打印多个副本"

打开
  第三章新
  第三章
  Office 组件
  计算机应用基础与操作大纲
  其他…

新建文档…

视图模式切换按钮 状态栏

定位按钮

1 页　　1 节　 1/1　 位置 2.5厘米　　 1 行　 1 列　录制 修订 扩展 改写 中文(中国)

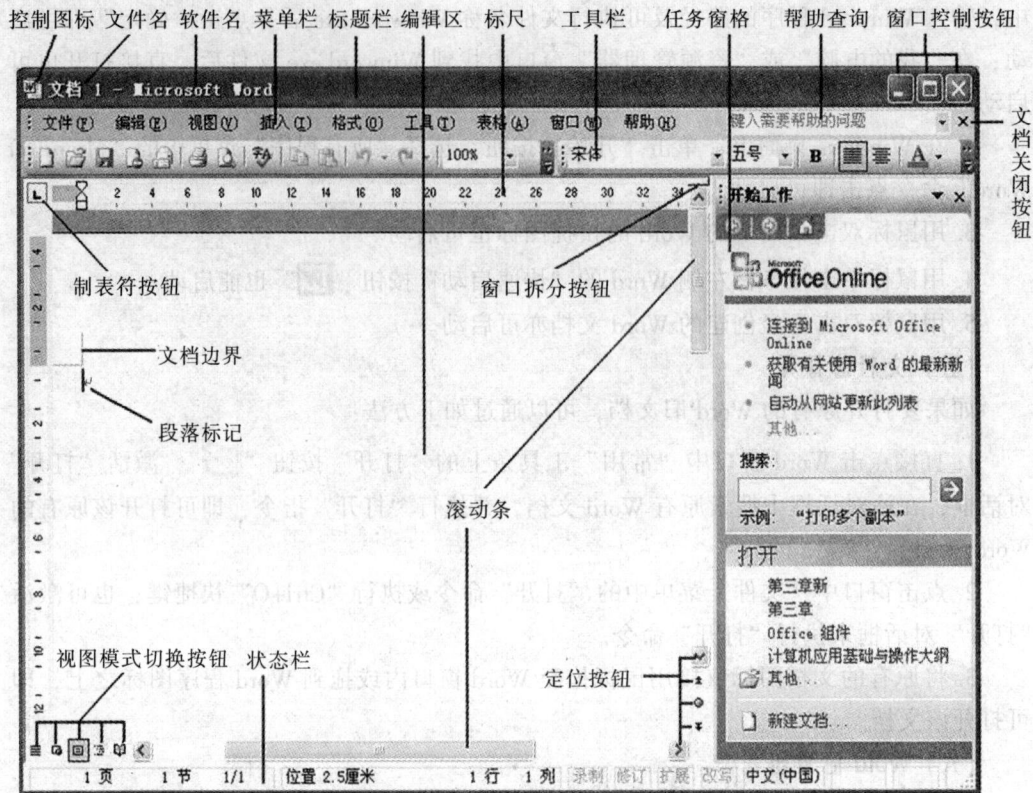

图 2-93　Word 2003 的窗口

(一) 标题栏

标题栏位于窗口的最上方，包含控制图标、文档名、应用程序名、最小化按钮、还原按钮和关闭按钮。可以通过鼠标左键单击标题栏左侧的控制图标按钮或右键单击标题栏，弹出 Word 2003 的控制菜单，控制菜单选项用于改变窗口大小、位置和关闭 Word 2003。

(二) 菜单栏

菜单栏位于标题栏的下方，单击菜单栏中的菜单项，可以展开或关闭各个菜单，不同的菜单执行不同的操作。

1. 菜单的展开　Word 2003 提供了自动记录的功能，刚打开的菜单只显示最近常用的菜单命令，一段时间内没有被使用的命令则被自动隐藏。菜单底部有个折叠按钮"⯆"，单击该按钮用来展开全部的菜单命令，或等待几秒钟后自动展开，如图 2-94 所示。

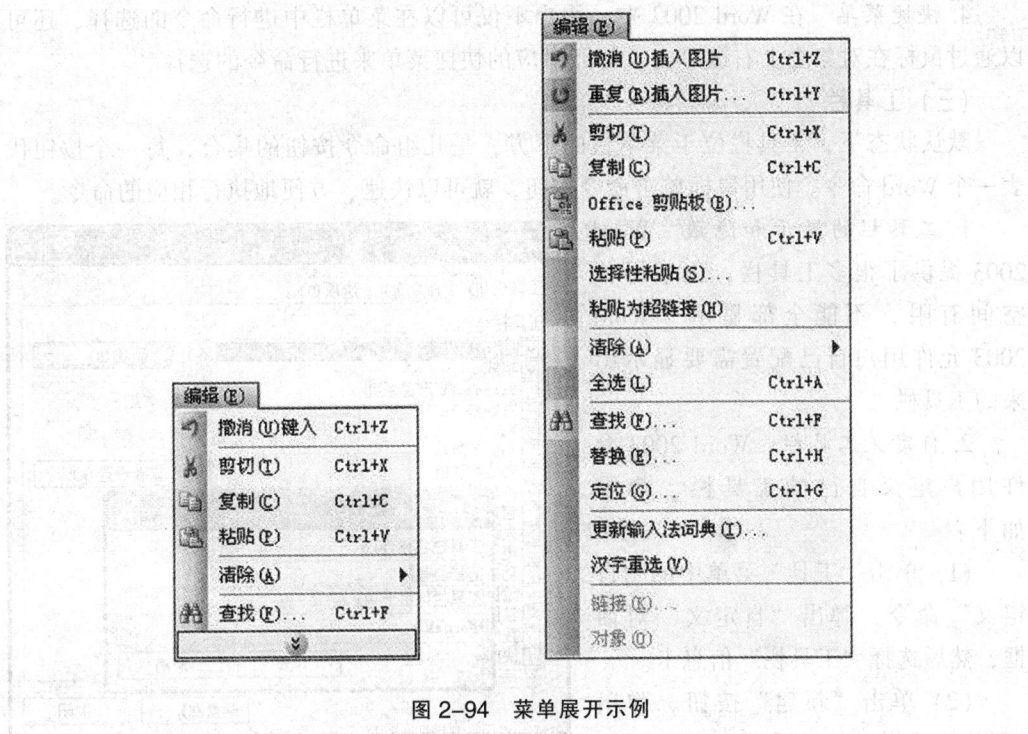

图 2-94　菜单展开示例

2. 菜单的选择　用户可以使用鼠标或键盘来选择菜单命令。

（1）使用鼠标选择命令　将鼠标指针指向菜单栏的菜单名，单击鼠标左键。在出现的下拉菜单中就可以单击需要的命令，启动相应的功能。

（2）使用键盘选择命令　按下 Alt 键激活菜单栏后，可以键入菜单名后带下划线的字母，打开相应的菜单，出现下拉菜单后，可以使用键盘的上下方向键将高亮条移动到要选择的命令上，按 Enter 键，或直接键入命令之后带有下划线的字母，也可以启动命令功能。

（3）使用快捷键选择命令　快捷键是为一些常用的命令设计的，通常是 Ctrl+字母的组合，可以直接按这些组合键来选择相应的命令。例如按 Ctrl+C 键表示将选择的内容复制到剪贴板。

3. 菜单项的含义和级联菜单　菜单项左侧的图标为该菜单项命令在工具栏上的按钮的图标，例如，"粘贴"菜单项左边的图标，就是其在格式工具栏上的按钮图标"　"。

如果菜单项是灰色，表示该菜单项在当前状态下不可用。菜单项名称右边的组合键表示运行此命令的快捷键。例如"粘贴"菜单项右边的"Ctrl+V"，表示按 Ctrl+V 组合键就可以完成粘贴操作。

有的菜单项右边有"…"标记，表示运行此命令将会弹出对话框或任务窗格。如果菜单项右边有"▶"图标，表示此菜单项还包含下一级的菜单，当指针指向该菜单项，自动会展开下一级子菜单，这类菜单称之为"级联菜单"。

4. 快捷菜单 在 Word 2003 中，用户不仅可以在菜单栏中进行命令的选择，还可以通过鼠标在对象之上右键单击，打开对应的快捷菜单来进行命令的选择。

（三）工具栏

默认状态下，工具栏位于菜单栏的下方，是几组命令按钮的集合，每一个按钮代表一个 Word 命令。使用鼠标单击命令按钮，就可以快速、方便地执行相应的命令。

1. 工具栏的显示和隐藏 Word 2003 提供了很多工具栏，由于屏幕空间有限，不能全部显示。Word 2003 允许用户自己配置需要显示出来的工具栏。

2. 自定义工具栏 Word 2003 允许用户定义自己的工具栏，步骤如下：

（1）单击"工具"菜单中的"自定义"命令，弹出"自定义"对话框，然后选择"工具栏"信息卡。

（2）单击"新建"按钮，弹出"新建工具栏"的对话框，如图 2-95 所示。

图 2-95 "自定义"对话框

（3）在"工具栏名称"文本框中输入新的工具栏名称。在"工具栏可用于"列表框中选择该工具栏所适用的模板或文档。如果在以后所有的文档中使用，可以选择"Normal"。

（4）单击"确定"按钮，就创建出了一个新的空工具栏。

（四）标尺

标尺可以用来查看或设置文档的段落缩进、制表位、页面边界和栏宽等信息。由两部分组成：水平标尺和垂直标尺。在默认情况下，水平标尺位于工具栏下方，编辑区上方。在页面视图中，垂直标尺出现在编辑区的左侧。单击"视图"菜单，选择"标尺"命令。如果出现在该命令的左侧有"☑"标记，则表示当前标尺被激活，否则，隐藏标尺。

单击水平标尺左边的小方块"⌊"，可以方便地设置制表位的对齐方式，它以左对齐式、居中式、右对齐式、小数点对齐式、竖线对齐式的方式和首行缩进、悬挂缩进循环设置。拖动水平标尺上的四个游标，可以快速地设置段落（选定的、或是光标所在段落）的左缩进、右缩进、首行缩进和悬挂缩进。拖动水平和垂直标尺的边界，您就可以方便地设置页边距。如果同时按下 Alt 键，可以显示出具体的页面长度（可以执行"工具"菜单中的"选项"命令，在弹出的"选项"对话框中的"常规"信息卡内设置"度量单位"来改变其单位）。

双击水平标尺上任意一个游标，都将快速显示"段落"对话框；双击标尺的数字

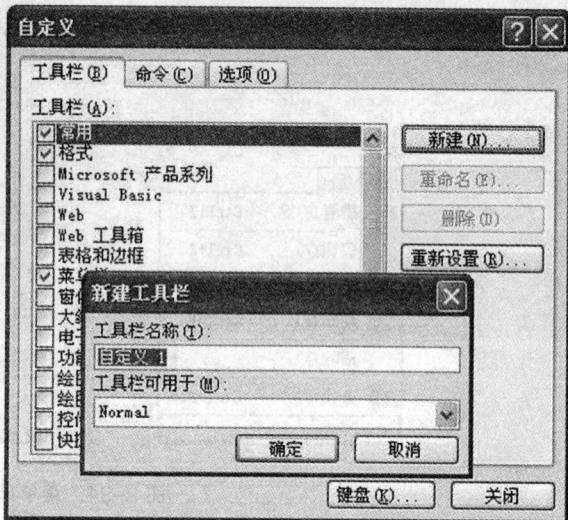

区域，可迅速进入"页面设置"对话框；单击水平标尺的下部，可以设置制表位，若要取消，将其拖动到文本编辑区即可；双击水平标尺的下方，不仅可快速设置制表位，还可以在出现的"制表位"对话框中进行相关的设置。

（五）任务窗格

Word 2003 集成了全新的任务窗格，提供了一种新的优化文档的格式设置和编排的途径。在 Word 2003 中点击"视图"选单下的"任务窗格"命令，就会在编辑窗口右边调出任务窗格。可以通过鼠标拖曳来改变任务窗格的位置，双击任务窗格左上角的移动柄"▓"，任务窗格即可自动停靠在窗口右侧。点击任务窗格中的"×"则关闭任务窗格；点击"×"左边的按钮，会弹出一个下拉列表，可以从中选择某种任务窗格，共有"开始工作""帮助""搜索结果""剪贴画""信息检索""剪贴板""新建文档""共享工作区""文档更新""保护文档""样式和格式""显示格式""邮件合并"等任务窗格。

（六）编辑区

编辑区位于水平标尺下方，是窗口中间的大块空白区域，是用户输入、编辑和排版文本的位置，是我们的工作区域。在编辑区里，可以尽情发挥你的聪明才智和丰富的想象力，编辑出图文并茂的作品。

在编辑区可以看到不停闪烁的黑色竖条"|"标记，此标记即为光标点（插入点），用于指出下一个字符的键入位置。移动鼠标的"I"形指针在编辑区有字符区域单击或空白区域双击即可确定该点的位置。

插入点之后的灰色折线"↵"是文档的结束符（回车符/换行符/段落符）。另外，在页面视图模式下，编辑区中可能会出现灰色的网格线，这些网格线用于帮助编辑文档，不会被打印。如果想要显示或是隐藏网格线，可以选择"视图"菜单中的"网格线"命令。

（七）滚动条

滚动条包括水平滚动条和垂直滚动条。水平滚动条位于编辑区的下方，垂直滚动条位于编辑区的右侧。使用鼠标拖动滚动条或是单击滚动箭头，可以显示文档中不同位置的内容。当拖动垂直滚动条滚动页面时，滚动条的左侧会出现一个提示框，标明了当前的页码和标题。

要显示或隐藏滚动条，可以选择"工具"菜单中的"选项"命令，打开"选项"对话框，单击"视图"标签，选择"水平滚动条"和"垂直滚动条"复选框，如图 2-96 所示。

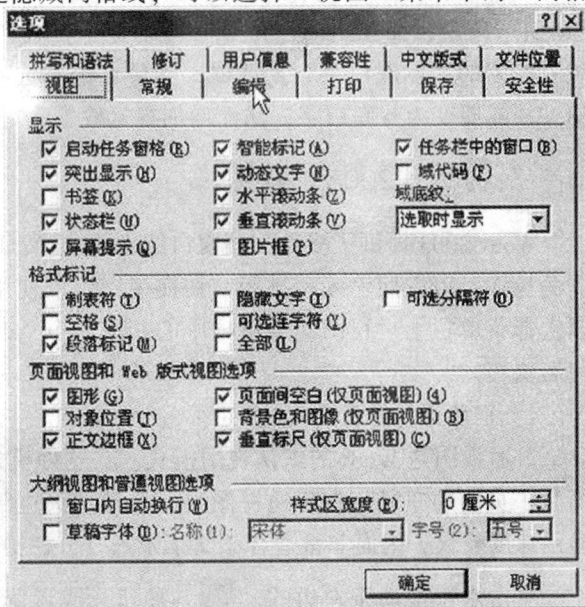

图 2-96 在"选项"对话框中设置滚动条

（八）状态栏

状态栏位于窗口的最下方，用于提供正在窗口中查看的内容的当前状态和其他上下文信息。这些信息包括：文档的页码数、当前光标的位置、插入点所在的行数和列数、宏录制器状态、修订状态、扩展模式状态、改写模式状态、输入语言信息、拼写和语法检查状态等。

（九）编辑窗口

1. 打开多个工作窗口　单击"常用"工具栏上的"新建"或"打开"按钮，即可打开一个文档窗口。另外可以通过执行"窗口"菜单中的"新建窗口"命令，也可将当前文档在另一个窗口打开。这些文档窗口的文件名列于"窗口"菜单中，左边有"√"的为当前编辑的文档。

2. 多窗口工作区的编辑　如果打开的文档较多，要同时对多个文档进行编辑，则执行"窗口"菜单中的"全部重排"命令，可以将所有打开的文档窗口同时显示在屏幕上。这样就可以方便地实现在多个窗口之间分别进行编辑、移动、复制文本操作。

3. 拆分窗口　如果当前的文档篇幅太多，要在文档的两部分之间方便地进行文本交换编辑，则执行"窗口"菜单中的"拆分"菜单命令，通过鼠标确定拆分窗口的位置后，即可将窗口分为上下两部分，来实现两部分之间进行同时编辑的操作；也可利用鼠标拖曳窗口上靠近水平标尺右端的拆分窗口按钮"▭"来实现窗口的拆分操作。

4. 显示比例　通过执行"视图"菜单下的"显示比例"命令或点击"常用"工具条上的"100% ▾"按钮可以通过选择不同的比例参数来显示页面。如果鼠标有滚轮，在按住"Ctrl"键的同时滑动鼠标滚轮，Word 也会放大和缩小页面显示比例。

5. "蓝底白字"显示模式　文档传统的"白底黑字"显示模式可以设置成"蓝底白字"显示模式。将光标定位到文档的任意位置，鼠标点击执行"工具"菜单中的"选项"命令，在弹出的"选项"对话框中选择"常规"选项卡，鼠标选择"常规选项"栏下的"蓝底白字"复选框，然后点击"选项"对话框下方的"确定"按钮，整篇文档随即变为蓝底白字，从而增加视觉效果。

三、Word 2003 的视图

Word 2003 提供了多种文档窗口的显示方式，即视图。在不同的视图下可以进行不同的操作，以方便输入和排版。切换视图可以使用水平滚动条左侧的视图按钮，也可以选择菜单栏上"视图"菜单项中的相应命令。改变文档视图模式不会对文档产生任何影响。

（一）普通视图模式

普通视图是 Word 的默认视图模式。在这种模式下可以显示完整的文字格式，但是简化了页面的布局。在普通视图中，不显示页边距、页眉和页脚、背景。这种模式的显示速度较快，因而非常适合于文字录入（分栏操作后该视图模式只能显示一栏）。

单击水平滚动条左边的"▤"按钮，或者选择"视图"菜单中的"普通"命令，即可切换到普通视图模式，如图 2-97 所示。

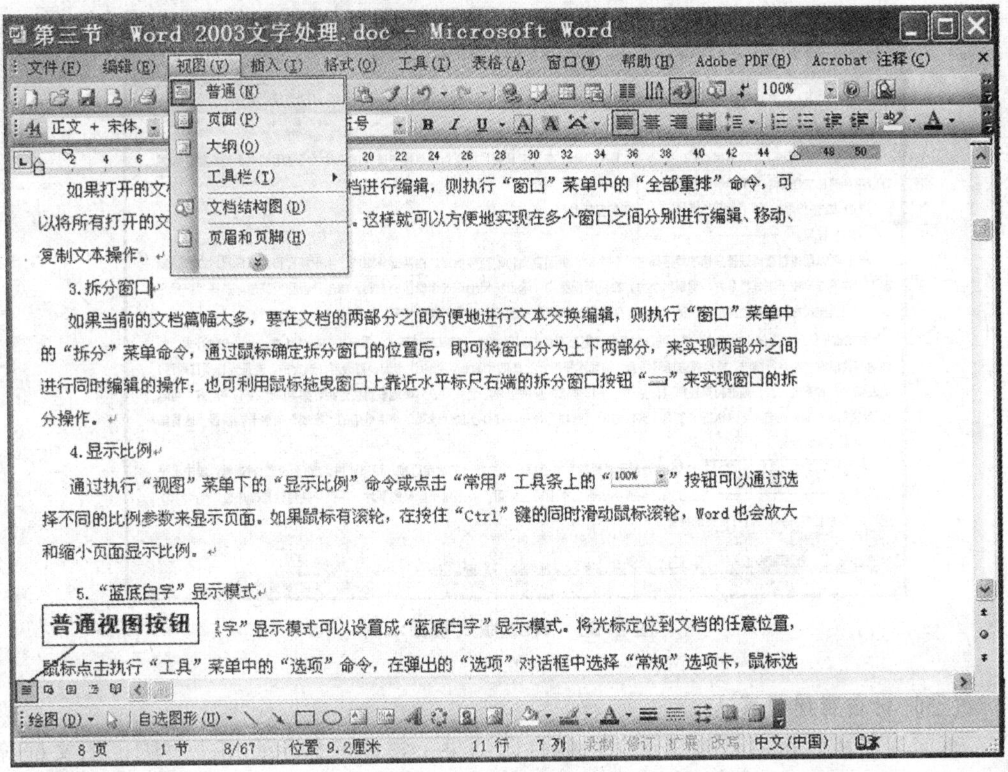

图 2-97　普通视图示例

单击"工具"菜单中的"选项"命令，打开"选项"对话框，单击该对话框中的"视图"选项卡，选择"草稿字体"，单击"确定"按钮可以提高显示和处理文档的速度。

（二）Web 版式视图模式

Web 版式视图是 Word 2003 的几种视图方式中唯一一种按窗口大小进行折行显示的视图方式，它主要用于 HTML 文档的编辑。在该模式下编辑文档，可以比较准确地模拟它在网页中的效果。由于在 Web 视图模式下文档显示自动调整窗口宽度，所以不显示水平滚动条。Web 视图的另一个重要用途可以方便联网用户联机查阅异地文档资料。在 Web 版式视图下，用户可以通过文档中某个标题或文本与异地文档建立超级链接，从而实现联机阅读异地文档的功能。

单击水平滚动条左边的"　　"按钮，或者在菜单栏上选择"视图"菜单中的"Web 版式"命令，进入 Web 版式视图模式，如图 2-98 所示。

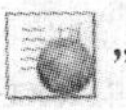

在 Web 视图模式下，文档可以自动换行来适应窗口的大小。它没有分页符，所有的内容都显示在同一张页面中。它可以显示任何版式的图片，但只有当插入的图片为嵌入式时才可以设置图片的排版方式。使用 Web 视图模式，还可以设置文档背景的颜色、图案、图片填充。分栏操作后该视图模式不显示分栏效果。

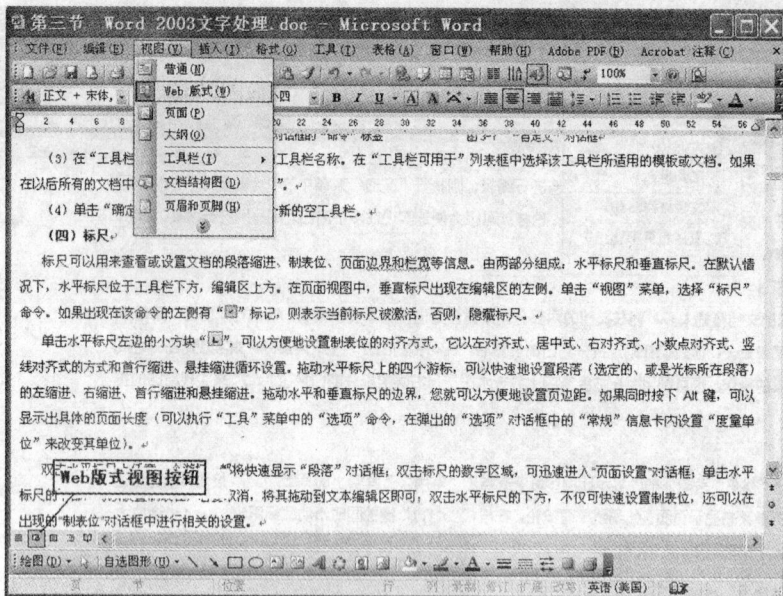

图 2-98　Web 版式视图示例

（三）页面视图模式

页面视图模式可以直接显示文档的打印结果，它能够显示页眉、页脚、图文框等的正确位置。

单击水平滚动条左边的"▤"按钮，或者在菜单栏上单击"视图"菜单中的"页面"命令，进入页面视图模式，如图 2-99 所示。

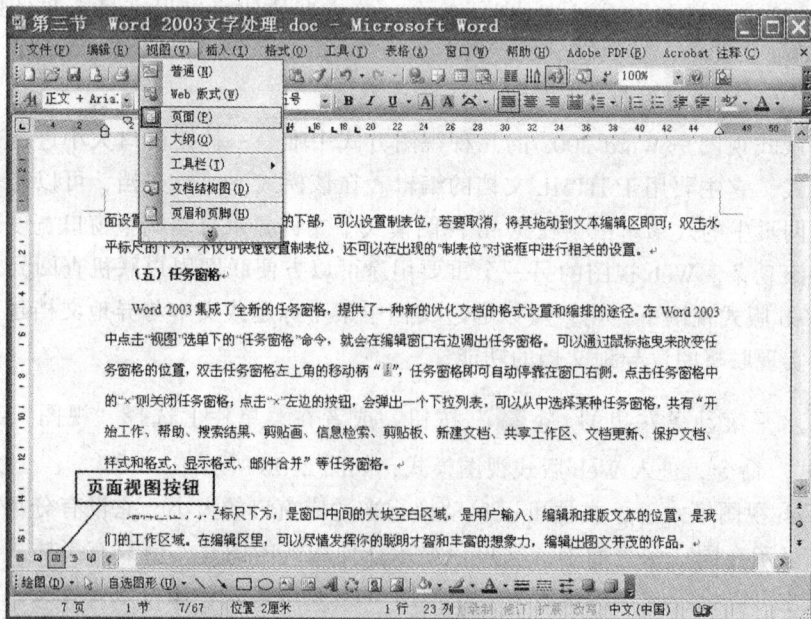

图 2-99　页面视图示例

（四）大纲视图模式

大纲视图可以显示文档的层次结构，突出文档的主体，使用户可以清晰地查看文档的概况。

单击水平滚动条左边的"⊞"按钮，或者在菜单栏上选择"视图"菜单中的"大纲"命令，即可切换到大纲视图模式，如图 2-100 所示。

通过段落前附加的标记可以了解该段落是标题还是正文。使用大纲工具栏中的各种工具按钮可以创建和调整文档结构。使用大纲工具栏上的主控文档视图可将多篇 Word 文档集成在一起。如果进行了分栏操作后该视图模式只显示一栏。

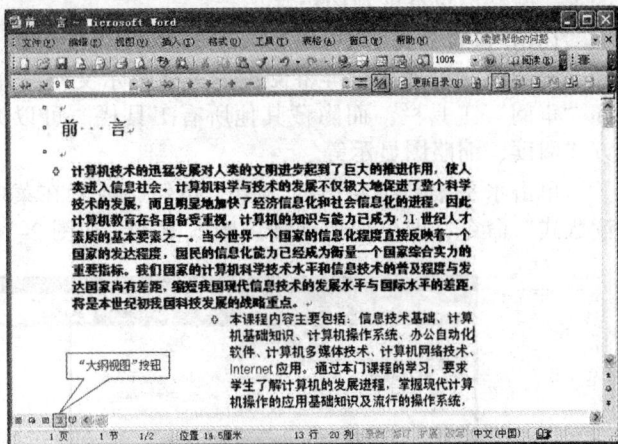

图 2-100　大纲视图示例

（五）全屏视图模式

全屏视图模式可以获得最大的编辑空间。它隐藏所有的工具栏、状态栏，整个屏幕全部用于显示文档编辑区内容，仅留一个"关闭全屏显示"的按钮。

在菜单栏上选择"视图"菜单中的"全屏视图"命令，或单击工具栏上的"▣"按钮，即可进入全屏视图模式，如图 2-101 所示。

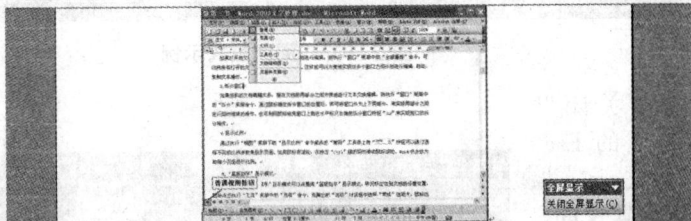

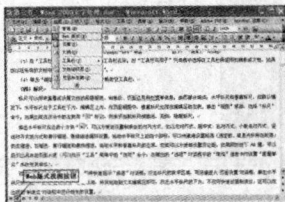

图 2-101　全屏视图示例

如果在全屏视图模式下使用菜单栏，可以将鼠标移至屏幕的顶端，即可显示菜单栏，将鼠标移开后，菜单栏会自动隐藏。可以单击"关闭全屏显示"按钮或按键盘上的 Esc 键，退出全屏视图模式。

（六）阅读版式

阅读版式以最适合屏幕阅读的方式显示文档。在这种模式下，仅保留"阅读版式"和"审阅"工具栏，而隐藏其他所有工具栏。可以方便地对文档进行信息检索、多页方式阅读、缩略图显示等。

单击水平滚动条左边的"📖"按钮，或者在菜单栏上选择"视图"菜单中的"阅读版式"命令，即可切换到阅读版式模式，如图 2-102 所示。

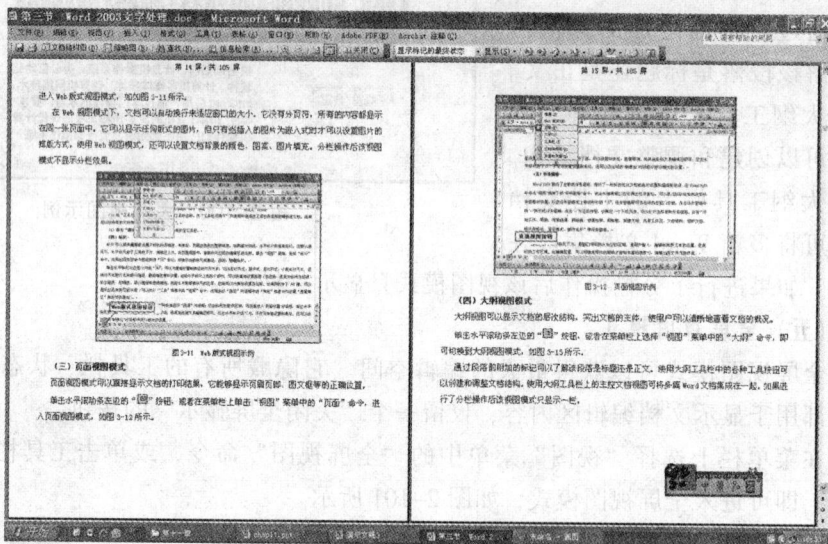

图 2-102　阅读版式示例

可以单击"关闭"按钮或按键盘上的 Esc 键，退出阅读版式。

（七）打印预览视图

在打印预览视图中，可以通过小尺寸显示多页文档。在该视图中，可以看到分页符、隐藏文字以及水印，还可以在打印前进一步编辑文档内容及格式。在菜单栏上选择"文件"菜单中的"打印预览"命令，或单击"常用"工具栏上的"🔍"按钮，即可进入打印预览，如图 2-103 所示。

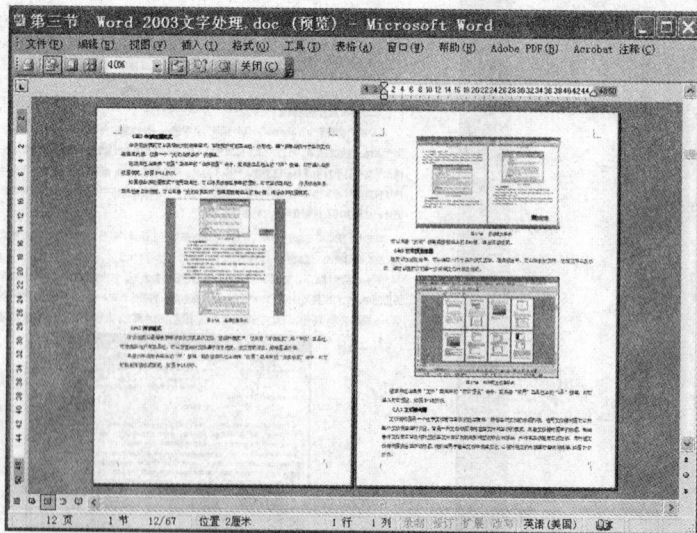

图 2-103　打印预览视图示例

（八）文档结构图

文档结构图是一个位于文档窗口左侧的独立窗格，能够显示文档的标题列表。使用文档结构图可以对整个文档快速进行浏览。它是一种文档标题与相应正文对照显示的模式，单击文档结构图中的标题，Word 会将文档窗口右侧相对应的正文内容自动跳转到相应的标题内容处，并将其显示在窗口的顶部，同时在文档结构图突出显示该标题。特别适用于在长文档中快速定位，以便对指定的内容进行查询与编辑，如图 2-104 所示。

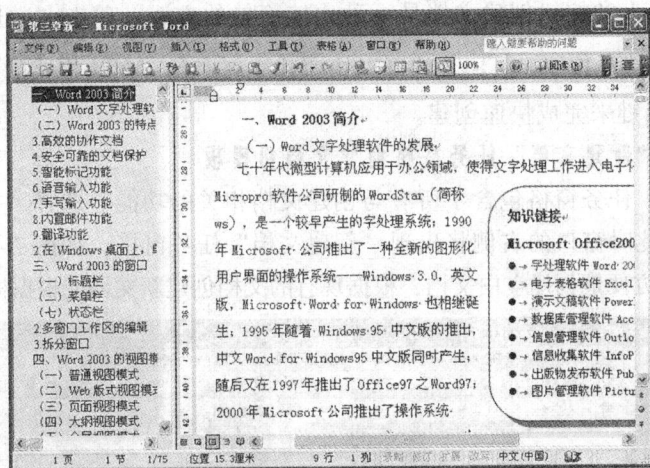

图 2-104　文档结构图示例

要显示文档结构图，可以选择"视图"菜单中的"文档结构图"命令，或单击"常用"工具栏中的"文档结构图"按钮" "。

（九）缩略图

缩略图同时显示文档的所有元素和缩略图，用于修改文本和概览页面布局。要显示缩略图，可以选择"视图"菜单中的"缩略图"命令，要撤销缩略图，再次单击"视图"菜单中的"缩略图"命令，如图 2-105 所示。

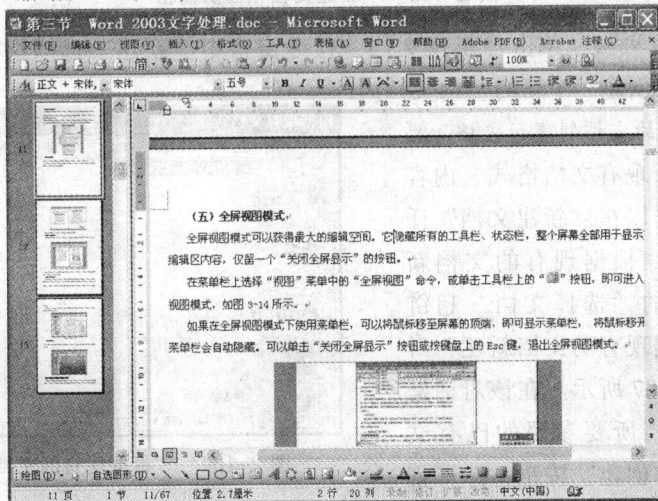

图 2-105　缩略图示例

四、文档的基本操作与文本编辑

使用 Word 2003 进行文档编辑工作的第一步是创建新文档。在默认情况下，启动 Word 2003 之后，会自动创建一个空白文档，用户可以直接在此文档的编辑区进行文本输入工作。此外，还可以使用工具栏按钮或者是使用"新建文档"任务窗格创建文档。

（一）使用工具栏创建文档

使用工具栏上的按钮创建文档是一种比较简单的方法。单击"常用"工具栏左侧的"新建空白文档"按钮"🗋"，就可以快速建立一个具有默认格式的空文档，也可以按"Ctrl+N"组合键来完成快速创建。

（二）使用"新建文档"任务窗格创建文档和模板

"新建文档"任务窗格包含了所有与创建文档相关的功能。选择"文件"菜单中的"新建"命令，此时窗口的右侧将出现"新建文档"任务窗格，如图 2-106 所示。利用该任务窗格可以方便地创建空白文档，根据现有的文档创建新文档或根据模板创建新文档。

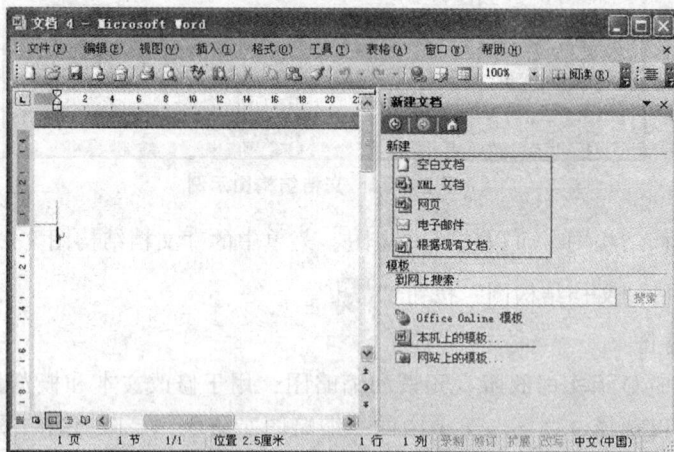

图 2-106 "新建文档"任务窗格

1. 创建空白文档 单击"新建文档"任务窗格中"新建"选项组下"空白文档"超级链接，可以创建一个新的空白文档。

2. 根据现有的文档创建新文档 要创建一个和某个现有文档格式、内容类似的文档，可以在"新建文档"任务窗格中单击"根据现有的文档新建"选项组下的"选择文档"超链接，弹出"根据现有的文档新建"对话框，如图 2-107 所示。在该对话框中选择新建文档所要参照的已有文档，然后单击"创建"按钮，即可创建一个新的文档。新文档在初始时，内容和格式与参考文档完全一致。

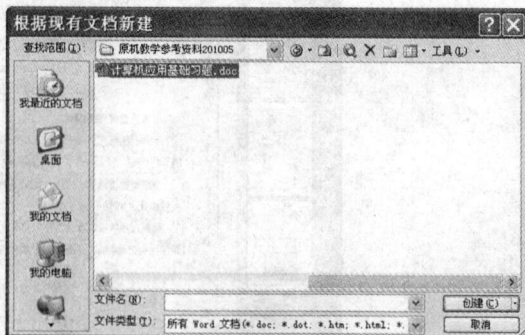

图 2-107 "根据现有的文档新建"对话框

3. 根据模板创建新文档 Word 2003 文档是以模板为基础的，每个文档的基本结构和基本设置都是由创建该文档的模板决定的。例如创建空文档时，默认的模板就是 Normal 模板。

Word 2003 自带了多种模板来帮助用户创建具有特殊格式的文档，例如简历、信函、传真、公文、备忘录等。这些模板中存有预定义好的文档格式，直接应用就可以创建出精美的专业文档。

要使用模板创建新文档，可以在"新建文档"任务窗格中单击"根据模板新建"选项组下的"通用模板"超链接，弹出"模板"对话框，如图 2-108 所示。

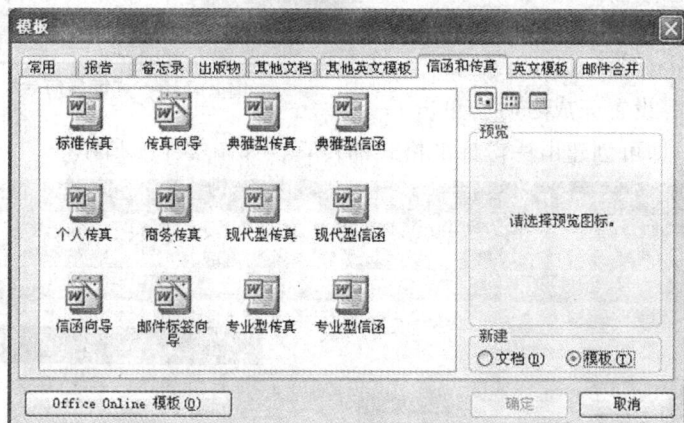

图 2-108 "模板"对话框

"模板"对话框中包含若干模板类型选项卡，每个选项卡内又包含了某一文档类型的若干模板，根据要创建的文档的类型，打开相应的选项卡，选择合适的文档模板，双击它即可创建新文档。例如单击"信函和传真"标签，打开"信函和传真"选项卡，选择其中的"现代型信函"模板，单击"确定"按钮，即可创建一个标准格式的信函，如图 2-109 所示。

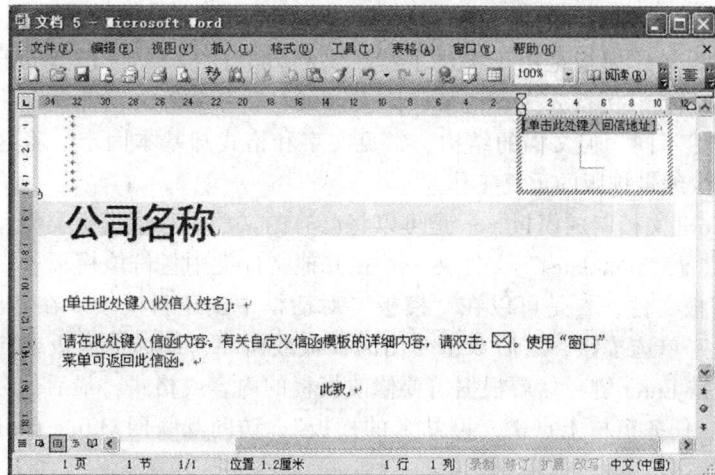

图 2-109 根据"现代型信函"模板生成的信函文档

4. 通过向导创建文档 向导是一种提问式的文档模板，根据用户对问题的回答，自动创建文档或网页，具有一定的智能性。例如想要通过向导创建传真文档，打开"通用模板"对话框，单击"信函和传真"标签，打开"信函和传真"选项卡，选中"传真向导"图标，单击"确定"按钮，即可弹出"传真向导"对话框，如图2-110所示。

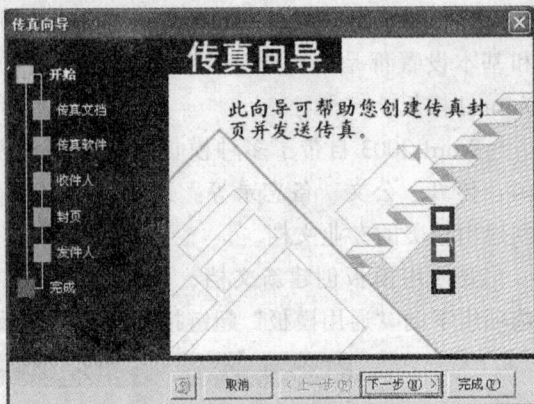

图 2-110 "传真向导"对话框

对各项内容设置完成之后，单击"完成"按钮，即可创建出一份标准格式的传真，如图 2-111 所示。

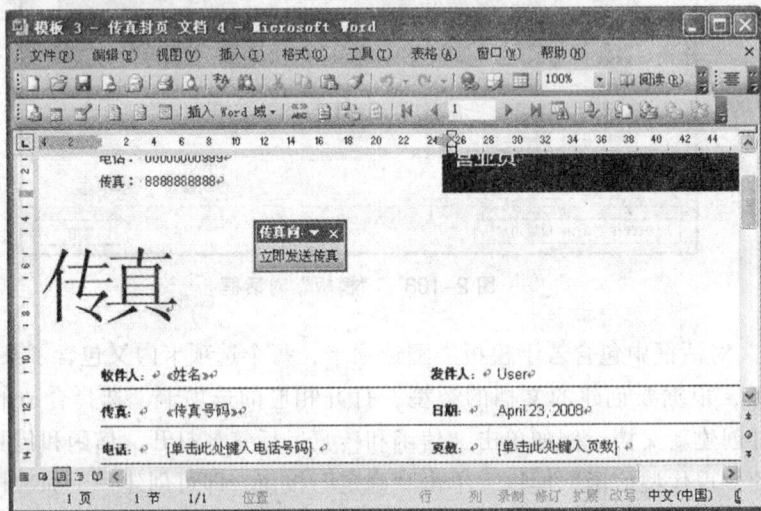

图 2-111 根据"传真向导"创建的传真文档

5. 创建模板 模板是用于提供了特定文档外观的特殊文档。Word 的默认模板为 Normal.dot。报表、例行公文、请柬、论文、试卷和总结等文档都是专用文档，每篇文档的内容虽然不同，但文档的结构、常见文字和格式却基本固定。将这些文档制成模板，可以减少编辑排版的重复工作。

要将 Word 文档制成模板，一是可以将已有的文档另存成模板类型，并将其保存在 Word 默认位置"Templates"文件夹，并在其他文件夹中备份该模板，以免重新安装系统时丢失模板文件；二是可以在"模板"对话框中创建新模板。在"新建"区域下，选中"模板"单选按钮，之后双击要用的模板或向导，或选定模板或向导后单击"确定"按钮或按 Enter 键，然后根据需要修改模板的内容或格式，最后保存模板；三是在"新建文档"任务窗格上点击"网站上的模板"，访问互联网 Office Online 主页下载需要的模板。

（1）创建模板 通常可以使用文档和"新建"命令创建模板。

①使用文档创建模板：首先，打开要用于创建模板的文档；在菜单栏上单击"文件"菜单中的"另存为"命令，打开"另存为"对话框；在"保存类型"框中选择"文档模板"，文件夹会自动转到放置模板的文件夹下，也可以自定义模板保存的路径；输入自定义模板的名称，单击"保存"按钮，就可以创建新的模板。

②使用新建命令创建模板：在菜单栏上单击"文件"菜单中的"新建"命令，打开"新建文档"任务窗格；在"根据模板新建"区域中单击"通用模板"，打开"模板"对话框；在对话框的"新建"区域内选择"模板"，单击"确定"按钮，打开"模板"窗口；在窗口中输入每次都要使用的文字，以及段落的设置和文字的格式后，单击"文件"菜单中的"另存为"命令；输入模板的名称，单击"保存"按钮即可创建新的模板。

（2）应用模板 使用模板可以快速创建新文档。应用模板的具体步骤如下：

①在菜单栏上单击"工具"菜单中的"模板和加载项"命令，打开"模板和加载项"对话框。

②在文档模板栏中显示当前的模板，如果希望选择其他模板，可以单击"选用"按钮，打开"选用模板"对话框。

③选择适当的模板名称后，单击"打开"按钮，返回"模板和加载项"对话框。

④选中"自动更新文档样式"选项，这样每次打开文档时都会使用相应的模板更新当前文档的样式。

⑤单击"确定"按钮即可完成应用模板操作。

（三）文本的输入

在 Word 中输入文本是很简单的，只要在光标处输入文本即可。当输入文本时，光标插入点自动向右移动。Word 2003 支持自动换行功能，当输入的文本达到文本的右侧边界时，不需要按 Enter 键，就可以自动转到下一行的首部。只有当一个段落结束时，按 Enter 键可以实现下一个段落的开始。还可以使用 Tab 键实现段落的自动缩进。

光标的定位 在 Word 中输入文本之前，首先要在输入文本的位置定位光标。光标是在编辑区里不停闪动的短竖线，它表示了文档当前的输入位置。

定位光标主要有两种方法：鼠标定位和键盘定位。鼠标定位就是在编辑区中移动鼠标指针到插入点，单击鼠标左键，光标就会自动被移动到插入点位置。键盘定位是使用键盘上的方向键或控制键来定位光标（表2-8）。

表 2-8 移动光标的键

键名称	作用	键名称	作用
↑	光标向上移动一行	Page Up	光标上滚一屏
↓	光标向下移动一行	Page Down	光标下滚一屏
←	光标向左移动一个字符	Home	光标移到行首
→	光标向右移动一个字符	End	光标移到行尾
Ctrl+←或→	光标移动一个单词	Ctrl+Home	光标移到文档开始
Ctrl+↑或↓	光标移动一个段落	Ctrl+End	光标移到文档结束

用户还可以启动 Word 提供的"即点即输"功能来扩大光标的定位范围。通常情况下，光标无法移动到没有文本的空白区域中，只能通过按空格键和回车键实现，有时会很麻烦。使用"即点即输"功能可以在文档的空白区域快速插入文字、图形、表格或其他内容。只需要在空白区域双击鼠标，"即点即输"功能便会自动应用将内容放置在双击处所必需的格式设置。例如，要创建标题页，可在空白页的中间双击并键入居中的标题，然后双击页面的右下角处并键入右对齐的作者名即可。

启动"即点即输"功能的步骤如下：

（1）选择"工具"菜单中的"选项"命令，弹出"选项"对话框，如图 2-112 所示。

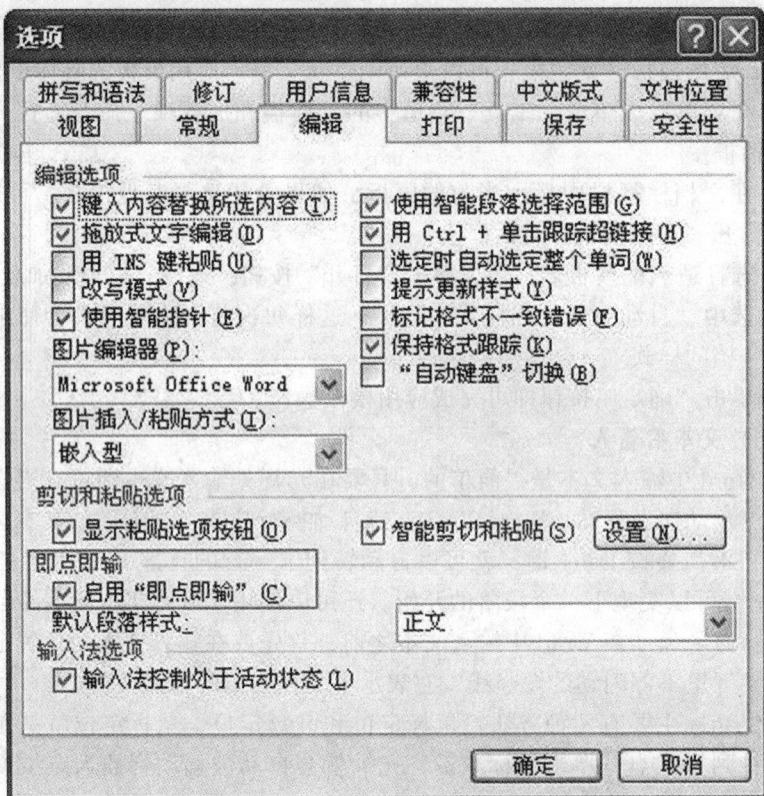

图 2-112　"即点即输"功能设置

（2）在"编辑"选项卡的"即点即输"选项组中，选中"启用'即点即输'"复选框，然后在"默认段落样式"下拉列表框中选择应用的段落样式，默认是"正文"样式。

（3）单击"确定"按钮，关闭对话框，即可启动"即点即输"功能。

"即点即输"功能可控制段落格式和样式。要确定鼠标双击时"即点即输"功能将应用的段落格式，请观察"即点即输"指针。将鼠标指针移到某个特定空白区域时，指针形状会表明将要应用的格式：左对齐、居中或右对齐的制表位，左缩进，左右文字环绕。指针形状及格式说明如表 2-9 所示。

鼠标移动到页面中间位置时，指针为居中格式，双击鼠标，在该处输入的文本就自动为居中对齐；鼠标移到页面左边界时，指针为左对齐格式，双击鼠标，在该处输

表 2-9 "即点即输"指针形状和应用格式

指针形状	应用格式
	左对齐
	居中
	右对齐
	左缩进
	左文字环绕
	右文字环绕

入的文本就自动为左对齐；鼠标移到页面右边界时，指针为右对齐格式，双击鼠标，在该处输入的文本就自动为右对齐；鼠标从左边界稍右移，让鼠标指针为左缩进格式，这时，双击鼠标，在该处输入的正文就自动为首行缩进两个字符；鼠标移到图片或表格对象的左侧和右侧，鼠标指针为左文字环绕或右文字环绕格式时，双击鼠标，即可设置图片或表格对象的文字环绕状态。

需要注意的是"即点即输"功能只能在页面视图和 Web 版式视图中使用，不能在普通视图、大纲视图和打印预览视图中使用"即点即输"功能。此外，"即点即输"功能下列区域中不可用：段尾、多栏、项目符号和编号列表、浮动对象附近、具有上下型文字环绕效果的图片的左侧和右侧，或者缩进的左侧或右侧。

（四）中英文输入

文档新建或打开之后，默认的是英文输入法。选择中文输入法时，将鼠标移至任务栏右侧启动项托盘区，单击输入法选择按钮，在菜单栏中选择一种中文输入法，在屏幕上就会出现中文输入法控制工具条，在任务栏的右侧就会出现中文输入软件图标。或者也可以使用键盘来切换，在默认状态下，按"Ctrl+Shift"键可以在操作系统已安装的输入法之间进行切换，"Ctrl+空格"键可以在中英文输入法之间进行切换。

中文一些标点符号的输入，必须在中文输入法的"中文标点符号"状态下才可以从键盘输入。如：顿号"、"，省略号"……"，破折号"——"，书名号"《》"等。

（五）插入符号和特殊符号

在输入文本的过程中，有时常需要输入一些特殊的符号或字符，默认状态下这些字符无法通过键盘输入。如罗马字母、希腊字母、货币字符等。可以利用"符号"对话框来插入这些符号或字符。

如果要输入键盘上没有的特殊符号或难检字，要打开"符号"对话框，选择"插入"菜单中的"符号"命令,弹出"符号"对话框,如图 2-113 所示。在"符号"选项卡中的"字体"下拉列表框中,选择扩展字体,例如 Times New Roman,则在右侧的"子集"下拉列表框中列出的是相应字体的符号集。选中想要插入的符号,单击"插入"按钮,所选符号就被插入到文档中光标位置处。也可以通过点击"符号"对话框上的"快捷键"按钮,打开"自定义键盘"对话框,给常用的一些符号或文字设置"快捷键",然后通过"快捷键"输入对应的符号或文字。

还可打开"特殊符号"对话框插入一些键盘上无法输入的特殊符号(也可以打开软键盘来输入特殊符号或激活"符号栏"工具栏来输入)。

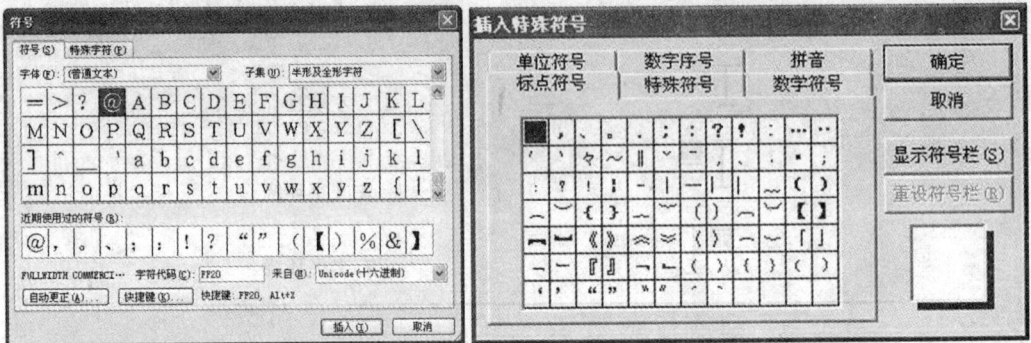

(a)   (b)

图 2-113   (a)"符号"   (b)"特殊符号"对话框

(六)不同形式数字的输入

数字的输入尽管很简单,但是数字也有很多不同形式的表示方法,例如罗马数字、阿拉伯数字、中文大写数字等。Word 为各种不同形式的数字的输入提供了专门的选项,可以选择"插入"菜单中的"数字"命令,打开"数字"对话框,实现数字的输入。"数字"对话框如图 2-114 所示。

(七)日期和时间的输入

Word 提供了时间和日期的中、英文插入格式。可以选择"插入"菜单中的"日期和时间"命令,打开"日期和时间"对话框,如图 2-115 所示。单击选定"可用格式"

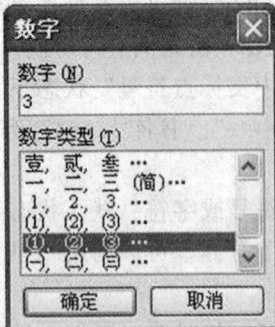

图 2-114 "数字"对话框   图 2-115 "日期和时间"对话框

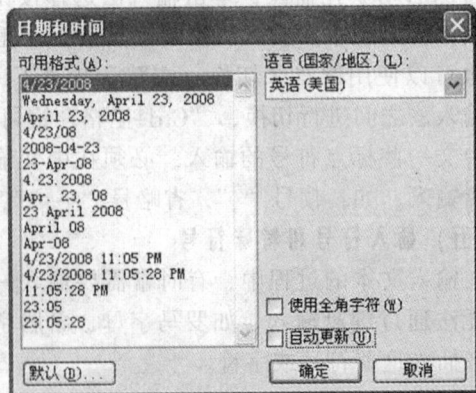

列表框中的日期或时间格式，再单击"确定"按钮，具有所选格式的当前日期或时间即可插入到文档中。也可以使用其他的日期和时间选项，这取决于用户选择的语言。如果要对插入的日期或时间应用其他语言的格式，应选择"语言"下拉列表框中的语言种类，左侧"可用格式"列表框中便会显示所选语言种类的日期和时间格式。

如果选中"自动更新"复选框，则表示要将日期和时间作为域插入，以便在打开或打印文档时自动更新日期和时间。如果将原始的日期和时间保持为静态文本，则取消"自动更新"的选择。

（八）自动图文集的插入

自动图文集是 Word 应用程序自带的中、英文常用的一些固定词条。选择"插入"菜单中的"自动图文集"命令，在弹出下一级子菜单上找到需要插入的内容，单击鼠标左键即可将需要的词条插入到文档中。

可以自己创建自己常用的词条。执行"插入"菜单中的"自动图文集"子菜单项的"自动图文集（X）……"命令，在打开的"自动更正"对话框中，选择"自动图文集"信息卡，在"请在此处键入自动图文集词条"下方的输入框中键入需要保存的常用词条，然后点击右侧的"添加"按钮，点击对话框下方的"确定"按钮，即可将新的词条存入"自动图文集"菜单项的"正文"内，使用时即可随时调用。

也可以先将需要添加的词条输入到文本当中后再选中，然后执行"插入"菜单中的"自动图文集"子菜单项的"新建（N）"命令或按"Alt+F3"组合键，打开"创建自动图文集"对话框，在"请命名您的自动图文集词条"输入框中键入词条名称（或使用默认的词条名称），即可将新的词条存入"自动图文集"菜单项的"正文"内，使用时即可随时调用。

（九）文本的段落划分

在通常情况下，输入一行文本到了页面边界时会自动换行，这种通过文本的自动换行所形成的多行文本可视为一个段落。按"Shift+Enter"组合键完成的换行，换行后的内容，也同上一行文字为同一段落内容。如果希望在输入一段文本后另起一段，可以在该段文本的末尾处按"Enter"键，光标将移动到下一行开头处，这时再输入文本就是新的一个段落了。如果想在一段文本中划分段落，则只需要将光标移动到要划分的位置再按"Enter"键，光标后面的文本移动到下一行，将会使得该段文本形成两个段落。

如果单击"常用"工具栏中的"显示/隐藏编辑标记"按钮"![]"，则在按"Enter"键的位置显示段落标记"↵"，该标记表示在此处划分了段落，打印文档时不会显示该标记。划分段落后，可以对每个段落分别设置段落格式，如行间距等，这些格式信息都包含在段落标记中，当在某段落后按"Enter"键形成新的段落时，段落标记将自动把段落的各种设置配置给新的段落。

（十）文本的选择

文本的选择有两种方式：鼠标选择和键盘选择。

1. 使用鼠标选择文本 因为在 Word 中，绝大部分操作都是通过鼠标来完成，所以使用鼠标进行文本选择是最常用的方法。根据所选范围的不同，鼠标的操作也有所不同。

（1）使用鼠标拖动或点击选择文本

① 如果要选择一个单词，则鼠标双击该单词即可。

② 如果要选择一个句子，可以先按住 Ctrl 键，鼠标再单击该句子的任意位置即可。

③ 如果要选择一个段落，可以在该段落任意位置连续单击三次鼠标左键即可。

④ 如果要选择任意数量的连续文本，首先将鼠标定位在要选择文本的开始处，按住鼠标左键并拖动至所要选择文本的结尾处，释放鼠标左键，这时被选文本以高亮度显示（反白色）。或者将光标插入点定位到要选择文本的开始处，按住 "Shift" 键，单击要选择文本的结尾处即可。

⑤ 如果要选择任意数量的不连续文本，首先利用上面的方法选择第一处文本，然后按住 "Ctrl" 键，拖动鼠标选择文档中任意位置的文本，这时各处被选文本以高亮度显示，如图 2–116 所示。

⑥ 垂直选择矩形区域文本，按住 Alt 键，将鼠标从要选择文本的开始处拖动到结尾处即可，如图 2–117 所示。

(2) 使用鼠标点击页边左侧空白区选择文本

① 如果要选择一行文字，可以将鼠标移动至该行的左侧，这时鼠标指针会变为向右的箭头 "⤢" 时，单击鼠标左键即可。

② 如果要选择多行，将鼠标移至要选择文本的第一行的左侧页边空白区，当鼠标指针变为 "⤢" 时，按住鼠标左键，并且拖动鼠标至所要选择文本的结尾行，放开鼠标左键，即可选择多行。

③ 如果要选择一个段落，可以将鼠标移动至该段的左侧，这时鼠标指针会变为 "⤢" 时，双击鼠标左键即可。

④ 如果要选择多个段落，将鼠标移动至该段的左侧，当鼠标指针变为 "⤢" 时，双击鼠标左键后按住左键上下拖动可以选择多个连续段落，此时的选择是以段落为单位。

⑤ 如果要选择全文，可以将鼠标移动至该行的左侧，这时鼠标指针会变为 "⤢" 时，三击鼠标左键即可选择整个文档；也可以通过执行 "编辑" 菜单中的 "全选" 命令来选择整个文档。

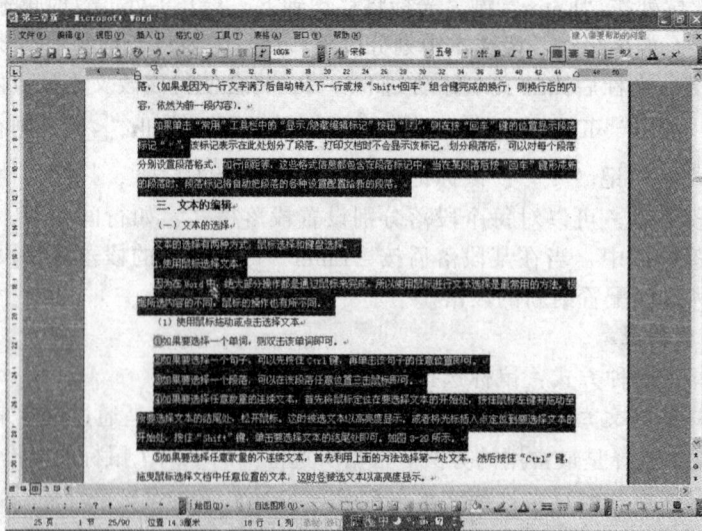

图 2–116　拖动鼠标选择不连续文本

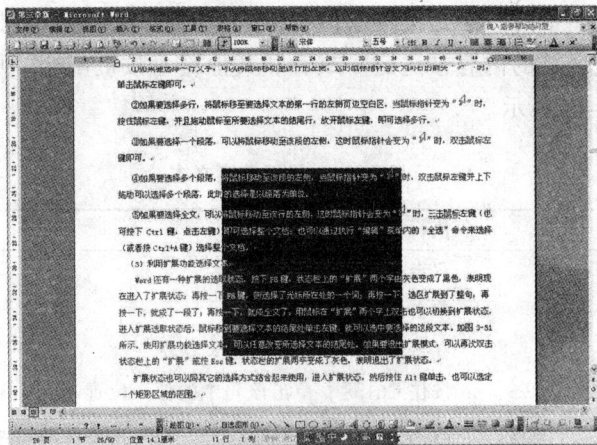

图 2-117　拖动鼠标选择矩形区域文本

2. 使用键盘选择文本　使用键盘选择文本主要使用 Shift 键和 Ctrl 键，再配合以方向键和 Home 键、End 键、Page Up 键、Page Down 键等，可以选择文本。常用的组合键如表 2-10 所示。

表 2-10　键盘选择组合键功能表

组合键	功能
Shift+↑	向上选定一行
Shift+↓	向下选定一行
Shift+→	向右选定一个字符
Shift+←	向左选定一个字符
Shift+ Ctrl+↑	向上逐行选定文本
Shift+ Ctrl+↓	向下逐行选定文本
Shift+ Ctrl+→	向右逐行选定文本
Shift+ Ctrl+←	向左逐行选定文本
Shift+Home	选定文本到行首
Shift+End	选定文本到行尾
Shift+ PageUp	向上选定文本到整屏
Shift+ PageDown	向下选定文本到整屏
Shift+ Ctrl+Alt+ PageUp	选定文本到文档窗口开始处
Shift+ Ctrl+ Home	选定文本到文档开始处
Shift+ Ctrl+ End	选定文本到文档结尾处
Shift+ Ctrl+ Alt+ PageDown	选定文本到文档窗口结尾处
Ctrl+A	选定整个文档
F8	打开扩展模式。按上下左右方向键选定上下左右相邻文本

使用鼠标选定文本的方法是按住鼠标左键的同时拖动鼠标，则鼠标经过区域的内容将反显示，即该区域的内容被选定。或者和其他键盘按键配合，可以实现其他的一些选定操作如表 2-11 所示。

表 2-11 鼠标选定文本

选定区域	执行鼠标操作
单词/汉字	双击该单词
一行文本	单击该行左边的选定栏
多行文本	在行左边的选定栏中拖动鼠标
句子	按住 Ctrl 键，单击该句中的任一位置
一个段落	双击该段落左边的选定栏；或三击段落中的任一位置
多个段落	在选定栏中双击并拖动
整个文档	三击选定栏
页眉和页脚	在页面视图中双击页眉或页脚，然后在页眉或页脚选定栏中单击
批注、脚注和尾注	将插入点定位在窗格中，然后三击选定栏

3. 取消选择文本　选择文本后，Word 以反相形式显示所选择的文本。单击文档编辑区中的任意位置，即可取消选择。

（十一）文本的删除和修改

删除文本最简单的方法是使用 Delete 键和 Back Space 键，按一次 Delete 键可删除光标后的一个字符，按一次 Back Space 键可删除光标前的一个字符；选定要删除的文本，再按 Delete 键或 Back Space 键，可以快速删除选定的文本；也可以选定文本后，执行"编辑"菜单中的"清除"子菜单项的"内容"命令即可删除。

当需要修改文本的时候，可以先删除文本再输入新的文本，也可以先选定要删除的文本直接录入新文本来进行替换。也可以切换到"改写"输入状态，来直接录入新文本来替换需要改写的文本。双击状态栏上的"改写（Insert）"状态框或通过按 Insert 键切换到改写状态（状态框中"改写"为黑显），然后输入新文本，这样新输入的文本就能逐字替换原来的文本。默认情况下，文本的输入是处于插入状态（状态框中"改写"为灰显），如图 2-118 所示。

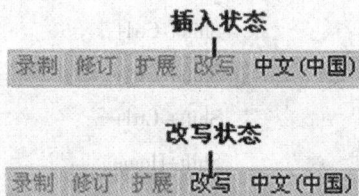

图 2-118 插入和改写状态的切换

（十二）文本的移动

1. 使用菜单栏移动文本　选择要移动的文本，单击"编辑"菜单中的"剪切"命令，将被移动的文本复制到剪贴板上；将光标定位在移动后的新位置上，单击"编辑"菜单中的"粘贴"命令，就可以将剪切下来的内容复制到当前的位置上。或者也可以在选定的文本之上右击后，在展开的快捷菜单中执行"剪切"和"粘贴"命令来完成。

2. 使用工具栏移动文本　选择要移动的文本，单击"常用"工具栏上的"剪切"

按钮图标"✂",将被移动的文本复制到剪贴板后,将光标定位在移动后的新位置上,单击"常用"工具栏上的"粘贴"按钮图标"📋",就可以将剪切下来的内容复制到当前的位置上。

3. 使用键盘移动文本 选择要移动的文本,按组合键 Ctrl+X 剪切选中的文档,将被移动的文本复制到剪贴板后,将光标定位在移动后的新位置上,按组合键 Ctrl+V 键,就可以将剪切下来的内容复制到当前的位置上。

4. 使用鼠标拖动移动文本 选择要移动的文本,然后将鼠标指针移动到被选择的文本上,按住鼠标左键将选择的文本拖动到目标位置,然后释放鼠标左键即可。

5. 使用 F2 键辅助移动方式 选中要移动的文本,按 F2 键之后,状态栏左端会提示"移至何处",此时,将光标定位到目标位置,按"Enter"键,则选中的文本将会移动到新位置。

(十三) 文本的复制和粘贴

1. 使用菜单栏复制文本 选择要复制的文本,单击"编辑"菜单中的"复制"命令,将光标移动到目标位置,再单击"编辑"菜单中的"粘贴"命令,或者可以在选定的文本之上右击后,展开的快捷菜单中执行"复制"和"粘贴"命令来完成。

2. 使用工具栏复制文本 选择要复制的文本,单击"常用"工具栏上的"复制"按钮图标"📋",将光标移动到目标位置后,单击"常用"工具栏上的"粘贴"按钮图标。

3. 使用键盘复制文本 选择要复制的文本,按键盘组合键 Ctrl+C,将光标移动到目标位置后,按键盘组合键 Ctrl+V 粘贴文本。

4. 使用鼠标拖动复制文本 选择要复制的文本,按鼠标右键拖动选择的文本,移动到目标位置后释放鼠标右键,出现如图 2-119 所示的菜单,单击"复制到此位置"命令即可;或者选择要复制的文本,按住 Ctrl 键,再按鼠标左键拖动选择的文本,移动到目标位置后释放鼠标左键即可。

5. 在复制文本和移动文本时,要将文本插入到目标位置处需要使用"粘贴"功能。在 Word 中,使用"粘贴"功能粘贴文本后,在粘贴的文本末尾下方会出现一个"粘贴选项"按钮"📋▼"。单击"粘贴选项"按钮,就会出现如图 2-120 所示的菜单。使用时可以根据实际需要选择不同的菜单项。

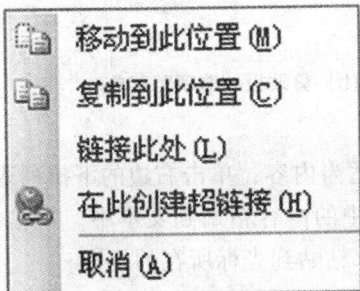

图 2-119 右击弹出的"复制"快捷菜单　　　图 2-120 "粘贴选项"菜单

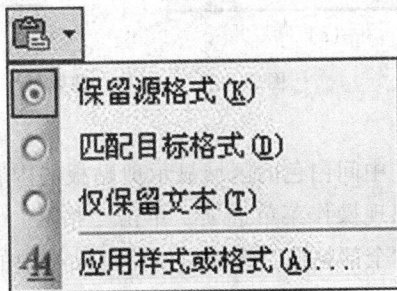

（十四）使用剪贴板

剪贴板是 Windows 在内存中开辟的一块临时的存储区，用于实现应用程序之间的共享。每次选择粘贴或是剪切时，Office2003 剪贴板上都会自动增加一个项目，最多可以暂时容纳 24 个不同项目。用户可以根据需要粘贴剪贴板中的任意一个对象。需要设置剪贴板，可以单击剪贴板下方的"选项"按钮，如图 2-121 所示。利用剪贴板进行复制操作，只需将插入点移到要复制的位置，鼠标移到剪贴板窗格中某对象上，智能标记自动出现，然后用鼠标单击并选粘贴，该对象就会被复制到插入点所在的位置。操作步骤如下：

1. 单击"编辑"菜单中的"Office 剪贴板"命令，屏幕的右侧会出现"剪贴板"的任务窗格，如图 2-121 所示。

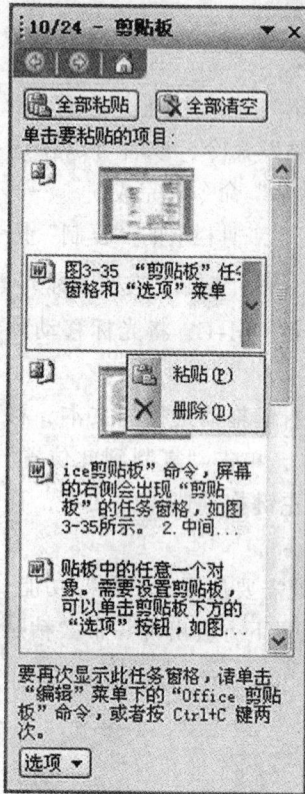

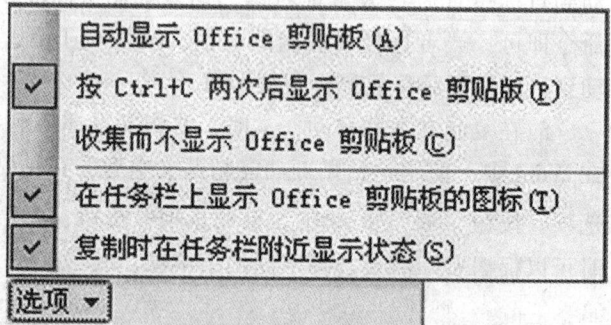

(a)   (b)

图 2-121   (a)"剪贴板"任务窗格   (b) 剪贴板"选项"菜单

2. 中间白色的区域显示剪贴板的内容。选择适当内容，单击右边的下拉列表按钮，就会出现操作菜单选项。单击"粘贴"可以将选中的内容粘贴到文本中。单击剪贴板上的"全部粘贴"按钮可以将剪贴板中的内容全部粘贴到光标所在的位置。

3. 单击"删除"可以删除所选中的内容。单击剪贴板上的"全部清空"按钮可以删除剪贴板里的全部项目。

　　总之，对于文档的移动、复制、粘贴、剪切和删除是最常见的操作。移动是指把某部分的文档内容从文档的一个位置移动到另外一个位置。复制是把某些选定的文档内容在计算机的内存生成一个拷贝，在需要这个拷贝的时候可以多次直接插入，通常把这个保存复制内容的地方叫"剪贴板"。粘贴是指把"剪贴板"里面的内容插入的文档中某一个位置。剪切操作和复制非常相似，唯一不同的是剪切操作在原始位置不再保留选定内容。

　　以上操作可以通过常用工具栏上的"　　　　　"工具按钮来实现，从左到右三个工具按钮分别为"剪切""复制"和"粘贴"。常见操作的组合键功能总结如表 2-12 所示。

表 2-12　常用组合键

功能	操作
移动到剪贴板上	按 Ctrl + Del 或 Ctrl + X 键
复制到剪贴板上	按 Ctrl + C 键
将剪贴板上的内容粘贴到文档中	按 Ctrl + V 或 Shift + Ins 键

删除文字可以选择表 2-13 中的任一项操作。

表 2-13　键盘删除

删除内容	按键
光标前面的字符	Backspace 键
光标后面的字符	Del 或 Delete 键
光标前面的单词	Ctrl + Backspace 键
光标后面的单词	Ctrl + Delete 键

（十五）文本的撤销、恢复和重复

1. 撤销　撤销功能可将最近的几次操作记录在列表中。利用"编辑"菜单栏上的撤销命令或"常用"工具栏上的撤销按钮"　"或键盘组合键 Ctrl+Z 键，可以撤销最近一次或几次操作，如图 2-122（a）所示。

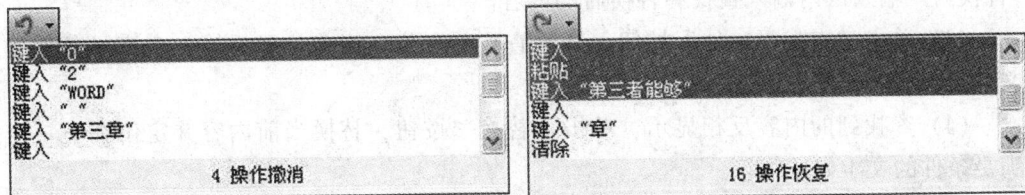

(a) (b)

图 2-122　(a) "撤销"列表框　(b) "恢复"列表框

2. 恢复　单击"常用"工具栏上"恢复"图标上的小三角，可以看到被撤销的操作列表，如图 2-122 (b) 所示。单击相应的列表项可以选择想要恢复的操作。直接单击"恢复"按钮"　"，可以恢复最近的一次操作。也可以使用"编辑"菜单中的"恢复"命令或使用键盘组合键 Ctrl+Y，执行恢复操作。

3. 重复　如果要对文档进行一些反复的操作，可以单击"编辑"菜单中的"重复"命令"<img>"、按 F4 键或 Ctrl+Y 键。使用它们可以重复执行前一个相同的操作。

（十六）文本的查找、替换和定位

在一篇很长的文档中，如果需要查找一些字符所在的位置，或修改替换文档中相同的字符，逐行逐页查找替换是非常困难的。Word 提供的快速定位和查找替换的功能使得这项工作变得异常简单。

1. 查找文档内容

（1）选择"编辑"菜单中的"查找"命令或按 Ctrl+F 组合键，打开"查找和替换"对话框。

（2）在"查找内容"栏里填入需要查找的内容。

（3）单击"查找下一处"按钮，即可开始查找。

（4）查找到的内容反相显示，再单击"查找下一处"按钮可以继续查找。

（5）查找结束后，显示查找结束对话框。

在查找时，还可以指定查找范围，以及是否反相显示所有查找到的内容。使用"高级"查找功能时，还可以指定区分大小写、区分全/半角等搜索选项，如图 2-123 所示。

2. 替换文档内容

（1）选择"编辑"菜单中的"替换"命令或按 Ctrl+H 组合键，打开"查找和替换"对话框。

（2）在"查找内容"和"替换为"输入区内输入查找和替换后的内容。

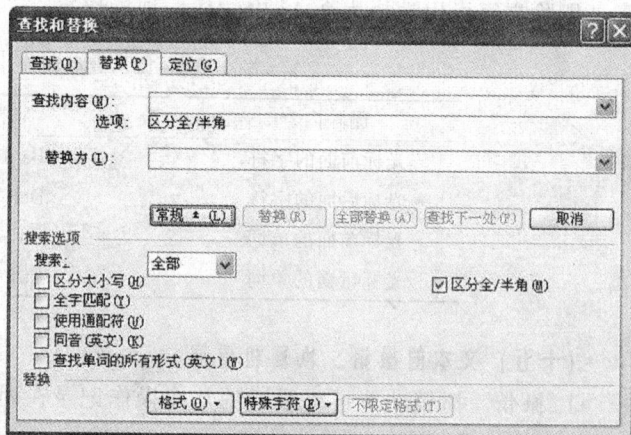

图 2-123　"查找"和"替换"对话框

（3）单击"查找下一处"按钮，开始查找并定位在当前位置后第一个满足条件的文本处。

（4）查找到的内容反相显示，单击"替换"按钮，替换当前内容并定位在下一个满足条件的文本处。

（5）如此反复，可以查找到整个文档满足条件的文本。定位在满足条件的文本处时，可以根据实际情况单击"替换"或"查找下一处"按钮，选择"查找下一处"时不替换当前文本。

如果单击"全部替换"按钮，可以将文档中指定范围内所有满足条件的文本替换成新的内容。使用"高级"替换功能时，还可以指定区分大小写、区分全/半角、全字匹配、使用通配符等搜索选项，如图 2-123 所示。替换结束后，出现替换结束对话框。

3. 定位文档

（1）定位功能可以将光标快速移动到文档的指定位置。通过定位对话框定位文档的操作步骤如下：

选择"编辑"菜单中的"定位"命令或按 Ctrl+G 组合

图 2-124　"定位"对话框

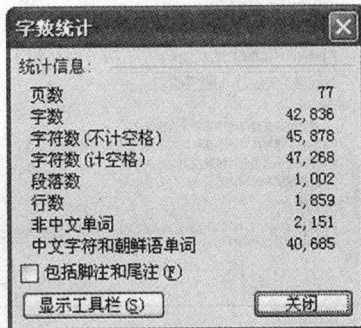

键，或者双击状态栏第 1 个或第 2 个信息框，打开"查找和替换"对话框，如图 2-124 所示。在定位目标列表框中，单击所需的项目类型。在"输入页号"（节、行等号）文本框中键入要定位项目的名称或编号，然后单击"定位"按钮。如果要定位到下一个或前一个同类项目，不需要在"输入页号"框中再次输入内容，而可以直接单击"下一处"或"前一处"按钮。

（2）通过 Word 窗口垂直滚动条和水平滚动条定位文档。使用滚动条方法很多，可以按鼠标的左键拖动滚动条上的滑块上下左右移动文档，来定位目标位置；可以点击滚动条的空白处来上下左右定位目标，当然也可以使用鼠标滚轮上下翻动页面来定位；也可以点击垂直滚动条上的"▾"按钮和"▴"按钮以行为单位向上或向下移动定位文档，点击水平滚动条上的"◂"和"▸"按钮以字符为单位控制文档窗口向左或向右移动定位文档；也可以点击垂直滚动条下方的"▴"和"▾"按钮以页为单位控制文档向上或向下移动。

（3）选择浏览对象定位文档。在垂直滚动条下方，还有另外一个"选择浏览对象"控件"◉"按钮。单击该按钮，在屏幕的右下角会显示出一个选择框，如图 2-125 所示。其中可以定位、查找、按编辑位置浏览、按标题浏览、按图形浏览、按表格浏览、按域浏览、按脚注浏览、按页浏览、按批注浏览、按节浏览和按页浏览。

（十七）文档的信息统计

Word 提供了收集文档统计信息功能。便于用户在编辑文档的过程中随时查看诸如"字数""页数""行数""字符数"等统计信息。浏览文档统计信息的方法有三种：

方法 1：选择"工具"菜单中的"字数统计"菜单命令，打开"字数统计"对话框，如图 2-126 所示。

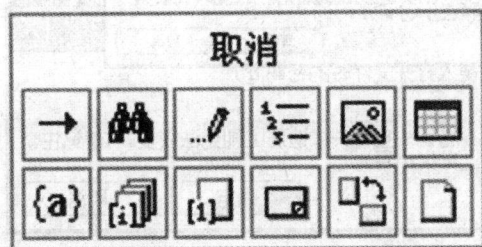

图 2-125　浏览对象

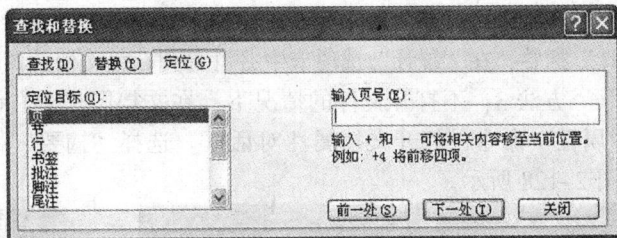

图 2-126　"字数统计"对话框

151

方法2：选择"文件"菜单中的"属性"菜单命令，打开文档属性对话框，单击"统计"标签，在"统计"选项卡中，可看到有关文档的各种统计信息，如图2-127所示。

方法3：不打开文件的情况下，在文档图标上右键单击，在弹出的快捷菜单中选择"属性"命令，打开文档属性对话框。选择"摘要"标签，点击"高级"按钮即可，如图2-128所示。

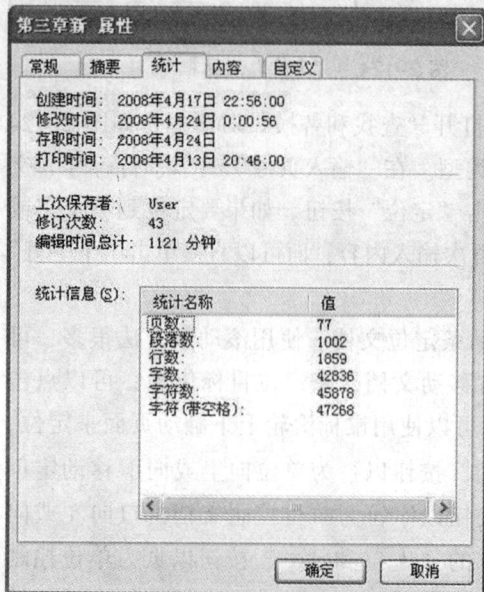

图2-127　文档属性

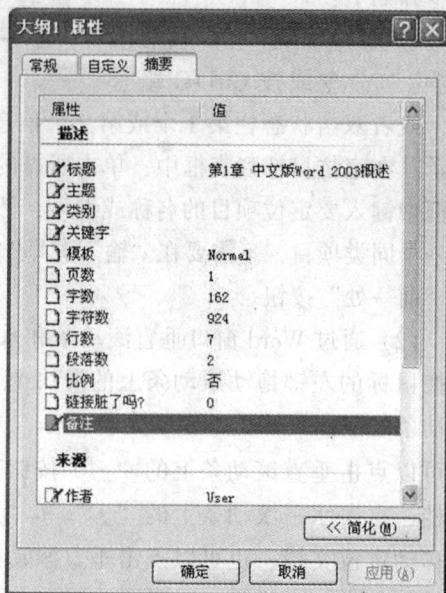

图2-128　"摘要"选项卡"高级"中文档信息

（十八）文档的安全设置

为了防止他人随意查看文档，最简单的方法是给文档添加密码，以保护文档。给文档添加密码的步骤如下：

1. 选择"工具"菜单中的"选项"菜单命令，打开"选项"对话框，单击"安全性"标签，打开"安全性"选项卡，如图2-129所示。

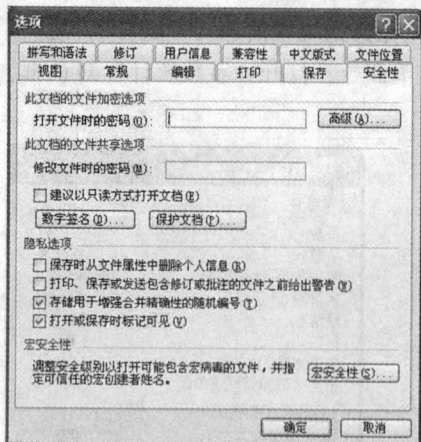

(a)

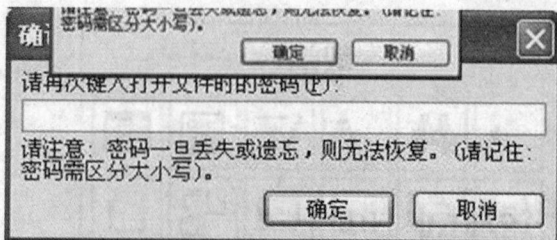

(b)

图2-129　(a)"安全性"选项卡　(b)"确认密码"对话框

2. 在"打开权限密码"或"修改权限密码"文本框中分别输入要设置的密码，单击"确定"按钮，弹出"确认密码"对话框。

3. 输入密码并确认后，则密码设置成功。

当再次打开文档时，会出现"打开文档密码输入"对话框，如果密码输入错误则打开失败；如果打开成功，则出现"修改文档密码输入"对话框，如果密码输入错误则会以只读方式打开，不能对此文档进行修改，如若修改，则只能另存为其他文档，不能覆盖原文档。

（十九）文档的保存

文档建立或修改好后，需要将其保存到磁盘上。目前的存储设备很多，如硬盘、优盘、移动硬盘等。由于我们的编辑工作在内存中进行，断电很容易使未保存的文档丢失，所以要养成随时保存文档的好习惯。

1. 保存新建文档　如果新建的文档未经过保存，单击"文件"菜单中的"保存"命令，或者单击"常用"工具栏上的"保存"按钮"🖫"或是按快捷键 Ctrl+S，会出现"另存为"对话框。在"另存为"对话框中选择保存位置，输入文件名（默认文件名为该文档第一行文本中第一个标点符号之前的文字），选择保存类型（默认类型为 WORD 文档）后单击"保存"按钮即可。若要将文档保存在新建的文件夹中，可在当前对话框中点击"新建文件夹"按钮"▢"，新建并命名了文件夹之后再保存。

2. 保存修改的旧文档　如果要将已经保存过的旧文档修改后保存在原来位置，单击工具栏上的"保存"按钮或单击"文件"菜单中的"保存"命令，不需要设定路径和文件名，以原路径和原文件名存盘，不再弹出"另存为"对话框。

3. 另存文档　Word 2003 允许打开的文件保存到其他位置或在同位置保存为不同的文件名和不同的文件类型文件，而原来位置的文件不受影响。单击"文件"菜单中的"另存为"命令，在出现的"另存为"对话框中重新设定保存的路径及文件名或文

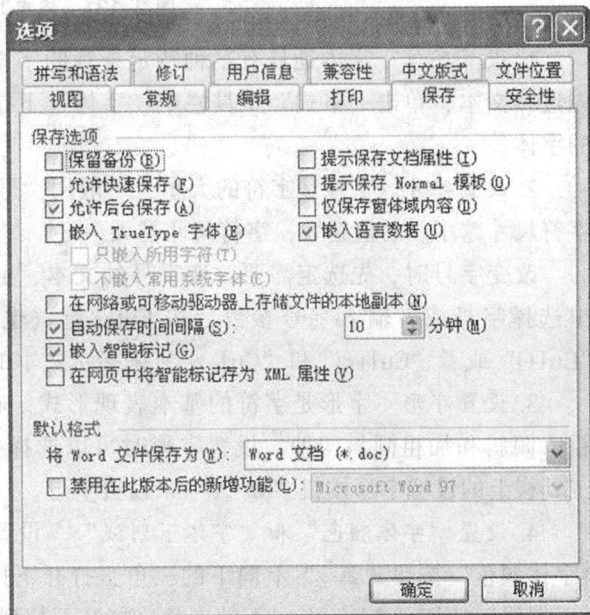

图 2-130　"保存"选项卡

件类型。可以通过文档的保存选项设置自动保存，防止在录入、编辑过程中因忘记保存而导致内容丢失。单击"工具"菜单中的"选项"菜单命令，打开选项对话框，在"保存"标签中，设置保存选项，如设置"允许后台保存"和"自动保存时间间隔"等，如图 2-130 所示。

（二十）文档的关闭

文档编辑完毕后，关闭的方法与退出 Word 程序的方法略有不同，除了第一节所描述的退出 Word 程序的几种方法之外，关闭文档还可以点击菜单栏最右端的"关闭窗口"按钮"✖"，仅关闭文档，而不退出 Word 程序。如果文档没有保存最近的修改，则会弹出对话框，提示用户进行保存。单击"是"按钮，即可进行保存；单击"否"按钮，则放弃对文档的修改；单击"取消"按钮，关闭该对话框，并返回到文档中继续进行编辑操作。

五、文档的格式设置与排版

文本格式化主要用于设置文本的字体、字形、字号和文本的装饰。通过使用格式工具栏或者格式菜单中的字体对话框来设置文本的格式。

（一）使用"格式"工具栏的按钮设置字符格式

"格式"工具栏包括了大部分的字符格式设置功能，如：字体、字号、加粗、倾斜、下划线、字体颜色等，如图 2-131 所示。

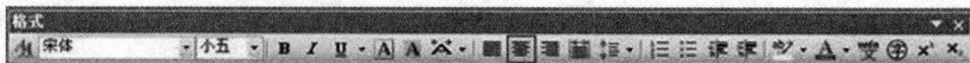

图 2-131 格式工具栏

1. 设置字体 字体是具有某种特定外观的字符集合。要设置文本的字体，需要首先选择文本，单击"格式"工具栏中"字体"下拉列表或使用字体对话框，选择合适的字体。

2. 改变字号 字号是字符的大小，一般用"号"值或"磅"值来表示。字号越大，字符尺寸越小。磅值越大，字符尺寸越大。

改变字号时，先选定需要改变字号的文本，通过在"格式"工具栏字号下拉列表中选择字号或者输入字号参数后按 Enter 键（也可以使用键盘组合键"Ctrl+ ["和"Ctrl+]"或者"Ctrl+<"和"Ctrl+>"）来指定文本的字号。

3. 设置字形 字形是字符的基本表现形式。在 Word 系统中，字形包括常规、加粗、倾斜和加粗倾斜四种。设置字形时可以选择文本或在插入文本之前单击"格式"工具栏上的设置字形按钮"**B** *I*"来设置字形。

4. 设置"字体颜色"和"字体下划线" 设置"字体颜色"时，单击工具栏上的"字体颜色"按钮"**A** ▾"上向下的三角，打开下拉列表来设置颜色。单击工具栏上的"下划线"按钮"**U** ▾"上向下的三角，打开下拉列表来设置下划线样式及其颜色。

5. 其他设置按钮 分别单击"Ａ Ａ ✖ ▾"按钮来设置文本的加边框、加底纹和字符缩放等效果；分别单击"x² x₂"按钮设置文本的上标和下标格式（也可以使用快捷键"Ctrl++"和"Ctrl+="来设置）。

（二）使用"字体"对话框设置字符格式

选择需要格式化的文本，单击"格式"菜单中的"字体"命令，打开"字体"对话框，如图 2-132 所示。在"字体"选项卡中，可以进行中文字体、英文字体、字形、字号、字体颜色、下划线线型、下划线颜色、有无着重号和各种个性化文本效果设置。在预览框内可以看到文字修改后的效果。

单击"字体间距"选项卡，其中可以选择缩放比例、字符间距、位置、是否调整字间距和在定义了网格的情况下是否对齐网格等，还可以指定字间距磅值、位置磅值以及为字体调整的磅值等。单击"文字效果"选项卡，可以选择字符的动态效果。

（三）改变字母的大小写

在 Word 中，除了能对中文和英文字体、字形、字号进行设置，还对英文字母进行大小写设置。选中需要进行设置的英文文本，单击"格式"菜单中的"更改大小写"命令，打开"更改大小写"对话框，选择需要的选项并确认设置。

（四）中文字符简繁转换

简体中文和繁体中文之间转换的步骤如下：

1. 选定需要转换的文字，若不选定任何文字，将转换整篇文档。

2. 单击"常用"工具栏上的"中文简繁转换"按钮右侧的下拉箭头，单击下拉列表中"转换为简体中文"或"转换为繁体中文"；也可执行"工具"菜单中的"语言"子菜单项"中文简繁转换"命令即可。

（五）段落的对齐方式

段落的对齐方式包括左对齐、右对齐、居中对齐、分散对齐和两端对齐。两端对齐为默认的对齐方式。

1. 使用段落对话框设置对齐方式 选择需要设置对齐方式的段落后，单击"格式"菜单中的"段落"命令，打开"段落"对话框，在对齐方式列表中选择需要设置的对齐方式即可，如图 2-133 所示。

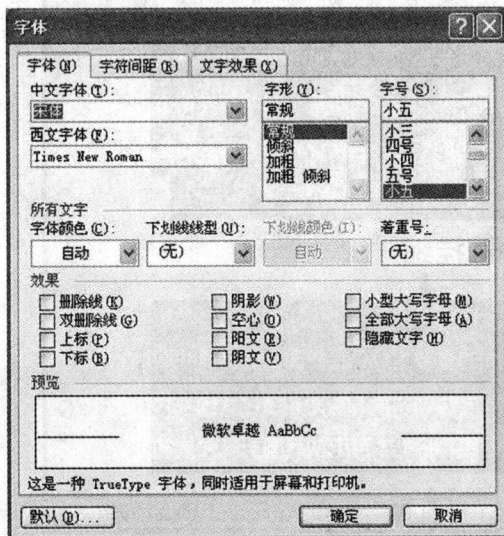

图 2-132 "字体"对话框   图 2-133 "段落"对话框

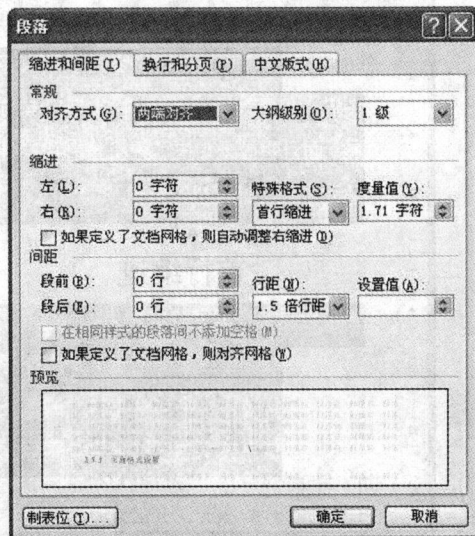

2. 使用工具栏设置对齐方式 选择需要设置对齐方式的段落后，单击"格式"工具栏上相应的对齐方式的按钮"▤▤▤▤▤▤"来设置文本的对齐方式。

3. 使用键盘设置对齐方式 选择需要设置对齐方式的段落后，可以使用组合键来设置对齐方式（"Ctrl+J""Ctrl+E" "Ctrl+R"和 "Ctrl+Shift+J"）。

（六）段落缩进

段落缩进是指正文与页边距之间的距离。缩进的常用度量单位主要有三种：厘米、磅和字符，度量单位的设定可以通过"工具"菜单中的"选项"命令，选择"常规"选项卡，在度量单位下拉列表中设定。

设置段落缩进可以使用段落对话框、"格式"工具栏、制表位和标尺。

1. 使用段落对话框 选择需要设置缩进的段落后，单击"格式"菜单中的"段落"命令，打开"段落"对话框，在"缩进和间距"信息卡中进行左右缩进和特殊格式缩进的设置。

2. 使用工具栏设置缩进 选中需要设置的段落后，通过单击"格式"工具栏上的"▤▤"按钮减少或者增加缩进量，也可以使用键盘快捷键"Ctrl+M"增加缩进量，"Ctrl+Shift+M"减少缩进量。

3. 使用标尺设置缩进 在水平标尺上有 3 个游标"△、▽、△"。将鼠标移到这些游标之上，会分别显示"右缩进""首行缩进"和"悬挂缩进"。利用鼠标分别左右拖曳各个游标，可以设置段落（选定的段落或是光标所在的段落）的各种缩进。特殊格式的缩进如图 2-134 所示。

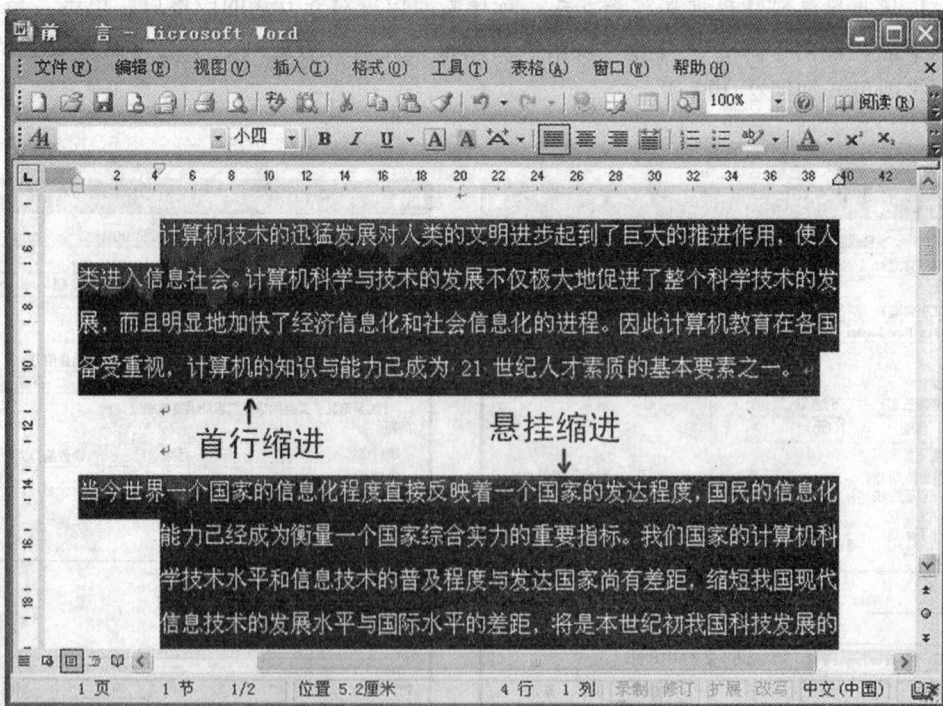

图 2-134 "特殊格式"缩进效果

（七）设置段落间的间距和行距

1. 使用"段落"对话框设置间距和行距 选择需要设置的段落后，执行"格式"菜单中的"段落"命令，打开"段落"对话框，在"缩进和间距"信息卡中可以设置段前距离、段后距离和行距。行间距选项包括：单倍行距、1.5 倍行距、2 倍行距、最小值、固定值、多倍行距，只有选择了"最小值""固定值""多倍行距"，右侧的"设置值"文本框才有效。

2. 使用工具栏设置行距 单击"视图"菜单中的"工具栏"子菜单项"其他格式"命令，在工具栏上就会出现如图 2-135 所示的"其他格式"工具栏。利用工具栏上的行距按钮设置。

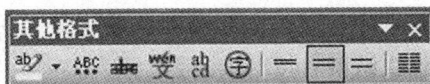

图 2-135 "其他格式"工具栏

（八）样式

样式是一组已命名的字符和段落格式的组合。使用样式可以为文档提供统一的格式，并且方便文档格式修改。修改样式的格式，就可以修改所有使用相同样式的标题或段落。通过使用样式可以在文档中对字符、段落和版面等进行设置，这样可以提高工作效率。

文档中的不同部分有不同的格式。可以将已经编排好的标题样式或段落格式，直接应用于其他标题或段落。也可将此格式保存起来并为其指定一个名称，以备将来使用时将此样式应用到其他标题或段落。

1. 新建样式

（1）使用"样式和格式"任务窗格新建 首先，在菜单栏上单击"格式"菜单中的"样式和格式"命令或者点击"格式"工具栏上的"　"按钮，打开"样式和格式"任务窗格。然后，单击任务窗格内的"新样式"按钮，打开"新建样式"对话框，如图 2-136 所示。完成新建样式的设置后，单击"确定"按钮，可以在任务窗格的应用格式列表框中添加新建样式的名称，在工具栏的样式列表框中也出现了新建的样式名称。在"新建样式"对话框中单击左下角的"格式"按钮，在出现的菜单中选择"字体""段落""制表位"等可以打开相应的对话框进行设置。

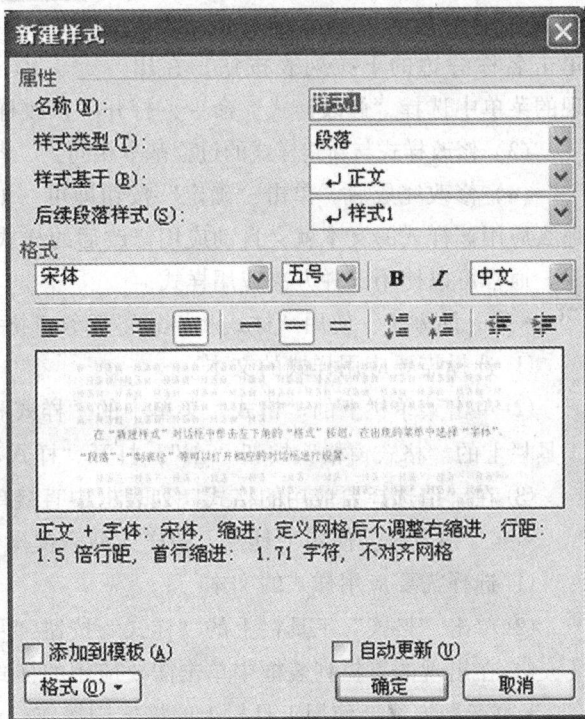

图 2-136 "新建样式"对话框

（2）使用工具栏上的样式列表框新建 在菜单栏上选择"视图"菜单中的"工具栏"子菜单项"格式"命令，在"格式"工具栏上会出现样式列表框"正文 + 宋体 ▾"。先设置好所选段落的格式后，可以在工具栏上的样式列表框中直接输入想要新建的样式名称，输入结束后按 Enter 键即可。

2. 修改与应用样式 如果对已有的样式不满意，可以对其进行修改，操作如下：

（1）单击菜单栏上的"格式"菜单中的"样式和格式"命令，打开"样式和格式"任务窗格。

（2）在"请选择要应用的格式"列表框中选择需要修改的样式名称，单击名称旁边的下拉列表按钮，在出现的菜单中选择"修改样式"命令，打开"修改样式"对话框，如图 2-137 所示。

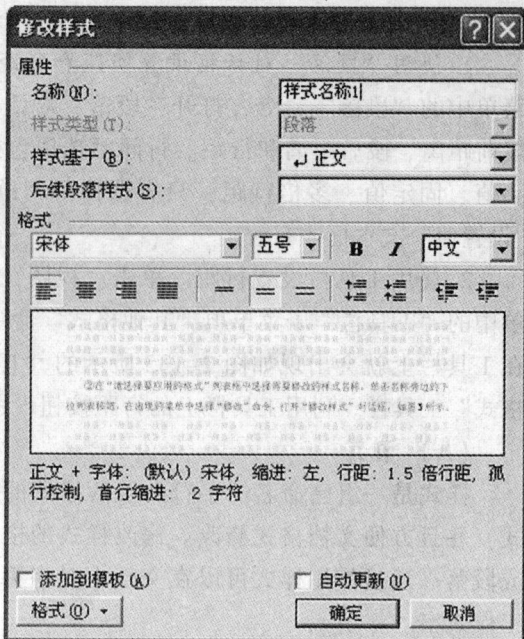

图 2-137 "修改样式"对话框

（3）修改样式与新建样式的过程基本相同，二者的不同之处在于不能修改样式类型。

（4）修改完成后，单击"确定"按钮即可。如果修改的样式已经应用到文档之中，那么应用该样式的文本就会自动应用修改后的样式。

通常可以使用三种方法应用样式。

• 第一种方法：使用"样式和格式"任务窗格操作。

① 选择需要应用样式的文本。

② 单击菜单栏上的"格式"菜单中的"样式和格式"命令，或者直接单击"格式"工具栏上的"格式窗格"按钮"44"，打开"样式和格式"任务窗格。

③ 在"请选择要应用的格式"列表框中直接单击要应用的样式的名称即可。

• 第二种方法：使用工具栏上的样式列表框操作。

① 选择需要应用样式的文本。

② 单击"格式"工具栏上的"样式"按钮"正文 + 宋体 ▾"。

③ 在出现的下拉列表框中单击需要应用的样式名称即可。

• 第三种方法：使用工具栏上的格式刷操作。

① 选择已经设置好文本格式的文本。

② 用鼠标单击工具栏上的"格式刷"按钮"🖌"来复制该文本的格式，再用鼠标选择需要设置同样格式的其他文本来粘贴格式。单击格式刷按钮，样式只能粘贴一次，双击格式刷按钮，样式可以反复粘贴。可以通过再次单击格式刷按钮或按 Esc 键退出格式粘贴。也可以使用"Ctrl+Shift+C"和"Ctrl+Shift+V"组合键完成格式的复制和粘贴。

（九）显示格式

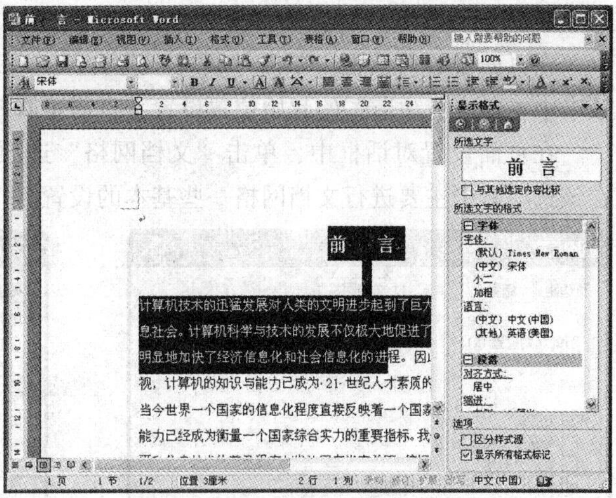

在 Word 中可以随时查看某段已经编辑的文本的格式设置。方法是选择"格式"菜单中的"显示格式"命令，在窗口右侧出现"显示格式"任务窗格，如图 2-138 所示。

在该任务窗格的"所选文字的格式"列表框中，显示了选中的或是光标所在位置的字符格式、段落格式、项目编号以及页面设置等内容。其中，每个带蓝色下划线的超级链接都可以启动相应的格式设置功能。例如单击"字体"超链接，将会打开"字体"对话框。

图 2-138 "显示格式"任务窗格

（十）设置页边距

单击"文件"菜单中的"页面设置"命令或双击标尺，打开"页面设置"对话框，如图 2-139 所示。在"页边距"选项卡的"页边距"选项中"上""下""左""右"输入框设置"页边距"（页边距也可以通过鼠标点击水平和垂直标尺上灰白相间处的左、右、上、下边距拖动完成边距的设置），同时也可以设置页面"方向"及"页码范围"选项。

设置完成后，单击"确定"按钮可以应用所作的设置，单击"取消"按钮将仍然保持原有的设置。如果希望将此设置作为以后的默认设置，可以单击"默认"按钮，"确定"后所作的设置就可成为默认设置。

（十一）设置纸张和版式

在"页面设置"对话框中单击"纸张"选项卡，打开如图 2-140 所示的对话框。在该

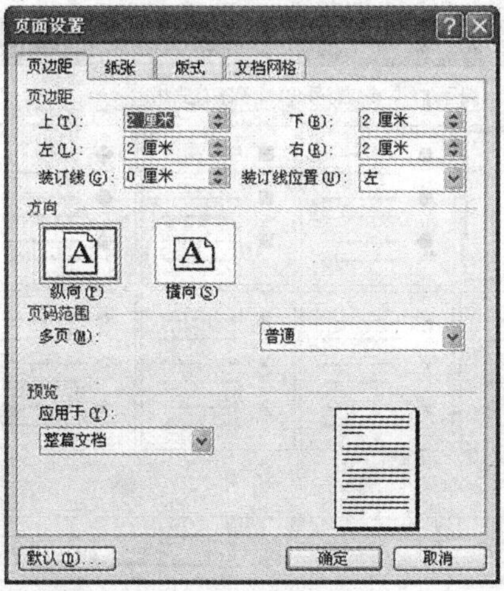

图 2-139 "页面设置"对话框

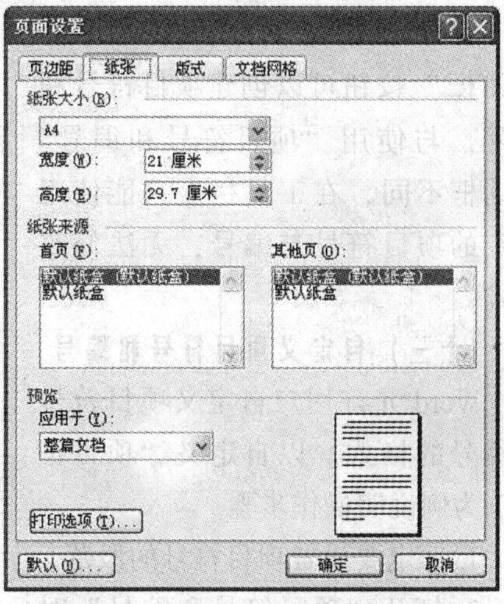

图 2-140 "纸张"选项卡

选项卡中进行纸张的设置，如 A3（A4 的 2 倍）、B4（B5 的 2 倍）、自定义纸张大小等。

在页面设置对话框中单击"版式"选项卡，进入如图 2-141 所示的对话框。在该选项卡中主要进行"节"的起始位置设置、页眉页脚基本设置和页面垂直对齐方式的设置。

在页面设置对话框中，单击"文档网格"选项卡，出现如图 2-142 所示的对话框。在该选项卡中主要进行文档网格一些基本的设置。

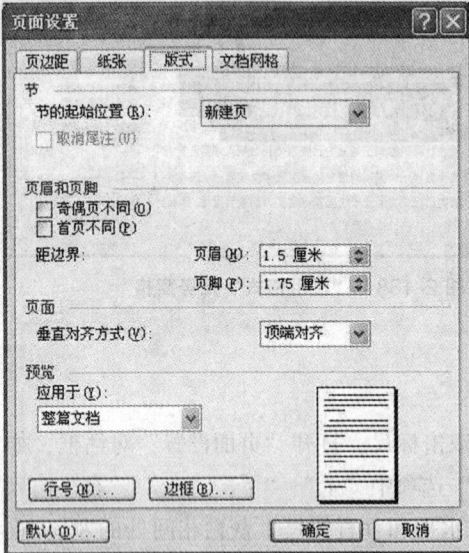

图 2-141 "版式"选项卡

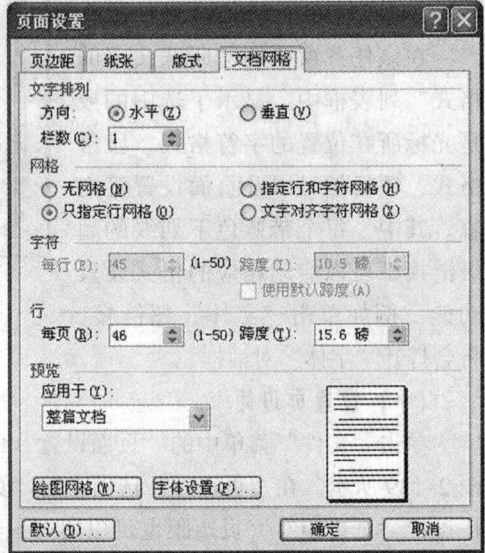

图 2-142 "文档网格"选项卡

（十二）设置项目符号和编号

使用菜单栏创建项目符号与编号时，先将光标置于将要添加项目符号或编号的段落中，如果给多个段落添加，则要把这些段落全部选中。然后在菜单栏上选择"格式"菜单中的"项目符号和编号"命令，打开图 2-143 所示的"项目符号和编号"对话框。在对话框中可以设置项目符号、编号、多级符号或列表样式。

使用"格式"工具栏上的"≣"和"≣"按钮可以创建项目符号和编号。与使用"项目符号和编号"对话框不同，在工具栏上只能使用指定的项目符号与编号，无法修改样式。

（十三）自定义项目符号和编号

Word 允许用户自定义项目符号和编号的格式。以自定义"项目符号"为例说明操作步骤。

1. 选定要设置项目符号的段落。

2. 打开"项目符号和编号"对

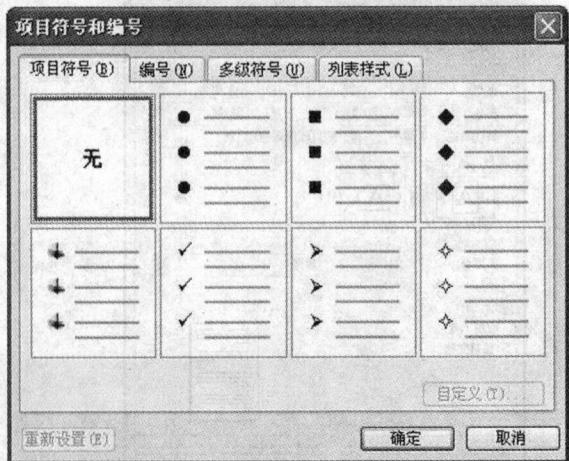

图 2-143 "项目符号和编号"对话框

话框，选择"项目符号"选项卡，选择"无"以外的任意一个项目符号，此时"自定义"按钮变为可选。单击"自定义"按钮，打开"自定义项目符号列表"对话框，如图2-144所示。用户可以在这个对话框中设置项目符号字符、项目符号位置、文字位置等属性，并可以在"预览"框中随时查看效果。项目符号字符还可以是一些特殊的符号、图片，也可以有动态效果。

如果要删除项目符号或编号，只需要选定要删除项目符号和编号的文本，单击"格式"工具栏上的项目符号按钮"≔"和编号按钮"≔"即可。

有时需要突出显示某些文本、段落或是表格，可以考虑使用边框和底纹。Word中可以把边框加到页面、文本、表格、图形对象、图片和Web框架中，还可以为段落和文本添加底纹，为图形对象使用颜色和底纹填充。

图2-144 "自定义项目符号列表"对话框

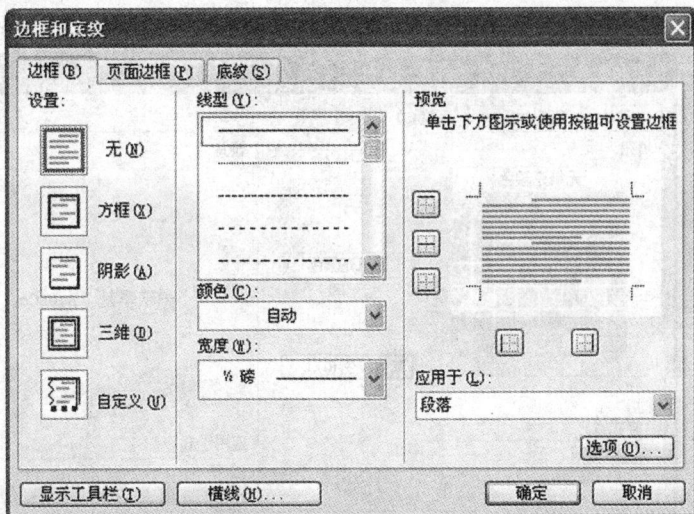

（十四）添加边框和页面边框

1. 首先选择需要添加边框的对象，包括文本、段落、表格等。

2. 单击菜单栏上的"格式"菜单中的"边框和底纹"命令，打开如图2-145所示的"边框和底纹"对话框。单击"边框"选项卡，进入边框设置对话框。

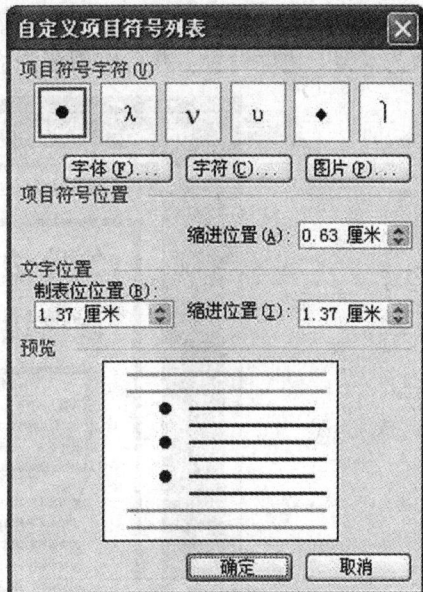

图2-145 "边框和底纹"对话框

3. 在选项卡中，可以选择边框类型、边框线形、边框颜色、边框宽度和设置的应用范围（文字、段落），在预览框中可以查看设置效果或是应用"预览"选项组中的四个按钮"▦""▦""▦""▦"来指定要应用的边框。

4. 添加页面边框的方法和添加边框方法基本相同，不同的是，页面边框中多了一种"艺术型"边框设置，并且应用范围应选择"整篇文档"。设置效果如图 2-146 所示。

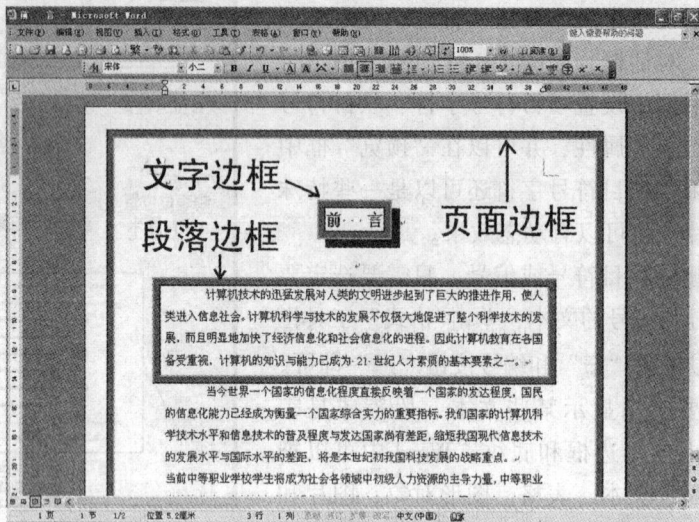

图 2-146　添加边框和页面边框效果

（十五）添加底纹

1. 首先选择需要添加底纹的对象，包括文字、段落、表格等。

2. 打开"边框和底纹"对话框，单击"底纹"标签，进入"底纹"选项卡，如图2-147 所示。

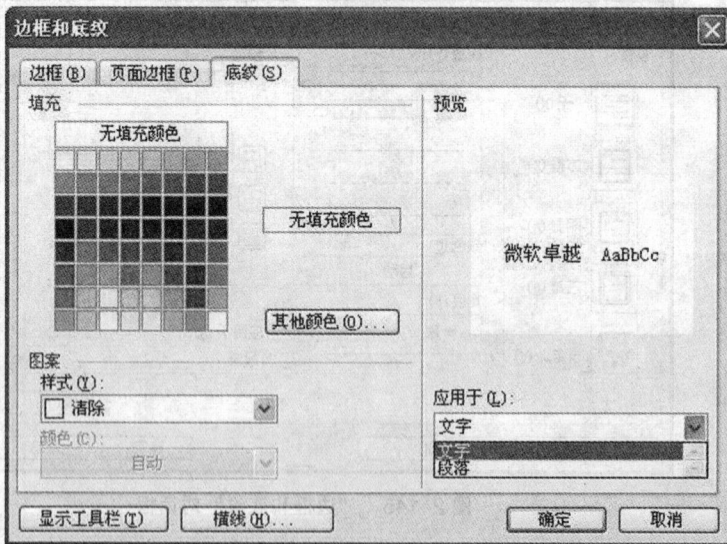

图 2-147　"底纹"选项卡

3. 在对话框中，可以根据需要，选择表格的填充色、填充图案的样式和颜色等信息。

4. 应用的范围　这些设置可以选择应用到文字或段落中（在表格中还可以应用于表格、行、列和单元格，它们的设置方式相同）。设置效果如图2-148所示。

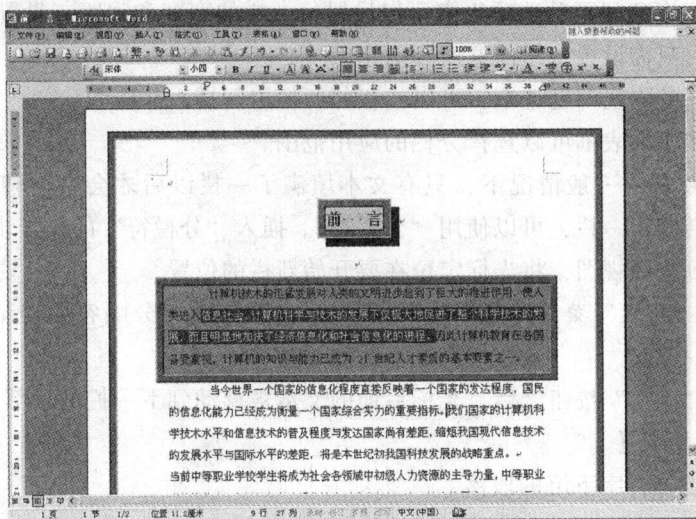

图2-148　添加底纹效果

（十六）分栏

Word提供了分栏功能，类似于某些报纸和杂志的排版方式，将一个版面上的文字分别排列在几个栏区域中，这种方式使得文本阅读更方便。

1. 创建分栏

（1）选择需要分栏的文档内容。

（2）单击"常用"工具栏中的"分栏"按钮"▥"，在按钮下方将出现列表图示。

（3）拖动鼠标选择需要设置的分栏的数量。松开鼠标左键完成分栏。图2-149所示的是一个分2栏的示例文档。

2. 设置分栏属性　分栏属性包括分栏数、每一栏的栏宽、栏间距以及是否插入分隔线等。要设置这些属性，执行"格式"菜单中的"分栏"菜单命令，打开"分栏"对话框，如图2-150所示。可以进行分栏设置，也可以通过该对话框创建分栏。

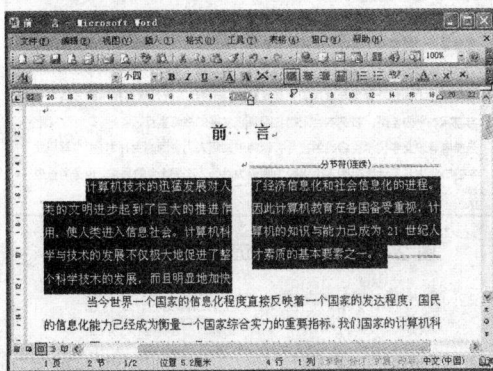

图2-149　分栏示例

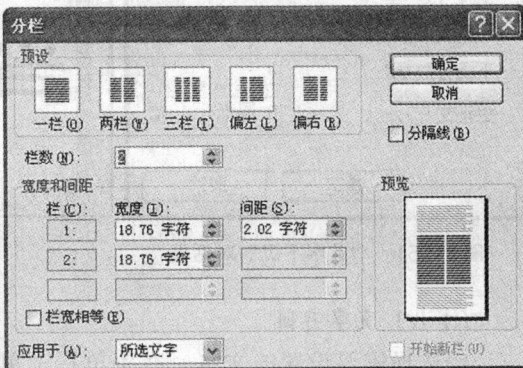

图2-150　"分栏"对话框

（1）在"预设"选项组中可以设置分栏的样式。

（2）在栏数文本框中可以输入分栏的数目，上限是11栏。

（3）在"宽度和间距"选项组中可以设置每一栏的宽度和间距。设置"栏宽相等"这一复选框后，只需设置一栏的宽度和间距。

（4）设置"分隔线"复选框，可以给相邻两栏之间插入分隔线。

（5）在应用于列表框可以选择分栏的应用范围。

3. 插入分栏符　一般情况下，只有文本填满了一栏以后才会自动转动到下一栏。如果需要提前转到下一栏，可以使用"分栏符"。插入"分栏符"的操作步骤如下：

（1）切换到页面视图，将光标定位在要开始新栏的位置。

（2）选择"插入"菜单中的"分隔符"命令，打开"分隔符"对话框，并选择"分栏符"单选按钮。

（3）单击"确定"按钮之后，光标后面的文本被移动到下一栏的顶部了。

（十七）首字下沉

1. 单击要设置首字下沉的段落。

2. 选择"格式"菜单中的"首字下沉"菜单命令，打开"首字下沉"对话框，如图2-151所示。

3. 在"位置"选项组中选择"下沉"格式。在"选项"选项组"字体"下拉列表中选择首字的字体。在"下沉行数"文本框中设置首字的大小，也就是首字占用的行数。在"距正文"文本框中设置首字与正文的距离。

4. 单击"确定"按钮，选择的段落将会根据该对话框的设置显示首字下沉的效果，如图2-152所示。

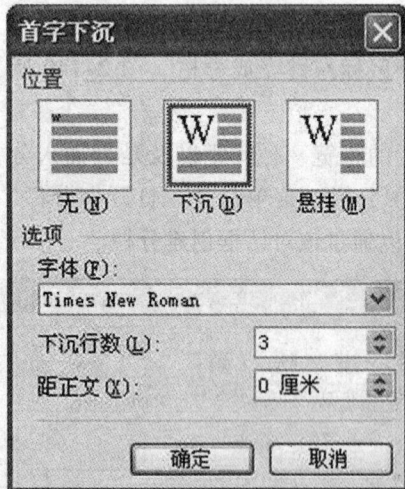

图2-151　"首字下沉"对话框

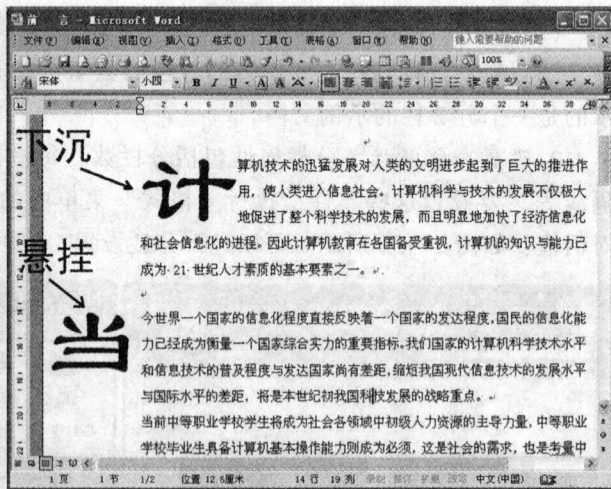

图2-152　首字下沉效果

（十八）文字方向

1. 选择需要设置的文本，在菜单栏上单击"格式"菜单中的"文字方向"命令，打开"文字方向"对话框。

2. 单击"方向"区域中的垂直显示文字图标，如图 2-153 所示。

3. 选择应用范围。

4. 设置完成后，单击"确定"按钮应用所作的设置。

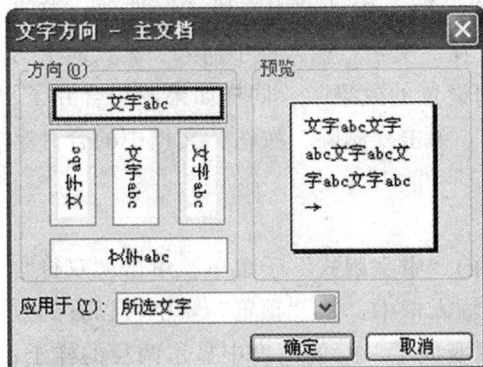

图 2-153 "文字方向"对话框   图 2-154 "拼音指南"对话框

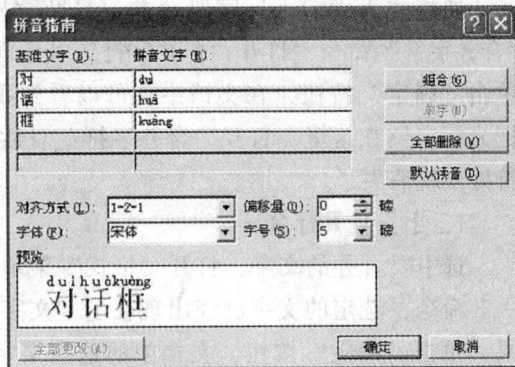

（十九）给中文加拼音

1. 选择需要加注音的文本，在菜单栏上选择"格式"菜单中的"中文版式"子菜单项"拼音指南"，打开"拼音指南"对话框，如图 2-154 所示。

2. 在对话框中可以修改"拼音文字"栏的内容，可以选择拼音文字的对齐方式，在预览区域中可以查看具体效果。通过设置合适的偏移量，即文字与注音间的距离，选择合适的字体和字号后，单击"确定"按钮即可。

3. 删除拼音 选中加拼音的文字，打开"拼音指南"对话框，单击"全部删除"按钮和"确定"按钮，文档中所选字的拼音就消失了。

（二十）带圈字符

Word 可以给所选字符加圈或直接输入带圈字符。

如在文档中直接输入带圈文字"○1"：打开"格式"菜单，指向"中文版式"项，单击"带圈字符"命令，或者单击"格式"或"其他格式"工具栏上的"带圈字符"按钮，打开"带圈字符"对话框，在"字符"输入框中输入"1"，然后单击"确定"按钮，文档中就插入了一个带圈的"○1"字；如果要去掉这个圈可以选中这个"○1"字，然后打开"带圈字符"对话框，在"样式"中选择"无"，单击"确定"按钮，圈就没有了。

（二十一）纵横混排

在文档中选中要混排的文字，打开"格式"菜单中的"中文版式"选项，单击"纵横混排"命令，打开"纵横混排"对话框，单击"确定"按钮，所选文本在文档中便被竖排了。可以发现由于选择的字数较多，在文档中根本看不清设置的效果，打开"纵横混排"对话框，清除"适应行宽"复选框，单击"确定"按钮，设置的效果就可以看出来了。

如果要恢复原来的样子，就将光标定位在混排的文字中，打开"纵横混排"对话框，单击"删除"按钮，单击"确定"按钮，文档中的文字就变成原来的样子了。

(二十二) 合并字符

合并字符功能可以把几个字符集中到一个字符的位置上。

如将"天天向上"字符合并：打开"格式"菜单中的"中文版式"选项，单击"合并字符"命令，打开"合并字符"对话框，在"文字"输入框中输入"天天向上"，单击"确定"按钮，在文档中就可以看到我们设置的效果了；同样如果不想合并了，把光标定位在这里，打开"合并字符"对话框，单击"删除"按钮，文档中的合并字符效果就消失了。

(二十三) 双行合一

选中要合并的文字，打开"格式"菜单中的"中文版式"子菜单，单击"双行合一"命令，选定的文字已经出现在了"文字"输入框中，从"预览"窗中可以看到效果，单击"确定"按钮，文档中的这些文字就变成了一行的高度中显示两行的样子；如果要还原，还是把光标定位到这个双行合一处，打开"双行合一"对话框，单击"删除"按钮就可以了。

"双行合一"，它同"合并字符"的作用有些相似，但不同的是，合并字符有六个字符的限制，而这个选项没有，合并字符时可以设置合并的字符的字体的大小，而双行合一则没有。如果想要"双行合一"后的文字带上括号，可以将"带括号"选项前的复选框选中。

(二十四) 页眉和页脚

页眉和页脚分别是文档中每个页面的页边距的顶部和底部。在页眉和页脚中，用户可以添加文本和图形。还可以在同一个文档中设置不同的页眉和页脚。

给页面添加奇偶页不同的页眉和页脚步骤如下：

1. 选择"视图"菜单中的"页眉和页脚"命令，这时页面上出现虚线表明"页眉"区和"页脚"区，并显示"页眉和页脚"工具栏，如图 2-155 所示。

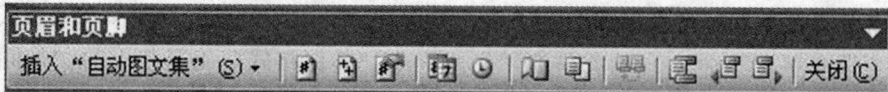

图 2-155 "页眉和页脚"工具栏

2. 单击"页面设置"按钮"▢"，打开"页面设置"对话框中的"版式"信息卡，选择"奇偶页不同"复选框，按"确定"按钮后，文档中的页眉和页脚就会出现两组，分别为"奇数页页眉"和"偶数页页眉""奇数页页脚"和"偶数页页脚"。

3. 单击"在页眉和页脚间切换"按钮"▣"，可以在页眉和页脚之间任意切换。通过点击"▣▣"按钮来切换对象，分别在"奇数页页眉""偶数页页眉""奇数页页脚"和"偶数页页脚"区可以输入文字或是插入图形。

4. 如果想要输入页码、日期、文件名和作者等信息，可以单击"插入 [自动图文集]"按钮，并在下拉列表中选择需要插入的对象。

5. 页眉和页脚编辑结束后，在正文区双击鼠标左键，即可退出页眉和页脚编辑状态，若要继续编辑，则双击页眉或页脚区，即可进入页眉和页脚编辑状态，如图 2-156 所示。

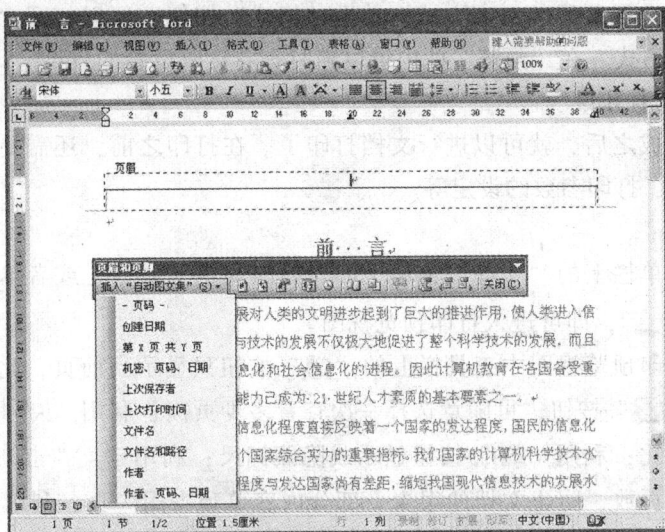

图 2-156　添加页眉和页脚

(二十五) 页码

1. 使用页眉和页脚功能插入页码　按照上面所述的步骤，启动页眉和页脚功能。单击"页眉和页脚"工具栏上的"插入页码"按钮"🗒"，可以在页眉或页脚中插入页码。单击"插入页数"按钮"🗒"，可以在页眉或页脚中插入当前文档的页数。单击"设置页码格式"按钮"🗒"，打开"页码格式"对话框，如图 2-157 所示。在这个对话框中，可以设置页码的显示格式。

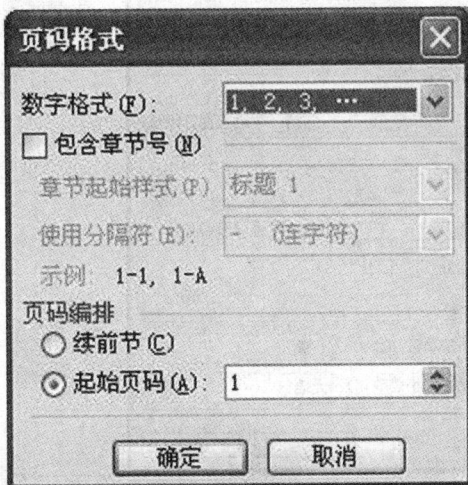

图 2-157　"页码格式"对话框

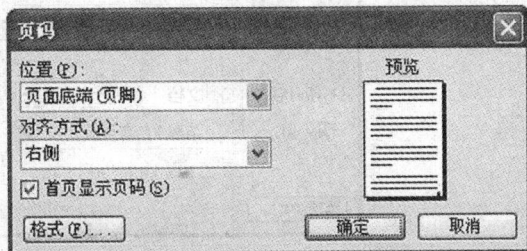

图 2-158　"页码"对话框

2. 直接插入页码　选择"插入"菜单中的"页码"命令，打开页码对话框，如图 2-158 所示。

在"位置"下拉列表框中可以选择页码在页面中放置的位置。在"对齐方式"下拉列表框中可以选择页码的对齐方式。单击"格式"按钮，可以打开"页码格式"对话框，设置页码格式。在"预览"框中可以随时查看页码设置的效果。

（二十六）文档打印

文档编辑完成之后，就可以进行文档打印了。在打印之前，还需要做一些准备工作，如打印预览、打印参数的设定等。

1. 打印预览

（1）单击菜单栏上的"文件"菜单中的"打印预览"命令，或者单击"常用"工具栏上的按钮"🔍"，即可进入打印预览视图。

（2）利用打印预览视图中工具栏上的"▣"按钮只显示当前页，此时显示比例自动放大；利用"▦"按钮，可随意选择一次查看多少页面；利用"29%　▾"按钮调节显示页面的百分比；利用"📏"按钮显示或隐藏标尺；利用"🔖"按钮 Word 将会尝试逐页减少文档页数，防止文档的很少一部分内容单独占用一页；利用"▣"按钮使得预览扩大到整页；利用"关闭(C)"按钮退出预览模式等。

2. 打印文档　预览完毕并确认达到要求后，即可按下"常用"工具栏上的打印按钮"🖨"，或者选择"文件"菜单中的"打印"命令，将文档打印出来。也可以使用组合键"Ctrl + P"打印文档。

选择工具栏上的打印按钮可直接将整个文档打印出来，而选择菜单栏上的"文件"菜单中的"打印"命令，则打开如图 2-159 所示的"打印"对话框。在这个对话框中，可以设置打印机以及页面。

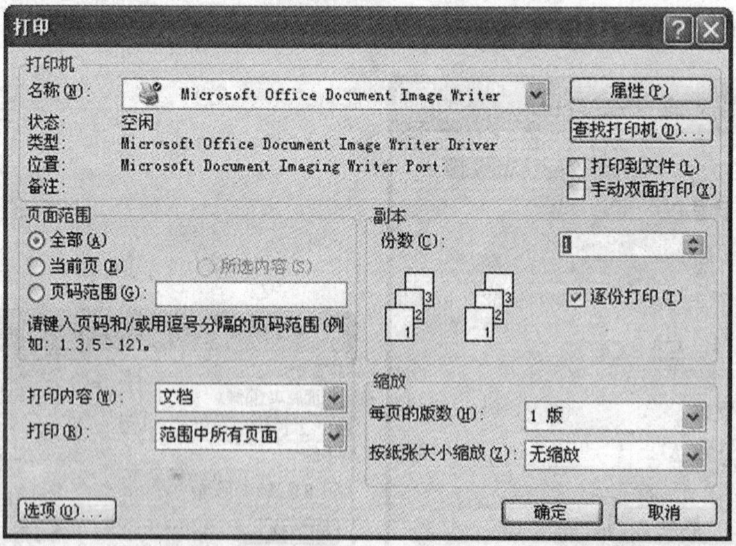

图 2-159　"打印"对话框

（1）在"打印机"选项组的"名称"下拉列表中，可以选择需要使用的打印机。单击"属性"按钮，可在弹出的"打印机文档属性"对话框中设置打印机的属性。

（2）选中"打印机"选项组中的"打印到文件"复选框，可以将文档打印到文件而不是打印机。

（3）选中"打印机"选项组中的"手动双面打印"复选框，可以在非双面打印机上双面打印文档。只是需要用户手动放置打印纸。可以节省纸张，正反面打印。打印过程中，打印机先打印奇数页 1、3、5…，然后出现提示信息，按要求将打印了一面的纸张翻面后重新放回纸盒，按"确定"按钮，在纸张的另一面继续打印偶数页（在"页面设置"对话框中选中"对称页边距"复选框，即可使正反面版面统一）。

（4）在"页码范围"选项组中，可以选择需要打印的页面范围，输入页码范围时注意分隔符"，"和连字符"－"的使用，应在英文、半角状态下输入，否则系统会提示"打印范围无效"。

（5）在"副本"选项组中，可以选择文档打印的数量。如果选中"逐份打印"复选框，则打印从首页开始到末页结束，再开始打印新的一份；否则，会按照指定的份数从首页打印到末页。

（6）在"打印内容"下拉列表框中，可以选择打印文档内容还是文档属性等其他内容；也可在"缩放"中选择纸型进行缩放打印。

3. 打印信封　Word 提供了信封的打印功能，但首先要保证你的打印机可以打印信封；具体操作方法如下：如果在文档中包含了收信人的姓名和地址，可以选定它们，然后选择"工具"菜单的"信函和邮件"子菜单项"信封和标签"命令，打开"信封和标签"对话框，如图 2-160 所示。

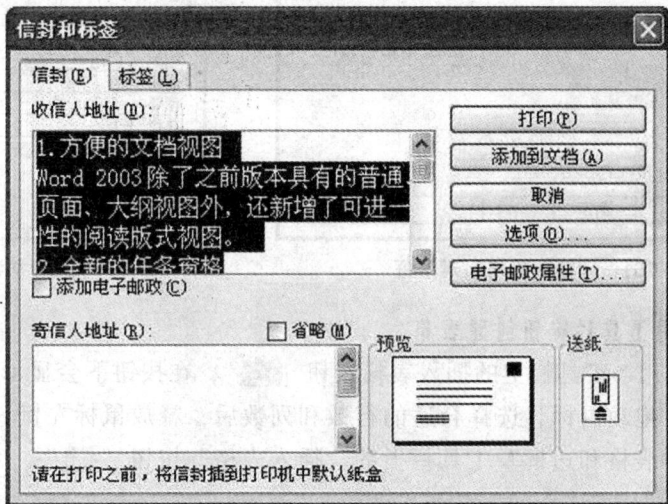

图 2-160　"信封和标签"对话框

此时在"收件人地址"输入框中显示出默认的收件人地址，如果需要可以从这里再手动键入；在"寄信人地址"框中输入自己的地址，这样从"预览"框中可以看到信封的大致的样子。看到显示的信封符合要求了，就按"送纸"框中的显示，按打印机的要求将信封插到打印机中，单击"打印"按钮，Word 就可以把信封打印出来了。如果不希望打印寄信人地址，就要选中对话框"信封"选项卡中的"省略"复选框。单击对话框中的"送纸"框，可以设置信封的信息。

六、表格处理

表格是一种能够表达二维信息和数据的对象，它的特点是结构严谨，效果直观。Word 2003 具有强大的表格处理功能，可以在文档的任何位置插入表格，可以随意地编辑表格的大小、格式、样式等，同时也可以对表格内的数据进行处理。

（一）使用插入命令创建表格

单击菜单栏上"表格"菜单中的"插入"子菜单项"表格"命令，打开如图 2-161 所示的"插入表格"对话框。输入列数如行数，选择"自动调整操作"后，单击"确定"按钮即可插入表格。在"插入表格"对话框中单击"自动套用格式"按钮或者在"表格和边框"工具栏中单击"自动套用格式样式"按钮"囵"，即可打开"表格自动套用格式"对话框，如图 2-162 所示。选择所需格式的表格后，单击"确定"按钮即可插入套用了固定格式的表格。

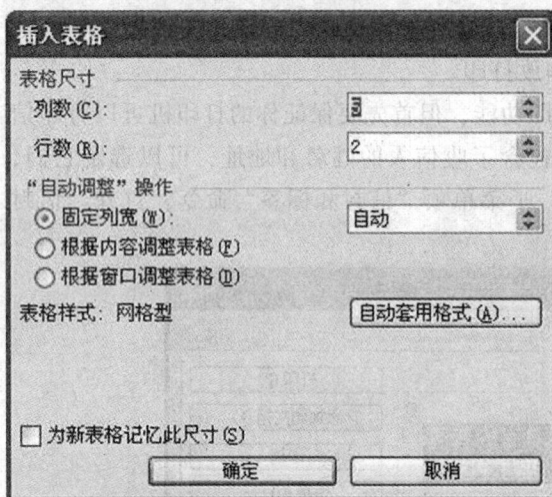

图 2-161　"插入表格"对话框

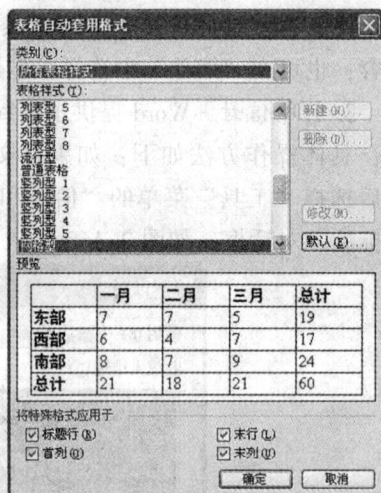

图 2-162　"表格自动套用格式"对话框图

（二）使用工具栏按钮创建表格

单击"常用"工具栏上的插入表格按钮"囲"，在按钮下会显示表示表格行数和列数的方格。拖动鼠标，选择合适的行数和列数后，释放鼠标左键，即可插入表格。也可以使用"表格和边框"工具栏上的"插入表格"按钮"囲"，打开"插入表格"对话框创建表格。

（三）绘制表格

绘制表格相对前两者比较自由，可以绘制任意大小样式的表格，尤其适合作为前两者的补充。

单击菜单栏"表格"菜单中的"绘制表格"命令（"表格和边框"工具栏随即打开）或者单击"表格和边框"工具栏上的"绘制表格"按钮"囵"，选择工具栏上的"线型""粗细"以及"边框颜色"，鼠标指针变为铅笔状后，拖动鼠标可以在文档中绘制矩形的表格外边框，并在表格内分别绘制出水平和垂直线来确定表格的行和列，即可完成表格的绘制。

（四）定位单元格

可以使用鼠标定位单元格，也可以使用键盘定位单元格。

1. 使用鼠标定位单元格　单击表格中的任意一个单元格，即可开始输入内容。

2. 使用键盘定位单元格　在表格中输入数据时，需要不断变换单元格，这时如果使用鼠标定位，手就需要在键盘和鼠标之间来回移动，这样做既费时又费力。在这种情况下，可以使用键盘定位单元格。表 2-14 列出了单元格定位组合键。

表 2-14　用快捷键在表格中定位光标

快捷键名称	作用	快捷键名称	作用
Tab	光标移到下一个单元格	Alt+End	光标移到当前行最后一个单元格
Shift+Tab	光标移到上（前）一个单元格	Alt+PageUp	光标移到当前列第一个单元格
Alt+Home	光标移到当前行第一个单元格	Alt+PageDown	光标移到当前列最后一个单元格

（五）选择表格内容

1. 使用鼠标选择内容　使用鼠标选择内容又可以分为拖动选择和点击选择两种方式。

（1）采用拖动选择方式　将鼠标指针定位到所要选择内容的起始位置，按住鼠标左键拖动至内容的结尾位置，释放鼠标左键即可。使用这种方法可以选择单元格内的文本、表格的行、表格的列和表格内的一个区域。

（2）采用点击选择方式

① 将鼠标指针定位在要选择的单元格内，三击鼠标左键即可选择整个单元格；或者将鼠标移动到单元格左侧的边框附近，当鼠标指针变为"➤"时，单击鼠标左键可选中一个单元格；若单击鼠标左键拖动鼠标，可以选择任意相邻的单元格；先选定一个单元格，再按下键盘上的 Ctrl 键，将鼠标移到要选定的另外一个单元格左侧单击鼠标左键，用同样的方法可选定多个不相邻的单元格。

② 将鼠标移动到表格左侧，当鼠标指针变成"➚"时，单击鼠标左键可选择一行；或者将鼠标移到表格左侧的边框上，当鼠标指针变为"➤"时双击鼠标左键也可以选择一行。

③ 将鼠标移动到要选择的列的上方，当鼠标指针变为"⬇"时，单击鼠标左键可选择一列，若左右拖动鼠标还可以选择任意相邻的列。

④ 将鼠标指针移动到表格上，在表格左上角会显示出"移动柄"图标"⊞"，单击这个图标可以选择整个表格。

2. 使用菜单选择内容　将光标定位在表格内，在菜单栏上执行"表格"菜单中的"选择"命令的子菜单项，同样可以选择表格、行、列或单元格。

（六）移动表格

将鼠标移动到表格上，在表格左上角会显示出"移动柄"即"⊞"图标，单击这个图标并且不要释放，拖动鼠标即可移动表格。

（七）编辑表格大小

通过鼠标拖动和"表格属性"设置两种方式改变表格的大小。

1. **鼠标拖动法** 鼠标指向行或列边线，指针变为"↔"或"↕"后，进行拖动即可分别完成单元格或表格的行高和列宽的更改。也可以将鼠标移动到表格上，在表格右下角会显示"控制句柄"即"□"图标，单击这个调整柄并且不要释放，拖动鼠标即可改变表格的大小（拖动鼠标时按住 Shift 键可以锁定行列值比例）。

2. **"表格属性"设置法** 先将光标插入点确定到表格中，执行"表格"菜单中的"表格属性"菜单命令，或者在表格内右击，在弹出的快捷菜单中点击"表格属性"，即可打开"表格属性"对话框，如图 2-163 所示。

在"表格属性"对话框中，可以分别在"表格""行""列""单元格"信息卡中输入参数进行设置，从而改变表格的大小。同时也可以在"表格"信息卡内对表格进行对齐方式和环绕的设置。

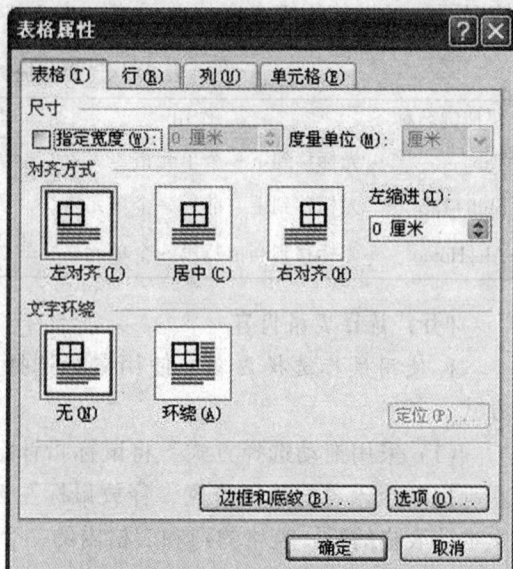

图 2-163　"表格属性"对话框

（八）设置表格边框与底纹

在 Word 2003 中，可以为整个表格、选择的区域、行、列或单元格设置边框和底纹。要对表格进行边框和底纹设置，首先选择需要设置的表格。

1. **边框设置** 单击菜单栏上的"格式"菜单中的"边框和底纹"命令，打开"边框和底纹"对话框。单击"边框"选项卡，进入边框设置对话框。在对话框中，可以选择边框类型、边框线形、边框颜色、边框宽度和设置的应用范围，在预览框中可以查看设置效果。

2. **底纹设置** 在"边框和底纹"对话框中，选择"底纹"选项卡，在对话框中，可以根据需要，选择表格的填充色、填充图案的样式和颜色，以及应用的范围等信息。

这些设置不但可以应用到表格、行、列和单元格，还可以应用于文字或段落中，它们的设置方式基本相同。还可以直接使用"表格和边框"工具栏中相应的按钮来设置边框与底纹。

（九）修改表格

1. **插入单元格、行、列或表格** 首先将光标定位到需要插入单元格、行、列或表格的位置，选择菜单栏上"表格"菜单中的"插入"命令的子菜单项，就可以在相应的位置插入相应的对象（在插入单元格时会弹出一个对话框，确认所需选项后才可插入）。在表格中插入行时，也可以将光标定位在某行右边框外侧"换行符"前，按"Enter"键就可以在该行之下增加新一行。

2. 删除单元格、行、列或表格 将光标定位到要删除的单元格、行、列或表格中，选择菜单栏上的"表格"菜单中的"删除"命令的子菜单项，就可以删除指定的对象；在表格中删除行时，也可以将光标定位在需要删除行的位置上，按鼠标右键，从弹出的快捷菜单中选择"删除行"即可；也可以选定要删除的对象后，直接按 BackSpace 键即可（在删除单元格时会弹出一个对话框，确认所需选项后才可删除）；另外也可以使用"表格和边框"工具栏中的"擦除"按钮"🖼"，拖动鼠标来清除对象。

(十) 合并与拆分单元格

1. 合并单元格 Word 可以将表格内的若干个单元格合并为一个单元格。选择相邻的需要合并的单元格，单击菜单栏"表格"菜单中的"合并单元格"命令就可以将相邻单元格合并成一个单元格。也可以在选择单元格后，直接单击鼠标右键，在快捷菜单上选择"合并单元格"命令来合并单元格（也可以单击"表格和边框"工具栏中的合并按钮"🖼"）。

2. 拆分单元格 拆分单元格是在原来单元格宽度的基础上，根据要拆分的数量平均拆分该单元格。

将光标定位在需要拆分的单元格中，单击菜单栏中"表格"菜单中的"拆分单元格"命令；也可以在指针定位到单元格时，单击右键，从快捷菜单中选择"拆分单元格"命令（也可以单击"表格和边框"工具栏中的拆分按钮"🖼"）。打开"拆分单元格"对话框，然后在对话框中根据需要输入要拆分成的行数和列数，单击"确定"按钮即可完成拆分操作。

如果选择了几个相邻单元格一起进行拆分，在对话框的下面选择"拆分前合并单元格"，则表示先合并后拆分。合并过的单元格拆分时，注意要拆分的行数和列数必须是合并前的行数和列数的约数。

(十一) 拆分与合并表格

与单元格一样，表格也可以拆分和合并。

1. 将光标定位到要拆分的位置，单击菜单栏中"表格"菜单中的"拆分表格"命令，将表格即可分为两个部分。如果将光标插入点定位在表格的第一行，执行以上命令，则会在表格的上方插入一个空行。

2. 在创建表格时如果创建的表格超出了一页，Word 将自动拆分表格。为了使自动拆分的表格更加易读，可以使分成多页的表格在每一页的第一行都出现相同的标题行。首先将光标插入点定位在标题行中的任意位置，然后执行"表格"菜单中的"标题行重复"命令，即可在每一页的第一行出现重复的标题行。但是，如果插入了人工分页符，则标题行不会重复。

3. 合并表格的方法更简单，只需将两个表格之间的空行删除即可（所用指令是"Delete"键或"编辑"菜单中的"清除"子菜单项"内容 Del"命令）。

(十二) 绘制斜线表头

将光标定位到表格中，单击菜单栏上的"表格"菜单中的"绘制斜线表头"命令，打开"插入斜线表头"对话框，如图 2-164 所示。在对话框中进行相应的设置和输入后，点击"确定"即可完成绘制。绘制的斜线表头可以通过鼠标拖曳斜线表头的调整柄和斜线来改变所绘制的斜线表头的大小和位置，同时可以选定斜线表头后用 Back Space 和 Delete 键来删除斜线表头。

如果表格的表头内仅需要一条斜线来分隔，则可以利用"绘制表格"命令，直接在第一个单元格内拖动鼠标来绘制斜线表头。

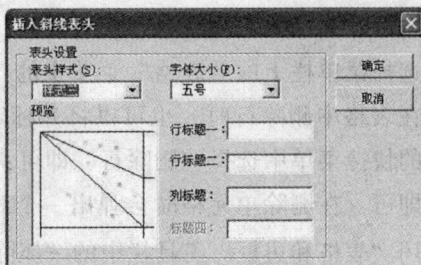

图 2-164　"插入斜线表头"对话框

（十三）自动调整

选定需要调整的表格或单元格区域，利用"表格"菜单中的"自动调整"子菜单项"平均分布各行和平均分布各列"菜单命令或"表格和边框"工具栏上的" "两个按钮可以进行"平均分布各行""平均分布各列"的设置。

（十四）将文本转换为表格

如果我们有了一些排列规则的文本，字段由段落标记、逗号、空格、制表符合其他特定分隔符标记新列的开始位置，则可以方便的将其转换为表格。选择需要转换为表格的文本，单击菜单栏中"表格"菜单中的"转换"子菜单项"将文字转换成表格"命令，打开如图 2-165 所示的"将文字转换成表格"对话框，在对话框中设置需要转换成的表格的行数、列数、表格格式和文字位置的分隔符后，单击"确定"按钮，就可以将文本转换成表格。

需要注意的是所选的文字分隔符必须和实际的一致。例如文档中使用的是中文逗号，而对话框中使用的是英文逗号，那么转换的结果可能会和希望的不同。

（十五）将表格转换为文本

Word 2003 可以将文档中的表格内容转换为由逗号、制表符、段落标记或其他指定字符分割的普通文本。选中需要转换成文本的行或表格，单击菜单栏中"表格"菜单中的"转换"子菜单项"表格转换成文本"命令，打开如图 2-166 所示的"将表格转换成文字"对话框，在对话框中选择转换成文本后文字间的分隔符，单击"确定"按钮后，就可以将表格转换成文本格式。

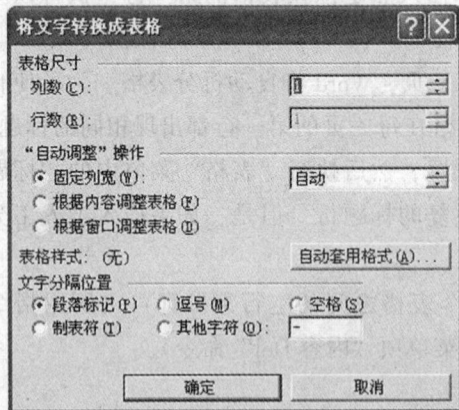

图 2-165　"将文字转换成表格"对话框

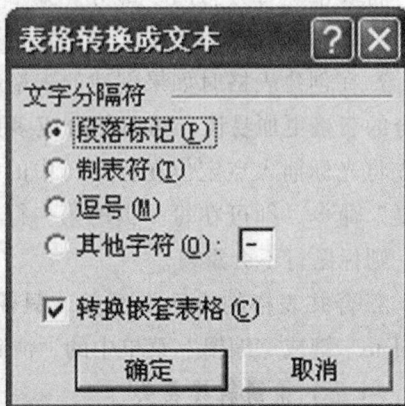

图 2-166　"表格转换成文本"对话框

（十六）修改表格属性

将光标定位在表格中，单击菜单栏中"表格"菜单中的"表格属性"命令，打开表格属性对话框。

在"表格属性"对话框中的"表格"信息卡内可以设置表格的宽度、对齐方式、文字环绕方式、边框和底纹以及表格的定位。单击"表格"选项卡中的"定位"按钮，打开如图 2-167 所示的"表格定位"对话框。在这个对话框中，可以设置表格的水平位置、垂直位置、距正文的距离以及是否随文字的移动而移动等选项。

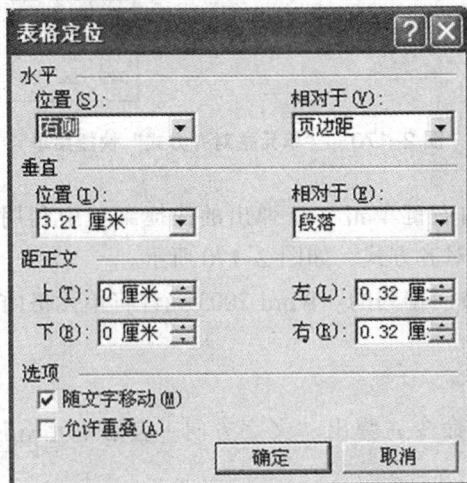

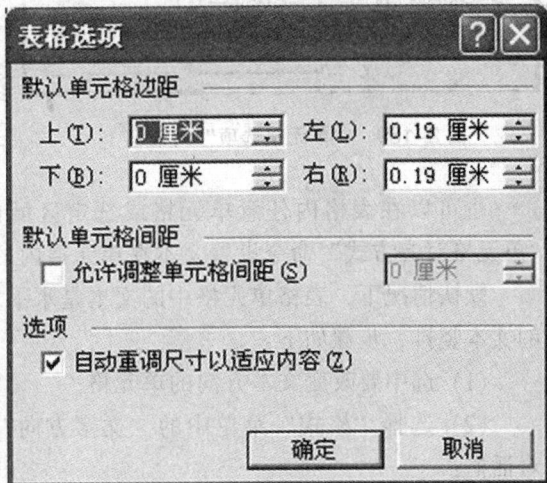

图 2-167 "表格定位"对话框　　　　图 2-168 "表格选项"对话框

在"表格属性"对话框中的"表格"选项卡中单击"选项"按钮，打开如图 2-168 所示的"表格选项"对话框。在这个对话框中，可以修改单元格的边距和间距，以及表格是否自动重调尺寸以适应内容的变化等设置。

（十七）修改行属性

单击"表格属性"对话框中的"行"选项卡，就可以修改行属性。在这里可以指定行的高度、是否可以允许跨页断行，以及当表格跨页时是否允许重复出现表格的标题栏等。利用"上一行"和"下一行"按钮，可以在表格内移动光标的位置。

单击"表格属性"对话框中的"列"选项卡，就可以修改列属性。与行选项卡一样，在这里可以设置列的尺寸，单击"后一列"或"前一列"按钮能使光标在表格中左移一列或右移一列。

（十八）修改单元格属性

单击"表格属性"对话框中的"单元格"选项卡，就可以修改单元格属性。在这里可以设置所选单元格的宽度、高度度量单位，以及单元格内文本的垂直对齐方式。单击显示相应对齐方式效果的预览框，即可选中相应的对齐方式。单击"选项"按钮，在"单元格选项"对话框中，可以设置单元格之间的边距以及是否自动换行等，如图

2-169 所示。

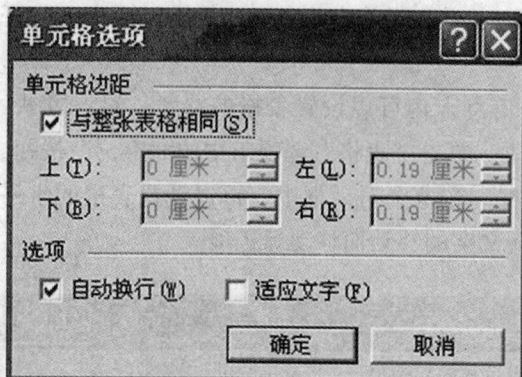

图 2-169　"单元格选项"对话框

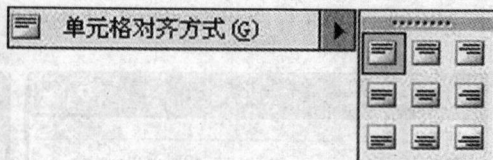

图 2-170　"单元格对齐方式"快捷菜单

也可以在表格内任意单元格或选定区域内右键单击，在弹出的快捷菜单中利用"单元格对齐方式"命令设置文本在单元格内的对齐方式，如图 2-170 所示。

默认情况下，表格单元格中的文本是水平方向排列的。Word 2003 允许将单元格内的文本竖排，步骤如下：

（1）选中要改变文本方向的单元格。

（2）选择"格式"菜单中的"文字方向"命令，弹出"文字方向—表格单元格"对话框；

（3）在"方向"选项组中选择文字方向。点击"确定"按钮即可完成单元格竖排文字设置。

（十九）表格内数据的排序

1. 单击菜单栏中"表格"菜单中的"排序"命令，打开如图 2-171 所示的排序对话框。

2. 在对话框中选择主要关键字列名，在类型列表中选择排序列的数据类型，指定主要关键字排序方式。

3. 如果以多列作为排序的基准，可在"次要关键字"处选择次要列名。在旁边的"类型"列表中选择次要关键字的排序数据类型，指定次要关键字排序方式。

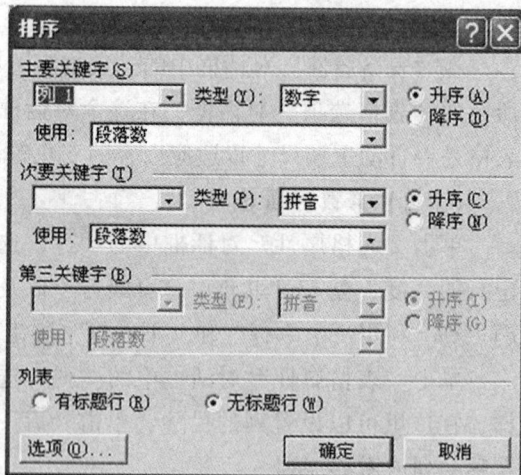

图 2-171　"排序"对话框

4. 如果需要，还可以选择第三关键字。设置完毕后，按"确定"按钮即可完成排序操作。

也可以通过单击"表格和边框"工具栏上的"![按钮]"两个按钮按照默认方式进行自动排序。

（二十）表格内的数据计算

1. 将光标定位到要放置计算结果的单元格中，单击菜单栏中"表格"菜单中的"公式"命令，打开如图 2-172 所示的公式对话框。

2. 在"粘贴函数"列表中选择一个需要的函数，在"公式"输入框中自动粘贴了所选择的函数，然后在函数之后的括号内输入需要参与计算的单元格的范围标记，最后在"数字格式"栏中选择或输入计算结果的显示格式。

图 2-172 "公式"对话框

3. 按"确定"按钮即可得到计算结果。"公式输入框"中函数必须由"="符号引导，否则无法获得结果。Word 定义的运算函数如表 2-15 所示。

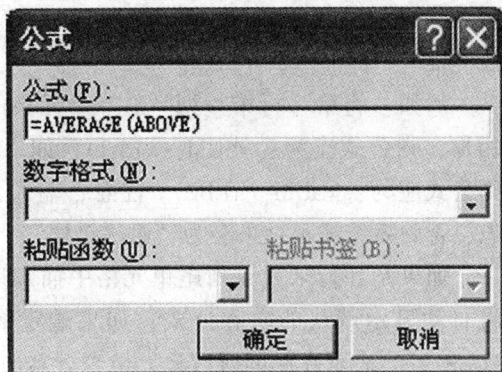

表 2-15 运算函数表

函数名称	函数意义
ABS（x）	绝对值函数
AND（x,y）	逻辑"与"运算
AVERAGE	平均值函数
COUNT	统计一组数的个数
DEFINED（x）	如果表达式 x 合法，返回 1，否则返回 0
FALSE	假，返回 0
INT（x）	对 x 取整
MIN	求最小值
MAX	求最大值
MOD（x,y）	求 x 被 y 除的余数
NOT（x）	"非"运算
OR（x,y）	"或"运算
PRODUCT	乘积运算
ROUND（x,y）	将 x 四舍五入到小数点后 y 位
SIGN（x）	如果 x 为正数，返回 1，如果为负数，返回 -1
SUM	求和函数
TRUE	真，返回 1

表格内的每一个单元格都依照列标和行号来命名。列标为英文字母标记，行号由阿拉伯数字标记。如表格中第一行第一列的单元格名为"a1"，第一行第二列的单元格

名为"b1"，第二行第一列的单元格名为"a2"，第二行第二列的单元格名为"b2"，依此类推。

例如：将第一行第一列"a1"单元格的数据与第二行第二列"b2"单元格的数据相加，则公式应为：=SUM（a1,b2）；如果将"a1"与"b2"之间的所有数据都相加，则公式应为：=SUM（a1:b2）。注意，输入公式内的符号时，输入法应为英文、半角状态，否则系统提示结果会为"语法错误"。

如果是在行末或是列尾单元格中插入运算结果，公式对话框的"公式"输入框中将自动显示默认的求和公式；如果选定的单元格在行末，默认求和公式为"=SUM（LEFT）"，表示左侧的所有单元格进行累加；如果选定的单元格在列尾，默认求和公式为"=SUM（ABOVE）"，表示对上方的所有单元格进行累加。

另外，计算当前单元格正上方或左前方所有单元格内的数值之和的运算，也可以通过单击"表格和边框"工具栏上的"Σ"按钮进行"自动求和"计算。

（二十一）利用图表描述表格信息

在 Word 2003 中，提供了一个嵌入式应用程序，即 Graph（图表）。Graph 类似于 Office 家族里的 Excel，它有强大的图表模块功能。在文档中应用图表来表现数据信息，要比单纯的数字型信息更明确，图表表现数据所产生的直观影响，要大大地强于纯文字。利用图表描述表格数据信息的操作如下：

1. 选择要进行图表分析的数据表格或表内数据区域，执行"插入"菜单中的"图片"子菜单项"图表"命令，即可在表格下方自动插入图表，并弹出"数据表"（也可执行"插入"菜单中的"对象"命令，在"对象"对话框中选择"Microsoft Graph"类型对象来创建图表），如图 2-173 所示。

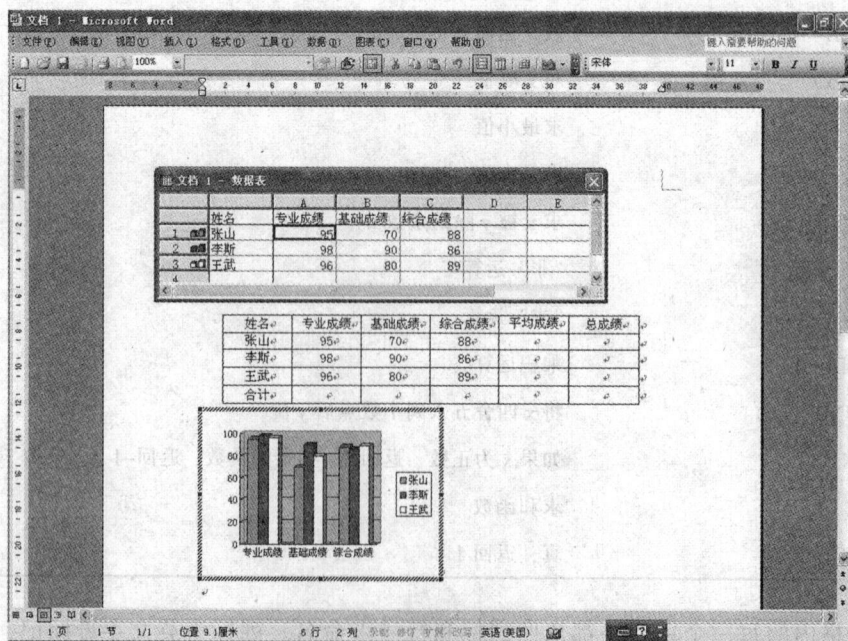

图 2-173　"图表"编辑状态

2. 要添加或修改图表，只需用鼠标双击图表，便可激活 Graphxp。此时，Graph 便在界面上显示出来，在其内可以进行相关的修改设置，方式同 Excel。同其他嵌入式对象的操作方式类似，只要将鼠标在 Graph 区域外的文档窗口中的空白区域上点击，便可以退出 Graph 回到文档的编辑状态，同时，在文档中也嵌入了图表对象。

3. 系统图表默认类型为柱形图表，如果要更改图表类型，可以在插入的图表之上鼠标双击，激活图表的修改状态，再点击"常用"工具栏上的"▮▮ ▾"按钮，在展开的类型列表上选择所需要的新类型图表即可。

七、图文混排

Word 2003 允许在文档中插入或绘制各种图形对象与文本进行混排。这种混排的使用，将大大提高文本的处理能力，同时在很大程度上增强了文档的可读性。

（一）插入剪贴画

选择菜单栏上的"插入"菜单中的"图片"子菜单项"剪贴画"命令，在窗口左侧出现"剪贴画"窗格，点击"管理剪辑……"后，在打开的"剪辑管理器"对话框中复制剪贴画，并将其粘贴到文档中，如图 2-174 所示。也可以利用"剪贴画"窗格，点击"Office 网上剪辑"访问微软公司 Office 网站搜索剪贴画。

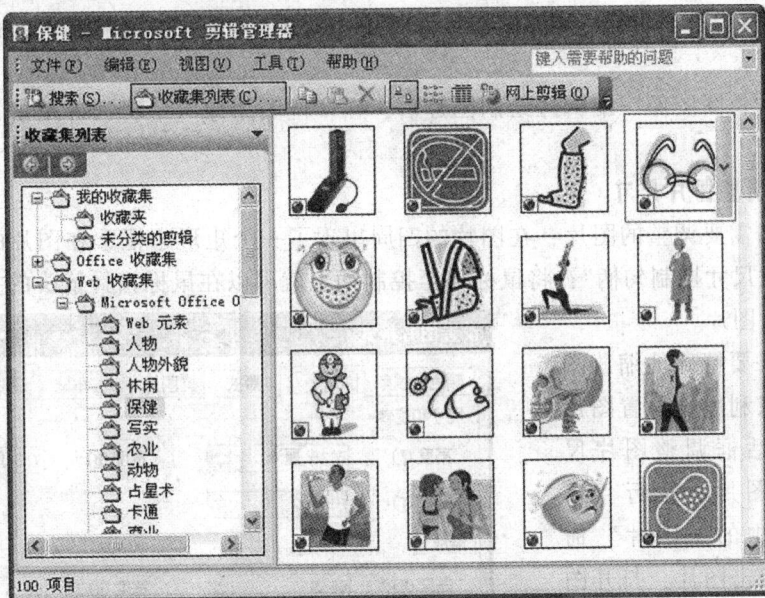

图 2-174　"剪辑管理器"窗口

（二）从本地文件中插入图片

将光标移到需要插入图片的位置，选择菜单栏上的"插入"菜单中的"图片"子菜单项"来自文件"命令或工具栏上的插入图片按钮"🖾"，在打开的"插入图片"对话框中选择图片文件，单击"插入"按钮就可以插入图片。如果外接数码相机或扫描仪，也可以从中得到图片文件并插入到文档中。

（三）通过画图程序来插入图片

如果我们需要直接在文档中利用画图程序来绘制图片，那么我们可以进行如下操作：

1. 将插入点置于要插入图片的位置。

2. 选择"插入"菜单中的"对象"命令，打开"对象"对话框，如图 2-175 所示。

3. 在"新建"信息卡中的"对象类型"列表内选择"位图图像"，即可进入画图编辑状态，如图 2-176 所示。

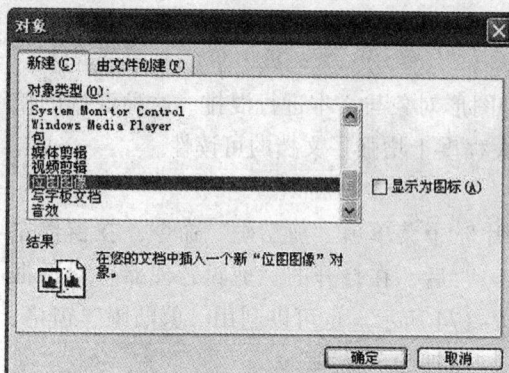

图 2-175　"对象"对话框

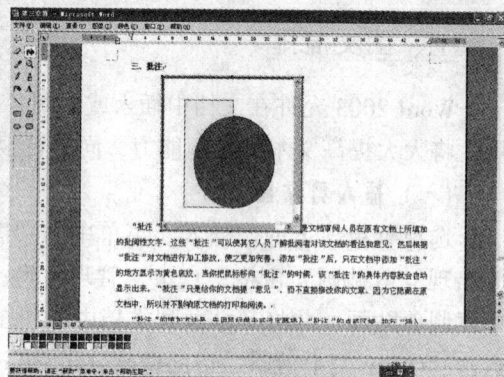

图 2-176　在文档中插入"位图图像"

4. 在"位图图像"编辑区绘制图片后，在"位图图像"编辑区外单击，即可返回文档编辑区。

（四）调整图片尺寸

1. 单击需要调整的图片，在图片的四周出现了一个矩形边框，在图片的四个角上各有一个"尺寸控制句柄"，将鼠标移至控制柄上就可以在鼠标指针箭头的方向上拖动鼠标来缩放图片。

2. 如果要精确地缩放图片，也可以利用"设置图片格式"对话框调整图片尺寸。选定图片后执行"格式"菜单中的"图片"命令，或者双击图片，打开图片格式对话框，如图 2-177 所示。在"大小"信息卡的"尺寸和旋转"内输入高度和宽度参数，或在"缩放"内输入高度和宽度的缩放比例参数，确定后即可实现精确缩放。

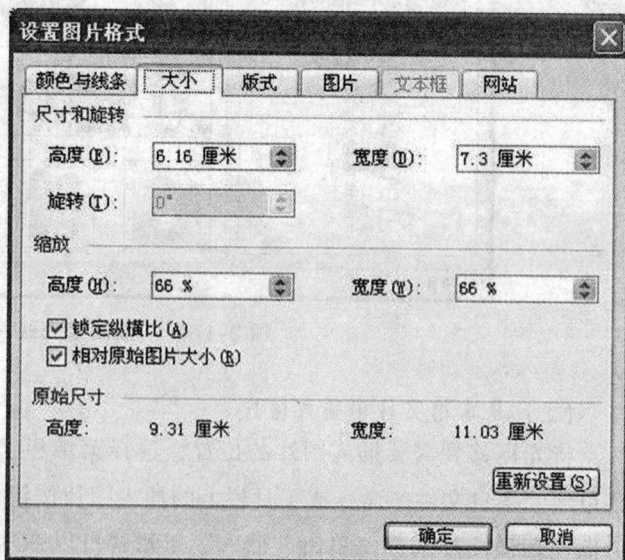

图 2-177　"设置图片格式"对话框

（五）剪裁图片

首先，单击图片，可以看到屏幕中出现了如图 2-178 所示的工具栏，单击裁剪按钮 "┎┚"，将鼠标移到图片的控制点上，就可以在上、下、左、右四个方向上裁剪图片。如果按住 Alt 键移动鼠标，就可以更加平滑地裁剪图片。

如果要精确地裁减图片，也可以利用"设置图片格式"对话框，在"图片"信息卡的"裁减"中输入具体的参数来调整图片的裁减尺寸。

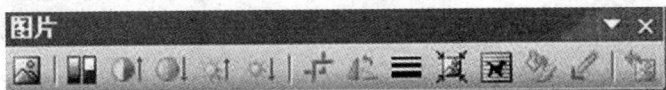

图 2-178　"图片"工具栏

（六）其他编辑功能

除了改变图片大小和剪裁图片外，利用"图片"工具栏或者"设置图片格式"对话框还可以调整图片的明暗度、饱和度、环绕方式、翻转和压缩图片等功能，也可以设置彩色、灰度、黑白和水印（冲蚀）等效果。

（七）绘制图形

可以利用工具条绘图。在菜单栏上执行"视图"菜单中的"工具栏"子菜单项"绘图"命令，显示如图 2-179 所示"绘图"工具条。利用"绘图"工具条可以绘制直线、箭头、自选图形等，还可以编辑图形的颜色、线条、大小与版式等，还可以对所绘制的图片进行变形、自由旋转、阴影、三维效果等设置操作。

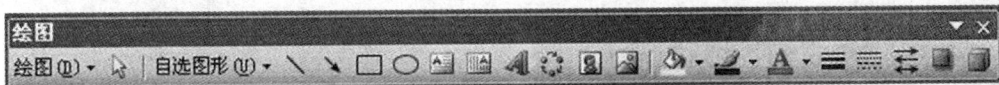

图 2-179　"绘图"工具栏

下面以绘制四种五角星图案操作过程为例，分步骤进行演示（图 2-180）。

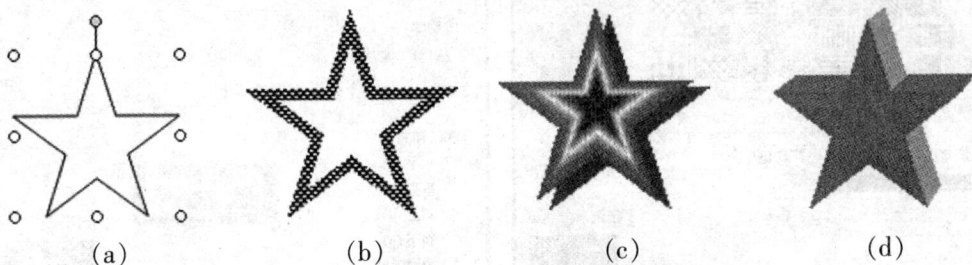

(a)　　　(b)　　　(c)　　　(d)

图 2-180　"绘图"工具栏绘制图形和设置效果

按下列步骤进行：

（1）绘制四个标准的五角星图案　在"自选图形"下拉列表中，选择"星与旗帜"列表中选择五角星工具按钮，按住 Shfit 键（锁定纵横比），在文档编辑区绘制四个五角星图形。所绘图形如图 2-180（a）所示图案。

（2）给第二个五角星图案设置带图案线条边框　方法一是选定第二个五角星图案，单击"绘图"工具条上的"　　"按钮打开"线条颜色"下拉列表，选择"带图案线条"命令，在打开的"带图案线条"对话框（图 2-181）中选择一种线条样式并设置颜色，"确定"后即可设置如图 2-180（b）所示图案的效果。方法二是在第二个五角星图案上鼠标右击后，点击快捷菜单上的"设置自选图形格式"命令或直接双击第二个五角星图案都可以打开"设置自选图形格式"对话框，在该"颜色与线条"信息卡中，点击"线条"中的"颜色"下拉框中的"带图案线条"命令打开"带图案线条"对话框进行线条颜色及样式设置，同时还可以在该对话框中设置线条的"线型""虚实""粗细"。

（3）给第三个五角星图案设置填充效果　选定第三个五角星图案，单击"绘图"工具条上的"　　"按钮打开"填充颜色"下拉列表，选择"填充效果"命令，在打开的"填充效果"对话框（图 2-182）中选择"渐变"信息卡中的"预设"单选项，并在"预设颜色"下拉列表中选择"彩虹出岫"，然后在"底纹样式"中选择"中心辐射"选项，同时在"变形"中选择第一种变形，点击"确定"即可设置如图 2-180（c）所示图案的填充效果。当然也可以在第三个五角星图案上鼠标右击，执行快捷菜单中的"设置图片格式"命令，或直接双击第三个五角星图案都可以打开"设置自选图形格式"对话框，在该"颜色与线条"信息卡中"填充"的"颜色"设置框中进行以上的设置。在"填充效果"对话框中还可以给图案设置"纹理""图案""图片"的填充效果。

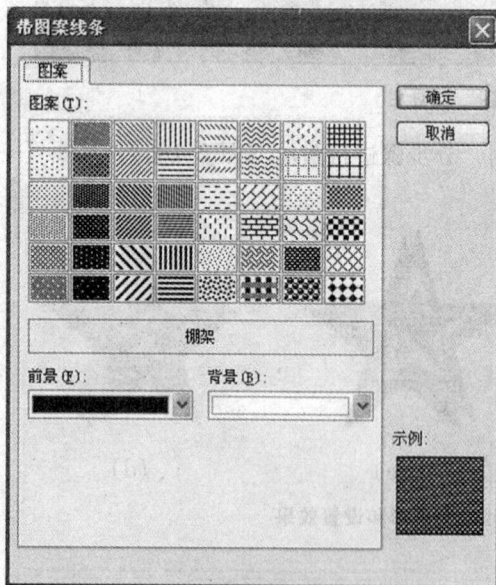

图 2-181　"带图案线条"对话框　　　　　图 2-182　"填充效果"对话框

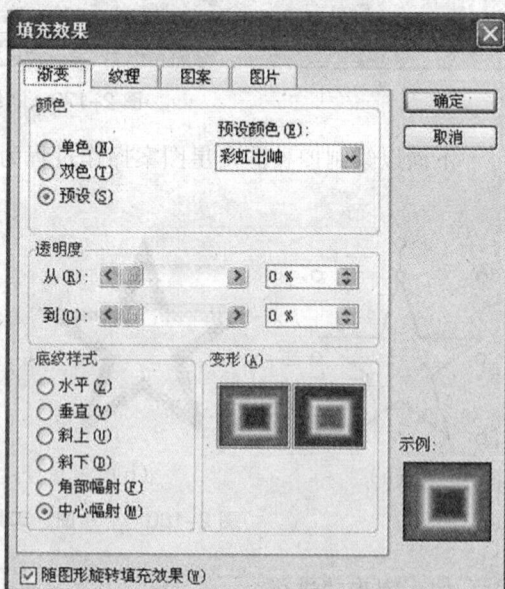

（4）给第三个五角星图案设置阴影效果　选定第三个五角星图案，单击"绘图"

工具条上的"▦"按钮，打开"阴影样式"列表，如图 2-183（a） 所示，左键单击选择所需样式。如果要进一步设置阴影效果，则在列表上单击选择"阴影设置"选项，打开"阴影设置"工具栏，如图 2-183（b） 所示，进行阴影颜色、位置调整等效果设置。设置图形、图案效果。

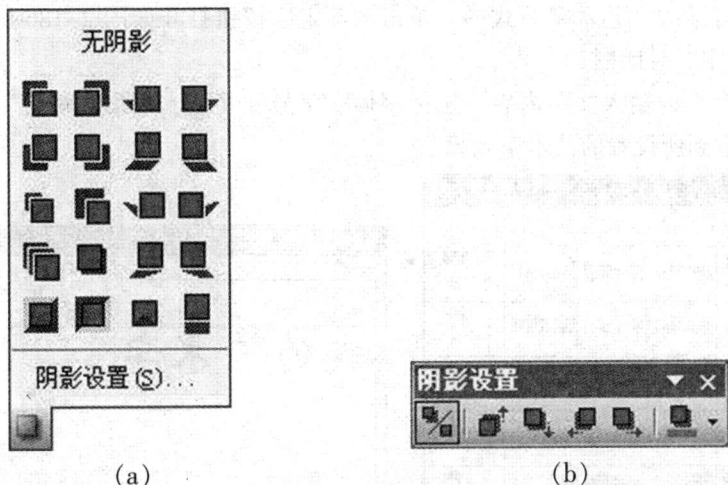

(a)　　　　　　　　　　(b)

图 2-183　（a）"阴影样式"列表　（b）"阴影设置"工具栏

（5）给第四个五角星图案设置三维效果　选定第四个五角星图案，单击"绘图"工具条上的"▦"按钮，打开"三维效果样式"列表，如图 2-184（a） 所示，左键单击选择所需样式。如果要进一步设置三维效果，则在列表上单击选择"三维设置"选项，打开"三维设置"工具栏，如图 2-184（b） 所示，进行三维的颜色、方向、位置、深度、照明、表面等效果设置，设置图形、图案效果。

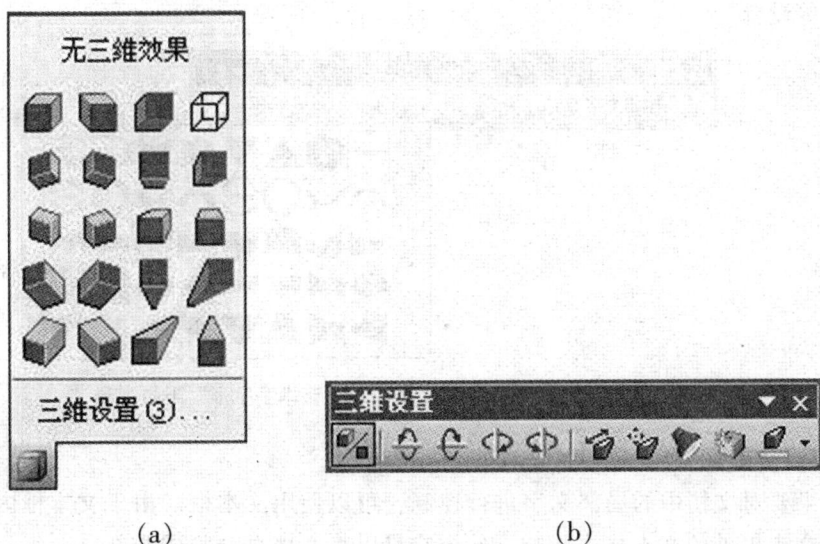

(a)　　　　　　　　　　(b)

图 2-184　（a）"三维效果样式"列表　（b）"三维设置"工具栏

（八）制作艺术字

利用"艺术字"库，可以按照艺术字式样表提供的式样制作漂亮的艺术字。

1. 选择"插入"菜单中的"图片"子菜单项"艺术字"菜单命令，或单击绘图工具栏上的" <img> "图标打开如图 2-185 所示的艺术字库对话框。

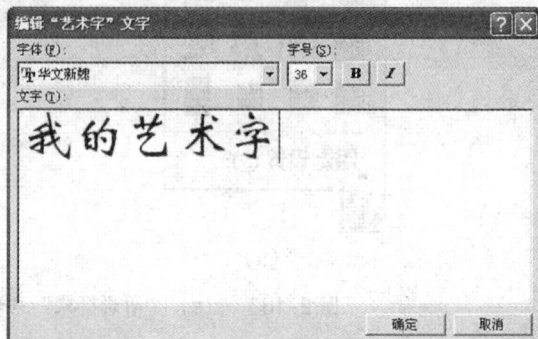

2. 选择合适的"艺术字"式样，单击"确定"按钮打开如图 2-186 所示的"编辑'艺术字'文字"对话框。

3. 在文字框内输入文字内容，选择字体、字号和字型，单击"确定"按钮，就可以在文档中看到所设置的艺术字效果。

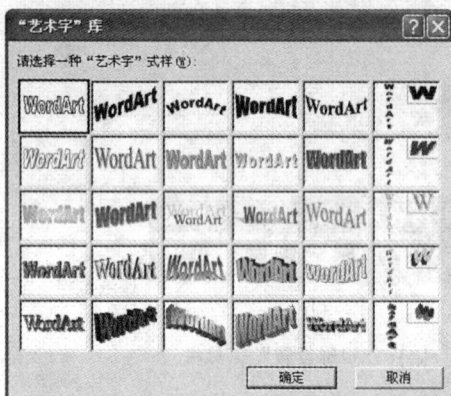

图 2-185　"'艺术字'库"对话框　　图 2-186　"编辑'艺术字'文字"对话框

单击需要编辑的艺术字会显示如图 2-187 所示的"艺术字"工具栏；利用这个工具栏，可以编辑文字内容、选择艺术字式样、设置艺术字格式、选择艺术字形状、设置艺术字与周围文字的关系、调整字母高度、竖排艺术字、设置艺术字对齐方式和艺术字字符间距。也可以利用"绘图"工具栏进行艺术字的颜色填充、旋转、阴影和三维效果等设置。

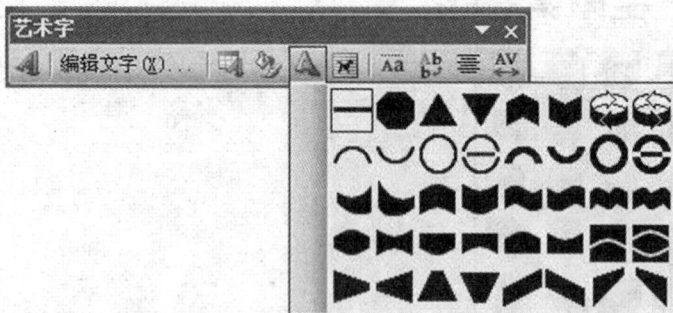

图 2-187　"艺术字"工具栏和"艺术字字形"下拉列表

（九）文本框

如果要对文档中的局部文字进行控制，可以使用文本框。由于文本框内的文本格式不受文本框外的文本格式影响，使用它可以将文档页分割成几部分，每一部分可以分别设置文本格式，因此，使用起来非常灵活方便。

可以选择菜单栏上的"插入"菜单中的"文本框"子菜单项"横排（竖排）"命令或选择"绘图"工具栏上的横排图标"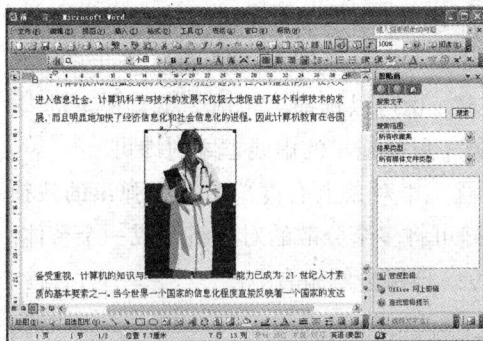"或竖排图标"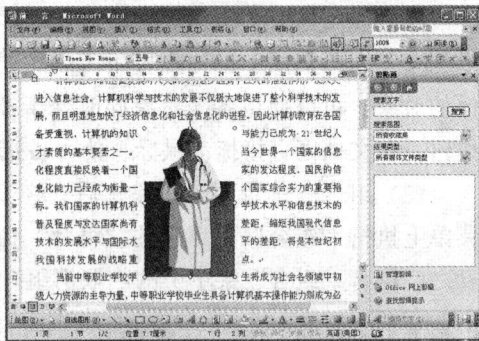"，将文本框插入到文档之中。鼠标点击文本框，文本框的内部会有光标闪烁，在这个位置上既可输入文字也可插入图片或表格等对象。双击文本框边框可以打开"设置文本框格式"对话框，利用它可以对文本框的线条颜色、填充色、文本框大小和文本框版式等进行设置。也可以利用"绘图"工具栏上的按钮完成线条颜色、填充色、阴影、三维效果等设置的操作。

在文本框边框上右键单击，在弹出的快捷菜单上，执行"创建文本框链接"命令，可以在两个不同的文本框之间建立链接，实现将第一个文本框中显示不完的文本自动转入第二个文本框存放的操作。如果要取消链接，则在第一个文本框边框上右键单击，在弹出的快捷菜单上，执行"断开向前链接"命令即可。

（十）图文混排

1. 环绕方式　插入到文档中的图片对象有两种形式：一种是嵌入式对象，一种是浮动式对象。浮动式对象周围的 8 个尺寸控制柄是空心的，拖动图片可以放置到页面的任意位置，并允许与其他对象组合，还可以与正文实现多种形式的环绕。嵌入式对象周围的 8 个尺寸控制柄是实心的，嵌入式对象边缘带有黑色的边框，只能放置到有文档插入点位置，不能与其他对象组合，可以与正文一起排版，但不能实现环绕。

图片与周围文本的环绕方式包括嵌入型、四周型、紧密型。可以选择图片工具栏上的"文字环绕"设置图文的混排方式；也可以在图片上右键单击，在快捷菜单中选择"设置图片格式"选项，利用其中的版式选项卡设置图文的环绕方式，如图 2-188 所示。

（a）嵌入型

（c）紧密型

（b）四周型

图 2-188　常用环绕方式效果

2. 图层方式 使用图层方式，可以将图片置于文字的上方或文字的下方，同时，也可以设置图层与图层之间的叠放次序。可以选择图片工具栏上的"文字环绕"设置图文的混排方式；也可以在图片上右键单击，在快捷菜单中选择"设置图片格式"选项，利用其中的版式选项卡设置图文的图层方式，如图 2-189、2-190 所示。

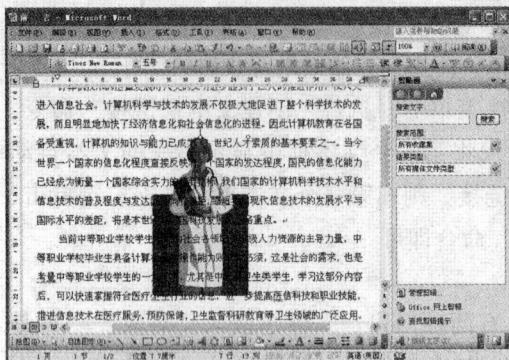

图 2-189　衬于文字下方　　　　　　　图 2-190　浮于文字上方

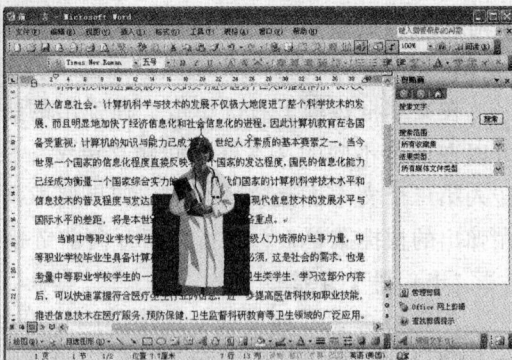

3. 图文框 像在文档中插入文本框一样，也可以在文档中插入图文框。可以在图文框中插入图片、绘制图形或插入文本框。在图文框中插入的图片、绘制的图形或利用文本框输入的文本，不会因为文档中的文字发生变化而改变图文框内部的布局，这样可以很好地实现图文混排。

4. 组合

（1）选定 要对文档中的图片、图形、艺术字、文本框等对象进行统一操作之前，必须要先同时选定。鼠标左键单击选定第一个对象后，按住"Shift+左键"逐一点击其他的对象，可以使得各个对象同时处于被选状态。也可以选择"绘图"工具栏上的 按钮，在文档区直接拖动鼠标，使得备选对象处于鼠标拖出的虚线框之内即可。

（2）组合 选定多个对象之后，在其中任意一个对象上右键单击，在弹出的快捷菜单上执行"组合"菜单中的"组合"命令，即可将多个分散的对象组合成一个整体。反之，执行"组合"菜单中的"取消组合"命令，即可分解组合。

八、Word 2003 的高级应用

（一）图示

需要制作组织结构图或其他图示，可以直接利用 Word 2003 提供的图示功能。执行"插入"菜单中的"图示"菜单命令，或者在"绘图"工具栏上单击"插入组织结构图或其他图示"按钮" "，打开"图示库"对话框，如图 2-191 所示。在"图示库"中有"组织结构图、循环图、射线图、棱锥图、维恩图、目标图"六个选项，选择其中一种后，单击"确定"按钮后会出现一个所选的类型图，在"单击并填入文字"所示处可以

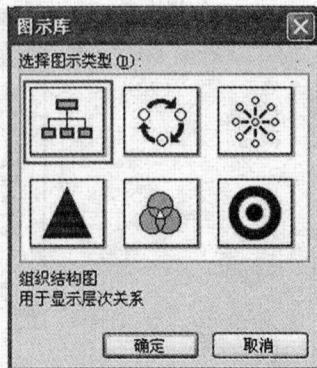

图 2-191　"图示库"对话框

输入相关的内容了。如果要在某一个结构下增加分支时，先选中该结构，然后在"图示"工具栏上单击"插入形状"即可。如要删除其中的一个分支，则选中其中任意一个文本框，按"Del"或"Back Space"键删除即可。

（二）在文档中插入数学公式

在编辑科技文档或制作试卷文档时，经常要插入数学公式。插入公式的操作要依赖"公式编辑器"来完成。"公式编辑器"不是 Office 默认安装的组件，它是 Design Science 公司的 Math Type "公式编辑器"特别版，是为 Microsoft 应用程序而定制的。如果要使用它，需安装"公式编辑器"软件后才可使用。

在文档中插入数学公式的操作方法如下：

1. 将插入点置于要插入数学公式的位置。

2. 选择"插入"菜单中的"对象"命令，打开"对象"对话框，如图 2-192 所示。

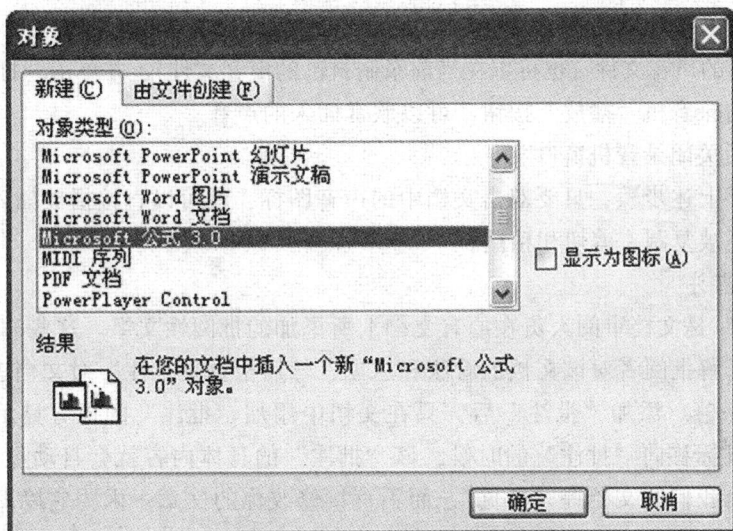

图 2-192　"对象"对话框

3. 在"新建"信息卡中的"对象类型"列表内选择"Microsoft 公式 3.0"，单击"确定"按钮，即可进入公式编辑状态，创建公式主要是由"公式编辑器"工具栏来完成的。"公式编辑器"工具栏的组成如图 2-193 所示，在工具栏上排列着两行共 19 个按钮，将鼠标箭头停留在按钮上，会自动显示各按钮的提示信息。

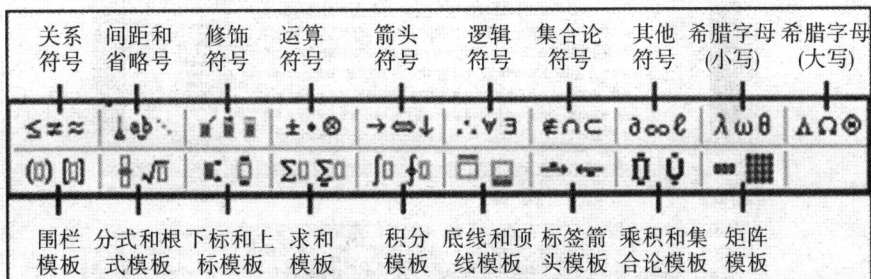

图 2-193　"公式编辑器"工具栏

4. 在"公式"编辑区输入数学公式后，在"公式"编辑区外单击鼠标左键，即可返回文档编辑区。

（三）插入声音文件

我们在文章中介绍一首诗词歌赋时，如果加入相关的乐曲（声音文件），将会有一种既能读其文，又可听其声的美妙感觉。如果要在文档中插入声音文件，可以按以下步骤操作：

1. 先将光标定位于要插入声音文件的地方。

2. 在"插入"菜单中选择"对象"命令，随后弹出"对象"对话框。

3. 在"对象类型"中选择"音效"，并单击"确定"按钮。

4. 此时在文档中将会插入一个喇叭状图标" "（声音文件图标），并同时出现"录音机"程序窗口。

5. 选择录音机"编辑"菜单中的"插入文件"命令，弹出"插入文件"对话框，从中选择需要的声音文件（也可以在当前录制自己的声音文件），并单击"打开"按钮。

6. 单击录音机"播放"按钮，可以欣赏插入的声音。

7. 最后关闭录音机窗口。

完成了上述步骤，只要双击文档中的声音图标，就可以直接播放插入的声音文件，声音文件还被复制、剪切和粘贴。

（四）批注

"批注"是文档审阅人员在原有文档上所添加的批阅性文字。这些"批注"可以使其他人员了解批阅者对该文档的看法和意见，然后根据"批注"对文档进行加工修改，使之更加完善。添加"批注"后，只在文档中添加"批注"的地方显示为黄色底纹，当我们把鼠标移向"批注"的时候，该"批注"的具体内容就会自动显示出来。"批注"只是给我们的文档提"意见"，而不直接修改你的文章。因为它隐藏在原文档中，所以并不影响原文档的打印和阅读。

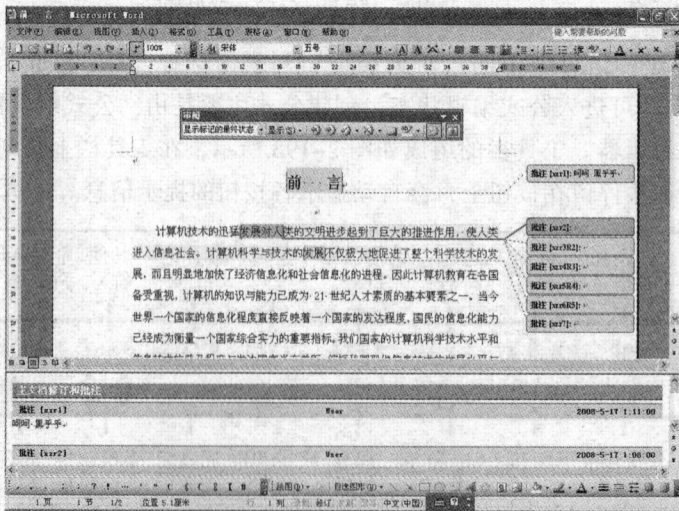

图 2-194　批注效果

"批注"的添加方法是：先用鼠标单击或选定要插入"批注"的点或区域，执行"插入"菜单下的"批注"命令（审阅工具栏随之打开），在出现的"批注"填入框中填入"批注"的内容即可，也可点击"审阅"工具栏上的"🔳"审阅窗格按钮，在展开的"审阅窗格"内填入"批注"的内容，如图 2-194 所示。删除"批注"的方法是：当用户确认不需要保存"批注"时，可把鼠标移向批注处，然后按鼠标右键，执行菜单中的"删除批注"命令即可。

（五）超链接

如果需要在文档中某处直接打开相关的文本内容或其他程序文件，就需要在该处创建与相关文件的超级链接方式。在 Word 文档中，已建立的超链接文本带有颜色和下划线，称为超链接格式。按住 Ctrl 键单击超链接（传统方式为：鼠标指向带有超链接格式的文本，指针即可变为手状，单击鼠标左键）即可转到链接指定的文件、文件中指定的位置、网页、电子邮件地址、Telnet 或 FTP 站点。默认状态下，每当输入合法的网址、电子邮件地址或站点地址时，Word 自动显示为超链接格式。被链接的文件不属于当前文档，因此不会增大文件。建立超链接的步骤如下：

1. 选定要设置超链接的文字或图形。

2. 执行"插入"菜单中的"超链接…"菜单命令，或单击"常用"工具栏上的超链接按钮"🔳"，或在所选文本上右击，在弹出的浮动菜单中执行"超链接…"命令，或按组合键"Ctrl+K"。打开"插入超链接"对话框，如图 2-195 所示。

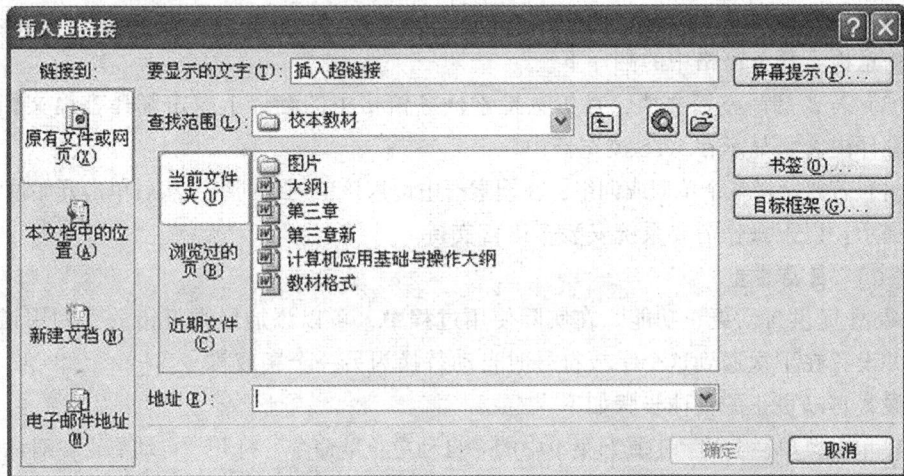

图 2-195　　"插入超链接"对话框

3. 在"链接到"区域，选择内容后，在"查找范围"列表中浏览并选择文件；或在"地址"列表中选择或输入要链接的地址。

4. 单击"屏幕提示"，可以输入当鼠标指向超链接时的屏幕提示。

5. 单击"确定"按钮或按 Enter 键即可完成。

要在移动文本时创建超链接，则用鼠标右键单击所选的文本，并将其拖至要创建链接的位置，在弹出的快捷菜单中单击"在此创建超链接"命令即可。

要粘贴文本创建超链接，则将所需文本复制到剪贴板上，单击要插入文本的位置，再单击"编辑"菜单中的"粘贴为超链接"命令即可。

修改或取消超链接时，用鼠标右键单击超链接，在弹出的快捷菜单中选择"编辑超链接"或"取消超链接"即可。

（六）翻译

Word 2003 的翻译功能虽然此功能尚无法与专业翻译软件相比，但为我们编辑和使用 Word 文档带来了极大的方便。

1. 在工具菜单上，单击"信息检索"，弹出"信息检索"任务窗格，在搜索列表中，选择翻译。

2. 如果是第一次使用翻译服务，请单击确定来安装双语词典并通过信息检索任务窗格来启用翻译服务。

3. 若要更改用于翻译的语言，可在信息检索任务窗格中的翻译项下，选择要翻译的原语言和目标语言。例如，要从英语翻译成法语，则要在将列表中选择英语（美国），在译为列表中选择法语（法国）。

4. 若要自定义用于翻译的资源，单击翻译选项，再选择所需的查找选项。具体应用如下：

（1）若要翻译某个特定的单词，按住 Alt 键并单击单词。结果将显示在信息检索任务窗格中的翻译下。

（2）若要翻译某个短句，选择该短句，然后按住 Alt 键并单击选定内容，结果会显示在信息检索任务窗格中的翻译下。

（3）若要翻译整篇文档，在信息检索任务窗格中的翻译下单击翻译整篇文档。文档的翻译内容将显示在 Web 浏览器中。

（4）若要翻译某个单词或词组，在搜索框中键入该单词或词组，然后单击开始搜索。

提示：以上操作需要系统安装多语言支持。

（七）自动更正

Word 提供自动更正功能。在实际使用过程中，可以添加经常打错的字和用错的符号，并设置在下次遇到这个字或符号时自动替换为另一个字或符号。

设置自动更正的具体步骤如下：

1. 单击菜单栏上的"工具"菜单中的"自动更正"命令，打开"自动更正"对话框。

2. 单击"自动更正"选项卡，在这里有若干个复选框，根据复选框旁的提示文字可以选择有用的复选框。

3. 如果要设置下次输入某个字或符号后自动替换为别的字或符号，就必须选中"键入时自动替换"复选框。在"替换"栏下面输入需要被替换的文本或符号，在旁边的"替换为"输入框中输入替换后的文本或符号。

4. 输入完毕后，单击"添加"按钮将"替换"与"替换为"的设置作为记录保存起来。如果需要还可以继续输入别的"替换"与"替换为"的内容。

5. 设置完毕后，单击"确定"按钮，保存并执行设置。

使用自动更正功能，不但可以操作文字和符号，也可以操作图片。

（八）拼写与语法

为了提高输入文本的正确性，Word 还提供了自动检查拼写与语法的功能。

1. 单击菜单栏上的"工具"菜单中的"选项"命令，打开"选项"对话框，单击拼写和语法选项卡。

2. 在拼写栏选中"键入时检查拼写"复选框，在语法栏里选中"键入时检查语法"复选框。

3. 单击"确定"按钮即可。

在文本字符下加注绿色波浪线表示语法错误，红色波浪线表示字或单词错误。如果不需要 Word 自动检查，可以不选择上述两个复选框。

开启检查拼写与语法功能后，单击菜单栏上的"工具"菜单中的"拼写与语法"命令或按键盘上的功能键 F7，对文档进行检查。如果文档中有拼写与语法错误，则会打开"拼写与语法"对话框。

如果是语法错误，则在"输入错误或特殊用法"中显示 Word 认为语法错误的信息。如果是字词错误，则以"不在词典中"显示 Word 认为错误的信息，在"建议"中显示替换后的语法。单击"更正"按钮，将建议中的用法替换原来被认为错误的用法或字词。

如果认为没有输入错误，可以单击"全部忽略"按钮。为了能在别的文档中也都认为这个正确，可以单击"词典"按钮，打开"更新微软拼音输入法词典"对话框，单击"添加"按钮，将这一用法或字词添加到词典中去。如果你无法确定是否正确，可以选择先跳过这个错误，单击"下一个"按钮。

（九）创建目录

1. 将光标定位在需要创建目录的位置，单击"插入"菜单中的"引用"子菜单项"索引和目录"命令，打开"索引和目录"对话框，单击"目录"选项卡。

2. 要在目录中显示页码，则在该对话框内选中"显示页码"复选框，如果要设置页码右对齐则需一并选中下面的"页码右对齐"复选框。在这个选项卡中，还可以设置制表符前导符，即设置标题与页码间的符号。还可以使用 Word 自带的模板选择目录的样式。

3. 单击选项卡中的"选项"按钮，可打开"目录选项"对话框。

4. 在这个对话框中，显示了所抽取的目录的样式，打勾的表示当文字的样式为打勾部分的名称时属于抽取目录的范围，可以设置这些标题的级别。

5. 设置完毕后，单击"确定"按钮保存设置，并返回"目录"选项卡。

6. 当选择目录的样式来自模板时，可以单击选项卡中的"修改"按钮，打开"样式"对话框，这里可以修改目录的样式。

7. 修改完毕后单击"确定"按钮，保存设置并返回"目录"选项卡。

8. 当所有的设置都完毕后，单击"确定"按钮就可以创建文档的目录。

第四节　Excel 2003 电子表格软件

Excel 2003 是微软公司开发的 Office 系列办公软件中的一个组件，Excel 的中文含义就是"优秀"。确切地说，它是一个电子表格软件，可以用来制作电子表格。由于 Excel 2003 具有十分友好的人机界面和强大的数据处理功能，它已成为国内外广大用户管理单位和个人财务、统计数据、绘制各种专业化表格的得力助手。

一、Excel 2003 概述

（一）Excel 2003 的主要功能

1. 强大的表格处理功能　Excel 2003 是一个以表格方式为主的数据处理软件，用户可以非常简便地对各种数据表格进行创建、编辑、访问和检索等。

2. 丰富的函数运算功能　Excel 2003 提供了 300 多个内部函数，涵盖了财务会计、统计分析、日期和时间、数学与三角函数、查找与引用、数据库、文本、逻辑、信息等多个方面的应用，通过这些内部函数可以完成各种复杂运算。如果内部函数还不能满足需要，也可以使用 Visual Basic 建立自定义函数。

3. 方便的数据分析工具　Excel 2003 提供了许多数据分析和辅助管理的工具，主要包括统计分析、方差分析、回归分析、线性规划等，利用这些工具而无需编程，只要输入所需的数据，通过有关工具组件就可以得到相应的分析结果。

4. 综合的图表操作功能　利用 Excel 2003 可以实现表、图、文三者的完美结合，且作图过程非常简单。系统提供了多种类型的图表，用户可以根据需要选择柱形图、折线图、条形图、股价图以及气泡图或雷达图等来生成图表。利用 Excel 2003 也可以创建数据透视表和数据透视图。将数据以图表的形式呈现出来，有利于扩展数据的表现形式，增强直观显示效果。

5. 灵活的宏处理功能　在 Excel 2003 中可以利用宏来自动执行一些自定义的操作功能，即可以通过记录宏和编辑宏两种方式来实现宏功能。利用录制新宏功能可以记录所有鼠标操作和键盘输入内容，并可以通过按键或单击工具栏中的自定义按钮来激活宏。

（二）Excel 2003 的启动和退出

Excel 2003 是基于 Windows 9X/NT/2000/XP 等操作系统版本下的应用程序，因此它的启动和退出与 Office 2003 的其他组件的启动和退出方法相似。同时，我们知道 Excel 2003 是应用软件，所以，Excel 2003 启动和退出的方法与其他应用程序窗口启动和退出的方法完全相同，这里仅介绍常用方法。

1. 启动 Excel 2003 的方法

（1）从"开始"菜单的"程序"选项启动 Microsoft Office Excel 2003。

（2）从"开始"菜单的"文档"选项启动最近打开过的 Excel 2003 文档。

（3）从"开始"菜单的"运行"选项启动 Excel 2003。在"打开"文本框直接输入"C:\Program Files\Microsoft Office\Office11\Excel.EXE"，或单击"浏览"按钮进行查

找输入，再单击"确定"按钮即可。

(4) 从 Excel 文档文件直接启动。方法是在 Windows "我的电脑"窗口或"资源管理器"窗口中双击 Excel 文档。

(5) 从桌面快捷图标启动。可以在桌面上建立 Excel 的快捷图标，双击该图标直接启动。

2. 退出 Excel 2003 的方法

(1) 在 Excel 2003 窗口中，执行"文件"菜单的"退出"命令。

(2) 在 Excel 2003 窗口中，双击窗口左上角的程序控制按钮。

(3) 单击 Excel 2003 窗口左上角的程序控制按钮，在弹出菜单中选择"关闭"命令。

(4) 单击 Excel 2003 窗口右上角的"关闭"按钮。

(5) 使用组合键"Alt+F4"。

应该注意的是，在退出 Excel 2003 时如果有文件还没有保存，Excel 会出现一个对话框，提示是否保存文件。如果有多个文件没有保存，则在对话框中选择"全是"按钮，此时所有文件都被保存，不再逐一提示。退出时如果 Excel 文件还没有命名，Excel 会出现"另存为"对话框，用户在此对话框中键入新文件名后，单击"保存"按钮即可。

（三）Excel 2003 窗口界面

当启动 Microsoft Excel 2003 时，会出现 Excel 2003 窗口界面。该窗口界面中包含了标题栏、菜单栏、工具栏、滚动条、名称框、编辑栏、工作表工作区、工作表标签和状态栏等，如图 2-196 所示。

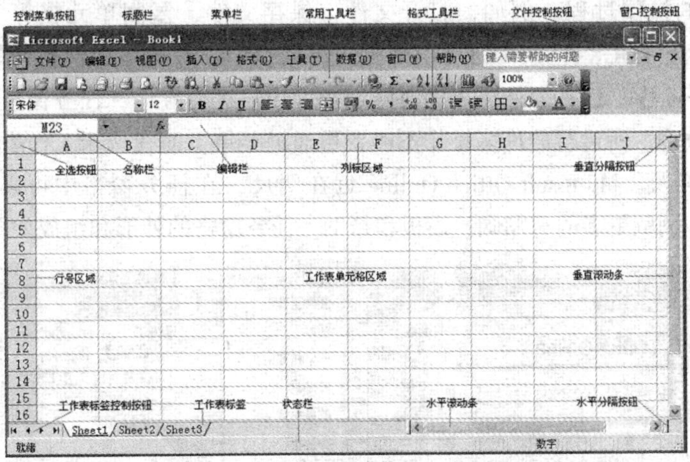

图 2-196 Excel 2003 窗口界面

1. 标题栏 显示当前工作簿文件的名称。例如，如果我们打开了一个名为"学生成绩登记表"的工作簿，就可以看到"学生成绩登记表"出现在该栏目中。在图 2-196 中，由于是新的工作簿文件，所以看到的是"Book 1"，它是由 Excel 自动建立的文件名。

2. 菜单栏 菜单栏包括文件、编辑、视图、插入、格式、工具、数据、窗口和帮助等 9 个菜单大类。在每个下拉菜单中包括了一组相关操作命令，用户可以根据需要选择菜单中的命令，完成相关操作。

3. 工具栏 工具栏包含一些常用的图标按钮，每一个按钮都代表一个命令，这些按钮都等价于菜单中的相关命令。使用工具栏可以使操作更加直观简便。

4. 编辑栏　编辑栏在工具栏的下方，当选择单元格或区域时，相应的地址或区域名称即显示在编辑栏左端的名称框中。在单元格中编辑数据时，其内容同时出现在编辑框中。由于单元格默认的宽度通常显示不下较长的数据，因此，在编辑框中编辑数据非常方便。

5. 工作表区域　该区域是 Excel 窗口的数据编辑区，由单元格组成，每个单元格由行号和列标来定位，其中行号位于工作表的左端，顺序为数字 1，2，3 等，最大的行号是65536；列标位于工作表的上端，顺序为字母 A，B，C 等，最右边的列标为 IV。

6. 滚动条　滚动条包括垂直滚动条和水平滚动条，分别位于窗口右边和右下边。使用滚动条可以在工作表中来回移动，以便于定位工作表的不同部分。

7. 窗口分割按钮　窗口分割按钮包括垂直分割按钮和水平分割按钮，分别位于垂直滚动条的上沿和水平滚动条右端，用户通过双击或拖动这些按钮来分割工作表区域。

8. 工作表标签　工作表标签位于工作簿窗口的左下部，初始为 Sheet1、Sheet2、Sheet3，代表着工作表的名称，用鼠标单击标签名可切换到相应的工作表中。如果有多个工作表，以至于标签栏中显示不下所有标签时，可单击标签栏左侧的一组滚动箭头使标签左右滚动，从而找到所需工作表。

9. 状态栏　状态栏位于窗口底端，显示目前系统的工作状态以及执行过程中选定的命令或操作的信息。当选定命令时，状态栏左边会出现该命令的简单描述，也可以指示出当前的操作过程。例如，打开文件、保存文件、复制单元格等。状态栏右边是用来显示 CAPS LOCK、SCROLL LOCK 或 NUM LOCK 等键是否被打开的。

10. 任务窗格　任务窗格可以随时随地帮助用户进行操作，任务窗格可以使用户保持较高的工作效率。所进行的许多操作不需要再通过菜单，而在位于工作表区域右侧的任务窗格中触手可及。Microsoft Office Online 近在咫尺，在任务窗格中可以选择进入 Office Online 网站，浏览更多的剪贴画、模板和帮助。任务窗格的外形和组成如图 2–197 所示。

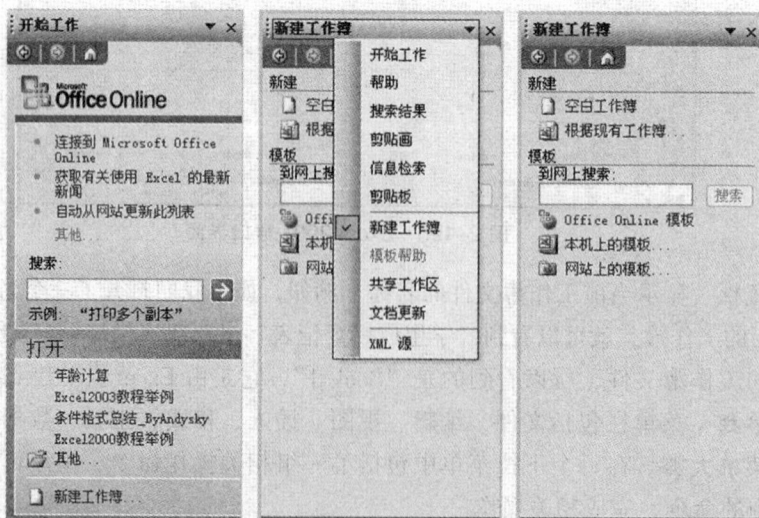

图 2–197　Excel 2003 任务窗格及其选项

任务窗格的主要作用：

(1) 快速创建或定位文档　从任务窗格的"开始工作"选项中，用户可以选择开始工作或继续处理的文档。

(2) 选择所需的信息、工具和服务　可以搜索所需要的帮助；可以从 Office Online 网站查找模板、剪贴画以及更多内容；可以选择模板、下载内容或浏览相关最新新闻。

(3) 剪切和粘贴　剪贴板最多收集 24 个项目，并且能够查看被剪切或复制的任何项目（如文本和图形）的缩略图。当准备粘贴时，可以一次全部粘贴，也可以一次粘贴一个项目，还可以删除全部剪切内容。

(4) 工作时进行信息检索　可以翻译词汇、短语或文档，查找同义词；在 Web 上搜索创建文档所需的信息。

（四）Excel 2003 工作簿的创建、打开与保存

工作簿就是在 Microsoft Excel 中处理和存储数据的文件，其扩展名为".XLS"。每一个工作簿都可以包含多张工作表，默认为 3 个工作表，最多不超过 255 个工作表。工作表区域的最大行数为 65536，最大列数为 256。工作表的名称显示在屏幕左下角的工作表标签区。每个工作表包含了一系列的单元格，"列标"与"行号"确定一个单元格的位置，同时也组成了一个单元格的名称。例如，A1 表示 A 列中的第一行单元格，C3 表示 C 列中的第三行单元格。在任何一个工作表中都只有一个单元格由粗边框线包围，该单元格称为当前单元格，其名称在名称框同时显示，其右下角的小方点称为填充柄，通过拖动此填充柄可以自动填充单元格中的数据。

1. 创建工作簿　通常在打开 Excel 2003 窗口时，系统会自动创建一个默认的 Book1 工作簿文件，其扩展名为.XLS。我们也可以在 Excel 2003 窗口中，采用下面方法之一建立工作簿：

(1) 单击常用工具栏中的"新建"按钮，系统立即会打开另一个 Excel 窗口，建立一个新工作簿文件。

(2) 在"文件"菜单中执行"新建"命令，在 Excel 窗口的右边就会出现"新建工作簿"任务窗格，如图 2-198 所示。

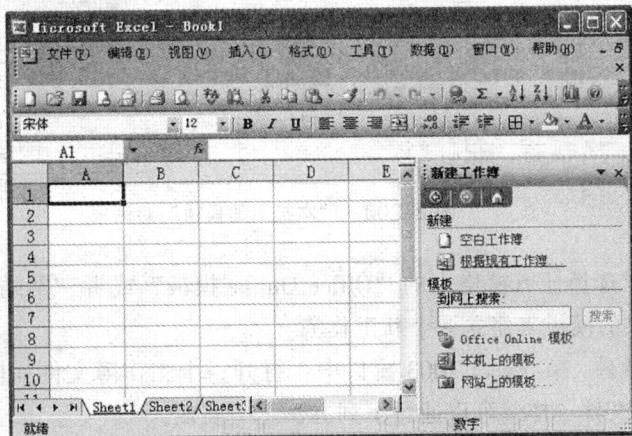

图 2-198　"根据现有工作簿"创建文件

用户可以选择任务窗格中的"空白工作簿"选项，来新建一个空白工作簿。也可以选择"根据现有工作簿"选项，在出现的"根据现有工作簿新建"对话框中打开一个已有的工作簿文件副本，直接进行数据编辑，如图 2-199 所示。

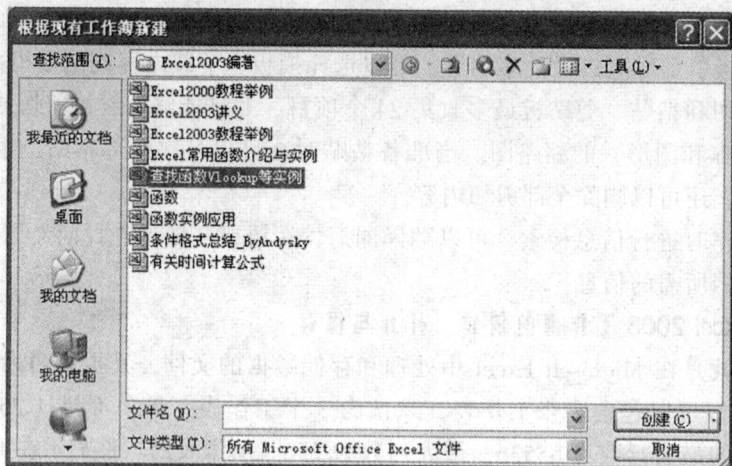

图 2-199　"根据现有工作簿新建"对话框

用户也可以选择任务窗格中的"本机上的模板"选项，根据系统提供的模板来建立一个新工作簿。在出现的"模板"对话框中选择"电子方案表格"选项卡，从其中选择模板并单击"确定"按钮即可，如图 2-200 所示。在打开的 Excel 2003 窗口中进行数据编辑，保存即可。

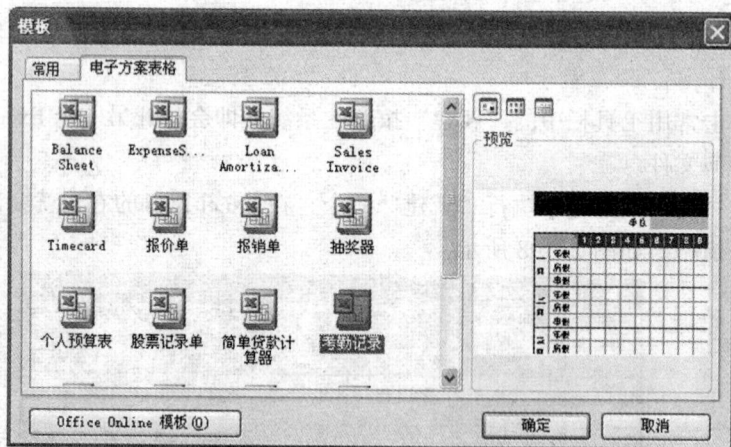

图 2-200　"本机上的模板"对话框

用户还可以选择任务窗格中的"Office Online 模板"或者"网站上的模板"选项，根据网络上提供的模板来建立一个新工作簿。

2. 打开工作簿　在 Excel 2003 窗口中，打开一个工作簿文件如同在 Word 2003 窗口中打开 Word 文件一样，可以通过下列方法之一实现：

（1）单击常用工具栏中的"打开"按钮，或执行 Excel 2003 窗口"文件"菜单中的"打开"命令，在出现的"打开"对话框中，在"查找范围"项中，选择文件所在的目录，就会在下面的文件名列表中看到想要打开的文件，单击此文件，最后单击"打开"按钮即可，如图 2-201 所示。

（2）如果要打开的工作簿是最近使用过的，可以在 Microsoft Excel 窗口中，选择"文件"菜单，在其底部有最近打开过的一些工作簿文件名称，可以选择想要打开的工作簿名称。或者在"开始工作"任务窗格中，在"开始"区域中显示有最近打开的工作簿名称，只要单击想要打开的工作簿即可。

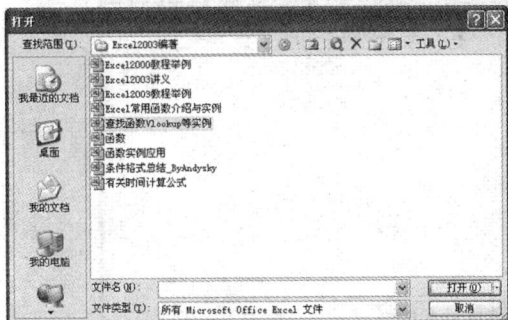

图 2-201　"打开"对话框　　　　　图 2-202　"另存为"对话框

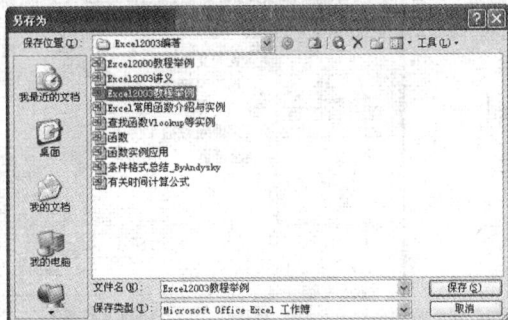

3. 保存与关闭工作簿　当用户对一个工作簿文件编辑完成后，通常要把此工作簿的内容保存下来，以便以后使用或修改。如果工作簿是新建的，那么执行"文件"菜单中的"保存"或"另存为"命令都可以对工作簿进行保存。如果工作簿是以前已经存在的，那么上述两个命令的执行过程是不同的：如果执行"保存"命令，则原有的工作簿将被编辑后的工作簿覆盖，原来的内容将丢失；如果执行"另存为"命令，则可以用另一个文件名来保存目前编辑后的工作簿，原来的工作簿文件将没有任何改动。

保存工作簿的具体方法如下：

（1）执行"文件"菜单中的"另存为"命令，出现"另存为"对话框，如图 2-202 所示。

（2）在该对话框的"保存位置"列表中选择要保存工作簿的文件夹，在"文件名"文本框中输入工作簿的文件名，其扩展名为.xls（可以不写）。

（3）最后单击"保存"按钮该工作簿就被保存。下次再打开此工作簿，Excel 窗口的标题栏将会。显示上次保存的文件名。

另外，Excel 2003 中提供了每隔一定时间自动保存文档的功能，以防突然断电或死机时，大量信息的丢失。设置自动保存的方法是：选择"工具"菜单中的"选项"命令，在出现的对话框中选择"保存"选项卡。选中"保存自动恢复信息"复选框，并设置间隔时间（1~120 之间），单击"确定"。这样，如果出现计算机停止响应或意外断电等情况，当用户下次启动 Excel 时会打开"自动恢复"文件，用户可以从"自动恢复"文件中恢复信息。

Excel 2003 工作簿文件编辑完成后，如果希望将工作簿文件让其他用户可以从 Web 上获得，需将工作簿或者工作表的一部分保存为 Web 页，这样就可以在 HTTP 站点、FTP 站点、Web 服务器或者网络服务器上使用，而且用户也可以浏览查看或者进行交互式操作。

（1）将工作簿保存为 Web 页的方法如下：

（2）打开或者选择要保存为 Web 页的工作簿文件。

选择"文件"菜单中的"另存为网页"命令，打开"另存为"对话框，如图 2-203 所示。

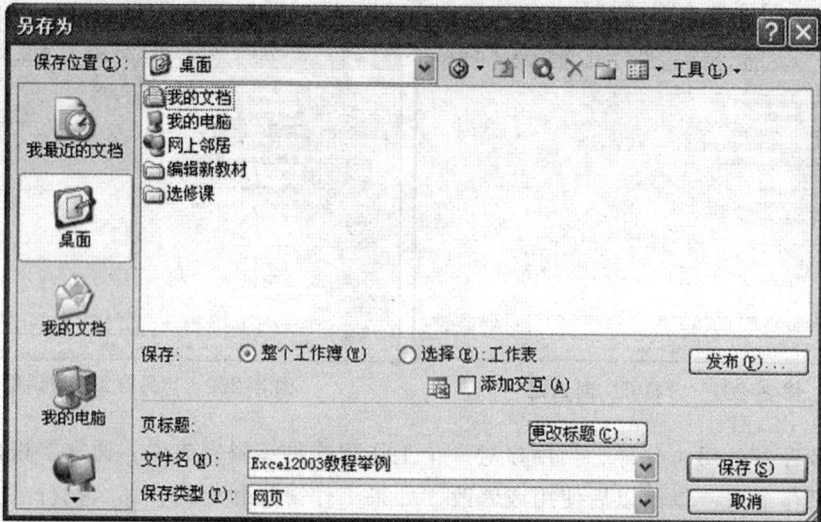

图 2-203　"另存为网页"对话框

（3）根据需要选择保存"整个工作簿"或"工作表"单选按钮，也可以选择是否进行交互操作。在"文件名"文本框中输入要保存的工作簿新名称。在"保存类型"框中选择工作簿文件保存类型为"网页"或者"单个文件网页"。

（4）单击"确定"按钮，就会将该工作簿文件保存为 Web 页。

提示：如果要编辑已经保存为 Web 页的工作簿文件，应选择"文件"菜单中的"Microsoft Excel 编辑"命令，可以打开 Microsoft Excel 形式的工作簿文件，并进行编辑。

如果用户将文件保存后又要编辑新文件，或者打开的文件较多，可以先关闭当前文件，用下列方法之一操作：

（1）选择 Excel 2003 窗口"文件"菜单中的"关闭"命令来关闭当前工作簿。

（2）单击 Excel 2003 窗口菜单栏右端"关闭"按钮来关闭当前工作簿。

（3）如果想要关闭并退出整个 Excel 窗口，只要单击 Excel 2003 窗口标题栏右端的"关闭"按钮，或者"文件"菜单中的"退出"命令即可。还有一种更简便的方法就是使用 Alt+F4 快捷键。

二、工作表中数据的输入与编辑

工作表是单元格的集合，通常称为电子表格，若干个工作表构成一个工作簿。工作表是通过标签来标识的，用户可以通过单击不同的工作表标签来进行工作表之间的切换。对工作表的操作是建立在对单元格的操作基础上的，在操作中只有一个工作表是当前活动的工作表。本节主要介绍在工作表中输入和编辑数据的方法、在单元格中编辑批注的方法、设置数据有效性的方法、建立超级链接的方法以及数据的查找与替换的方法等。

（一）输入数据的方法

Excel 提供了直接在单元格内输入数据和通过编辑栏输入或编辑数据的方法。

1. 输入新数据　单击要输入数据的单元格，直接输入数据，输入的内容也同时出现在编辑栏。

2. 插入或修改数据　方法有两种：① 选定单元格后，将光标移到工作表的编辑栏欲插入数据的位置处，单击鼠标左键确定，然后进行编辑。② 双击单元格，将光标移到单元格中欲编辑数据的位置处，单击鼠标左键确定，然后进行编辑。按 F2 键也可以直接在当前单元格中输入数据，其效果与双击单元格类似。

输入数据时，在编辑栏的左边会出现"×""√"和"Fx"按钮。编辑完成后，按"√"或者回车键确认，同时将下面相邻的单元格变为活动单元格；按"×"或者 Esc 键取消；按"Fx"是作为输入公式或函数的开始，如图 2-204 所示。

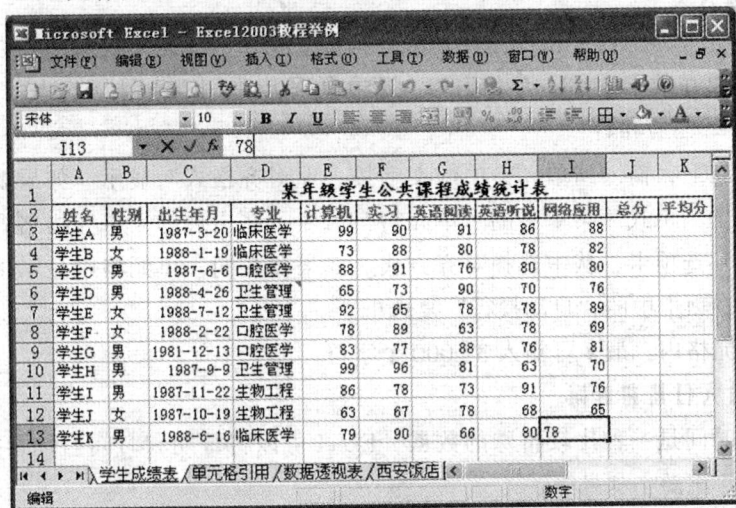

图 2-204　在工作表中输入数据

3. 设置在单元格内直接输入数据的功能　如果不能在单元格中直接输入数据，则可以选择"工具"菜单中的"选项"命令，在出现的"选项"对话框中选择"编辑"选项卡，选中"单元格内部直接编辑"复选框，单击"确定"按钮。

4. 在一个单元格中输入几段内容的方法　通常按回车键的作用并不是在单元格中进行分段，而是下移一个单元格。在一段结束时同时按 Alt 键和回车键，才能在一个单元格中输入几个段落的文字内容。

5. 单击回车键后的单元格选定　在"工具"菜单中选择"选项"命令，在出现的"选项"对话框中选择"编辑"选项卡，有一个"按 Enter 键后移动"复选框，从下拉列表框中选择移动的方向是上、下、左还是右，这样就设置了按回车键后光标的移动方向。

（二）输入数值

数值是指能参与数学运算的数据。在 Excel 中用来表示数值的字符是：0~9、+、−、()、,、/、\$、%、.、E、e 等。可以在单元格中输入整数、小数和分数等。

表示数值的方法有日常计数法和科学计数法两种：

日常计数法是我们习惯使用的十进制计数法，由正号、负号、整数、小数点和小数组成。例如：168，−551，89.3 等。

科学计数法是一种采用指数形式的计数方法，一般由数字部分、字母 e（或 E）及指数部分组成。例如：3.14E+9，2.5e−4，−4.56E+3 等。

输入分数时，要在分数前冠以 0 或整数，且 0 或整数要与分数之间加一空格，以与日期相区别。如 0 1/3 表示三分之一，3 2/5 表示三又五分之二。

负数有两种表示方法，分别用 "−" 和 "()"。例如，−2 和 (2) 都表示负 2。

无论显示数字的位数如何，Excel 都只保留 15 位的数字精度。如果数字长度超出 15 位，Excel 会将多余的数字位转换为零。

默认状态下，输入到单元格中的数值将按 "右对齐格式" 显示。

（三）输入文字

文字是由字母、数字和符号及其组合构成。为了使 Excel 能识别纯数字表示的文字，输入时要在数字前加一个单引号，或在等号后是用双引号括起来的数字。例如：'3374841 或 ="3374841"。

默认状态下，输入到单元格中的文字按 "左对齐格式" 显示。如果要改变其对齐方式，应单击 "格式" 菜单中的 "单元格" 命令，在出现的 "单元格格式" 对话框中选择 "对齐" 选项卡，从中选择对齐方式。如果要在同一单元格中显示多行文本，选中 "对齐" 选项卡中的 "自动换行" 复选框。

一个单元格内，最多可输入 32 000 个字符。

（四）输入日期和时间

日期和时间是一种比较特殊的数据，Excel 可以将日期和时间当作参数进行运算，如计算年龄、工龄、利息等。

输入时间的格式为：时、分、秒之间用冒号（:）分开，例如 15:10:20。

输入日期的格式为：年、月、日之间用 "−" 或 "/" 号分开，例如 2007−6−25，或 6/25 表示 6 月 25 日。日期和时间在单元格中有多种显示方法（在后面讲到）。

输入当前机器时间：按 Shift+Ctrl+: 组合键。

输入当前机器日期：按 Ctrl+; 组合键。

如果要在一个单元格中同时键入日期和时间，应在日期和时间之间用空格分隔。

如果要按十二小时制输入时间，应在时间后留一个空格，然后输入 AM 或 PM（也可是 A 或 P）来表示上午或下午。否则，Excel 将按二十四小时制计算时间。例如，如果输入 3:00 而不是 3:00 PM，将被视为 3:00 AM 保存。

Excel 2003 中年份可以是四位或两位数，当年份为两位数时，Excel 作如下解释：

如果输入的年份在 00~29 之间，将表示 2000~2029 年。

如果输入的年份在 30~99 之间，将表示 1930~1999 年。

例如，30/01/01 与 29/12/31 之间相差一个世纪。所以，如果要表示超出此默认范围的年份，可以采用四位数输入。

时间和日期可以参加运算，并可以包含到其他运算中。如果要在公式中使用日期或时间，要用带引号的文本形式输入日期或时间值。例如：

=“2008-8-8”-“2007-6-18”　　结果是 417 天

=“24:30:20”-“6:30:20”　　结果是 0.75 天

默认状态下，输入到单元格中的日期和时间按“右对齐格式”显示。

由于公式和函数的应用是 Excel 中重点内容之一，所以输入公式和函数的方法将在后面的章节中详细介绍。

（五）自动填充数据

Excel 内置的数据序列包括数字序列、星期序列、月份序列等，用户还可以根据需要自定义数据序列。

1. 填充数字、日期或其他包含数字序列的方法

(1) 选定待填充数据区域的起始单元格，然后输入序列的初始值。如果要让序列按给定的步长值递增或递减，要再选定下一个单元格，在其中输入序列的第二个数值。这两个单元格中数值的差额将决定该序列的递增或递减的步长。

(2) 选定包含初始值的单元格区域。如果是数字，通常为两个单元格。

(3) 用鼠标拖动填充柄（选定区域框右下角的小方点）经过待填充区域，就自动填充了一个数值序列，如图 2-205 所示。

从上向下或从左到右填充，一般是按升序排列。

从下向上或从右到左填充，一般是按降序排列。

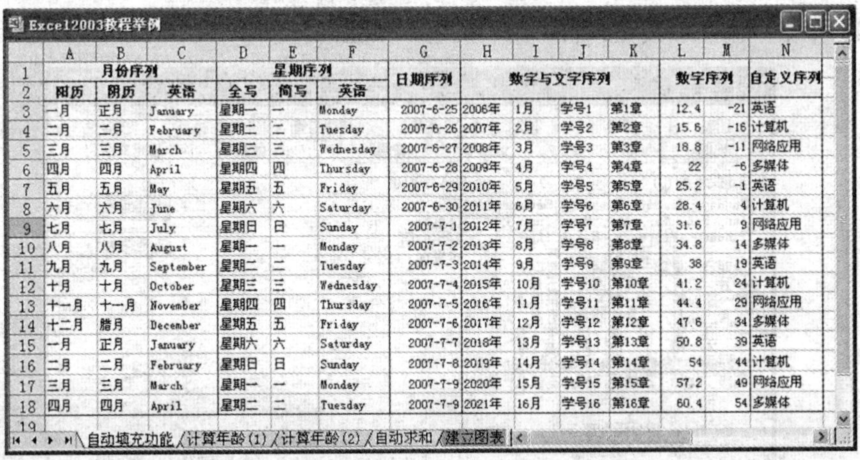
Excel2003教程举例

	A	B	C	D	E	F	G	H	I	J	K	L	M	N
1	月份序列			星期序列			日期序列	数字与文字序列				数字序列		自定义序列
2	阳历	阴历	英语	全写	简写	英语								
3	一月	正月	January	星期一	一	Monday	2007-6-25	2006年	1月	学号1	第1章	12.4	-21	英语
4	二月	二月	February	星期二	二	Tuesday	2007-6-26	2007年	2月	学号2	第2章	15.6	-16	计算机
5	三月	三月	March	星期三	三	Wednesday	2007-6-27	2008年	3月	学号3	第3章	18.8	-11	网络应用
6	四月	四月	April	星期四	四	Thursday	2007-6-28	2009年	4月	学号4	第4章	22	-6	多媒体
7	五月	五月	May	星期五	五	Friday	2007-6-29	2010年	5月	学号5	第5章	25.2	-1	英语
8	六月	六月	June	星期六	六	Saturday	2007-6-30	2011年	6月	学号6	第6章	28.4	4	计算机
9	七月	七月	July	星期日	日	Sunday	2007-7-1	2012年	7月	学号7	第7章	31.6	9	网络应用
10	八月	八月	August	星期一	一	Monday	2007-7-2	2013年	8月	学号8	第8章	34.8	14	多媒体
11	九月	九月	September	星期二	二	Tuesday	2007-7-3	2014年	9月	学号9	第9章	38	19	英语
12	十月	十月	October	星期三	三	Wednesday	2007-7-4	2015年	10月	学号10	第10章	41.2	24	计算机
13	十一月	十一月	November	星期四	四	Thursday	2007-7-5	2016年	11月	学号11	第11章	44.4	29	网络应用
14	十二月	腊月	December	星期五	五	Friday	2007-7-6	2017年	12月	学号12	第12章	47.6	34	多媒体
15	一月	正月	January	星期六	六	Saturday	2007-7-7	2018年	13月	学号13	第13章	50.8	39	英语
16	二月	二月	February	星期日	日	Sunday	2007-7-8	2019年	14月	学号14	第14章	54	44	计算机
17	三月	三月	March	星期一	一	Monday	2007-7-9	2020年	15月	学号15	第15章	57.2	49	网络应用
18	四月	四月	April	星期二	二	Tuesday	2007-7-9	2021年	16月	学号16	第16章	60.4	54	多媒体
19														

自动填充功能 / 计算年龄 (1) / 计算年龄 (2) / 自动求和 / 建立图表

图 2-205　自动填充数据序列

填充序列也可以用另一种方法，在选定包含初始值的单元格区域后，按住鼠标右键拖动填充柄，在到达填充区域末尾时释放鼠标，然后在弹出的快捷菜单中选择相应

命令，如图 2-206 所示。如果选择"序列"命令，应在出现的"序列"对话框中选择其中选项，也可以自动填充序列，如图 2-207 所示。此外，选择"编辑"菜单中的"填充""序列"命令，也可以出现"序列"对话框。

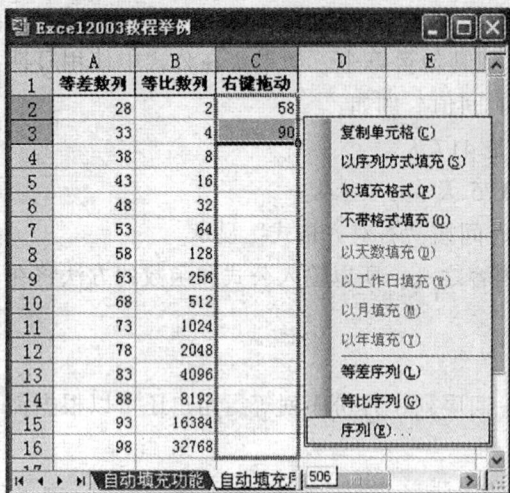

图 2-206　鼠标右键拖动填充柄后的菜单

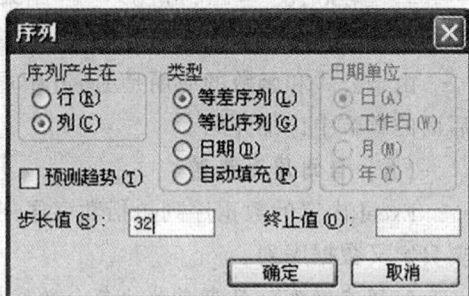

图 2-207　"序列"对话框

2. 建立和应用自定义序列

（1）单击"工具"菜单中的"选项"命令。

（2）在弹出的"选项"对话框中打开"自定义序列"选项卡，在"自定义序列"列表框中可以看到 Excel 内置的已经定义好的序列。

（3）如果要建立新序列，在"自定义序列"列表框中选择"新序列"选项，再在"输入序列"文本框中输入新建序列的内容，每个序列项之间用","号或回车键隔开，如图 2-208 所示。注意自定义序列各项中第一个字符不能是数字。

（4）单击"添加"按钮，再单击"确定"按钮。

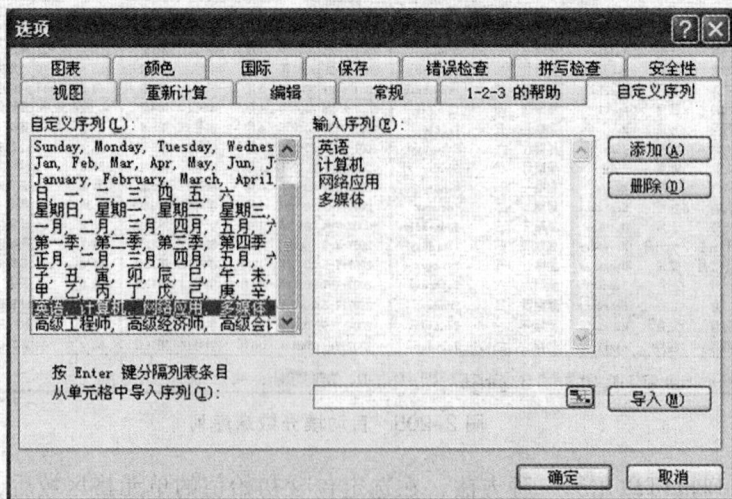

图 2-208　建立自定义序列对话框

也可以单击"自定义序列"选项卡中"从单元格中导入序列"文本框右端的按钮，直接在工作表中选定序列，返回选项卡后单击"导入"按钮即可建立一个新序列。

（5）对于 Excel 已经定义的自定义序列，只要在工作表中输入第一项内容后，拖动当前单元格右下角的填充柄即可填充序列内容。

（六）同时在多个单元格中输入相同数据

选定需要输入相同数据的单元格区域，选定的区域可以是相邻的，也可以是不相邻的，再输入数据，然后按 CTRL+ENTER 键。

（七）记忆式输入

如果在某空单元格中输入的文字起始字符与该列已有单元格的字符相同，Excel 可以自动填写其余的字符。但只能自动完成包含文字的输入项，或包含文字与数字的输入项，如图 2-209 所示。如果不能进行记忆式输入，可以设置记忆式输入功能：

1. 选择"工具"菜单中的"选项"命令，出现"选项"对话框。

2. 在"编辑"选项卡中选中"记忆式键入"复选框。

（八）选择列表

选择列表就是从当前列中所有输入的文字项中选择一项填入当前单元格。操作方法是：右击某一列下面的空白单元格，从弹出的快捷菜单中选择"选择列表"命令，该列中所包含的所有唯一的文字项都将显示在一个列表中，从中选择需要的文字项，即可填入当前单元格中，如图 2-210 所示。

应该强调的是，在以上介绍的四种快速输入数据的方法中，"记忆式输入"和"选择列表"只适用于文字的输入。

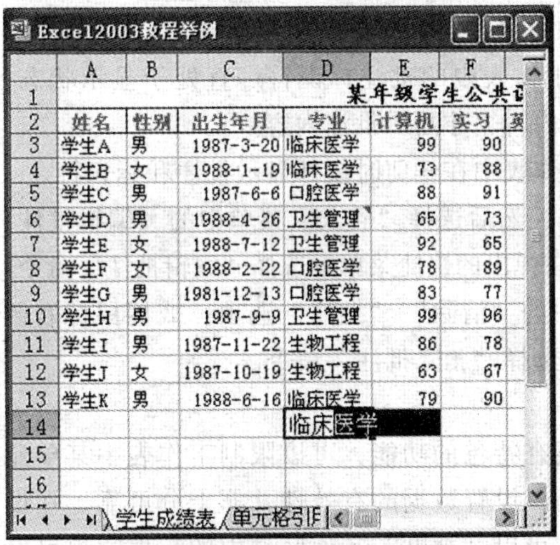

图 2-209　记忆式输入文字示例

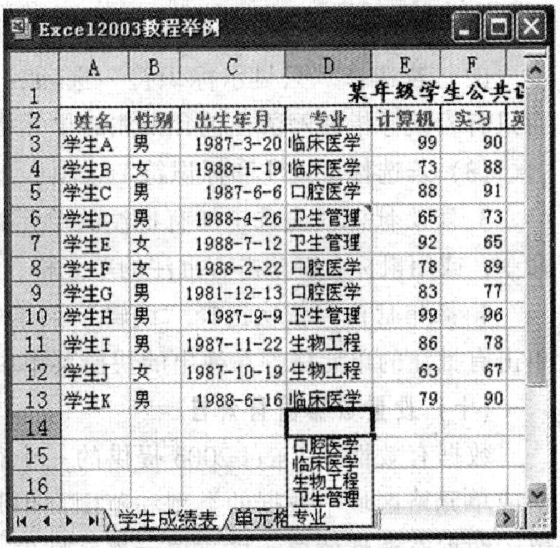

图 2-210　选择列表输入文字示例

（九）在单元格中编辑批注

1. 为单元格添加批注　可以对一些重要的单元格添加批注，以便进行必要提示。

（1）单击需要添加批注的单元格。

（2）选择"插入"菜单中的"批注"命令。

（3）在弹出的批注框中键入批注文本。

（4）输入批注文本后，单击批注框外部的工作表区域，批注框消失。

此时，在加有批注的单元格右上角会出现一个红色三角形的标识符，当鼠标指针停留在这个单元格时，批注会显示出来，如图 2-211 所示。

插入批注的另一种方法是用鼠标右键单击要插入批注的单元格，在弹出的快捷菜单中选择"插入批注"命令，在出现的方框中输入文字即可。

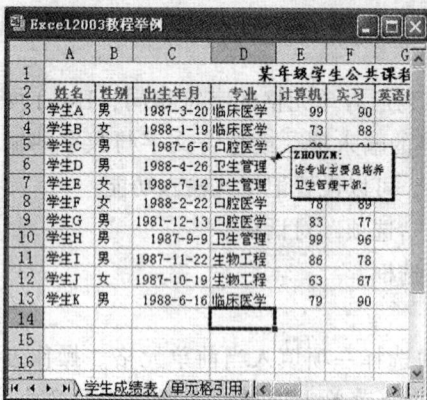

图 2-211　建立单元格批注

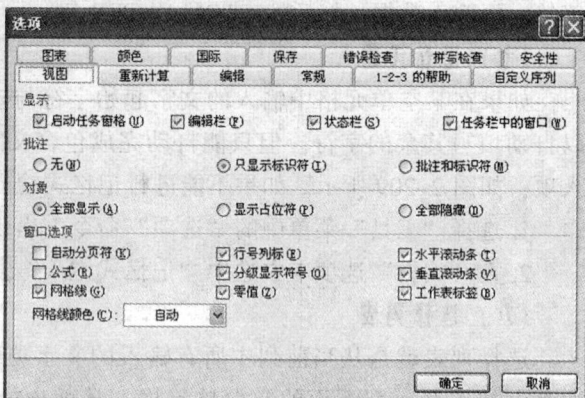

图 2-212　"选项"对话框中"视图"选项卡

2. 设置批注的显示方式　选择"工具"菜单中的"选项"命令，然后选择"视图"选项卡，如图 2-212 所示。

关于批注有三个单选框：

（1）若选择"无"选项，工作表中的批注及其标识符总是隐藏。

（2）若选择"只显示标识符"选项，工作表中的批注标识符一直处于显示状态，而只有当鼠标指针停留在包含批注的单元格内时，才显示批注内容。

（3）若选择"批注和标识符"选项，工作表中在任何时候都显示批注和标识符。

3. 修改批注　先选定加有批注的单元格，然后选择"插入"菜单中的"编辑批注"命令；或用鼠标右键单击有批注的单元格，在弹出的快捷菜单中选择"编辑批注"命令。

4. 撤销批注　依次选择"编辑"菜单中的"清除""批注"选项；或用鼠标右键单击有批注的单元格，在弹出的快捷菜单中选择"删除批注"命令。

（十）设置数据的有效性

数据有效性是 Excel 2003 提供的一个很有特色的功能，可以限制工作表中某单元格或单元格区域中数据的类型和范围。但是，设置数据的有效性并非十分可靠。在设置了数据有效性的单元格或单元格区域中，可以"粘贴"其他区域中的数据；也可以通过菜单"编辑→清除→全部"命令取消它。

1. 设置单元格区域的整数范围　首先选择要设置整数范围的单元格区域，再选择"数据"菜单中的"有效性"命令，弹出的"数据有效性"对话框，在"设置"选项卡的"允许"列表框中选择"整数"项；在"数据"列表框中选择条件；数值范围限制可以直接输入，或者引用工作表中的单元格，或者使用公式设置值。这样，在被选定的单元格区域中就只能输入一定范围内的整数，实现方法如图 2-213 所示。本例中，是对工作表中 A2:B16 单元格区域设置数据有效性，规定在该区域中只能输入整数，而且整数的范围是用最小值函数（　）和最大值（　）来决定，即范围是在 F2:F16 单元格区域中的最大数和最小数之间的整数。

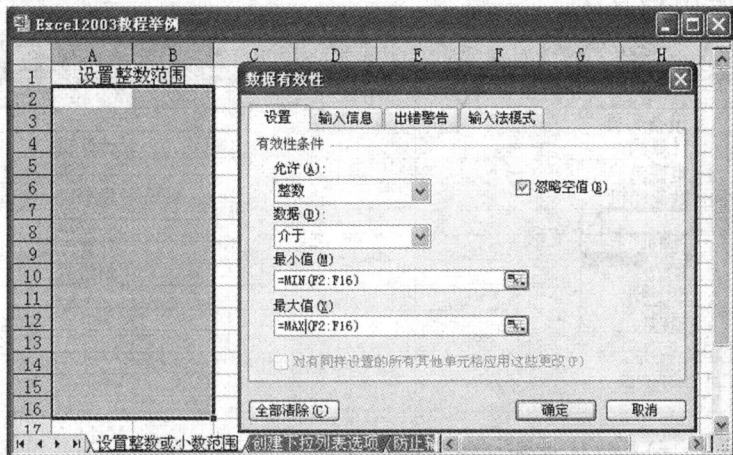

图 2-213　设置单元格区域的整数范围

2. 设置单元格区域的小数范围　首先选择要设置小数范围的单元格区域，再选择"数据"菜单中的"有效性"命令，弹出的"数据有效性"对话框，在"设置"选项卡的"允许"列表框中选择"小数"项；在"数据"列表框中选择条件；数值范围限制可以直接输入，或者引用工作表中的单元格，或者使用公式设置值。这样，在被选定的单元格区域中就只能输入一定范围内的小数，实现方法如图 2-214 所示。本例是设置工作表中 A2:B16 单元格区域中只能输入小数，而且小数的范围是大于或者等于 7.8。

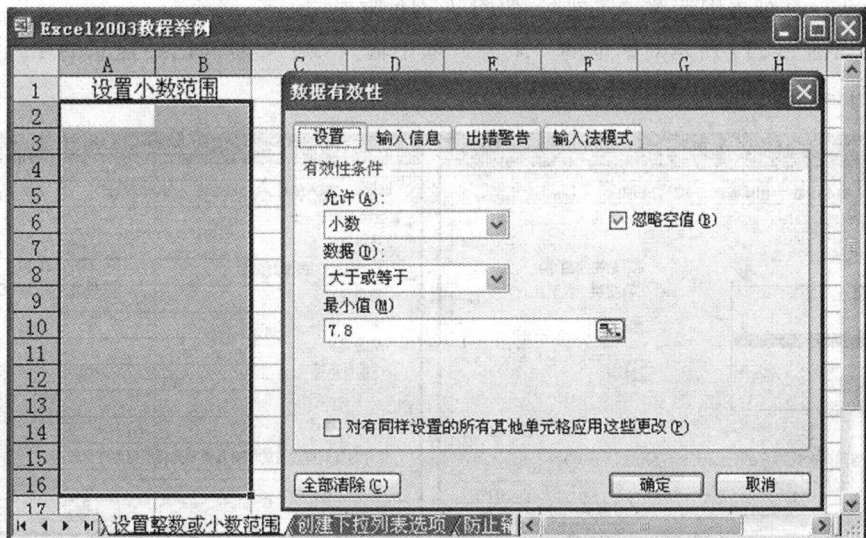

图 2-214　设置单元格区域的小数范围

3. 设置单元格区域的序列范围　使用数据有效性可以为工作表中单元格区域创建一个选择输入内容的下拉列表，也就是序列。序列数据可以在工作表中另外一个区域的行或列中输入，也可以直接在数据有效性对话框中输入。实现过程如下：

(1) 创建列表数据项　在一个单行或单列中输入要在下拉列表中看到的条目，如图 2-215 中的 F2:F7 区域。

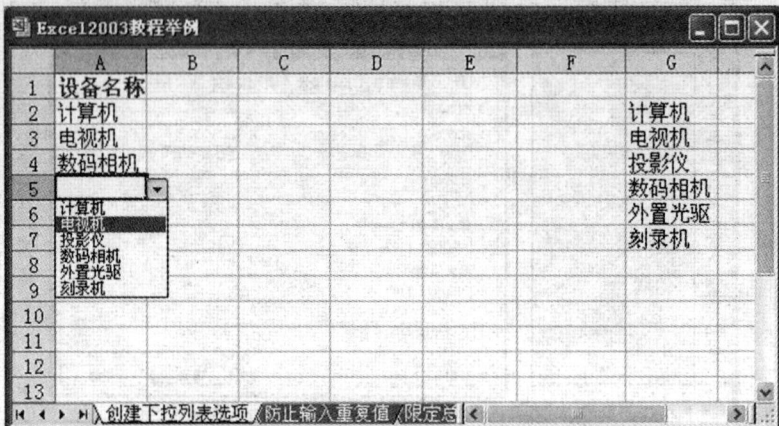

图 2-215　数据有效性的下拉列表输入效果

(2) 命名列表范围　先选择已经输入了数据序列的单元格区域，再在名称框中定义一个名称，按回车键即可。例如，对如图 2-215 所示的 F2:F7 单元格区域命名为"设备名称"。如果在工作表中输入了一个序列条目，并且给它定义了名称，我们就可以在同一工作簿的所有工作表的数据有效性对话框中以序列方式引用这个名称。

(3) 应用数据有效性　先选择要应用数据有效性的单元格区域；选择"数据"菜单中的"有效性"命令，在打开的"数据有效性"对话框中，点击"允许"框右侧的下拉箭头，在列表中选择"序列"，如图 2-216 所示。

在如图 2-217 所示对话框的"来源"框中输入一个等号和已经建立的序列区域名称，如：=设备名称，点击"确定"即可。

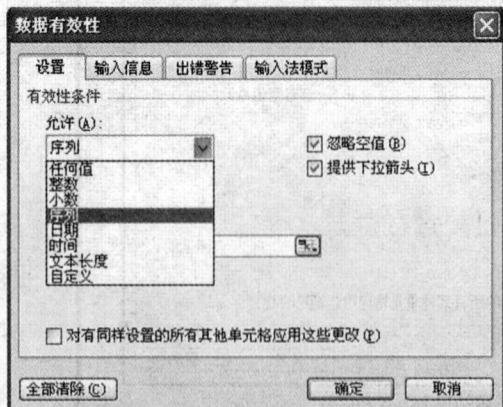

图 2-216　数据有效性对话框

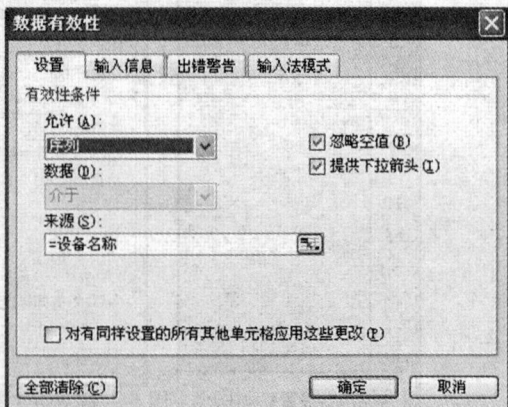

图 2-217　选择"序列"有效性条件

（十一）添加提示信息

可以通过"数据有效性"对话框给使用电子表格的人员设置提示信息，在选择已经设置了数据有效性的单元格时显示提示信息，或者输入无效数据时显示出错警告。

1. 输入提示信息 操作方法是先选择已经设置了数据有效性的单元格区域，例如，选择如图 2-218 所示的单元格区域 A2:A10（设置的数据有效性为"序列"），选择"数据"菜单中的"有效性"命令，弹出"数据有效性"对话框；选择"输入信息"选项卡，选中"选定单元格时显示输入信息"复选框，在"标题"框内输入信息标题文本，这个文本将以粗体显示在提示框的顶部，在"输入信息"框中输入提示信息，点击"确定"。实现方法和实现效果如图 2-219 所示。

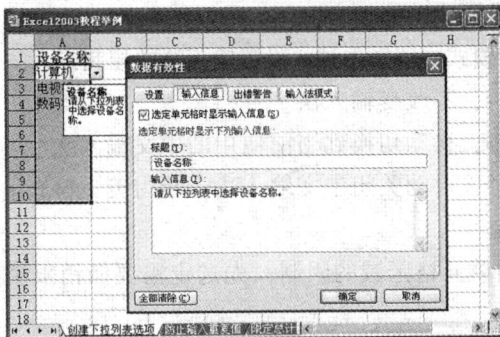

图 2-218 设置数据有效性区域的提示信息

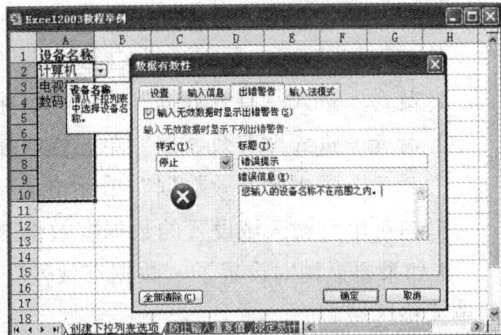

图 2-219 设置数据有效性区域的出错提示信息

2. 添加出错警告信息 操作方法是先选择要应用数据有效性的单元格区域，在"设置"选项卡中设置数据有效性；点击"出错警告"选项卡，选中"输入无效数据时显示出错警告"复选框，从"样式"下拉列表中选择一种出错警告样式，并输入"标题"和"错误信息"。

（1）选择"停止"样式 其作用是禁止使用者在单元格中输入无效数据，如图 2-220 所示。

① 如果点击"重试"按钮，则输入的无效数据突出显示，可以重新输入数据。

② 如果点击"取消"按钮，则自动删除无效数据，单元格恢复原始的内容。

（2）选择"警告"样式 其作用是在输入无效数据时设置一个障碍，用户可以选择是否在单元格中输入无效数据，如图 2-221 所示。

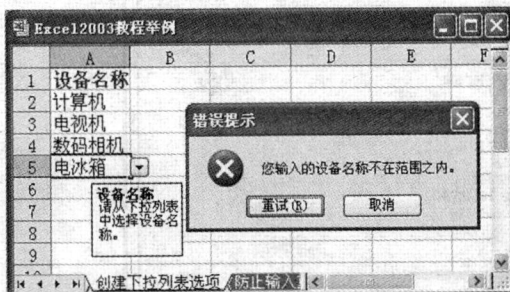

图 2-220 选择"停止"样式的提示

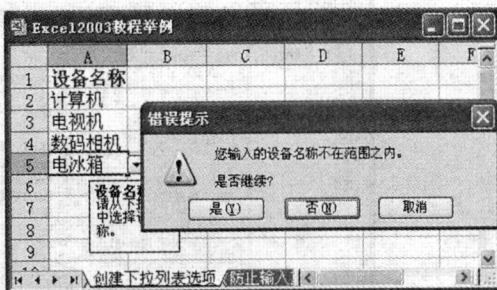

图 2-221 选择"警告"样式的提示

① 如果点击"是"按钮,则接受无效数据输入,并选择下一个单元格。

② 如果点击"否"按钮,无效数据突出显示,可以重新输入。

③ 如果点击"取消"按钮,无效数据被自动删除,单元格恢复原始内容。

(3) 选择"信息"样式　其作用是在输入无效数据时给出提示信息,用户可以选择是否在单元格中输入无效数据。

① 如果点击"确定"按钮,则接受无效数据输入,并选择下一个单元格。

② 如果点击"取消"按钮,无效数据被自动删除,单元格恢复原始内容。

注意:设置单元格区域的数据有效性并不影响单元格格式的设置。

(十二) 设置有效数据区域的输入法模式

在"数据有效性"对话框中选择"输入法模式"选项卡。

从"随意、打开、关闭(英文模式)"三种模式中选择一种,设置输入法的控制方式:

1.随意　进入"有效数据"单元格区域时,不改变输入法。

2.打开　进入"有效数据"单元格区域时,自动切换到当前使用的中文输入法。

3.关闭　进入"有效数据"单元格区域时,自动关闭中文输入法,转为英文模式。

撤销对单元格区域设置的数据有效性限制:

1.如果要撤销对设置了"数据有效性"的单元格区域的限制,先选定需要撤销限制的单元格区域。

2.选择"数据"菜单中的"有效性"命令,在"数据有效性"对话框中单击"全部清除"按钮,"确定"后即可删除所有的数据有效性设置。

(十三) 在单元格中建立超级链接

Excel 2003 提供了可以在单元格中建立超级链接的功能,在建立了超级链接的单元格中单击鼠标左键,可以打开所链接的目标窗口或文件。

1.建立超级链接

(1) 选择要建立超级链接的单元格,可以在该单元格中输入适当的提示信息。

(2) 单击常用工具栏中的"插入超级链接"按钮,或选择"插入"菜单中的"超链接"命令,弹出"插入超链接"对话框,如图 2-222 所示。

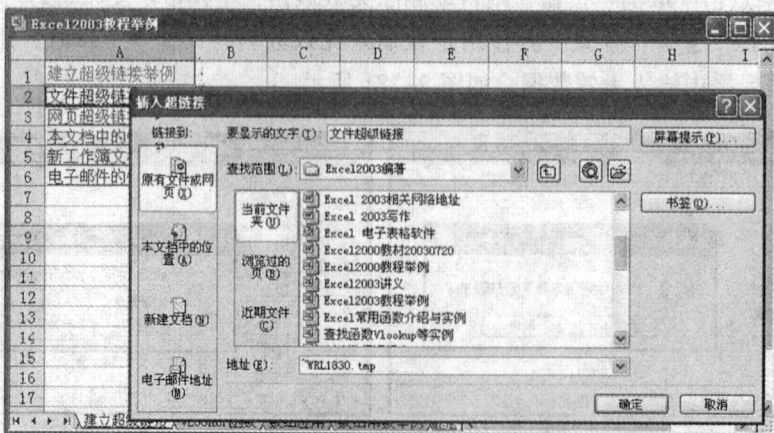

图 2-222　在单元格中建立超级链接

（3）在"插入超链接"对话框中，在"要显示的文字"文本框中显示该单元格中的文字，也可以在此直接输入文字信息。在"链接到"区域中，如果选择"原有文件或网页"按钮，可以链接一个文件或一个网站主页；如果选择"本文档中的位置"按钮，可以链接到本文档中的某个工作表的某个单元格；如果选择"新建文档"按钮，可以链接到一个新建的工作簿文档中；如果选择"电子邮件地址"按钮，可以链接到某个输入的电子邮件地址中去。

（4）单击"确定"按钮即可。当再单击含有超级链接的单元格时，将会链接到目标位置。

2. 编辑超级链接

（1）用鼠标右键单击含有超级链接的单元格，在弹出的快捷菜单中选择"编辑超链接"命令，如图 2-223 所示，出现"编辑超链接"对话框，如图 2-224 所示。

（2）在"编辑超链接"对话框中，可以对其中的项目进行修改，单击"确定"按钮。

注意：如果在该快捷菜单中选择"打开超链接"命令，也可以打开在该单元格中所建立的超级链接文件或窗口。

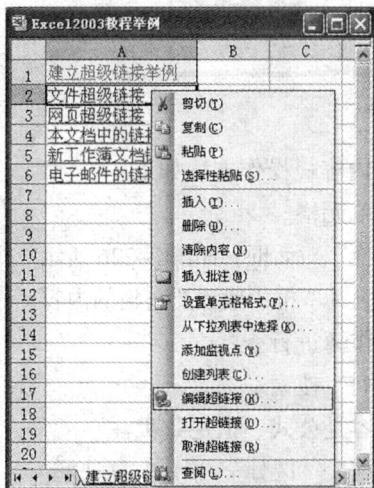

图 2-223　"超级链接"快捷菜单　　　　图 2-224　"编辑超级链接"对话框

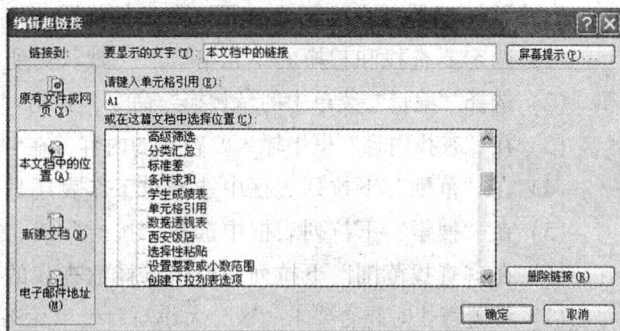

3. 删除超级链接　要删除在某单元格中已经建立的超级链接，可以选择下列方法之一：

（1）用鼠标右键单击含有超级链接的单元格，在弹出的快捷菜单中选择"取消超链接"命令，就可以取消在该单元格中已经建立的超级链接，但其中的内容保持不变。

（2）用鼠标右键单击含有超级链接的单元格，在弹出的快捷菜单中选择"删除"命令，会将该单元格删除，当然也就删除了在该单元格中已经建立的超级链接。

（3）在"编辑超链接"对话框中，单击"删除链接"按钮即可。

（十四）查找与替换

1. 查找　就是查找单元格数据，包括查找数值、公式、文字和批注，操作方法如下：

(1) 选定要查找的单元格区域，默认为所有单元格。

(2) 选择"编辑"菜单中的"查找"命令，弹出"查找"对话框，如图 2-225 所示。

(3) 在"查找内容"编辑框中输入要查找的内容。

(4) 在"范围"下拉列表框中选择对工作表还是工作簿进行查找。

(5) 在"搜索"下拉列表框中选择"按行"或"按列"搜索。

(6) 在"查找范围"下拉列表框中选择欲查找的内容是公式、值还是批注。

(7) 设置查找时是否要求"区分大小写""单元格匹配""区分全/半角"复选框。

(8) 单击"查找下一个"按钮，开始查找。

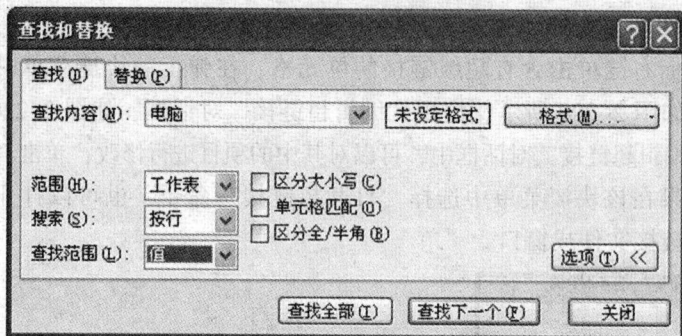

图 2-225　"查找"对话框

2. 替换　就是对查找到的单元格内容替换成指定的内容，操作方法如下：

(1) 选定要查找和替换的单元格区域，默认为所有单元格。

(2) 选择"编辑"菜单中的"替换"命令，弹出"替换"对话框，如图 2-226 所示。

(3) 在"查找内容"框中输入要查找的内容，在"替换为"框中输入要替换的内容。

(4) 在"范围"下拉列表框中选择对工作表还是工作簿进行查找。

(5) 在"搜索"下拉列表框中选择"按行"或"按列"搜索。

(6) 在"查找范围"下拉列表框中选择欲查找的内容是公式、值还是批注。

(7) 设置查找时是否要求"区分大小写""单元格匹配""区分全/半角"复选框。

(8) 单击"查找下一个"按钮开始查找，找到的单元格会反色显示。

(9) 若单击"全部替换"按钮，则 Excel 会自动替换在工作表中查找到的全部单元格；如果想有选择地替换，应单击"替换"按钮。

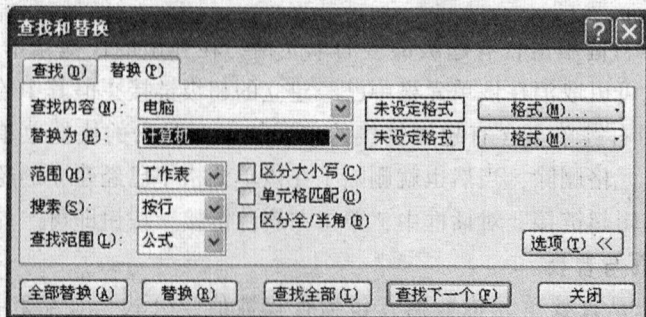

图 2-226　"替换"对话框

三、工作表和工作簿操作

Excel 2003 不仅包含了强大的数据编辑功能，而且也可以对工作簿和工作表进行各种操作。由于工作表的基本组成单位是单元格。因此，编辑工作表中其实就是对单元格进行编辑。本节主要介绍单元格区域的选择、单元格或单元格区域的命名和定位、单元格的复制和移动等。同时还介绍工作表的格式化、工作表的添加和删除、工作簿和工作表的窗口操作以及数据的保护等内容。

（一）单元格区域的选择

在对单元格中的数据进行编辑之前，必须先选定要操作的单元格。

1. 选定一个单元格　单击要选择的单元格即可，或用↑、↓、←、→、Tab（前进）、Shift-Tab（后退）、Home（行首）、回车（下移）等键移动到要选定的单元格。

2. 选定一行　单击工作表左边的行号。

3. 选定一列　单击工作表上边的列标。

4. 选定一个矩形区域　在矩形区域的左上角单元格按下鼠标左键，并拖动鼠标到矩形区域的右下角单元格；或者单击矩形区域左上角的单元格，按住 Shift 键并单击矩形区域右下角的单元格。

5. 选定连续多行　在工作区左边的行号上拖动鼠标左键，从欲选定范围的首行拖动到末行（反方向拖动也可以）。也可以单击欲选定范围的首行，按住 Shift 键并单击欲选定范围的末行（先末行后首行也可以）。

6. 选定连续多列　方法与选定连续多行类似，只是在列标上操作。

7. 选定不连续的多个单元格区域　单击首个单元格或单元格区域，按住 Ctrl 键依次选定（单击或拖动）其他单元格或单元格区域。

8. 选定不连续的行　单击首行号，按住 Ctrl 键依次单击其他行号。

9. 选定不连续的列　单击首列标，按住 Ctrl 键依次单击其他列标。

10. 选定整个工作表　单击工作表左上角行号与列标相交处的“全选”按钮。

工作表中单元格、单元格区域、行、列的选择如图 2-227 所示。

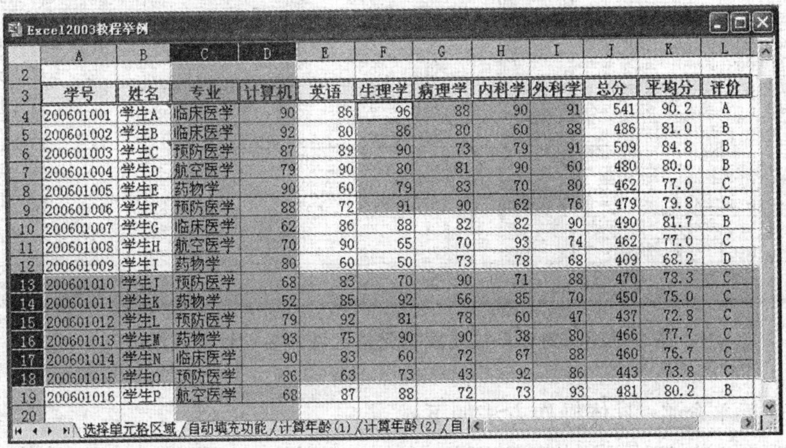

	A	B	C	D	E	F	G	H	I	J	K	L
2												
3	学号	姓名	专业	计算机	英语	生理学	病理学	内科学	外科学	总分	平均分	评价
4	200601001	学生A	临床医学	90	86	96	88	90	91	541	90.2	A
5	200601002	学生B	临床医学	92	80	86	80	60	88	486	81.0	B
6	200601003	学生C	预防医学	87	89	90	73	79	91	509	84.8	B
7	200601004	学生D	航空医学	79	90	80	81	90	60	480	80.0	B
8	200601005	学生E	药物学	90	60	79	83	70	80	462	77.0	C
9	200601006	学生F	预防医学	88	72	91	90	62	76	479	79.8	C
10	200601007	学生G	临床医学	62	86	88	82	82	90	490	81.7	B
11	200601008	学生H	航空医学	70	90	65	70	93	74	462	77.0	C
12	200601009	学生I	药物学	80	60	50	73	78	68	409	68.2	D
13	200601010	学生J	预防医学	68	83	70	90	71	88	470	78.3	C
14	200601011	学生K	药物学	52	85	92	66	85	70	450	75.0	C
15	200601012	学生L	预防医学	79	92	81	78	60	47	437	72.8	C
16	200601013	学生M	药物学	93	75	90	90	38	80	466	77.7	C
17	200601014	学生N	临床医学	90	83	60	72	67	88	460	76.7	C
18	200601015	学生O	预防医学	86	63	73	43	92	86	443	73.8	C
19	200601016	学生P	航空医学	68	87	88	72	73	93	481	80.2	B
20												

图 2-227　选择单元格或工作区域

（二）单元格或单元格区域的命名和定位

在 Excel 中可以为某个单元格或单元格区域进行命名，其意义是：

1. 使用指定的名称可使单元格或单元格区域更容易记忆。

2. 能够实现在工作表中快速定位。

3. 用单元格和单元格区域名称作为公式或函数中的参数更容易理解。

单元格和单元格区域的命名规则如下：

1. 名称中可以由字母、数字和下划线组成，但应以字母开头。

2. 名称中不能包含空格或其他的单元格引用地址。

3. 名称的长度不能超过 255 个字符。

单元格和单元格区域的命名和定位：

1. 在名称框中命名 具体操作方法如下：

（1）选定需要命名的单元格、单元格区域或非相邻选定的单元格区域。

（2）单击编辑栏左端的名称框，为单元格或单元格区域输入名称。

（3）按回车键，命名才能确认。如图 2-228 所示，为计算机成绩单元格区域命名"计算机成绩"。

（4）使用时在名称框的列表中选择一个名称，即可定位到该名称所代表的单元格或单元格区域。注意当正在修改单元格中的内容时，不能为该单元格命名。

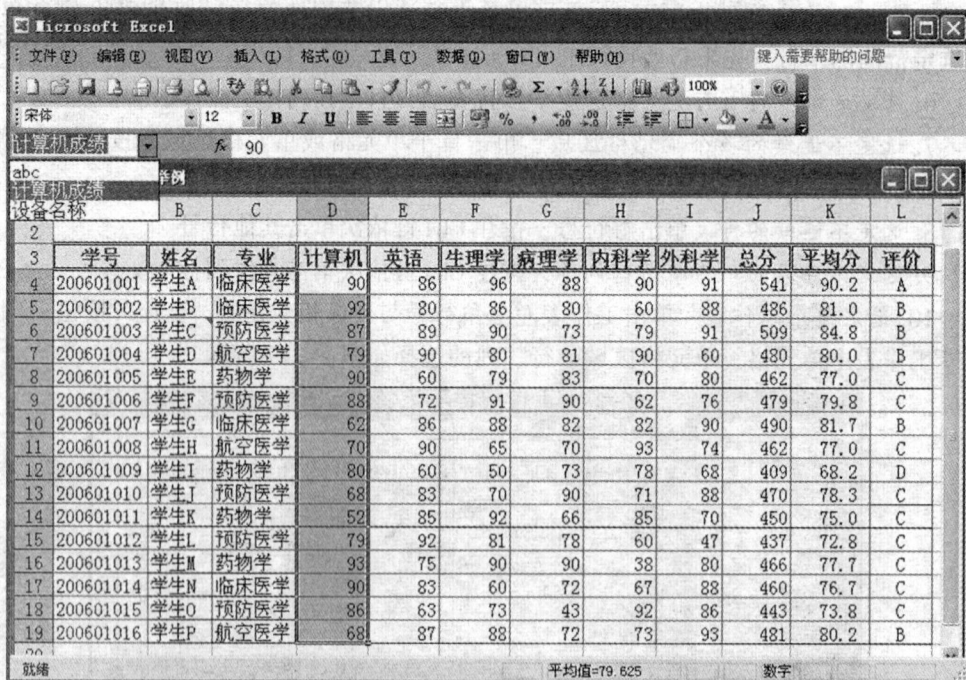

图 2-228 为计算机成绩单元格区域命名"计算机成绩"

2. 通过菜单命名 具体操作方法如下：

（1）选定欲命名的单元格或单元格区域。本例是选择"学生成绩表"工作表中$E

$3:$E$13 单元格区域，如图 2-229 所示。

（2）依次选择"插入"菜单中的"名称""定义"命令，出现"定义名称"对话框。也可通过 Ctrl+F3 组合键打开此对话框。

（3）在"在当前工作簿中的名称"文本框中输入名称，例如输入"计算机成绩"后单击"添加"按钮，然后"确定"，所起的名字即出现在工作表的名称列表框中。

（4）可以单击"引用位置"文本框右端的按钮，确认或重新选择需要命名的单元格或单元格区域，选定区域的引用会直接显示在该文本框内。再按按钮，又回到"定义名称"对话框。

（5）使用时只要单击名称列表框中的任一名称，即可定位到当前工作簿某个工作表的相应单元格或单元格区域。

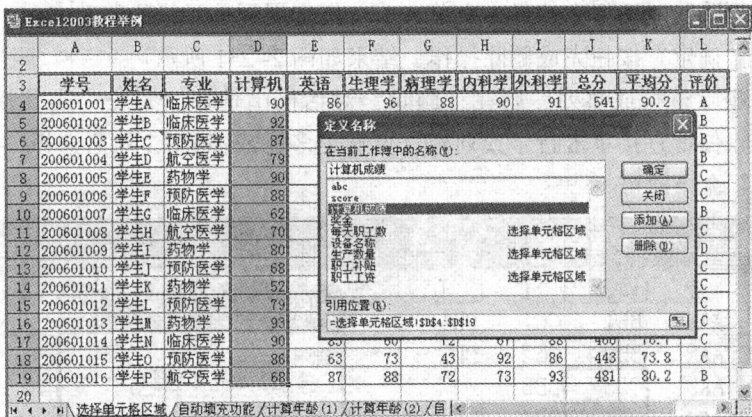

图 2-229　定义单元格名称对话框

（三）插入单元格以及行或列

1. 选定欲插入新单元格的位置，选定的单元格数目（行、列数），就决定了要插入的单元格数目（行、列数）。

2. 选择"插入"菜单中的"单元格"命令，或者在选定区域上单击鼠标右键，在弹出的快捷菜单中选择"插入"命令，出现如图 2-230 所示"插入"对话框。

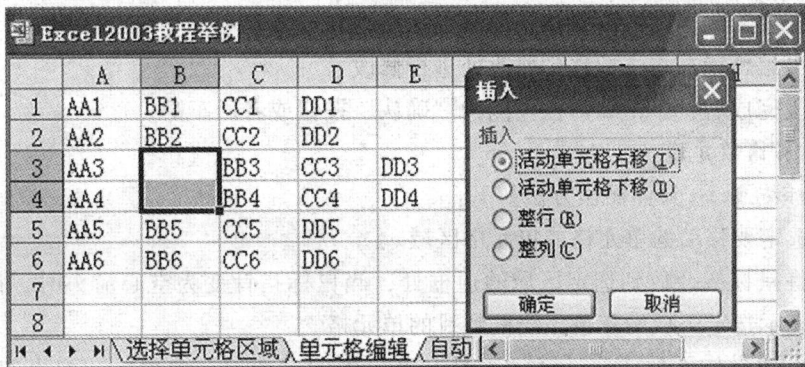

图 2-230　单元格的插入

3. 在“插入”对话框中有4个单选项，用来控制插入后原来位置单元格的移动方向，这里选择“活动单元格右移”单选项。

如果要插入整行或整列，则在“插入”对话框中选择“整行”或“整列”选项。也可以在插入位置直接单击行号或列标（也可选定多行或多列），然后选择“插入”菜单中的“行”或“列”命令即可。

4. 单击“确定”按钮，完成插入操作，结果如图2–230所示。

（四）删除单元格以及行或列

1. 选定欲删除的单元格或单元格区域。

2. 选择“编辑”菜单中的“删除”命令，或者在选定区域上单击鼠标右键，在快捷菜单中选择“删除”命令，出现如图2–231所示“删除”对话框。

3. 从“删除”对话框中选择一个单选项，指定周围单元格的移动方向。

4. 单击“确定”按钮完成删除操作，结果如图2–231所示。

如果要删除整行或整列，则在“删除”对话框中选择“整行”或“整列”选项。也可以在删除位置直接单击行号或列标（可选定多行或多列），然后选择“编辑”菜单中的“删除”命令即可。

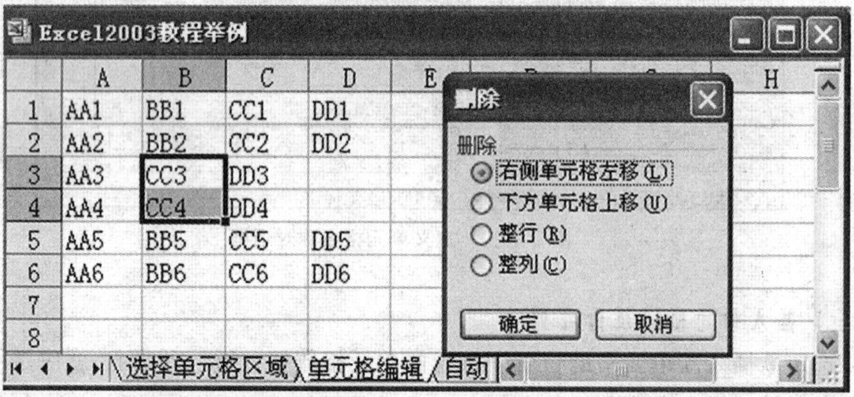

图2–231 单元格的删除

（五）修改单元格内容

1. 选定要修改内容的单元格，原有数据出现在编辑栏中。

2. 单击编辑栏，将光标移到修改处进行修改。

3. 修改完成后，单击编辑栏左侧的“确认”按钮或者回车键。

（六）移动单元格

1. *鼠标拖曳法* 具体操作方法如下：

（1）选定要移动的单元格或单元格区域。

（2）将鼠标指针放到选定区域的边框处，当鼠标指针变为空心箭头时，按下左键拖动一个表示选定区域的灰色虚线框到目的单元格。

如果上述操作无效，应选择“工具”菜单中的“选项”命令，在弹出的“选项”对话框中选择“编辑”选项卡，选中“单元格拖放功能”复选框。

2.菜单命令法 具体操作方法如下：

(1) 选定要移动数据的单元格或单元格区域，如图 2-232 中 a 图所示。

(2) 选择"编辑"菜单中的"剪切"命令，或单击常用工具栏中的"剪切"按钮。

(3) 单击目标单元格，或单击目标单元格区域左上角的第一个单元格，如图 2-232 中 b 图所示。

(4) 选择"编辑"菜单中的"粘贴"命令，或者单击常用工具栏中的"粘贴"按钮，结果如图 2-232 中 c 图所示。也可以选择"插入"菜单中的"剪切单元格"命令，但与前者结果不一样，如图 2-232 中 d 图所示。

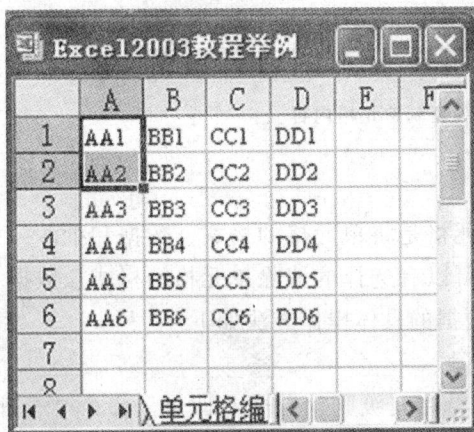

a.选定要移动的单元格区域   b.选定目的的单元格

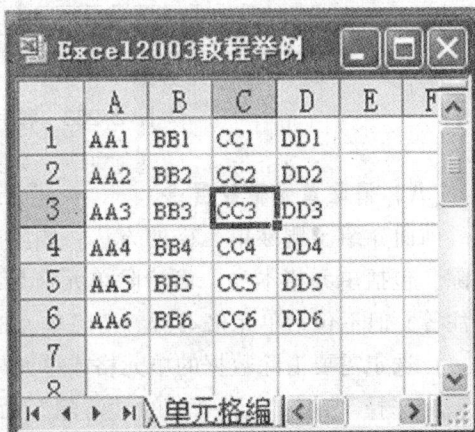

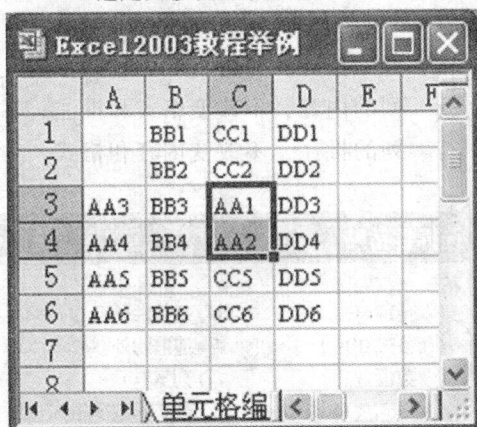

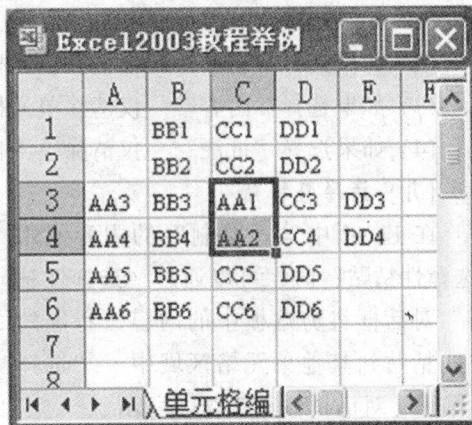

c."剪切"与"粘贴"的结果   d."插入"菜单中"剪切单元格"结果

图 2-232　用菜单移动单元格内容

（七）复制单元格

复制单元格与移动单元格的操作方法类似，所不同的是在鼠标拖曳时，要同时按下 Ctrl 键；也可以用"编辑"菜单中的"复制"和"粘贴"命令或常用工具栏中相应按钮。

同样，若要保留目标单元格中的内容，只要选择"插入"菜单中的"复制单元格"命令，目标单元格将右移或下移，如图 2-233 所示。

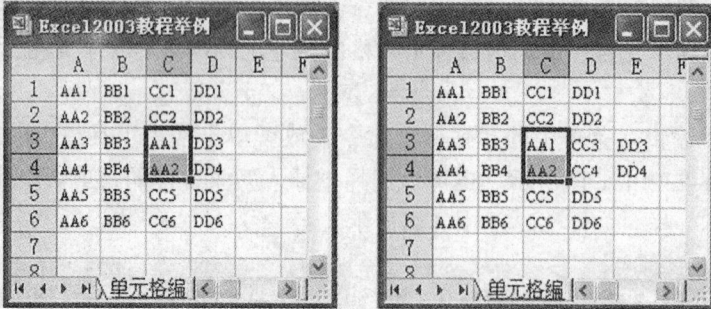

a. "复制"与"粘贴"结果　　　b. "插入"菜单中"复制单元格"结果

图 2-233　利用菜单复制单元格内容

（八）清除单元格数据

前面介绍了删除单元格的方法，删除单元格是将单元格的格式、数据和批注一并删除，包括单元格本身。而清除单元格是指可以有选择的清除单元格的格式、数据和批注等，但不包括单元格本身。清除单元格数据的具体操作方法如下：

1. 选定需要清除数据的单元格或单元格区域。

2. 选择"编辑"菜单中的"清除"命令，在其级联菜单中有四个子命令"全部""格式""内容"和"批注"可供选择：

（1）如果选择"全部"　清除单元格、行、列的内容和批注，并将格式设置为常规。

（2）如果选择"格式"　仅清除单元格、行、列的格式，并将格式设置为常规。

（3）如果选择"内容"　仅清除单元格、行、列的内容，不改变格式和批注。

（4）如果选择"批注"　仅清除单元格、行、列的批注，不改变内容和格式。

（九）选择性粘贴

在 Excel 中对"复制"的内容使用"选择性粘贴"时，可以通过"选择性粘贴"对话框将剪贴板中的内容按特定的方式粘贴到其他单元格区域中。"选择性粘贴"对话框如图 2-234 所示。

1. 粘贴　指以某种属性将源单元格粘贴到目标单元格。

（1）全部　默认设置，粘贴源单元格的所有属性。

（2）公式　仅粘贴源单元格中输入的公式，不粘贴格式和批注。

（3）数值　仅粘贴源单元格中显示的数值，不粘贴其他属性。

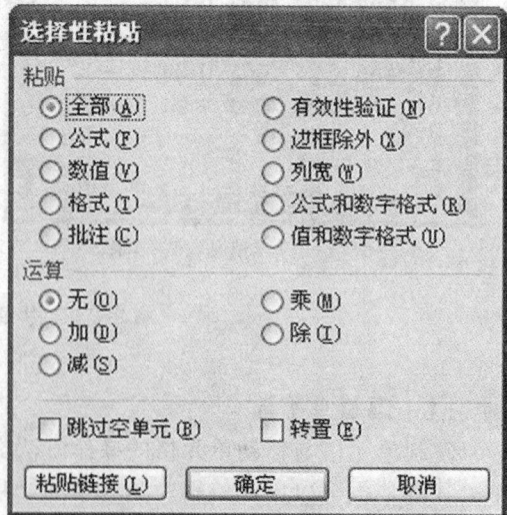

图 2-234　"选择性粘贴"对话框

(4) 格式　仅粘贴源单元格的格式，不粘贴其他属性。

(5) 批注　仅粘贴源单元格的批注，不粘贴其他属性。

(6) 有效性验证　仅粘贴源单元格区域中的数据有效性规则到目标区域。

(7) 边框除外　不粘贴边框，其他属性都粘贴。

(8) 列宽　只粘贴源单元格区域中的各列宽度。

(9) 公式和数字格式　仅从选中的源单元格粘贴公式和所有数字格式选项。

(10) 值和数字格式　仅从选中的源单元格粘贴值和所有数字格式选项。

2. 运算　指定要应用到被粘贴数据的数学运算。

(1) 无　默认设置，不进行运算。

(2) 加　源单元格数据+目标单元格数据→目标单元格。

(3) 减　源单元格数据-目标单元格数据→目标单元格。

(4) 乘　源单元格数据×目标单元格数据→目标单元格。

(5) 除　源单元格数据÷目标单元格数据→目标单元格。

3. 跳过空单元　不粘贴源单元格区域中的空单元格。

4. 转置　将被复制的单元格区域的列变成行，将行变成列。

5. 粘贴链接　将被粘贴数据链接到活动工作表。

关于选择性粘贴的举例如下：

1. 在 Excel 工作表中实现行列内容的互换　选中欲转换的单元格区域，然后将其复制，再选择“编辑”菜单中的“选择性粘贴”命令，在打开的“选择性粘贴”对话框中选择“转置”项即可，如图 2-235 所示。

	A	B	C	D	E	F	G	H	I	J	K
1	学生成绩单										
2	姓名	专业	计算机	多媒体	英语	总分	平均分	等级			
3	学生A	自动化	99	90	80	269	89.7	A			
4	学生E	工商管理	92	84	65	241	80.3	B			
5	学生B	自动化	90	90	88	268	89.3	A			
6	学生C	信息工程	88	81	91	260	86.7	B			
7	学生D	临床医学	86	78	73	237	79.0	C			
8	学生G	工商管理	83	72	77	232	77.3	C			
9	学生F	工商管理	70	86	92	248	82.7	B			
10	学生J	临床医学	68	80	90	238	79.3	B			
11	学生H	自动化	66	65	96	227	75.7	C			
12	学生I	临床医学	60	62	82	204	68.0	D			
13											
14	姓名	学生A	学生E	学生B	学生C	学生D	学生G	学生F	学生J	学生H	学生I
15	专业	自动化	工商管理	自动化	信息工程	临床医学	工商管理	工商管理	临床医学	自动化	临床医学
16	计算机	99	92	90	88	86	83	70	68	66	60
17	多媒体	90	84	90	81	78	72	86	80	65	62
18	英语	80	65	88	91	73	77	92	90	96	82
19	总分	269	241	268	260	237	232	248	238	227	204
20	平均分	89.7	80.3	89.3	86.7	79.0	77.3	82.7	79.3	75.7	68.0
21	等级	A	B	A	B	C	C	B	B	C	D
22											

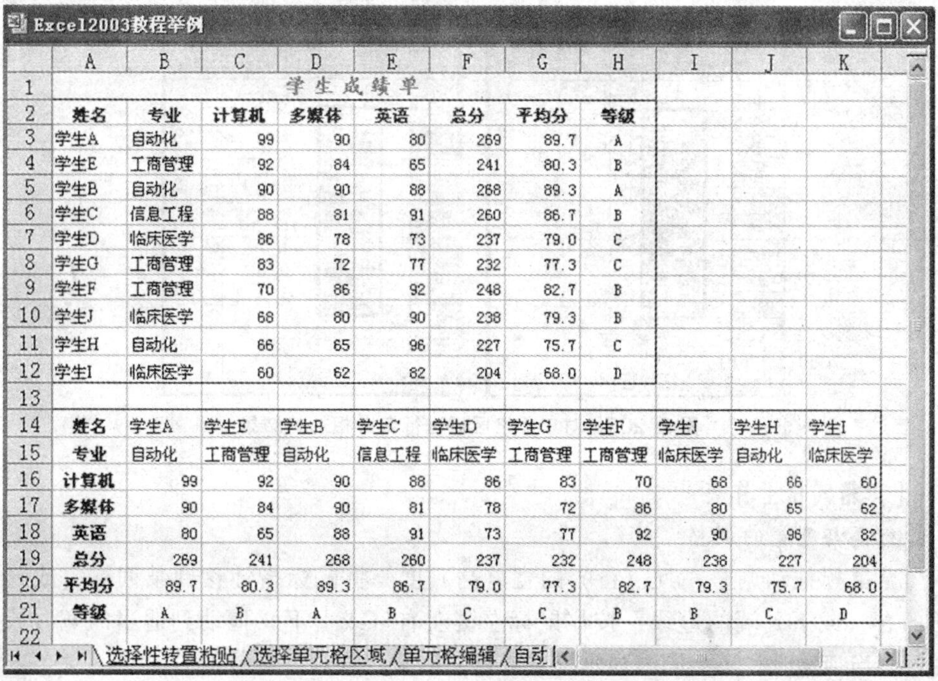

图 2-235　“选择性粘贴”对话框中选择“转置”结果

2. 对单元格进行同增、同减、同乘、同除操作　在 Excel 工作表中使用 "选择性粘贴" 功能，可以对某一单元格或单元格区域中的每个单元格中的数值进行同加、同减、同乘或同除操作。例如，在如图 2-236 左图所示的工作表中选定并复制要乘的数所在的单元格 O20，再选中要进行运算的单元格区域 M2:M9，然后执行菜单 "编辑→选择性粘贴" 命令，在 "选择性粘贴" 对话框中选择 "乘" 单选按钮，所得结果如图 2-236 右图所示。对单元格进行同增同减同除操作的方法类似。

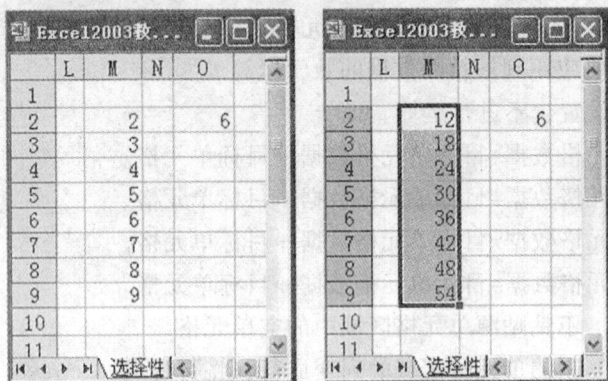

图 2-236　对单元格区域进行同乘操作与结果

3. 对单元格进行自身相加、相减、相乘、相除操作　选择要进行自身运算的单元格或单元格区域并进行复制操作，然后单击菜单 "编辑→选择性粘贴" 命令，打开 "选择性粘贴" 对话框，在 "运算" 栏中选择相应的运算，单击 "确定" 按钮即可。如图2-237 所示的是对单元格区域 M2:M9 进行自身相加的结果。

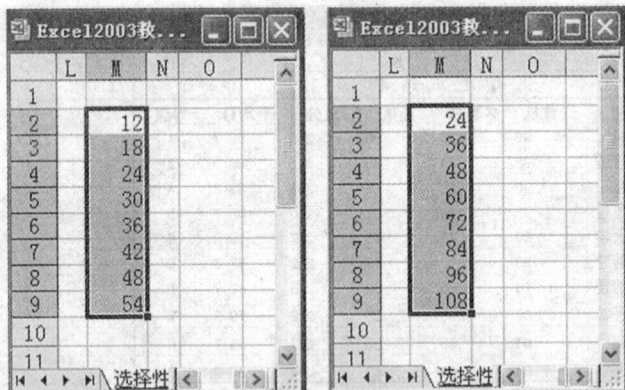

图 2-237　对单元格区域进行自身相加的结果

（十）格式化工作表

1. 行高与列宽的调整

（1）鼠标拖动调整一列（行）的宽（高）度　将鼠标指针移到某列标（或行号）按钮的右（或下）端的边线，按住鼠标左键左右（或上下）拖动到适当的宽（或高）度即可。当拖动时，还会同时显示列（或行）的宽（或高）度数值。

（2）鼠标拖动同时调整多列（行）的宽（高）度　调整列时先选定欲调整的多个

列，然后将鼠标指向其中一列标按钮右边的边线，左右拖动鼠标即可调整选定的多列的宽度。调整多行的高度，操作方法与此类似。

(3) 使用菜单调整行高与列宽　使用菜单命令可以精确调整或自动匹配最合适的行高或列宽，或者隐藏行或列。下面以对行的操作为例介绍，对列的操作类似。

先选定欲调整的行。选择“格式”菜单中的“行”命令，弹出下一级菜单：

① 如果选择“行高”，出现“行高”对话框，输入高度后“确定”即可。

② 如果选择“最合适的行高”，将根据单元格的内容自动调整到最佳行高。

③ 如果选择“隐藏”，则隐藏所选定的行，既不显示也不打印。这与在“行高”对话框里输入数值 0 是同样的结果。

④ 如果选择“取消隐藏”，选定单元格区域中所有已隐藏的行都将再显示出来。

2. 单元格格式的设置　单元格格式设置包括单元格的数字、对齐方式、字体、边框、图案和保护等。要设置单元格格式，首先应选定要设置格式的单元格或单元格区域，再用下面的一种方法：

(1) 选择“格式”菜单中的“单元格”命令。

(2) 在选定的区域上单击鼠标右键，在弹出的快捷菜单中选择“设置单元格格式”命令。

(3) 对于常用的格式设置，用“格式工具栏”中相应按钮的操作来实现。

前两种方法是在出现的“单元格格式”对话框中设置。

(十一) 条件格式的设置

条件格式是一种特殊的单元格格式，如果选定区域中某些单元格的内容满足指定的条件，Excel 会按指定的条件格式设置这些单元格格式，对不满足条件的单元格不做任何处理。

1. 按单元格数值设置条件格式　操作方法如下：

(1) 选择要设置条件格式的单元格或单元格区域，如图 2-238 所示的 E3:I13 单元格区域。

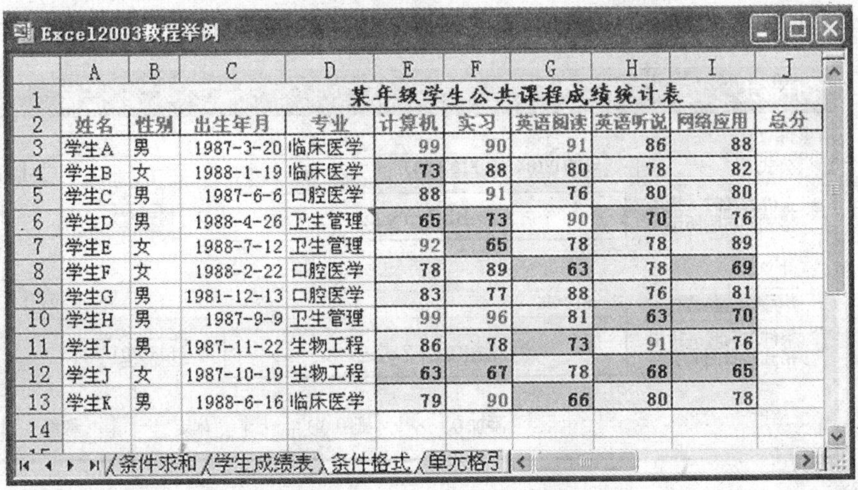

	A	B	C	D	E	F	G	H	I	J
1	某年级学生公共课程成绩统计表									
2	姓名	性别	出生年月	专业	计算机	实习	英语阅读	英语听说	网络应用	总分
3	学生A	男	1987-3-20	临床医学	99	90	91	86	88	
4	学生B	女	1988-1-19	临床医学	73	88	80	78	82	
5	学生C	男	1987-6-6	口腔医学	88	91	76	80	80	
6	学生D	男	1988-4-26	卫生管理	65	73	90	70	76	
7	学生E	女	1988-7-12	卫生管理	92	65	78	78	89	
8	学生F	女	1988-2-22	口腔医学	78	89	63	78	69	
9	学生G	男	1981-12-13	口腔医学	83	77	88	76	81	
10	学生H	男	1987-9-9	卫生管理	99	96	81	63	70	
11	学生I	男	1987-11-22	生物工程	86	78	73	91	76	
12	学生J	女	1987-10-19	生物工程	63	67	78	68	65	
13	学生K	男	1988-6-16	临床医学	79	90	66	80	78	
14										

图 2-238　条件格式应用效果

（2）选择"格式"菜单中的"条件格式"命令，出现"条件格式"对话框，如图 2-239 所示。

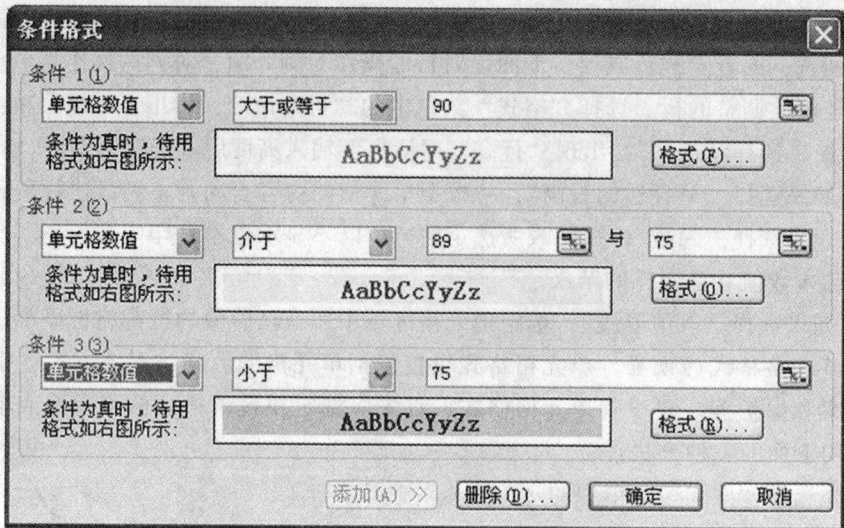

图 2-239　设置"条件格式"对话框

（3）如果要将选定单元格中的值作为格式条件，单击"单元格数值"选项，接着选定比较方式和数值。

（4）单击"格式"按钮，在出现的"单元格格式"对话框中选择字体与颜色、边框与背景图案，指定是否带下划线等。

（5）如果还要加入其他条件，请单击"添加"按钮，然后重复步骤（3）到（4）。可以指定至多三个条件格式。

2. 按公式设置条件格式　操作方法与上述方法类似。例如，在如图 2-238 所示工作表中的 E3:I13 单元格区域中，设置分数在 80~90 之间时用蓝色显示，小于 60 时用红色显示。操作方法是：在如图 2-239 所示工作表中选定 E3:I13 单元格区域，设定公式的条件格式如图 2-240 所示，条件格式的应用效果如图 2-241 所示。

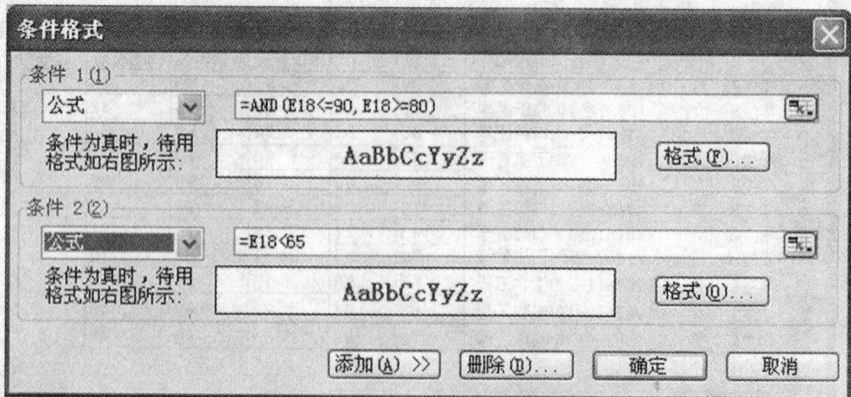

图 2-240　设置"条件格式"对话框

图 2-241 条件格式应用效果

此外，通过"格式刷"按钮也可以复制单元格格式。操作方法首先是选定要复制条件格式的源单元格，再单击格式工具栏上的"格式刷"按钮，然后单击要设置格式的其他单元格。提示，如果是双击"格式"工具栏上的"格式刷"按钮，然后可以单击要设置格式的多个其他单元格或单元格区域，直到再次单击"格式刷"按钮为止。

（十二）自动套用格式的设置

所谓自动套用格式，是指 Excel 提供的一组可以迅速应用于某个单元格数据区域的内置格式的集合。它包括字体大小、图案和对齐方式等设置信息，所以可以快速构建带有特定格式的表格。

1. 使用自动套用格式

（1）选定需要自动套用格式的单元格区域。

（2）选择"格式"菜单中的"自动套用格式"命令，在出现的"自动套用格式"对话框中选择一种格式，如图2-242 所示。

（3）单击"选项"按钮，在对话框下面选择"要应用的格式"，包括数字、字体、对齐、边框、图案、列宽/行高复选框等。

图 2-242 "自动套用格式"对话框

2. 删除自动套用格式

（1）选定包含自动套用格式的单元格区域。

（2）选择"格式"菜单中的"自动套用格式"命令，在出现的"自动套用格式"对话框中，从列表框底部选择"无"即可。

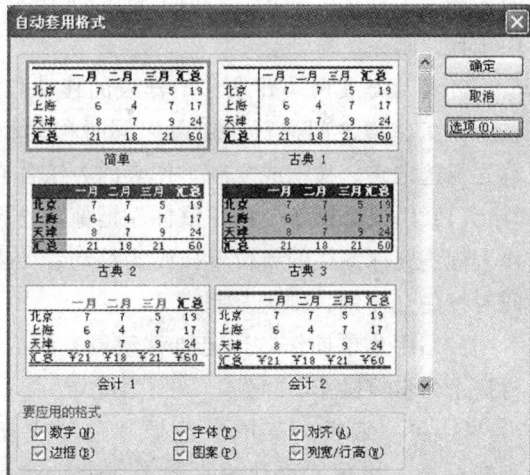

（十三）管理工作表

工作簿的各个工作表就好像是活页夹中一张张活页纸，用户可以根据需要来组织工作簿中的工作表，对其进行添加、移动、复制和删除等操作。

1. 选定工作表

（1）单击要选定的工作表标签位置上的名称即可。

（2）如果要选择多个相邻的工作表时，先选定第一张工作表标签，按住 Shift 键再单击最后一张工作表标签。

（3）如果要选择多个不相邻的工作表时，先选定第一张工作表标签，按住 Ctrl 键再分别选定其他工作表。

当选定了多个工作表后，这些工作表就构成了一个同组工作表，对其中一个工作表所执行的输入、移动、复制、删除和编辑等操作，对同组工作表中的其他工作表也起作用。

如果要取消对多个工作表的选择，用鼠标单击某个未被选中的工作表标签即可；或者用鼠标右键单击某个被选中的工作表标签，在弹出的快捷菜单中单击"取消成组工作表"命令即可。

2. 切换工作表　单击工作表标签，即可切换到需要的工作表；也可用 Ctrl+PageUp 和 Ctrl+PageDn 组合键选择上一个或下一个工作表。

3. 插入新工作表　选择"插入"菜单中的"工作表"命令；或用鼠标右键单击工作表标签，在弹出的快捷菜单中选择"插入"命令。新工作表将插入在当前工作表之前。用户可通过相同操作添加多张工作表。

4. 删除工作表　首先选定要删除的一个或多个工作表，然后选择"编辑"菜单中的"删除工作表"命令；或在选定的工作表标签上单击鼠标右键，从弹出的快捷菜单中选择"删除"命令。

5. 移动与复制工作表　工作表的移动和复制既可以在同一工作簿中进行，也可以在不同工作簿之间进行，还可以同时移动和复制多张工作表。要移动或复制工作表，首先要选定它。移动或复制工作表的方法各有两种：

（1）用鼠标操作　按住鼠标左键拖动已选定的工作表标签到标签栏的新位置，则为移动；如果拖动的同时按住 Ctrl 键，则为复制。

（2）用菜单操作　选定要移动或复制的工作表，再按下列步骤操作。

① 在"编辑"菜单中选择"移动或复制工作表"命令，出现"移动或复制工作表"对话框，如图 2-243 所示。

② 如果要在同一工作簿中移动或复制，"工作簿"列表框不改变；若要在不同工作簿之间进行，从"工作簿"下拉列表框中选择目标工作簿。

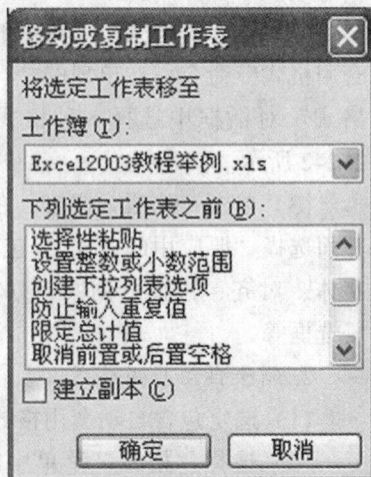

图 2-243　"移动或复制工作表"对话框

③ 在"下列选定工作表之前"列表框中选择一个工作表，被移动或复制后的工作表将放在该工作表之前。

④ 如果选中"建立副本"选项框，则上述操作是复制，否则是移动。

⑤ 单击"确定"按钮，完成移动或复制。

6. 工作表的命名　工作表默认名称是 Sheet1、Sheet2、Sheet3 等，这样的名称不能反映工作表的内容，因此给工作表重新命名是不可避免的。命名有三种方法：

（1）用鼠标左键双击欲重命名的工作表标签，使之反色显示，输入新名称后按回车键。

（2）用鼠标右键单击要命名的工作表标签，在弹出的快捷菜单中选择"重命名"命令。

（3）依次选择"格式"菜单中的"工作表""重命名"命令。

7. 工作表的隐藏和恢复　可以将暂时不用的工作表隐藏起来，防止重要数据因操作失误而丢失，在需要的时候再恢复显示。

（1）隐藏的方法　选定要隐藏的工作表，再依次选择"格式"菜单中的"工作表""隐藏"命令。

（2）恢复显示的方法　依次选择"格式"菜单中的"工作表""取消隐藏"，在出现的对话框中选择要恢复显示的工作表，单击"确定"按钮即可。

（十四）工作簿和工作表窗口操作

1. 新建工作簿窗口　有时候为了实际需要，可以对打开的工作簿文件另建一个窗口或多个窗口，这样可以对同一工作簿文件的不同工作表进行浏览或操作，而且在其中任意一个窗口中的操作对该工作簿都是有效的。新建窗口的方法是：在打开的工作簿窗口中，选择"窗口"菜单中的"新建窗口"命令，即可对该工作簿文件另外打开一个窗口。

2. 重排工作簿窗口　如果用户同时打开了几个工作簿文件或者对某个工作簿文件建立了几个窗口，可以用 Excel 的"重排窗口"功能对这些窗口按照一定方式展开或排列，以便于进行浏览和操作。重排窗口的方法是：选择菜单"窗口"中的"重排窗口"命令，在打开的"重排窗口"对话框中，按需要选择排列方式，即可对已经打开的 Excel 窗口进行重排。其重排效果如图 2-244 所示。

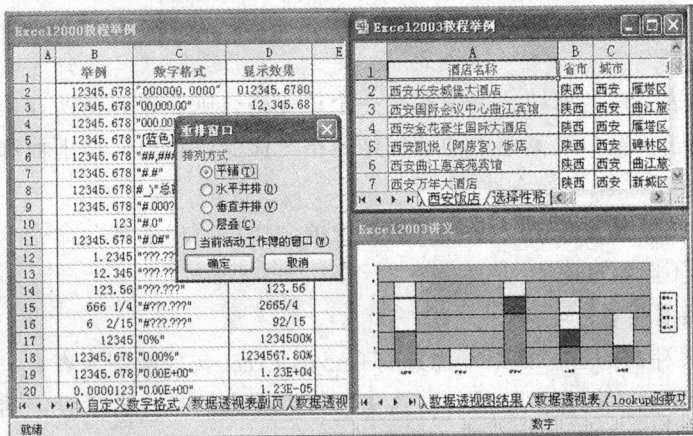

图 2-244　工作簿窗口重排

3. 工作表窗口的拆分与冻结　拆分窗口是将工作表当前活动窗口拆分成 2~4 个窗格，每个窗格都可用滚动条来显示同一工作表的各个部分，即可在不同的窗格中查看一个工作表中不同部分的内容。冻结拆分窗口是将活动工作表的上窗格和左窗格冻结，通常是冻结行标题和列标题，再通过滚动条来查看工作表的其他部分内容时，冻结的窗格不移动。

（1）工作表窗口的拆分　选定并单击一个单元格，该单元格所在位置将成为拆分的分割点；单击“窗口”菜单中的“拆分”命令，系统将自动在选定单元格左上角处将工作表分为 4 个独立的窗格。若要按行或列拆分，则先选择行号或列标按钮，再进行拆分。也可用鼠标拖动纵向或横向分割条来拆分，如图 2–245 所示。

要撤销拆分窗口，单击“窗口”菜单中的“撤销拆分窗口”命令；或鼠标左键双击拆分线即可。

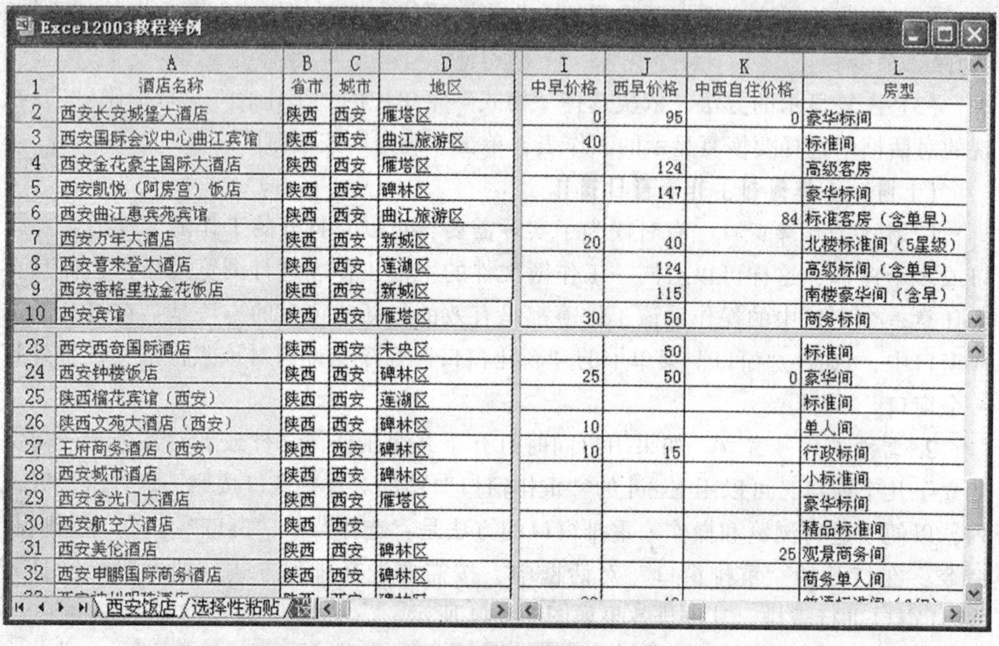
Excel2003教程举例

	A	B	C	D	I	J	K	L
1	酒店名称	省市	城市	地区	中早价格	西早价格	中西自住价格	房型
2	西安长安城堡大酒店	陕西	西安	雁塔区	0	95	0	豪华标间
3	西安国际会议中心曲江宾馆	陕西	西安	曲江旅游区	40			标准间
4	西安金花豪生国际大酒店	陕西	西安	雁塔区		124		高级客房
5	西安凯悦（阿房宫）饭店	陕西	西安	碑林区		147		豪华标间
6	西安曲江惠宾苑宾馆	陕西	西安	曲江旅游区			84	标准客房（含单早）
7	西安万年大酒店	陕西	西安	新城区	20	40		北楼标准间（5星级）
8	西安喜来登大酒店	陕西	西安	莲湖区		124		高级标间（含单早）
9	西安香格里拉金花饭店	陕西	西安	新城区		115		南楼豪华间（含早）
10	西安宾馆	陕西	西安	雁塔区	30	50		商务标间
23	西安西奇国际酒店	陕西	西安	未央区		50		标准间
24	西安钟楼饭店	陕西	西安	碑林区	25	50	0	豪华间
25	陕西榴花宾馆（西安）	陕西	西安	莲湖区				标准间
26	陕西文苑大酒店（西安）	陕西	西安	碑林区	10			单人间
27	王府商务酒店（西安）	陕西	西安	碑林区	10	15		行政标间
28	西安城市酒店	陕西	西安	碑林区				小标准间
29	西安含光门大酒店	陕西	西安	雁塔区				豪华标间
30	西安航空大酒店	陕西	西安					精品标准间
31	西安美伦酒店	陕西	西安	碑林区			25	观景商务间
32	西安申鹏国际商务酒店	陕西	西安	碑林区				商务单人间

西安饭店　选择性粘贴

图 2–245　工作表的拆分

（2）工作表窗口的冻结　首先选定一个单元格，则该单元格所在位置将成为冻结的分割点；单击“窗口”菜单中的“冻结窗格”命令，该单元格上面和左面的窗格将被冻结。

要撤销窗口冻结，单击“窗口”菜单中的“撤销窗口冻结”命令。使用拆分和冻结窗口操作并不影响打印。

（十五）数据保护

1. Excel 文件的加密　如果不愿意将自己的 Excel 文件被别人查看，可以在保存文件时用加密的方法实现保护目的。在这里要特别注意的是，自己设定的密码一定要记住，否则自己也将被视为非法入侵者而遭拒绝打开。给文件加密的具体方法如下：

（1）单击"文件"菜单中的"另存为"命令，出现"另存为"对话框，如图 2-246 所示。

（2）单击该对话框中"工具"栏下的"常规选项"按钮，在弹出的"保存选项"对话框中输入自己的密码；这里提供了两种保护，如果也设置了修改权限密码的话，那么即使文件被打开也还需要输入修改权限的密码才能修改。

（3）单击"确定"按钮，在弹出的密码确认对话框中重新输入一遍密码，再单击"确认"，最后单击"保存"完成文件的加密工作。当重新打开文件时就要求输入密码，如果密码不正确，文件将不能打开。

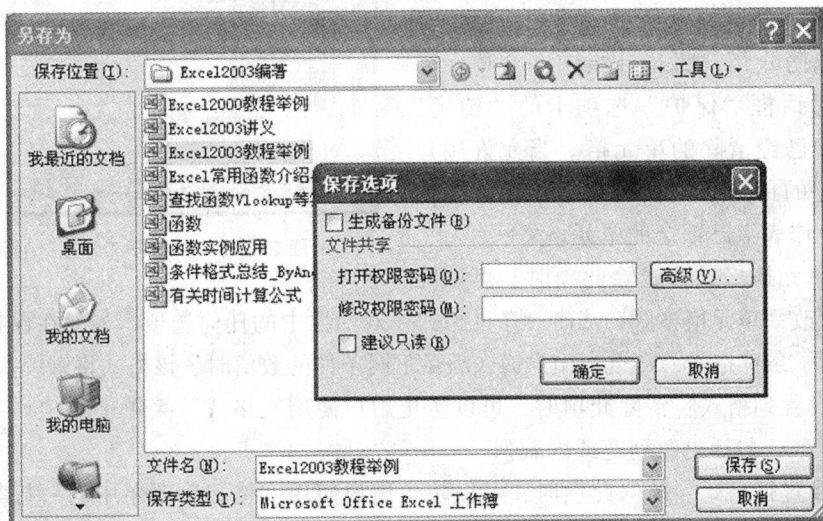

图 2-246 给 Excel 文件加密

2. 工作簿保护

（1）依次选择 "工具"菜单中的"保护""保护工作簿"命令，出现"保护工作簿"对话框，如图 2-247 所示。

（2）选定"结构"选项可以保护工作簿结构，以免其中的工作表被删除、移动、隐藏、取消隐藏、重命名等，并且不可插入新工作表。选定"窗口"选项可以保护工作簿窗口不被移动、缩放、隐藏、取消隐藏或关闭等。

（3）输入密码，在弹出对话框中再次输入密码，"确定"即可。

3. 工作表的保护 工作表的保护是指保护工作表中单元格的内容，以及图形、图表等对象不被修改、移动、删除或缩放等。操作方法如下：

（1）选择需要保护的工作表。

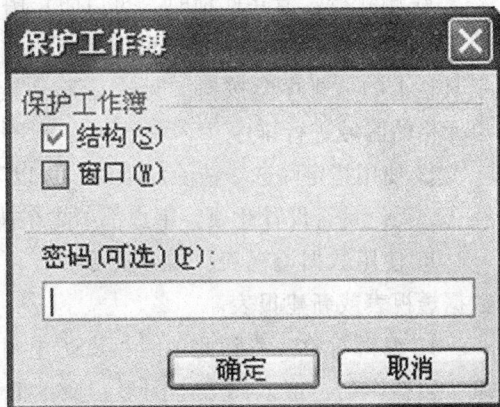

图 2-247 "保护工作簿"对话框

(2) 依次选择"工具"菜单中的"保护""保护工作表"命令，出现"保护工作表"对话框，如图 2-248 所示。选择需要的保护功能：

① 选择锁定单元格：清除此项时，可以防止用户将指针指向在"单元格格式"对话框"保护"选项卡的"锁定"复选框中已经选中的单元格。

② 选择解除锁定的单元格：清除此项时，可以防止用户将指针指向在"单元格格式"对话框"保护"选项卡的"锁定"复选框中已经清除的单元格。当允许用户选取锁定的单元格时，可以按 Tab 键在受保护的工作表上已锁定的单元格之间移动。

图 2-248 "保护工作表"对话框

③ 单元格格式：清除此项时，可以防止用户更改"单元格格式"或者"条件格式"对话框中的任何选项。如果在保护工作表之前使用了条件格式，那么当用户输入满足不同条件的数值时，该格式将继续变化。

④ 设置列格式：清除此项时，可以防止用户使用"格式"菜单中的"列"子菜单中任何命令，包括更改列宽或隐藏列。

⑤ 设置行格式：清除此项时，可以防止用户使用"格式"菜单中的"行"子菜单中的任何命令，包括更改行高或隐藏行。

⑥ 插入列：清除此项时，可以防止用户插入列。

⑦ 插入行：清除此项时，可以防止用户插入行。

⑧ 插入超链接：清除此项时，可以防止用户插入新的超链接，即使在已解除锁定的单元格中也不能插入。

⑨ 删除列：清除此项时，可以防止用户删除列。

⑩ 删除行：清除此项时，可以防止用户删除行。

⑪ 排序：清除此项时，可以防止用户使用"数据"菜单中的"排序"命令或常用工具栏上的"排序"按钮。无论是否设置此项，用户都不能对被保护的工作表中锁定单元格的区域进行排序。

⑫ 使用指定筛选：清除此项时，可以防止用户在自动筛选区域中使用下拉箭头更改筛选。无论是否设置此项，用户都不能在被保护的工作表中创建或清除自动筛选区域。

⑬ 使用数据透视表：清除此项时，可防止用户设置格式、更改版式、刷新或修改数据透视表或新建报表。

⑭ 编辑对象：清除此项时，可防止用户修改保护工作表之前未解除锁定的图形对象，包括影射、嵌入图表、图形、文本框和控件等。例如，如果工作表包含运行某个宏的按钮，可单击此按钮来运行相应的宏，但不能删除此按钮；可防止用户对嵌入图

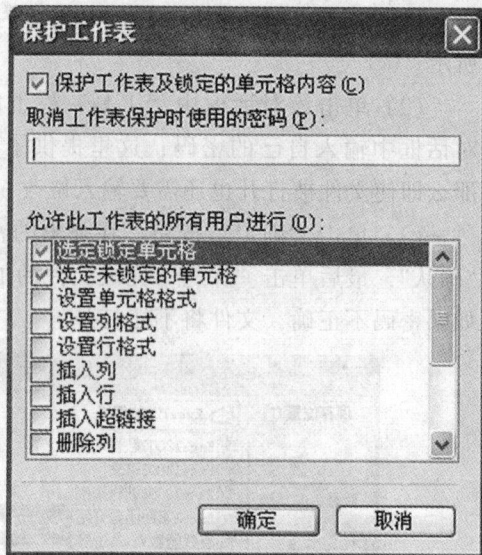

表进行任何更改,如设置格式等。当用户更改其源数据时,该图表会继续更新;可防止用户添加或编辑批注。

⑮ 编辑方案:清除此项时、可以防止用户查看已隐藏的方案、更改已设为不可更改的方案以及删除这些方案等。如果未对单元格实施保护,用户可以编辑这些单元格中的数据,并且可以添加新方案。

(3) 输入密码,单击"确定"按钮即可。

4. 单元格的保护 如果不想让其他用户对单元格中的内容进行修改,可以将该单元格区域设置为"锁定"。如果不想让其他用户看到并编辑已有公式,可将包含公式的单元格设置为"隐藏"。

保护单元格的方法如下:

(1) 选定要锁定内容或隐藏公式所在单元格区域,依次选择 "格式"菜单中的"单元格""保护"命令,在出现"单元格格式"对话框中选择"保护"选项卡,如图2-249所示。

(2) 选中"锁定"复选框或"隐藏"复选框,或者两项都选。这里要注意的是,只有在工作表被保护时,锁定单元格或隐藏公式才有效。

(3) 单击"确定"按钮即可。

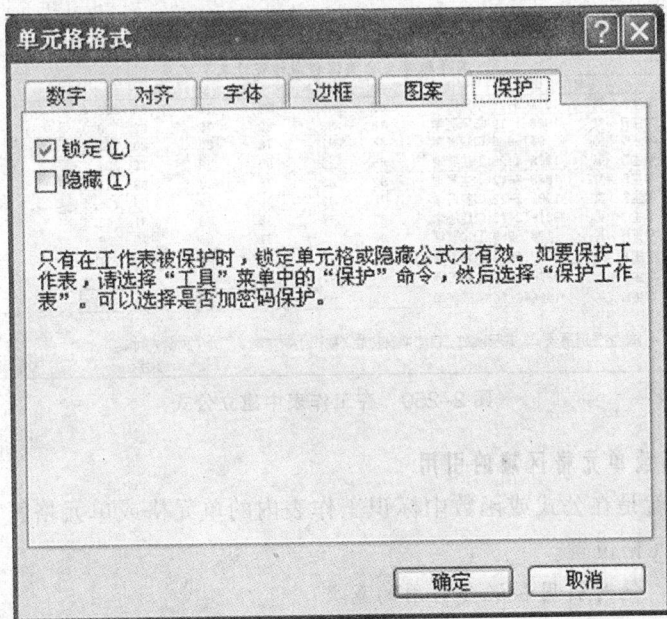

图 2-249 "单元格格式"对话框的"保护"选项卡

四、公式和函数的应用

公式和函数运算是 Excel 的特色所在,Excel 2003 具有非常强大的数据处理和分析能力。本节将介绍公式的组成和应用、公式中的运算符和运算次序、单元格的引用、函数的基本概念和常用函数的使用方法等。

（一）在工作表中建立公式

公式是一种特殊的数据形式，它可以像数值、文字以及日期一样存放在工作表的单元格中，但存放公式的单元格一般显示公式的计算结果，只有当该单元格被激活时，其中的公式才在编辑栏出现。

输入公式或函数时，必须以等号“=”开头，以区别于其他数据。

例如，在如图 2–250 所示的工作表中，要在 E3 单元格中建立求总成绩的公式，使计算机制论和实习的成绩各占计算机成绩的 60%和 40%，英语阅读和英语听说的成绩各占英语成绩的 50%，网络应用为原始成绩，则输入步骤如下：

1.单击单元格 J3，输入公式“=E13*0.6+F13*0.4+G13*0.5+H13*0.5+I13”。

2.单击编辑栏左侧的确认按钮或回车键，计算结果会出现在 J3 单元格中。当改变被引用源单元格的分值时，公式会自动重新计算。

3.在 J3 单元格输入公式后，如果本列的单元格要进行同样的计算，可利用公式的自动填充功能。方法是单击公式所在单元格，拖动单元格右下角的黑色填充柄，一直拖动经过所有要进行同样计算的单元格区域，松开鼠标即可。例如在图 2–250 所示的工作表中，已计算出了第一个学生的总分，利用公式的自动填充功能可以快速计算出其他学生的总分数。

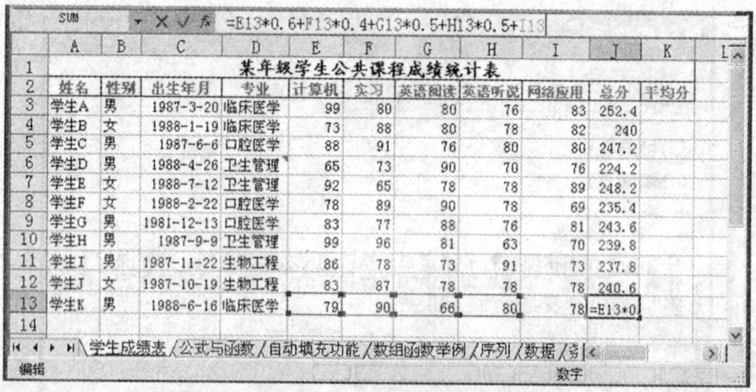

	A	B	C	D	E	F	G	H	I	J	K
1	某年级学生公共课程成绩统计表										
2	姓名	性别	出生年月	专业	计算机	实习	英语阅读	英语听说	网络应用	总分	平均分
3	学生A	男	1987-3-20	临床医学	99	80	80	76	83	252.4	
4	学生B	女	1988-1-19	临床医学	73	88	80	78	82	240	
5	学生C	男	1987-6-6	口腔医学	88	91	76	80	80	247.2	
6	学生D	男	1988-4-26	卫生管理	65	73	90	70	76	224.2	
7	学生E	女	1988-7-12	卫生管理	92	65	78	78	89	248.2	
8	学生F	女	1988-2-22	口腔医学	78	89	90	78	69	235.4	
9	学生G	男	1981-12-13	口腔医学	83	77	88	76	81	243.6	
10	学生H	男	1987-9-9	卫生管理	99	96	81	63	70	239.8	
11	学生I	男	1987-11-22	生物工程	86	78	73	91	73	237.8	
12	学生J	女	1987-10-19	生物工程	83	87	78	78	78	240.6	
13	学生K	男	1988-6-16	临床医学	79	90	66	80	78	=E13*0	
14											

图 2–250　在工作表中建立公式

（二）单元格或单元格区域的引用

单元格引用就是在公式或函数中标识工作表内的单元格或单元格区域，即指明公式中所使用的单元格位置。

1. 相对引用、绝对引用和混合引用的意义

（1）相对引用　相对引用就是与公式位置关联的单元格引用。指含有单元格引用的公式的相应位置发生变化时，其公式中的单元格引用也发生变化。例如，F5 单元格中的公式=C5+D5+E5 在被复制到 F6 单元格时会自动变为=C6+D6+E6。

（2）绝对引用　绝对引用就是指向特定位置的单元格引用。也就是说，公式中包含的单元格引用始终指向工作表中固定位置的单元格，这种对单元格的引用与公式所在单元格的位置无关。当复制时，相对引用会自动调整，但绝对引用不会自动调整。例如，如果在 F5 单元格中输入公式=$C$5+$D$5+$E$5，则当把它复制到 F6 单元格时，

公式保持不变，仍然为=$C$5+$D$5+$E$5。

（3）混合引用　是指公式中既有相对引用，又有绝对引用。例如，$C5 表示 C 是绝对引用，5 是相对引用；C$5 表示 C 是相对引用，5 是绝对引用。

例如，在图 2-251 所示的工作表中，我们在 A1:C4 单元格区域中输入了一些数值，在 D1 单元格中按不同的引用类型输入求和公式（见各图编辑框中的公式），确定后再向下或向右拖动填充柄，可以看出不同引用类型会出现不同的计算结果。

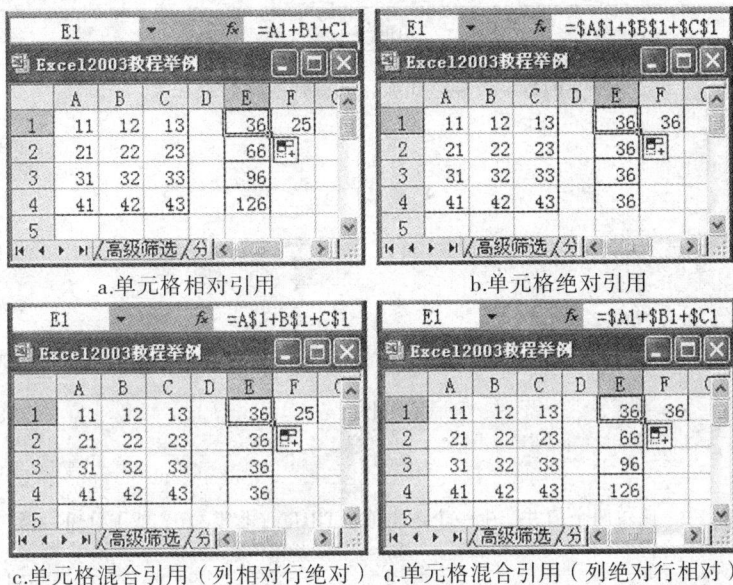

a.单元格相对引用　　　　　　　　　　b.单元格绝对引用

c.单元格混合引用（列相对行绝对）　d.单元格混合引用（列绝对行相对）

图 2-251　相对引用、绝对引用和混合引用

2. 各种引用之间的切换　在 Excel 中使用 F4 功能键，可以在公式的相对引用、绝对引用、混合引用之间进行切换。例如，在 A8 单元格中输入了 =（A6+B6）*C6，在编辑框选中整个公式，就可以进行以下转换：

第一次按"F4"键，公式变为 =（$A$6+$B$6）*$C$6

第二次按"F4"键，公式变为 =（A$6+B$6）*C$6

第三次按"F4"键，公式变为 =（$A6+$B6）*$C6

第四次按"F4"键，公式变为 =（A6+B6）*C6，恢复首次输入的内容。

3. 不同工作簿或工作表中单元格的引用　对于不同工作簿或工作表中单元格的引用，其引用格式为：

[工作簿名] 工作表名! 单元格引用

如果工作表名不是 Excel 默认的 Sheet1 之类，则其中的"!"号可以省略。

例如：

=SUM（Sheet1! $F$1:$F$6）　表示该公式是计算 Sheet1 工作表中$F$1:$F$6 单元格区域中的和。

=SUM（Sheet1:Sheet2! $F$1:$F$6）　表示该公式是计算 Sheet1 到 Sheet2 之间每个

工作表中$F$1:$F$6 单元格区域中的总和。

（三）公式中的运算符

在 Excel 的公式中，运算符可以分为算术运算符、比较运算符、文本运算符、引用运算符。这些运算符的功能，我们在表 2-16 中进行具体说明。

表 2-16　公式中的运算符及其举例

运算符号	功能	举例
算术运算符	完成基本的数学运算，如加、减、乘、除和乘幂等。	
+	加	6+18
-	减	8-5
-	负数	-151
*	乘	6*38
/	除	100/3
%	百分比	98%
^	乘幂	4^2（结果为 16）
比较运算符	比较两个值并产生一个逻辑值，TRUE（非零/真）或 FALSE（零/假）。	
=	等于	A1=B2
>	大于	A1>B2
<	小于	A1<B2
>=	大于等于	A1>=B2
<=	小于等于	A1<=B2
<>	不等于	A1<>B2
文本运算符	将两个字符串连接为一个整体文本串。	
&	连接两个字符串为一个文本串。	"Excel" & " 2003"
引用运算符	将单元格区域作不同的合并计算。	
:（区域运算符）	对两个引用之间（包括两个引用）的所有单元格区域进行引用。	SUM（A1:C6）
,（联合运算符）	将多个引用合并成一个引用。	SUM（B2:D6,F4:F8）
（空格运算符）	交叉运算，产生同时属于两个引用的单元格区域的引用。	SUM（A1:C7 B6:D9）即 SUM（B6:C7）

如果公式中同时用到了多个运算符，Excel 将按表 2-17 中所示的顺序进行运算。如果公式中包含了相同优先级的运算符，例如同时包含了乘法和除法运算符，Excel 将从左到右进行计算。括号中的部分优先计算。

表 2-17　公式中的运算次序

运算符类型	运算符	说明
引用运算符	：（冒号）	区域运算
	，（逗号）	联合运算
	（空格）	交叉运算
算术运算符	（　）（括号）	括号中优先运算
	－（负号）	负数符号
	％（百分号）	百分比
	＾（脱字符）	乘幂
	＊，／（乘和除）	乘和除
	＋，－（加和减）	加和减
文本运算符	＆（连字符）	文本连接运算
比较运算符	=, >, <, >=,<=,<>	表达式关系运算

（四）工作表中的自动计算功能

1. 鼠标拖动自动求和　默认情况下，用鼠标在工作表需要求和的数据区域中，直接拖动出一个矩形方框，在状态栏中立即可以看到该数据区域中数值的求和结果。

2. 使用"自动求和"按钮自动求和

（1）用鼠标在工作表数据区域拖动一个矩形区域，可以扩大到一个空白列或空白行，如图 2-252 左图所示。

（2）单击常用工具栏中的"自动求和"按钮"∑ ▾"，则在空白列或空白行立即看到各列或各行的求和结果，如图 2-252 右图所示。

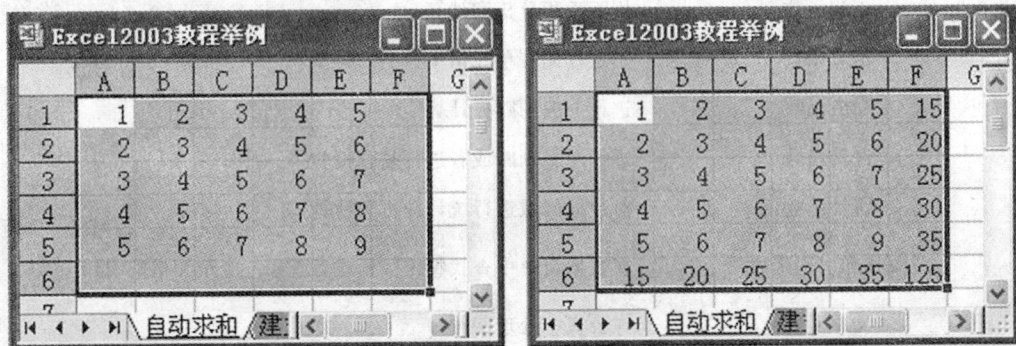

图 2-252　使用"自动求和"按钮求和

3. 使用状态栏自动计算

（1）用鼠标选定要计算的数据区域。如图 2-253 中所示的单元格区域 A3:E7。

（2）在状态栏上用鼠标右键单击，在弹出的快捷菜单中选择计算类型。

（3）计算结果立即就出现在状态栏上，如图 2-253 所示。本例为计算选定区域的均值。

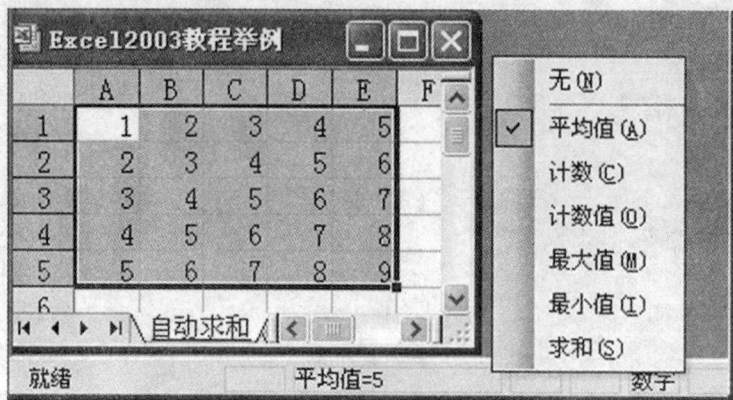

图 2-253　使用状态栏自动计算

（五）函数应用

函数是 Excel 预先定义好的内置公式。Excel 提供了多种类型的内部函数，另外 Excel 还允许用户自定义函数（具体参见有关建立外部函数的使用手册）。

1. Excel 内部函数　Excel 提供了大量的内置函数，表 2-18 中列出了按照功能进行的分类与说明。

表 2-18　内置函数分类与功能

分类	功能简介
数学和三角函数	进行各种数学计算
日期与时间函数	在公式中分析和处理日期值和时间值
工程函数	用于工程分析和计算
信息函数	确定存储在单元格中数据的类型
财务函数	进行一般的财务计算
逻辑函数	进行逻辑判断或者进行复合检验
统计函数	对数据区域进行统计分析和计算
查找和引用函数	在数据清单中查找特定数据或者查找一个单元格的引用
文本函数	在公式中处理字符串
数据库函数	分析数据清单中的数值是否符合特定条件

2. 函数的格式　函数的语法格式为：函数名（参数 1，参数 2，……）

函数名指具体使用的函数的名称。参数可以是数值、文字、逻辑值、数组或单元格引用，也可以是公式或函数，允许函数嵌套。用文字作参数时必须将文字用双引号括起来。

例如:

=SUM（B1:C6）　该函数是对 B1:C6 所引用的单元格区域中的数值求和。

=AVERAGE（C1:C8,H3:H9）　该函数是对 B1:C6 和 H3:H9 所引用的两个单元格区域中的数值求平均值。

=IF（A10>100,“合格”“不合格”）　该函数是判断 A10 单元格中数值是否大于 100。如果是，在该函数所在单元格放置“合格”文字；否则，放置“不合格”文字。

3. 函数的嵌套　一个函数可以用作其他函数的参数，这就是函数嵌套。

例如：=IF（AVERAGE（F2:F5）>50, SUM（G3,G6），100）

该公式表示 IF 函数中嵌套了 AVERAGE 函数和 SUM 函数，其含义是对 F2:F5 单元格区域的数值求平均值，再判断该平均值是否大于 50，如果是，则对 G3 和 G6 单元格的数值求和并将结果放在该公式所在单元格；否则，在该公式所在单元格置 100 这个数值。

关于函数嵌套的说明：

（1）有效的返回值　当嵌套函数作为参数使用时，它返回的数值类型必须与参数使用的数值类型相同。例如，如果参数应该返回一个 TRUE 或 FALSE 值，那么嵌套函数也必须返回一个 TRUE 或 FALSE 值。否则，Microsoft Excel 将显示 #VALUE! 错误值。

（2）嵌套级数的限制　公式中最多可以包含七层函数嵌套，而不是七个函数嵌套。

4. 函数的调用　使用函数时，可以直接在编辑栏或单元格中输入；也可以使用 Excel 提供的“插入函数”对话框帮助用户建立函数，减少因记忆不准或者使用不熟练而造成的错误。

使用“插入函数”对话框建立函数的操作步骤如下：

（1）选定要输入函数的单元格，例如选择如图 2–254 中的 K3 单元格。

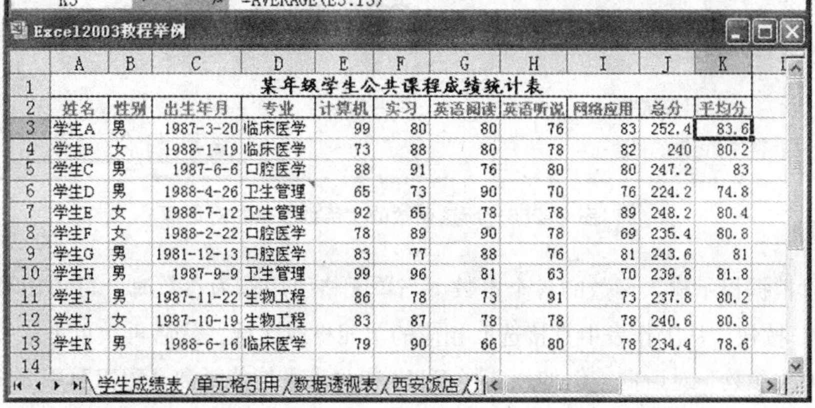

	A	B	C	D	E	F	G	H	I	J	K
1	某年级学生公共课程成绩统计表										
2	姓名	性别	出生年月	专业	计算机	实习	英语阅读	英语听说	网络应用	总分	平均分
3	学生A	男	1987-3-20	临床医学	99	80	80	76	83	252.4	83.6
4	学生B	女	1988-1-19	临床医学	73	88	80	78	82	240	80.2
5	学生C	男	1987-6-6	口腔医学	88	91	76	80	80	247.2	83
6	学生D	男	1988-4-26	卫生管理	65	73	90	70	76	224.2	74.8
7	学生E	女	1988-7-12	卫生管理	92	65	78	78	89	248.2	80.4
8	学生F	女	1988-2-22	口腔医学	78	89	90	78	69	235.4	80.8
9	学生G	男	1981-12-13	口腔医学	83	77	88	76	81	243.6	81
10	学生H	男	1987-9-9	卫生管理	99	96	81	63	70	239.8	81.8
11	学生I	男	1987-11-22	生物工程	86	78	73	91	73	237.8	80.2
12	学生J	女	1987-10-19	生物工程	83	87	78	78	78	240.6	80.8
13	学生K	男	1988-6-16	临床医学	79	90	66	80	78	234.4	78.6
14											

图 2–254　函数应用举例

（2）单击编辑栏左边的"插入函数"按钮"f_x"；或选择"插入"菜单中的"函数"命令，弹出"插入函数"对话框，如图 2-255 所示。

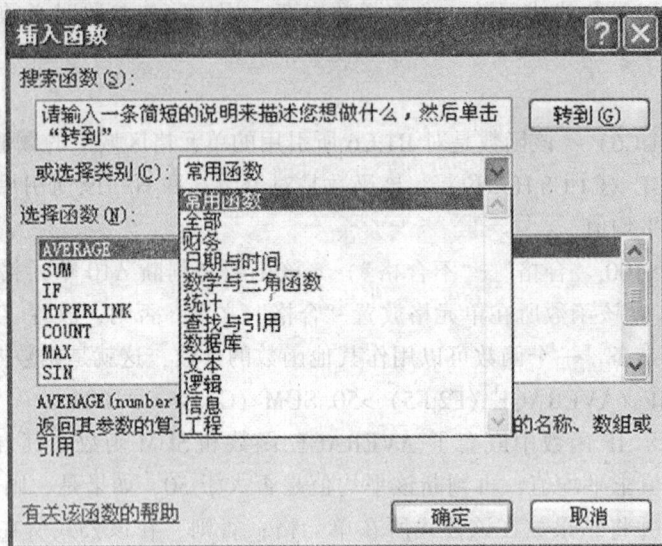

图 2-255　"粘贴函数"对话框

（3）从"函数分类"列表框中选择函数类别，在左侧选择函数名。例如，在"函数名"列表框中选择 AVERAGE（）求平均值函数。

（4）单击"确定"按钮，弹出如图 2-256 所示的"函数"对话框，它显示了所选函数的名称、参数、以及函数的功能说明和参数描述。

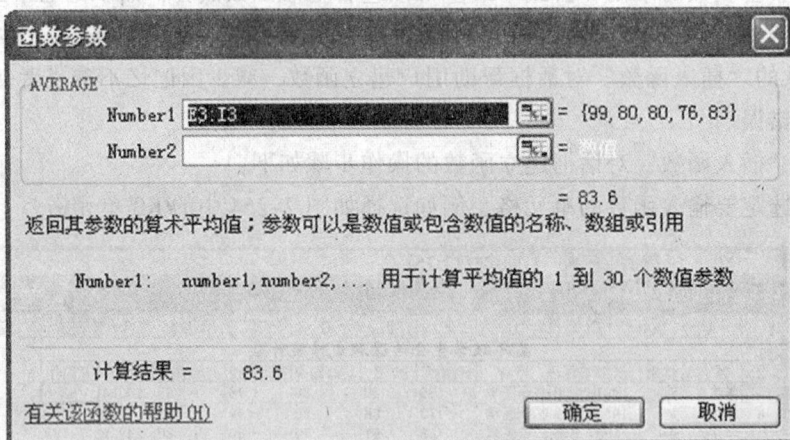

图 2-256　所选函数的"函数参数"对话框

（5）根据提示输入函数的各个参数，当单元格引用作为参数时，可单击参数框右侧的"　　"按钮，从工作表中直接选取相应的单元格或区域，然后再次单击该按钮，恢复显示"函数参数"对话框。例如，选择 E3:I3 作为求平均值函数 AVERAGE 的参数。

（6）单击"确定"按钮，完成函数的创建。

至此，在图 2-255 所示工作表中的 K3 单元格计算出了学生 A 的平均分，若要计算其他学生的平均分，直接拖动 K3 单元格的填充柄至 K13 单元格即可。

（六）常用函数的用法

1. 求和函数（SUM）

功能：对所有参数中的数值求和。

语法：SUM（number1，number2，……）

解释：number1, number2, …… 为 1 到 30 个需要求和的参数。

直接键入到参数表中的数字、逻辑值及数值型的文本表达式将被计算。如果参数为引用，则只有其中的数字将被计算。引用中的空白单元格、逻辑值、文本或错误值将被忽略。如果参数为错误值或为不能转换成数字的文本，将会导致错误。

示例：

=SUM（3, 6）   等于 9

=SUM（"3"，2，TRUE）   等于 6

因为文本值被转换成数字，而逻辑值 TRUE 被转换成数字 1。

如果 A1 包含 "3"，而 B1 中包含 TRUE，则：

=SUM（A1，B1，2） 等于 2，因为对非数值型值的引用不能被转换成数值。

如果单元格 A2:E2 包含 5，15，30，40，50，则：

=SUM（A2:C2）   等于 50

=SUM（B2:E2，15）   等于 150

2. 求平均值函数（AVERAGE）

功能：对所有参数计算算术平均值。

语法：AVERAGE（number1,number2，……）

解释：number1,number2，……为需要计算平均值的 1 到 30 个参数。参数应该是数字或包含数字的单元格引用、数组或名字。

示例：

=AVERAGE（1，2，3，4，5） 等于 3。

如果 M10:M15 区域被命名为 score，其中数值分别为 3，6，9，12，20，36，则

=AVERAGE（M10:M15）   等于 14.33

=AVERAGE（score）   等于 14.33

=AVERAGE（M10:M15，18） 等于 14.86

=AVERAGE（5，-7，8）   等于 2

3. 条件函数（IF）

功能：执行真假值判断，根据逻辑测试的真假值返回不同的结果。

语法：IF（logical_test, value_if_true, value_if_false）

解释：logical_test 表示计算结果为 TRUE 或 FALSE 的逻辑值或表达式。

value_if_true 是当 logical_test 为 TRUE 时，返回的值。

value_if_false 是当 logical_test 为 FALSE 时，返回的值。

示例：在如图 2–257 所示的工作表中，对每个学生的平均分进行评价，评价分级的说明在表 2–19 中列出。

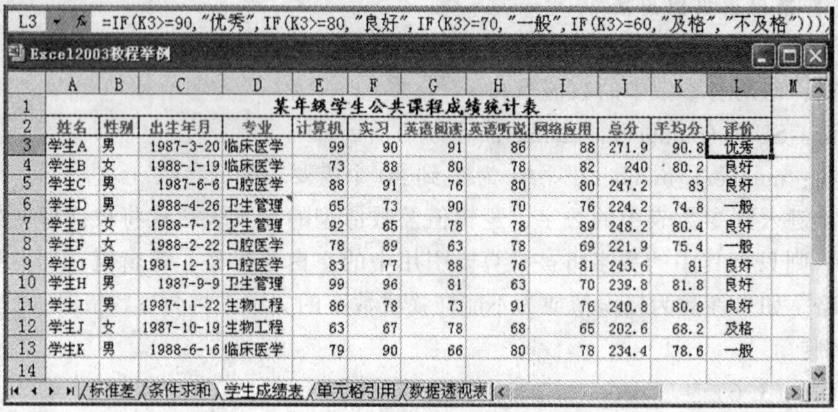
L3 =IF(K3>=90,"优秀",IF(K3>=80,"良好",IF(K3>=70,"一般",IF(K3>=60,"及格","不及格"))))

Excel2003教程举例

某年级学生公共课程成绩统计表

姓名	性别	出生年月	专业	计算机	实习	英语阅读	英语听说	网络应用	总分	平均分	评价
学生A	男	1987-3-20	临床医学	99	90	91	86	88	271.9	90.8	优秀
学生B	女	1988-1-19	临床医学	73	88	80	78	82	240	80.2	良好
学生C	男	1987-6-6	口腔医学	88	91	76	80	80	247.2	83	良好
学生D	男	1988-4-26	卫生管理	65	73	90	70	76	224.2	74.8	一般
学生E	女	1988-7-12	卫生管理	92	65	78	78	89	248.2	80.4	良好
学生F	女	1988-2-22	口腔医学	78	89	63	78	69	221.9	75.4	一般
学生G	男	1981-12-13	口腔医学	83	77	88	76	81	243.6	81	良好
学生H	男	1987-9-9	卫生管理	99	96	81	63	70	239.8	81.8	良好
学生I	男	1987-11-22	生物工程	86	78	73	91	76	240.8	80.8	良好
学生J	女	1987-10-19	生物工程	63	67	78	68	65	202.6	68.2	及格
学生K	男	1988-6-16	临床医学	79	90	66	80	78	234.4	78.6	一般

标准差 条件求和 学生成绩表 单元格引用 数据透视表

图 2–257 在工作表中对学生平均分进行评价

表 2–19 平均分的分级评价说明

判断平均分	对应单元格显示
大于等于 90	优秀
80 到 89	良好
70 到 79	一般
60 到 69	及格
小于 60	不及格

可以在 L3 单元格中输入下列含有嵌套的 IF 函数，按回车键确定：

=IF（G3>=90," 优秀", IF（G3>=80," 良好", IF（G3>=70," 一般", IF（G3>=60," 及格"," 不及格"))))

至此，在 L3 单元格中得出了学生 A 的评价说明，如果得出其他学生的评价说明，只需拖动 L3 单元格的填充柄向下至 L13 单元格即可，结果如图 2–258 所示工作表中的 L3:L13 单元格区域。

4. 条件求和函数（SUMIF）

功能：根据指定条件对若干单元格求和。

语法: SUMIF（range, criteria, sum_range）

解释：range 为条件判断的单元格区域。criteria 为指定单元格将被作为相加求和的条件，其形式可以为数字、表达式或文本。

sum_range 为需要求和的实际单元格。只有当 range 中的相应单元格满足条件时，才对 sum_range 中的单元格求和。如果省略 sum_range，则直接对 range 中的单元格求和。

如果 A1:D1 和 A2:D2 的内容分别如图 2-258 左图所示，则在 F1 单元格输入函数=SUMIF（A1:D1，28，A2:D2）时，其结果等于 45。

如果 A3:D3 和 A4:D4 的内容分别如图 2-258 右图所示，则在 F4 单元格输入函数=SUMIF（A3:D3，"bb"，A4:D4）时，其结果等于 86。

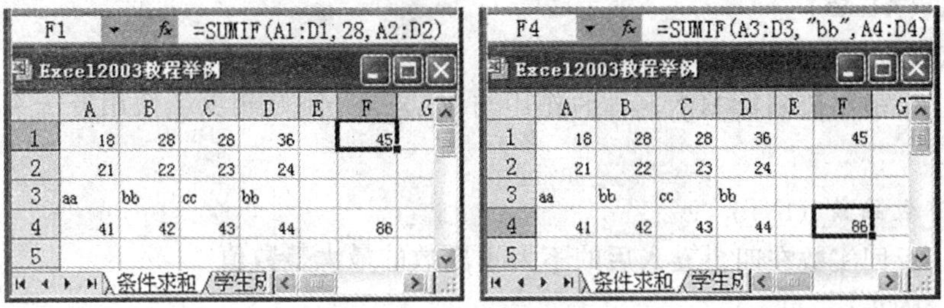

图 2-258　条件求和函数应用举例

设 A1:A4 中的数据是 10、20、30、40，而 B1:B4 中的数据是 100、200、300、400，那么 SUMIF（A1:A4，">15"，B1:B4）等于 900，因为只有 A2、A3、A4 中的数据满足条件，所以相应地对 B2、B3、B4 进行求和。

5. 条件计数函数（COUNTIF）

功能：求出特定数值在指定单元格区域中出现的次数。

语法：COUNTIF（range, criteria）

注释：range 为条件判断的单元格区域。criteria 为指定单元格将被计数的条件，其形式可以为数字、表达式或文本。

示例：

函数=COUNTIF（B5:B25，"IBM"）可累计区域 B5:B25 中包含文本内容"IBM"的单元格个数。

假如 DATA 是为某个单元格区域的命名，函数=COUNTIF（DATA，12）会返回该区域中包含值 12 的单元格数量。

假如 DATA 是为某个单元格区域的命名，函数=COUNTIF（DATA," <0"）会返回该区域中包含负值的单元格数量。

假如 DATA 是为某个单元格区域的命名，函数=COUNTIF（DATA," <>0"）会返回该区域中不等于 0 的单元格数量。

假如 DATA 是为某个单元格区域的命名，函数=COUNTIF（DATA," >5"）会返回该区域中大于 5 的单元格数量。

假如 DATA 是为某个单元格区域的命名，函数=COUNTIF（DATA，A1）会返回该区域中等于单元格 A1 中内容的单元格数量。

6. 求最大值函数（MAX）

功能：在所有参数中求出最大数值。

语法：MAX（number1, number2, ……）

注释：Number1, number2, …… 为需要找出最大数值的 1 到 30 个参数。

可以将参数指定为数字、空白单元格、逻辑值或数字的文本表达式。如果参数为错误值或不能转换成数字的文本，将产生错误。

示例：

如果 A1:A5 包含数字 10、7、9、27、2，则：

=MAX（A1:A5）　　　　　等于 27

=MAX（A1:A5，30）　　　等于 30

提示：求最小值函数 MIN（）的作用与 MAX（）刚好相反，使用方法类似，不再赘述。

7. 求整数函数（INT）

功能：返回实数在四舍五入后的不大于原数的最大整数值。

语法：INT（number）

注释：number 是需要取整的实数。

示例：

=INT（7.6）　　　　　　等于 7

=INT（—7.6）　　　　　等于—8

=INT（0.38）　　　　　 等于 0

=INT（—0.38）　　　　 等于—1

=INT（0.99）　　　　　 等于 0

8. 求余数函数（MOD）

功能：返回两数相除的余数。结果的正负号与除数相同。

语法：MOD（number,divisor）

注释：number 为被除数，divisor 为除数。如果 divisor 为零，函数 MOD 返回错误值 #DIV/0!。注意：任何时候商和除数的积再加余数等于被除数，而且余数的绝对值要比除数的绝对值小才对。

示例：

=MOD（3，2）　　　　　等于 1

=MOD（−3，2）　　　　 等于 1

=MOD（3，−2）　　　　 等于−1

=MOD（−3，−2）　　　 等于−1

=MOD（5，3）　　　　　等于 2

=MOD（5，−3）　　　　 等于−1

=MOD（−5，3）　　　　 等于 1

=MOD（−5，−3）　　　 等于−2

=MOD（4，2）　　　　　等于 0

=MOD（4，−2）　　　　 等于 0

9. 四舍五入函数（ROUND）

功能：返回某个数值按指定位数四舍五入后的数值。

语法：ROUND（number, num_digits）

注释：number 为需要进行四舍五入的数值。num_digits 为指定的位数，按此位数进行舍入。如果 num_digits 大于 0，则四舍五入到指定的小数位；如果 num_digits 等于 0，则四舍五入到最接近的整数；如果 num_digits 小于 0，则在小数点左侧进行四舍五入。

示例：

=ROUND（2.15，1）	等于 2.2
=ROUND（2.149，1）	等于 2.1
=ROUND（-1.475，2）	等于 -1.48
=ROUND（21.5，-1）	等于 20
=ROUND（3.567，0）	等于 4
=ROUND（3.456，0）	等于 3
=ROUND（345.28，-2）	等于 300
=ROUND（356.28，-2）	等于 400

10. 逻辑与函数（AND）、逻辑或函数（OR）

AND（）函数功能：所有参数的逻辑值为真时返回 TRUE；只要有一个参数的逻辑值为假时，即返回 FALSE。

OR（）函数功能：在所有参数中，任何一个参数逻辑值为真时返回 TRUE；所有参数的逻辑值为假时，即返回 FALSE。

语法：AND（logical1，logical2，……）

OR（logical1，logical2，……）

注释：logical1, logical2，…… 表示待检测的 1 到 30 个条件值，各条件值或为 TRUE，或为 FALSE。

所有参数的计算结果必须为逻辑值，如 TRUE 或 FALSE，或者包含逻辑值的引用；如果引用的参数包含文字或空单元格，则忽略其值；如果指定的单元格区域内包括非逻辑值，则函数 AND 和函数 OR 将返回错误值 #VALUE!。

示例：

·=AND（TRUE，TRUE）	等于 TRUE
·=AND（TRUE，FALSE）	等于 FALSE
·=AND（FALSE，FALSE）	等于 FALSE
·=OR（TRUE，TRUE）	等于 TRUE
·=OR（TRUE，FALSE）	等于 TRUE
·=OR（FALSE，FALSE）	等于 FALSE

如果 B1:B3 单元格中的值为 TRUE、FALSE、TRUE，则：

=AND（B1:B3）	等于 FALSE
=OR（B1:B3）	等于 TRUE

·=IF（AND（B3>1, B3<100），B4，"数值超出范围"）

该函数的含义是如果 B3 单元格中数值为 1~100（不含 1 和 100），则返回 B4 单元格内容；否则返回“数值超出范围”。

·=IF（OR（B3<1, B3>100），B4，“数值超出范围”）

该函数的含义是如果 B3 单元格中数值为 1~100（不含 1 和 100）之外的数值，则返回 B4 单元格内容；否则返回“数值超出范围”。

五、数据清单与数据分析

在许多情况下，Excel 使用数据清单来组织和处理数据。数据清单是包含标题及相关数据的一个单元格区域，它可以像数据库一样使用，其中第一行中的列标志是数据清单的字段名称，该区域中行表示记录，列表示字段。在 Excel 中使用数据清单，用户可以很方便地管理和分析数据，如排序、筛选或分类汇总等。

（一）在工作表中创建数据清单

1. 数据清单的基本准则

（1）每张工作表仅可使用一个数据清单　避免在一张工作表上建立多个数据清单，因为某些功能如筛选等，一次只能在一个数据清单中使用，如图 2-259 所示。

（2）设计数据清单　数据清单的第一行应是列标志，列标志在格式上应区别于其他数据的格式。将同类数据置于同一列中。

（3）使数据清单独立　在工作表中数据清单应与其他数据间至少留出一个空列和一个空行。在执行排序、筛选或自动汇总等操作时，这将便于 Excel 检测和选定数据清单。

（4）将关键数据置于数据清单的顶部或底部　避免将关键数据放到数据清单的左右两侧，因为这些数据在筛选数据清单时可能会被隐藏。

（5）显示行和列　在修改数据清单之前，请确保隐藏的行或列也被显示。如果数据清单中的行或列未被显示，那么数据有可能会被删除。

（6）避免空行和空列　避免在数据清单中放置空行和空列，这将有利于 Excel 自动确定数据清单的范围。

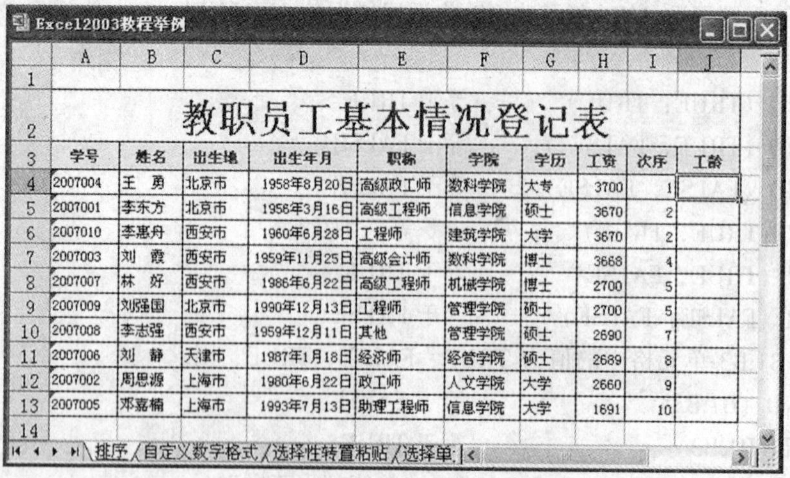

学号	姓名	出生地	出生年月	职称	学院	学历	工资	次序	工龄
2007004	王　勇	北京市	1958年8月20日	高级政工师	数科学院	大专	3700	1	
2007001	李东方	北京市	1956年3月16日	高级工程师	信息学院	硕士	3670	2	
2007010	李惠舟	西安市	1960年6月28日	工程师	建筑学院	大学	3670	2	
2007003	刘　霞	西安市	1959年11月25日	高级会计师	数科学院	博士	3668	4	
2007007	林　好	西安市	1986年6月22日	高级工程师	机械学院	博士	2700	5	
2007009	刘强国	北京市	1990年12月13日	工程师	管理学院	硕士	2700	5	
2007008	李志强	西安市	1959年12月11日	其他	管理学院	硕士	2690	7	
2007006	刘　静	天津市	1987年1月18日	经济师	经管学院	硕士	2689	8	
2007002	周思源	上海市	1980年6月22日	政工师	人文学院	大学	2660	9	
2007005	邓嘉楠	上海市	1993年7月13日	助理工程师	信息学院	大学	1691	10	

图 2-259　工作表中的数据清单实例

2. 将数据清单用作数据库　在 Excel 中，可以将数据清单看作数据库来操作。

(1) 数据清单中的列对应数据库中的字段。

(2) 数据清单中的列标志对应数据库中的字段名称。

(3) 数据清单中的每一行对应数据库中的一个记录 (第一行除外)。

3. 数据清单中数据的输入与修改

(1) 按照上述准则创建了列标志后，就可以直接向数据行中各单元格输入数据，也可以通过编辑栏输入和修改数据。

(2) 另一种方法是使用 Excel 提供的记录单对话框输入数据。利用它可以很方便地在数据清单中一次输入或显示一行完整的记录，也可以修改、查找和删除记录。

使用记录单为数据清单添加数据行的操作方法如下：

(1) 单击需要添加记录的数据清单中的任一单元格。

(2) 选择"数据"菜单中的"记录单"命令，出现如图 2-260 所示的对话框。

(3) 单击"新建"按钮，在对话框中显示一个新建的空记录。

(4) 输入新记录所包含的信息。

(5) 完成数据输入后，按下回车键添加记录。

(6) 单击"关闭"按钮关闭记录单。新添加的记录会自动排在末尾数据行。

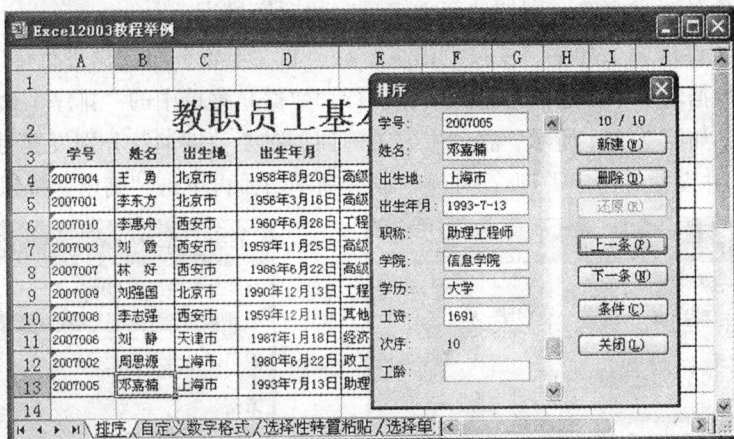

图 2-260　数据清单中记录单对话框

提示：新打开的记录单对话框总是显示数据清单中第一行的信息，利用其中的滚动条或"上一条""下一条"命令可以查看其他数据行，在各字段编辑框中进行修改。

（二）在数据清单中排序

在数据清单中，我们可以利用 Excel 强大的排序功能，按自己指定的规则对数据清单进行排序。排序的类型有升序和降序之分；排序的方式有按数值或日期大小、按文本拼音先后、按文本笔划多少等排列之分。

1. 默认排序规则　在按升序排序时，Excel 使用如下次序 (在按降序排序时，除了空格总是在最后外，其他的排序次序反转)：

(1) 数字　数字从最小的负数到最大的正数进行排序。

（2）字母　按字母先后顺序排序，文本以及包含数字的文本，按下列次序排序：
0～9（空格）！"＃＄％＆（）＊,./：；？＠［＼］＾_｀{|}～＋＜＝＞
A～Z。

撇号（'）和连字符会被忽略。但例外情况是如果两个字符串除了连字符不同外，其余都相同，则带连字符的文本排在后面。

（3）逻辑值　在逻辑值中，FALSE 排在 TRUE 之前。

（4）错误值　所有错误值的优先级相同。

（5）空格　空格始终排在最后。

2. 数据清单的排序功能　我们以图 2-260 所示的"教职员工基本情况登记表"数据清单为例，来全面体验 Excel 的排序功能。

（1）快速排序　如果希望对教职员工信息按某列属性（如"工资"由大到小）进行排列，可以这样操作：选中"工资"列中任意一个单元格（如 H4），然后单击"常用"工具栏上的"降序排序"按钮即可，如图 2-260 所示的结果，对数据清单按工资从大到小排序。

提示：① 如果按"常用"工具栏上的"升序排序"按钮，则将"工资"由小到大进行排序。② 如果排序的对象是中文字符，则默认按"汉语拼音"的顺序排序。③ 如果排序的对象是西文字符，则按"西文字母"的顺序排序。

（2）多条件排序　如果需要按"出生年月"和"工资"对数据进行排序，可以这样操作：选中数据清单中任意一个单元格，执行"数据"菜单中的"排序"命令，打开"排序"对话框，如图 2-261 所示，将"主要关键词、次要关键词"分别设置为"出生年月"和"工资"，并设置好排序类型（"升序"或"降序"），再单击"确定"按钮即可。

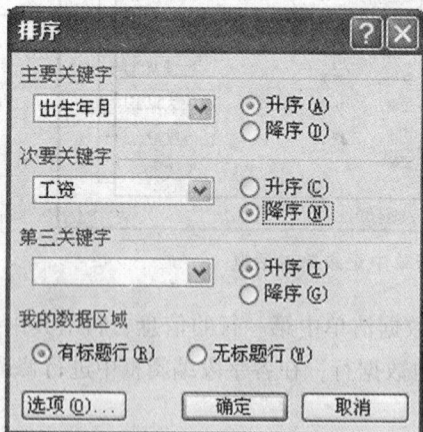

图 2-261　"排序"对话框

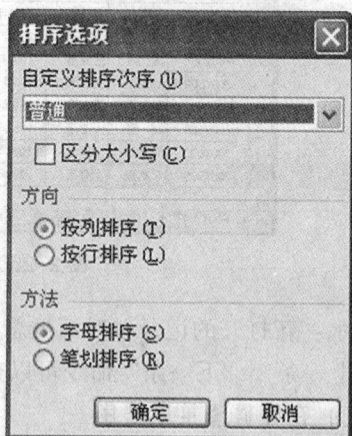

图 2-262　"排序选项"对话框

（3）按笔划排序　在中文信息中，也可以按文字的笔画多少进行排序。例如，对"姓名"按"姓氏笔画"进行排序：选中姓名列任意一个单元格，执行"数据"菜单中的"排序"命令，打开"排序"对话框，单击其中的"选项"按钮，打开"排序选项"对话框如图 2-262 所示，选中"笔画排序"选项，"确定"后返回到"排序"对话框，再单击"确定"按钮即可。

提示：如果需要按某行属性对数据进行排序，只要在上述"排序选项"对话框中选中"按行排序"选项即可。

（4）自定义排序 在某些特殊情况下，需要按特定方式进行排序。例如，当对"职称"按高低进行排序时，无论是按"拼音"还是"笔画"排序，都不符合我们的要求。对于这个问题，可以通过自定义序列功能来进行排序。

先把"职称"按设想的排列顺序输入到另一单元格区域，如图 2-263 所示的 L3:L19 单元格区域中；执行"工具"菜单中的"选项"命令，打开"选项"对话框，切换到"自定义序列"选项卡中，如图 2-264 所示。在"从单元格中导入序列"右侧的方框中输入"$L$3:$L$19"（也可以用鼠标选择输入），然后单击"导入"按钮，将相应的序列导入到系统中，单击"确定"按钮后返回。

图 2-263 建立自定义排序数据

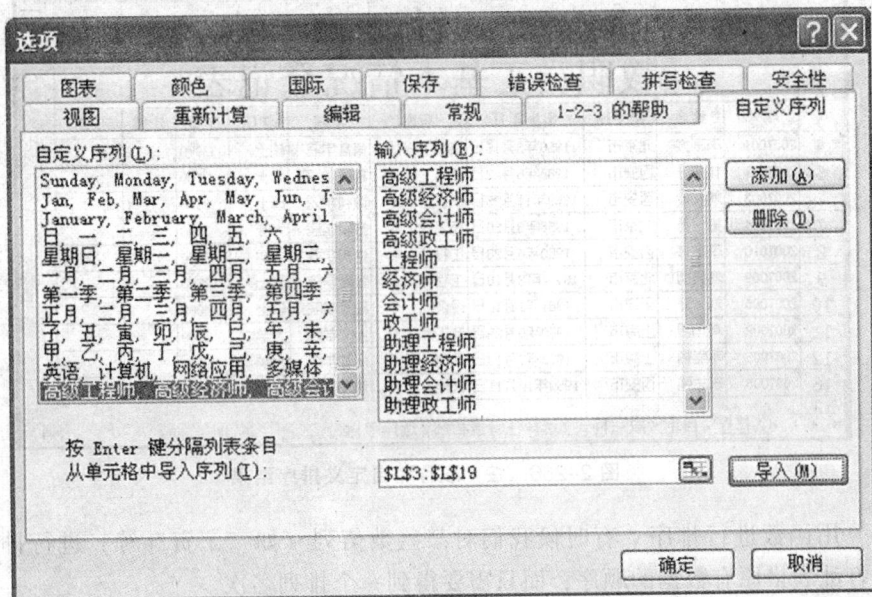

图 2-264 "选项"对话框中"自定义序列"选项卡

提示：序列导入后，原来 L3:L19 单元格区域中输入的数据可以删除，导入的序列在其他 Excel 文档中均可直接使用。

接下来在如图 2-260 所示的数据清单中单击"职称"列中任意一个单元格，执行"数据"菜单中的"排序"命令，打开"排序"对话框，在"主要关键字"框中选择"职称"字段，再单击其中的"选项"按钮，打开"排序选项"对话框，如图 2-264 所示。单击"自定义排序次序"框右侧的下拉按钮，在弹出的下拉列表中，选中上述"导入"的序列，如图 2-265 所示。"确定"后返回到"排序"对话框，再单击"确定"按钮，该数据清单就按职称顺序排列了，出现如图 2-266 所示的排序结果。

图 2-265 "排序选项"对话框设置自定义排序

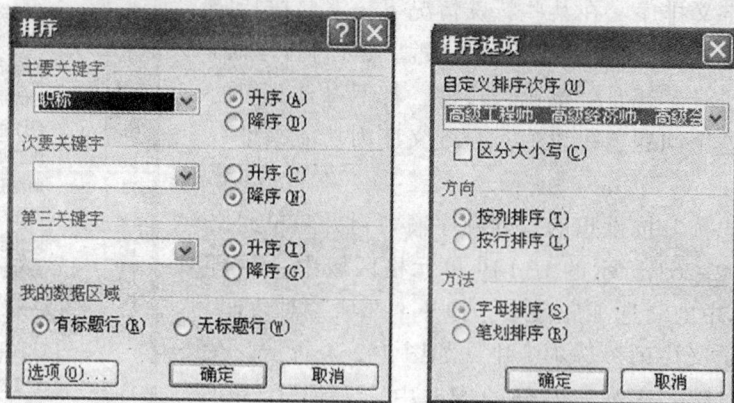

图 2-266 按"职称"自定义排序结果

(5) 用函数进行排序 有时候我们对某些数值列（如"工资"等）进行排序时，不希望打乱表格原有数据的顺序，而只需要得到一个排列名次。

提示：若要升序排序，可在公式最后增加一个"非零"参数，如将上述公式改为：=RANK（H4,$H$4:$H$13,1）。

（三）在数据清单中筛选

筛选就是按照用户设定的条件从数据清单中选择符合条件的数据行（记录）。Excel 提供了两种筛选命令，即自动筛选和高级筛选。自动筛选适用于简单条件；高级筛选适用于复杂条件。

自动筛选一次只能用某一列的最多两个条件进行筛选，而高级筛选可以同时按两列或两列以上的条件进行筛选，也可以用单列中的三个或更多的条件。

值得注意的是，进行筛选的数据清单必须含有列标志。与排序不同，筛选并不重排数据清单，只是暂时隐藏不必要显示的行。

1. 自动筛选

（1）单击需要筛选的数据清单中任一单元格，如图 2-267 左图所示。

（2）在"数据"菜单中依次选择"筛选""自动筛选"命令，在数据清单每个列标志的右侧出现下拉箭头。

（3）单击某列标志右侧的下拉箭头，选择需要显示的内容。例如，选择"专业"列中的"自动化"选项，结果如图 2-267 右图所示。

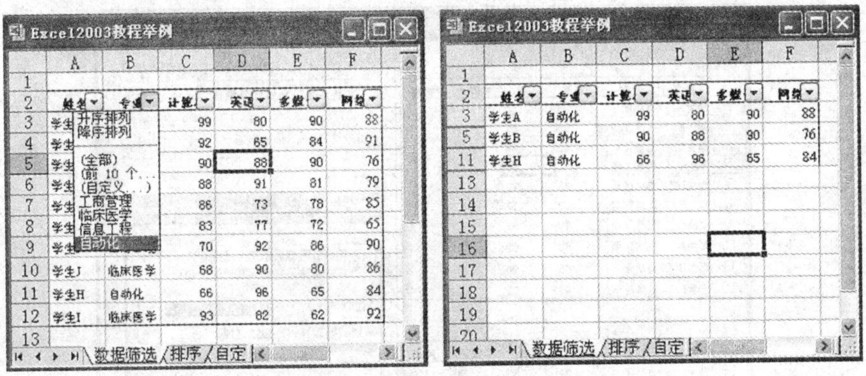

图 2-267　自动筛选数据清单

（4）如果要使用另一列中数值作为附加条件，应在另一列中重复步骤（3）。

（5）如果要使用同一列中的一个或两个条件来筛选数据清单，而不是简单的"等于"，应在步骤（3）中单击"自定义"命令，出现如图 2-268 所示的"自定义自动筛选方式"对话框，选择合适的比较运算符并输入要求匹配的值，然后"确定"。

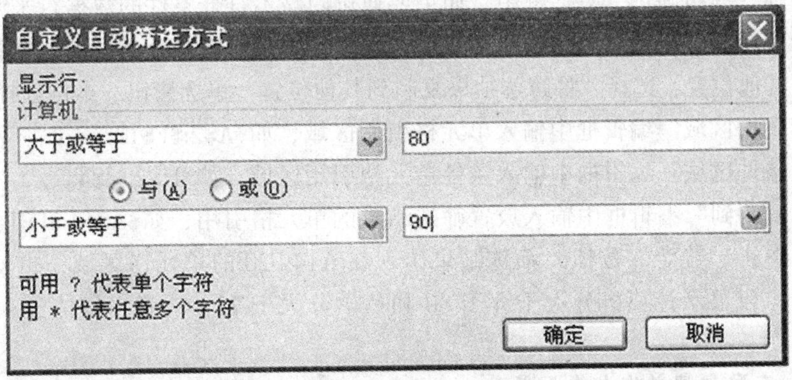

图 2-268　"自定义自动筛选方式"对话框

（6）依次选择"数据"菜单中的"筛选""全部显示"命令，会解除自动筛选，恢复原来的数据清单；若再次选择"自动筛选"命令，则可以撤销数据清单中的筛选箭头。

2. 高级筛选　使用"高级筛选"命令时，用户必须在工作表中建立一个条件区域，条件区域与数据清单之间应至少有一空白行（或列）。

在条件区域中，筛选条件的相对位置决定了它们之间的逻辑关系，在同一行中的所有条件是"与"的关系；在不同行中的条件是"或"的关系。使用"高级筛选"命令筛选数据清单的步骤如下：

（1）在选定的条件区域中建立筛选条件，如图 2-269 中的 H2:J4 区域。

（2）单击数据清单中的任一单元格，以选择该数据清单，如图 2-269 中的 A2:F12 区域。

（3）依次选择"数据"菜单中的"筛选""高级筛选"命令，出现"高级筛选"对话框，如图 2-269 所示的"高级筛选"对话框。

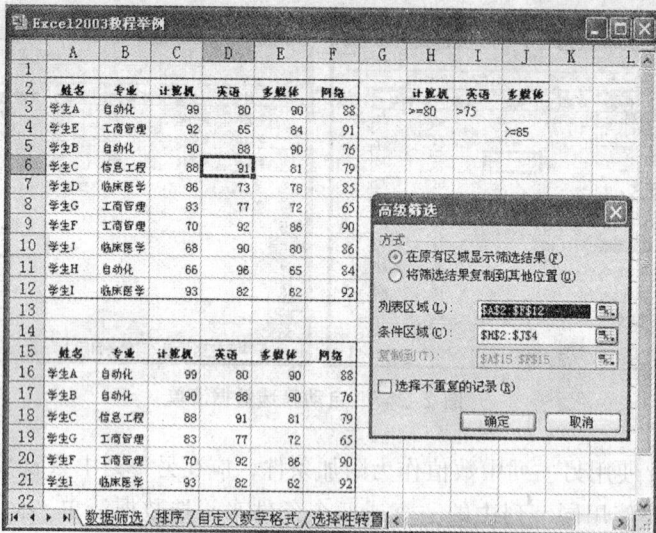

图 2-269　高级筛选对话框及筛选结果

（4）在"高级筛选"对话框中，如果要通过隐藏不符合条件的数据行来筛选数据清单，选择"在原有区域显示筛选结果"单选按钮；如果要将符合条件的数据行复制到该工作表的其他位置，选择"将筛选结果复制到其他位置"单选按钮。本例选择后者。

在"数据区域"编辑框中输入单元格引用区域，如$A$2:$F$12。

在"条件区域"编辑框中输入条件单元格引用区域，如$H$2:$J$4。

在"复制到"编辑框中输入放置筛选结果的单元格引用，如$A$14:$F$14。

（5）单击"确定"按钮。筛选结果出现在 A14:F20 的单元格区域，也就是学生成绩清单中，仅显示计算机分大于等于 80 和英语分大于 75，或者多媒体分大于等于 85 的数据行。

（四）在数据清单中分类汇总

分类汇总是将数据清单中相同类别中的数据进行统计汇总，以便于对数据进行分析与对比等。

1. 分类汇总的方法

（1）首先对数据清单中需要分类汇总的列进行排序。例如，按如图 2-270 中的

"专业"列进行排序，以便于相同"专业"的记录被排在一起。

(2) 在要分类汇总的数据清单中，单击任一单元格，以表示对该数据清单进行操作。

(3) 选择"数据"菜单中的"分类汇总"命令，出现"分类汇总"对话框，如图2-270中右侧所示。

在"分类字段"下拉列表框中，选择需要用来分类汇总的数据列（即已进行排序的列），例如"专业"。

在"汇总方式"下拉列表框中，选择需要分类汇总的计算类型，例如选择"平均值"。

在"选定汇总项"列表框中，选定需要汇总的数值列对应的复选框，例如对"计算机"和"英语"进行汇总。

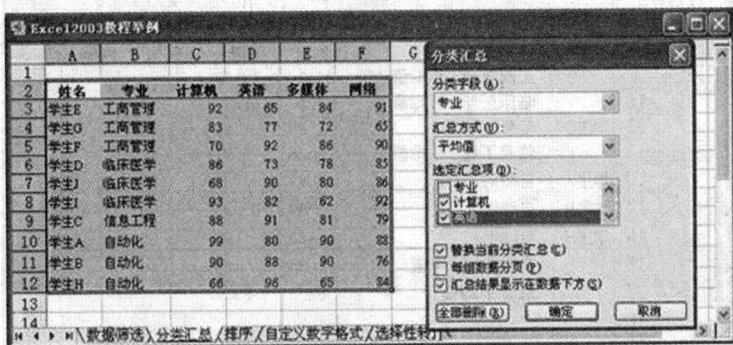

图 2-270　分类汇总数据清单及"分类汇总"对话框

(4) 单击"确定"按钮，结果如图2-271所示。

图 2-271　分类汇总结果

Excel 将为分类后的每个类插入分类汇总行，最后还会插入总计汇总行。用户也可以在此基础上再进一步按其他选择进行分类汇总。

2. **显示与隐藏明细分类数据**　从图2-271所示的分类汇总数据清单中的结果可以看出，在显示分类汇总结果的同时，分类汇总表的左侧自动出现一些分级显示按钮，这些按钮的作用如下。

“+”显示细节按钮：单击此按钮可以显示分级详细信息。

“-”隐藏细节按钮：单击此按钮可以隐藏分级详细信息。

“1”级别按钮：单击此按钮只显示总的汇总结果，即总计数据。

“2”级别按钮：单击此按钮只显示分类汇总结果。

“3”级别按钮：单击此按钮则显示全部数据及其汇总结果。

分级按钮操作的情况如图 2-272 所示。

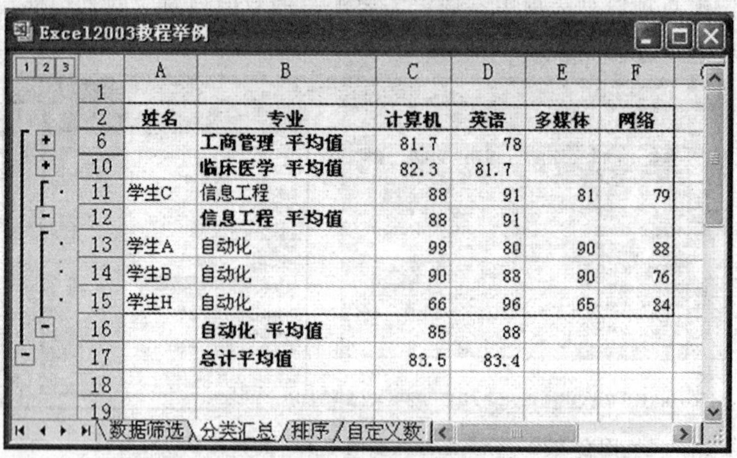

	A	B	C	D	E	F
1						
2	姓名	专业	计算机	英语	多媒体	网络
6		工商管理 平均值	81.7	78		
10		临床医学 平均值	82.3	81.7		
11	学生C	信息工程	88	91	81	79
12		信息工程 平均值	88	91		
13	学生A	自动化	99	80	90	88
14	学生B	自动化	90	88	90	76
15	学生H	自动化	66	96	65	84
16		自动化 平均值	85	88		
17		总计平均值	83.5	83.4		
18						
19						

图 2-272 分类汇总表分级按钮的用法

Excel 也可以进行嵌套分类汇总。所谓嵌套分类汇总是指首先按某个分类字段进行分类汇总，然后再在前面已汇总数据的基础上作进一步的细化分类汇总。但要注意的是再次进行分类汇总时，在“分类汇总”对话框中要清除“替换当前分类汇总”复选框。

若要在数据清单中清除分类汇总，可以单击“分类汇总”对话框中的“全部删除”按钮，再单击“确定”按钮即可。

六、创建数据图表与数据透视表

利用数据图表可以直观地反映工作表中一组或若干组数据的差异和趋势。Excel 中提供了 18 种标准图表类型和若干种自定义图表类型，如柱形图、条形图、折线图等，可以从中选择合适的图表类型，以便有效地直观地对数据进行比较。数据透视表是一种对许多数据快速汇总和建立交叉列表的动态工作表。它可以进行行列的转换，以便于从不同角度查看源数据的不同汇总结果；它也可以用不同页面显示汇总结果。数据透视图是一种动态图表，它可以将数据透视表以图表的形式显示出来。

（一）在工作表中编辑图形对象

1. 插入图片或剪贴画 可以在工作表中插入图片，也可以将图片用于某些图表项，如数据标记、图表背景等。

2. 添加自选图形 选择“绘图”工具栏中的“自选图形”按钮，或在“插入”菜单中选择"图片"命令下的"自选图形"命令,如果要在工作表或图表工作表中添加自选图形,可选择相应的工作表或图表工作表;如果要在嵌入式图表上添加"自选图形",单击该嵌入式图表。

3. 将背景图案添加到整个工作表中 单击要添加背景图案的工作表,选择"格式"菜单中的"工作表"命令,然后再单击"背景"命令,选择要使用的背景图案文件,所选图形将填入工作表中。背景图案不能打印,并且不会保存在 Web 页的单个工作表中。

4. 在工作表中添加"艺术字"图形对象 单击"绘图"工具栏上的"插入艺术字"按钮,在"编辑'艺术字'文字"对话框中输入相应文字并选择所需选项。单击"确定"按钮。

(二) 创建和编辑数据图表

1. 工作表中数据的图表表示 图表是与生成它的工作表数据相关联的,工作表数据发生变化时,图表也将自动更新。我们通过图 2-273 来了解数据图表与工作表数据之间的关系,并说明数据图表的组成元素。

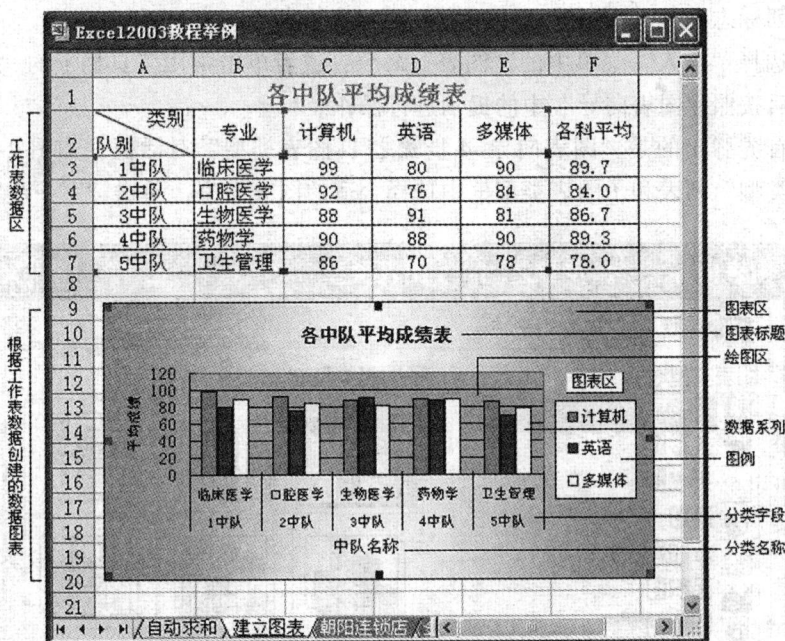

图 2-273 图表的组成及与工作表的关系

(1) 图表区 指整个图表区域。

(2) 绘图区 指图表区域中绘制数据系列的区域。

(3) 图表标题 表明图表内容的文字。通常位于图表上方,如"各中队平均成绩表"。

(4) 坐标轴及其标题 包括 X 轴和 Y 轴。X 轴是分类轴,常指时间序列或数据的分类;Y 轴表示数据的度量单位。X 轴和 Y 轴组成了图形区的边界,可以分别输入 X 坐标轴和 Y 坐标轴的标题,如"中队名称"和"平均成绩"。

(5) 坐标值 Excel 根据工作表中的数据来自动创建坐标值,它覆盖了数据清单中数值的范围。除非特别指定,否则 Excel 将使用值域中左上角单元格的格式作为整个坐标的数字格式。

(6) 分类名称 Excel 将工作表数据中的行或列标题作为分类轴的名称使用。

(7) 数据系列 是要绘制图表的数据的集合,它来源于数据清单中的一行或一列的数据。图表中的每一数据系列都由不同的颜色或图案表示。

(8) 数据系列名称 Excel 将数据清单中的行或列的标题作为系列名称使用。系列名称会出现在图表的图例中。

(9) 图例 用于解释每个数据系列的名字、颜色及图案。

2. 创建数据图表 数据图表可以由数据清单中相邻或不相邻的单元格区域生成。生成的图表既可以是嵌入式图表,也可以是图表工作表。嵌入式图表是置于工作表中的图表对象,保存工作簿时,此图表随工作表一同保存;图表工作表是只包含图表的工作表。创建图表的方法如下:

(1) 选定要生成图表的工作表数据区域,如图 2-274 所示数据区域 A2:E7(包括数据的行、列标志)。

(2) 选择"插入"菜单中的"图表"命令,或者单击常用工具栏上的"图表向导"按钮,然后按照"图表向导"中的提示进行操作。

(3) 首先弹出的是"图表向导-4 步骤之 1-图表类型"对话框,如图 2-274 所示。从"图表类型"列表和子图表类型框中选择合适的图表类型,单击"下一步"按钮。

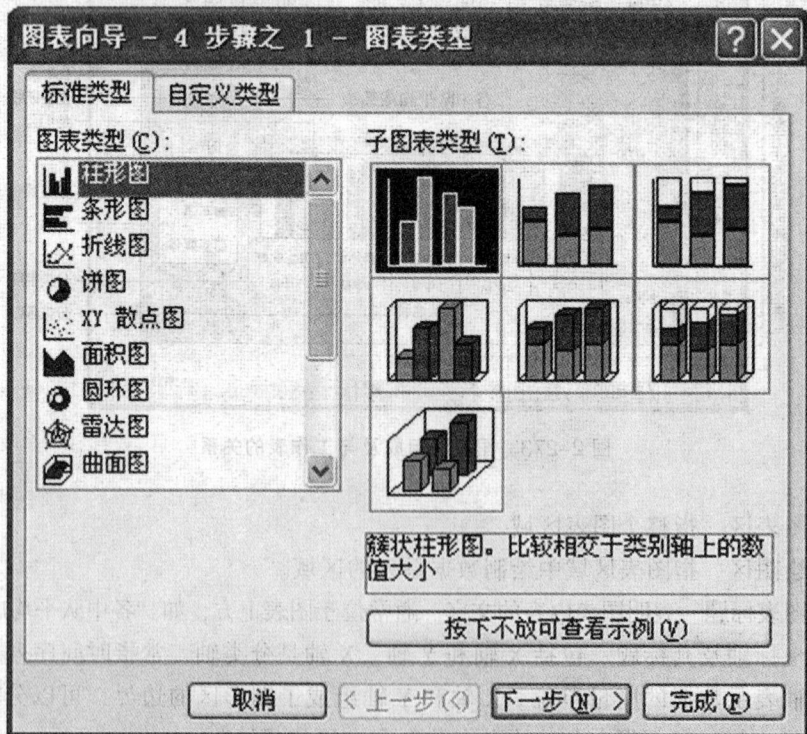

图 2-274 "图表向导-4 步骤之 1-图表类型"对话框

（4）弹出"图表向导–4 步骤之 2–图表源数据"对话框，如图 2–275 所示。在"数据区域"框中选择数据和标志的单元格区域（也可以手工输入），用于创建图表。这里的行号和列标全面都加了"$"绝对引用符号；不连续的单元格引用之间用"，"号隔开。

选择"行"或"列"选项来指定数据系列是在行还是在列：

① 按行产生：此时列数据标志做分类轴，数据区域以行数据构成数据系列，图例为行数据标志。

② 按列产生：此时行数据标志做分类轴，数据区域以列数据构成数据系列，图例为列数据标志。

这时可以在"对话框"中进行预览，如果预览结果满意的话，单击"下一步"按钮。

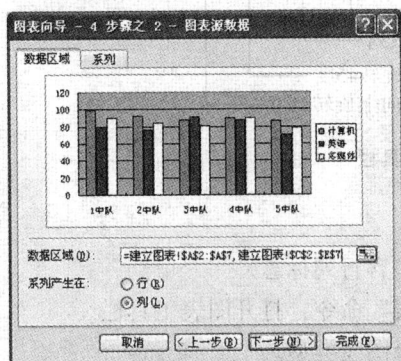

图 2–275　"图表向导–4 步骤之 2–图表数据源"对话框

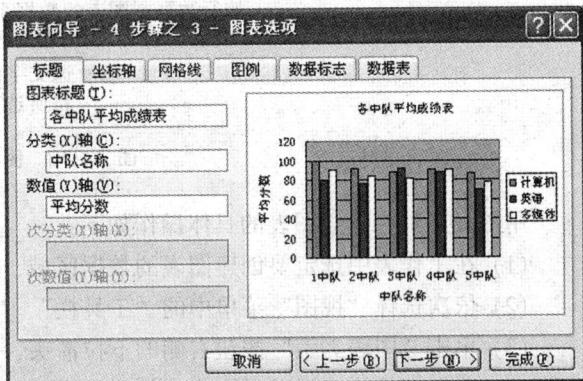

图 2–276　"图表向导–4 步骤之 3–图表选项"对话框

（5）弹出"图表向导–4 步骤之 3–图表选项"对话框，如图 2–276 所示。在该对话框中建立图表标题、X 轴和 Y 轴标题，然后单击"下一步"按钮。

在"图表向导–4 步骤之 3–图表选项"对话框中有 6 个选项卡，都用于图表设置。由于篇幅所限，不再赘述。

（6）最后弹出"图表向导–4 步骤之 4–图表位置"对话框，如图 2–277 所示。在该对话框中确定生成图表的存放位置，如果选择"作为新工作表插入"，则要在编辑框中输入图表工作表名称；如果选择"作为其中的对象插入"，则在选择的工作表中插入该图表，不再另生成工作表。

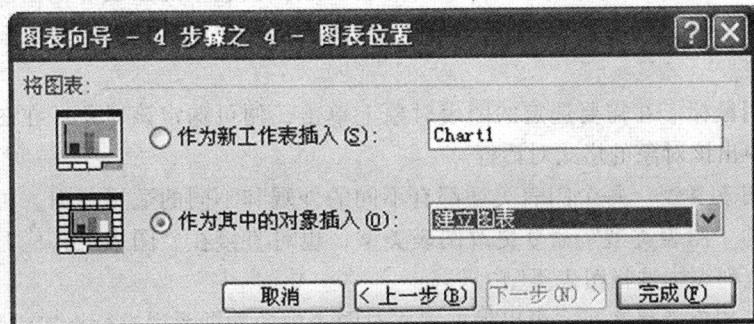

图 2–277　"图表向导–4 步骤之 4–图表位置"对话框

(7) 单击"完成"按钮退出"图表向导"。按照上述步骤生成的图表如图 2-273 所示。使用图表工具栏创建图表的各部分功能如图 2-278 所示。

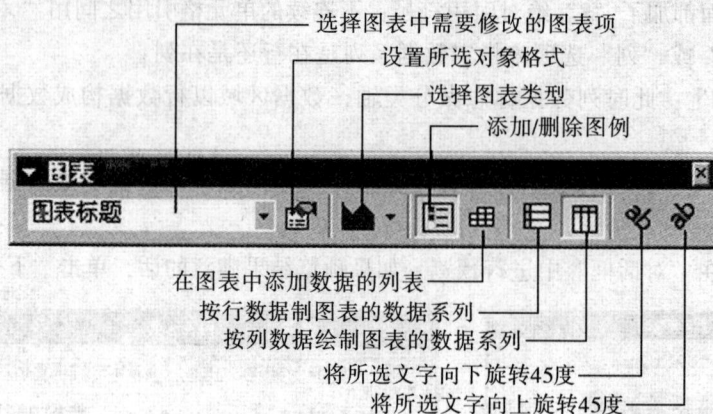

选择图表中需要修改的图表项

设置所选对象格式

选择图表类型

添加/删除图例

图表标题

在图表中添加数据的列表

按行数据制图表的数据系列

按列数据绘制图表的数据系列

将所选文字向下旋转45度

将所选文字向上旋转45度

图 2-278　图表工具栏

用图表工具栏建立图表的具体操作如下：

(1) 在工作表中选定要创建图表的数据区域，要包含行列标志。

(2) 依次选择"视图"菜单中的"工具栏""图表"命令，打开图表工具栏。

(3) 单击"图表类型"按钮右侧的下拉箭头，选择图表类型。

(4) 选择其他按钮可以对图表中的元素进行编辑修改。

（三）编辑数据图表

当在含有图表的工作表中单击图表区域时，窗口中的"数据"菜单会被"图表"菜单代替，同时出现"图表工具栏"，以便对图表进行编辑。也可以选择"视图"菜单中"工具栏"下的"图表"命令调出图表工具栏。

1. 调整图表的位置和大小　用鼠标单击图表，这时图表周围会出现一个边框，边框四周有 8 个黑色控制块，当鼠标指针移到某一控制块时，指针会变为双向箭头，按住鼠标左键并拖动可以调整图表的大小。如果在图表被选中时，在图表上按住鼠标左键并拖动它，即可调整图表到新的位置。

2. 图表对象的选择　有以下两种方法：

(1) 利用"图表"工具栏　鼠标单击图表区域，被选中的图表外框出现一个边框和 8 个黑色控制块，同时出现图表工具栏，在图表工具栏中从"图表对象"列表框中选取图表对象。

(2) 利用鼠标　在需要选定的图表对象上单击，便可选定该对象；在图表对象上双击，则会弹出该对象的格式对话框。

3. 更改图表类型　每个图表类型都有不同的外观和不同的适用范围，可选择"图表"菜单下的"图表类型"命令更改图表类型，也可直接在"图表工具栏"上的"图表类型"下拉列表中选择图表类型。

4. 添加或删除数据系列　可以根据需要对图表中的数据系列进行添加或删除。

(1) 添加新的数据系列　先单击数据图表，再在相关联的工作表数据区域中将光标移到选定区域边框的四角上拖动，立即可以看到图表的变化。也可以调出"图表向导–4 步骤之 2–图表源数据"所示的对话框，从工作表的数据清单中选择要添加的列（或行）数据系列。

例如，在如图 2-279 所示的数据图表中，我们添加了"专业"和"各科平均"这两个数据系列。

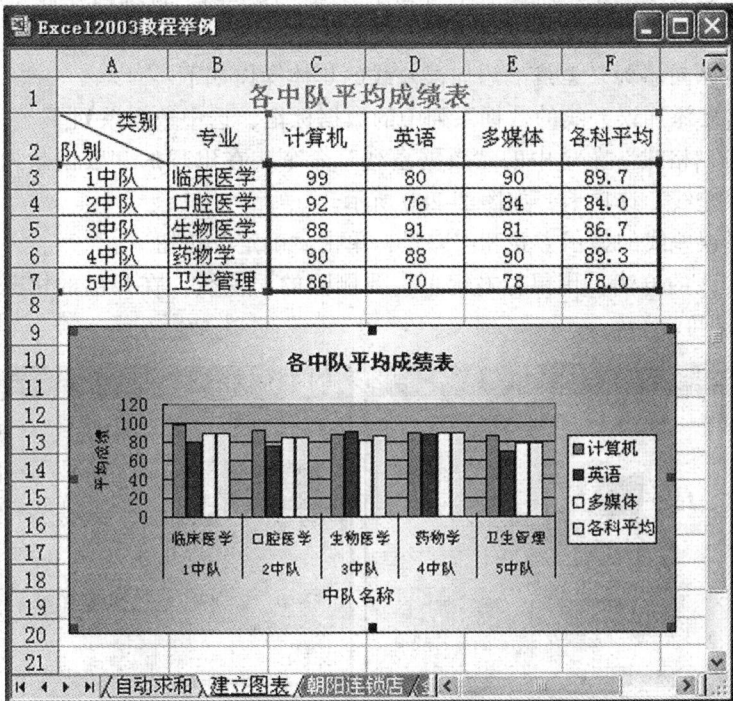

图 2-279　在图表中添加数据系列

（2）删除数据系列　单击要删除的数据系列以选中它，按 Del 键；或者右键单击要删除的数据系列，在弹出的菜单中选择"清除"命令，都可以实现数据系列的删除操作。

5. 编辑各种图表对象　如果需要对图表的标题、图例、坐标轴等各组成元素进行设置或修改，可采用以下两种办法。

（1）使用"图表"菜单命令　选定要编辑的图表；单击"图表"菜单中的"图表选项"命令，在出现的对话框中打开相应的选项卡（共有 6 个选项卡），对图表对象进行编辑修改。最后单击"确定"按钮。

（2）直接选定要编辑的图表对象　鼠标左键双击图表中要编辑的对象，在出现的格式对话框中对图表对象进行编辑修改，或用鼠标右键单击图表对象，在弹出的快捷菜单中选择对象格式命令，在出现的对话框中编辑修改。

（四）误差线和趋势线

在图表中使用误差线与趋势线，不仅可帮助用户分析数据，并且增加了图表的可预见性。

1. 误差线和趋势线的概念　　误差线是指数据系列中每个数据标记潜在误差或不确定程度的线条图形，或者说是工作表中一行数据（按行生成的图表）或一列数据（按列生成的图表）中，每个数据在给定误差下可能取值范围的图示。趋势线是指数据系列中数据变化的趋势或走向的图形曲线。趋势线是以图形的方式显示数据的预测趋势，用于预测分析，也称回归分析。

误差线和趋势线用于二维图表中（如条形图、柱形图、折线图等），当这些二维图表被编辑成三维图表时，误差线和趋势线将消失。

2. 给数据系列添加误差线　　添加误差线的具体操作如下：

（1）单击要添加误差线的数据系列中的数据标记，选中数据系列。

（2）单击"格式"菜单中的"数据系列"命令，在出现的"数据系列格式"对话框中选择"误差线"选项卡，如图2-280所示。

（3）选择误差线的显示方式和误差量，单击"确定"按钮。

删除误差线的方法：用鼠标右键单击要删除的误差线，在弹出的快捷菜单中选择"清除"命令即可。

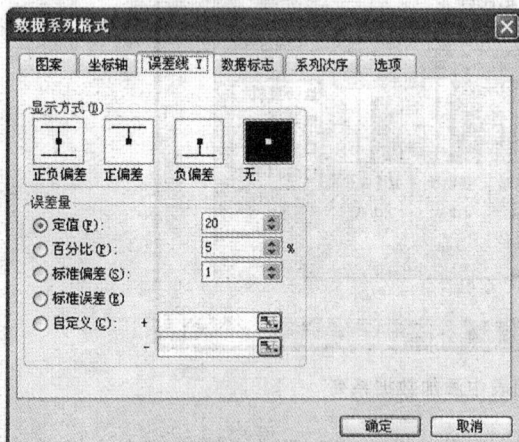

图2-280　添加误差线对话框　　　　　图2-281　添加趋势线对话框

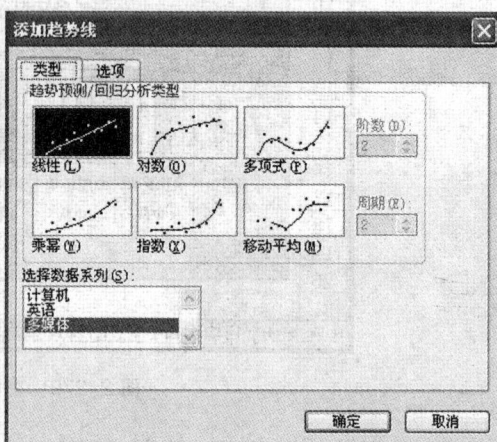

3. 给数据系列添加趋势线　　添加趋势线的具体操作如下：

（1）单击要添加趋势线的数据系列中的数据标记，选中数据系列。

（2）单击"图表"菜单中的"添加趋势线"命令，在出现的"添加趋势线"对话框中选择"类型"选项卡，如图2-281所示。

（3）选择趋势线类型。

（4）在"选项"选项卡中可以对趋势线的名称、趋势预测周期以及截距等进行设置，单击"确定"按钮。

删除趋势线的方法：用鼠标右键单击要删除的趋势线，在弹出的快捷菜单中选择"清除"命令即可。

趋势线有6种类型，分别具有不同的意义。

① 线性趋势线：线性趋势线适用于简单线性数据集的最佳拟合直线。如果数据点

构成的图案类似于一条直线，则表明数据是线性的。线性趋势线通常表示事物是以恒定速率增加或减少。

② 对数趋势线：如果数据的增加或减小速度很快，但又迅速趋近于平稳，那么对数趋势线是最佳的拟合曲线。对数趋势线可以使用正值和负值。

③ 多项式趋势线：多项式趋势线是数据波动较大时使用的曲线。它可用于分析大量数据的偏差。多项式的阶数可由数据波动的次数或曲线中拐点（峰和谷）的个数确定。二阶多项趋势线通常仅有一个峰或谷。三阶多项式趋势线通常有一个或两个峰或谷。四阶通常多达三个。

④ 乘幂趋势线：乘幂趋势线是一种适用于以特定速度增加的数据集的曲线，例如，赛车一秒内的加速度。如果数据中含有零或负数值，就不能使用乘幂趋势线。

⑤ 指数趋势线：指数趋势线是一种曲线，它适用于速度增减越来越快的数据值。如果数据值中含有零或负值，就不能使用指数趋势线。

⑥ 移动平均趋势线：移动平均趋势线平滑处理了数据中的微小波动，从而更清晰地显示图案和趋势。移动平均趋势线使用特定数目的数据点（由“周期”选项设置）、取其平均值，然后将该平均值作为趋势线中的一个点。例如，如果“周期”设置为 2，那么，头两个数据点的平均值就是移动平均趋势线中的第一个点。第二和第三个数据点的平均值就是趋势线的第二个点，以此类推。

（五）创建数据透视表

数据透视表是一种交互式报表，可以快速统计大量数据。数据透视表也是一种动态的工作表，它提供了一种从不同角度显示和分析数据清单的简便方法。创建数据透视表的数据源包括 Excel 数据清单、外部数据源、其他数据透视表等。本节主要介绍依据 Excel 数据清单创建数据透视表和数据透视图的基本方法。

1. 创建数据透视表　数据透视表的创建是以数据清单为基础的，也就是说必须先创建数据清单，再创建数据透视表。这里以图 2–282 所示的已经创建的“员工基本情况表”数据清单为例，介绍使用“数据透视表和数据透视图”向导创建数据透视表的过程。

(1) 选择数据源　创建数据透视表时，首先应在作为数据源的数据清单中单击任何一个单元格。这里可在图 2–282 所示的“员工基本情况表”数据清单中单击任一单元格。

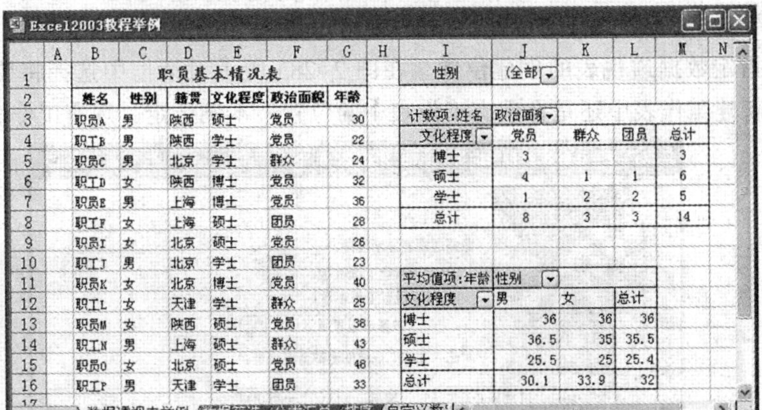

姓名	性别	籍贯	文化程度	政治面貌	年龄
职员A	男	陕西	硕士	党员	30
职工B	男	陕西	学士	党员	22
职员C	男	北京	学士	群众	24
职工D	女	陕西	博士	党员	32
职员E	男	上海	博士	党员	36
职工F	女	上海	硕士	团员	28
职员I	女	北京	硕士	党员	26
职工J	男	北京	学士	团员	23
职员K	女	北京	博士	党员	40
职工L	女	天津	学士	群众	25
职员M	女	陕西	硕士	党员	38
职工N	男	上海	硕士	群众	43
职员O	女	北京	硕士	党员	48
职工P	男	天津	学士	团员	33

文化程度	党员	群众	团员	总计
博士	3			3
硕士	4	1	1	6
学士	1	2	2	5
总计	8	3	3	14

文化程度	男	女	总计
博士	36	36	36
硕士	36.5	35	35.5
学士	25.5	25	25.4
总计	30.1	33.9	32

图 2–282　“员工基本情况表”数据清单

（2）从 Excel "数据" 菜单中选择 "数据透视表和数据透视图" 命令，打开 "数据透视表和数据透视图向导—3 步骤之 1" 对话框，如图 2-283 所示。

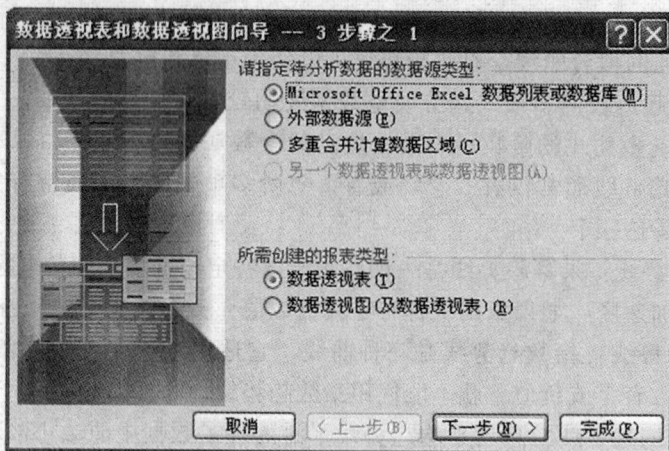

图 2-283　"数据透视表和数据透视图向导—3 步骤之 1" 对话框

（3）指定数据源类型和报表类型　在图 2-283 所示的对话框中可以使用默认选择。再单击 "下一步" 按钮，出现 "数据透视表和数据透视图向导—3 步骤之 2" 对话框，如图 2-284 所示。

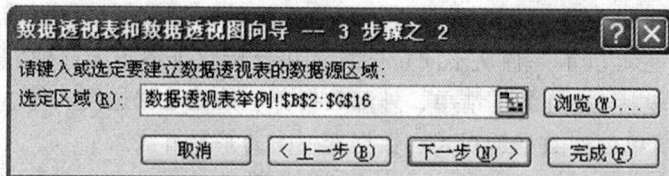

图 2-284　"数据透视表和数据透视图向导—3 步骤之 2" 对话框

（4）指定要建立数据透视表的数据源区域　在图 2-284 所示对话框的 "选定区域" 文本框中输入或者选定数据源区域，本例选定如图所示的单元格区域。注意，这里应该将数据清单的字段名一并选上。再单击 "下一步" 按钮，出现 "数据透视表和数据透视图向导—3 步骤之 3" 对话框，如图 2-285 所示。

（5）指定数据透视表的创建位置　在图 2-285 所示对话框中选择将要建立的数据透视表在新建工作表中还是在现有工作表中的位置，本例选定 "现有工作表" 选项。

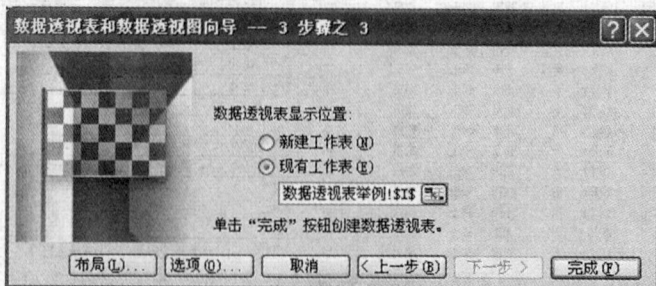

图 2-285　"数据透视表和数据透视图向导—3 步骤之 3" 对话框

注意，如果在该对话框中再单击"布局"按钮，则打开"数据透视表和数据透视图向导—布局"对话框，如图 2-286 所示。

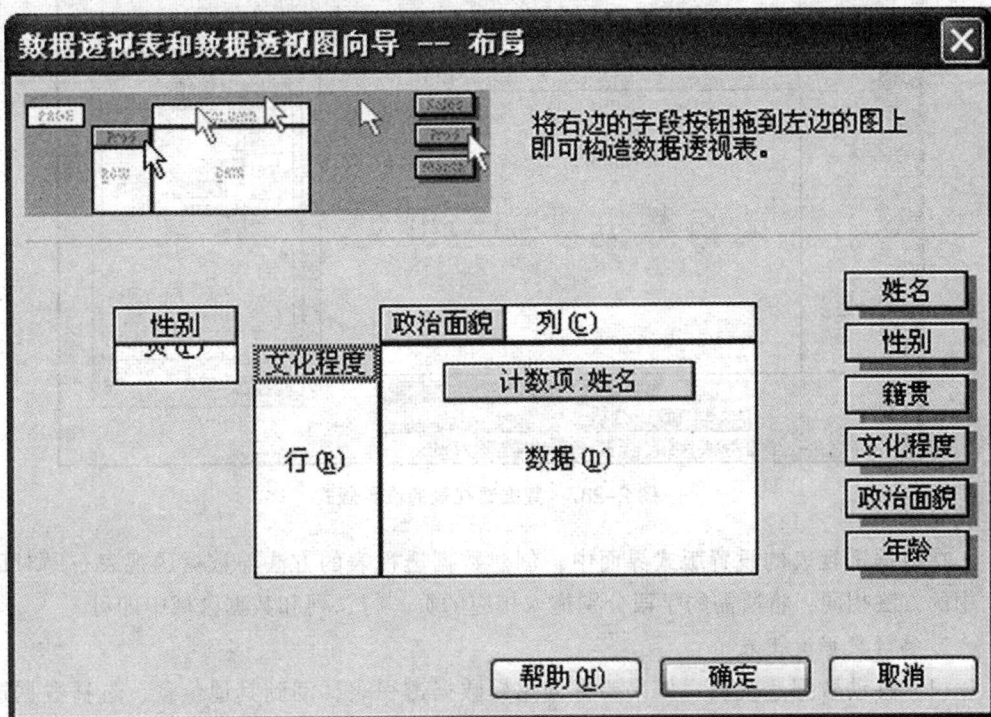

图 2-286　"数据透视表和数据透视图向导—布局"对话框

（6）"数据透视表和数据透视图向导—布局"对话框由 4 个区域构成，分别是页区域、行区域、列区域和数据区域。

① 将要分类的字段拖入行和列区域，成为数据透视表的行和列标题。

② 将要汇总的字段拖入数据区域，成为汇总对象。汇总对象如果为数值型字段则默认为对其求和，如果是非数值型字段则默认为对其计数。用户可以改变汇总方式（在后面介绍）。

③ 将要分页显示的字段拖入页区域，作为分页显示的依据。

在本例中，将"文化程度"字段拖入行区域中，将"政治面貌"字段拖入列区域中，将"姓名"字段拖入数据区域中，将"性别"字段拖入页区域中，单击"确定"按钮。

（7）单击"确定"按钮返回到"数据透视表和数据透视图向导—3 步骤之 3"对话框后，再单击"确定"按钮，数据透视表创建完成。

也可以通过另一种方法来创建数据透视表，在"数据透视表和数据透视图向导—3 步骤之 3"对话框中，指定了数据透视表的显示位置后，如果直接单击"完成"按钮，则在工作表中出现数据透视表的设置版式，同时还显示了包括字段名的"数据透视表字段列表"窗格和"数据透视表"工具栏，如图 2-287 所示。

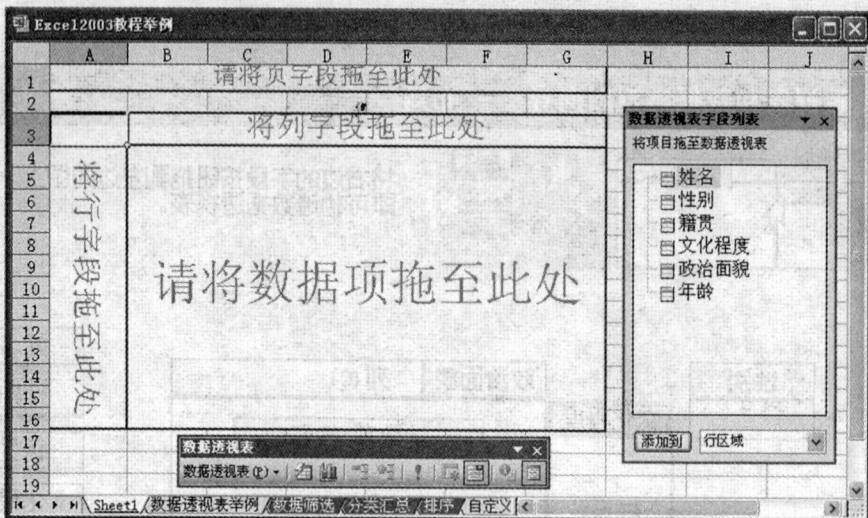

图 2-287　数据透视表的设置版式

　　在数据透视表的设置版式界面中，创建数据透视表的方法与数据透视表布局对话框中的方法相同，将所需的字段分别拖入相应的页、行、列和数据区域中即可。

　　2. 编辑数据透视表

　　(1) 移动数据透视表　如果要将创建好数据透视表移动到其他位置，选择数据透视表内任意的单元格，再选择"数据"菜单中的"数据透视表和数据透视图"命令，出现"数据透视表和数据透视表图向导—3 步骤之 3"对话框。接着选择"新建工作表"或"现有工作表"单选按钮，并且在文本框中指定数据区域或单元格地址。

　　或者单击"数据透视表"工具栏中"数据透视表向导"工具按钮，如图 2-288 所示。在出现"数据透视表和数据透视表图向导—3 步骤之 3"对话框中选择要移动的新位置。

　　(2) 改变数据透视表的版式　只要用鼠标左键拖动字段按钮到所需要的行、列或者页区域就可对已建立的数据透视表进行重新编排。例如，要将列字段与行字段交换位置，则只需将相应的列字段按钮从列区域拖至行区域，将相应的行字段按钮从行区域

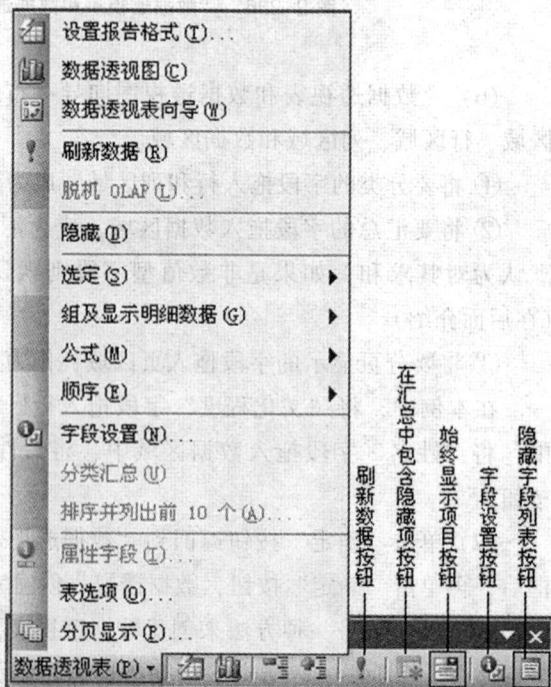

图 2-288　数据透视表工具栏

拖至列区域即可，如图 2-289 所示。

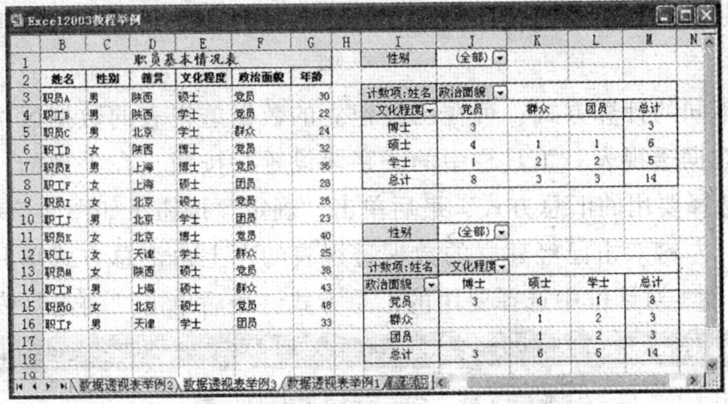

图 2-289　改变数据透视表的版式

除了可以进行行和列的转换外，如果在行区域或列区域中有多于一个字段名时，还可改变字段在行区域和列区域中的显示顺序，如图 2-290 所示。

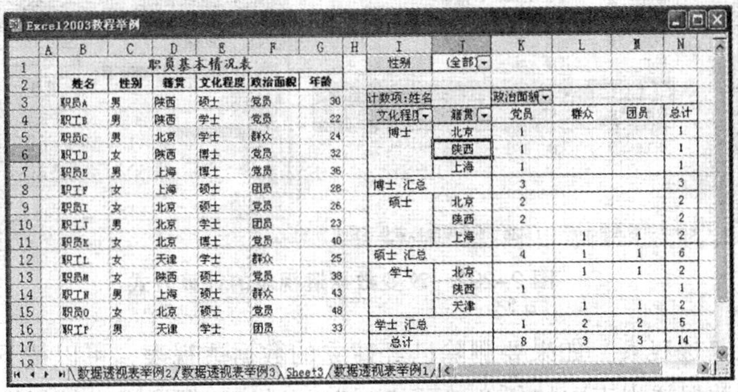

图 2-290　改变数据透视表的版式

（3）刷新数据透视表　源数据发生变化后，数据透视表并不会自动刷新。要对数据透视表进行刷新，应先在数据透视表中选择任意单元格，再在"数据"菜单中选择"刷新数据"命令；或用鼠标右键单击数据透视表中任意单元格，在弹出的快捷菜单中选择"刷新数据"命令；或选择"数据透视表"工具栏中的"刷新数据"按钮，如图 2-291 所示。

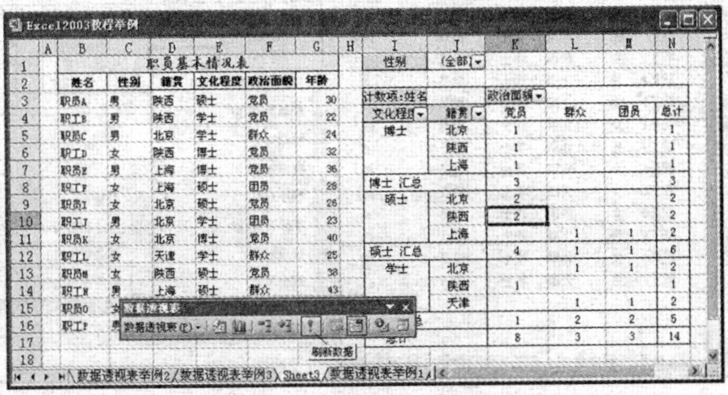

图 2-291　刷新数据透视表

（4）改变数据透视表的计算方式　默认设置下，Excel 对数据透视表数据区的数值字段应用求和函数，而对非数值字段应用计数函数。但用户可在许多可选的计算方式中进行选择。

要切换为不同的计算方式，可在已经建立的数据透视表的数据区中选择任意单元格，再单击"数据透视表"工具栏中的"字段设置"按钮，在出现的"数据透视表字段"对话框中选择要用的汇总方式，最后单击"确定"按钮，如图 2-292 所示。

或者用鼠标左键双击已经建立的数据透视表的左上角汇总方式单元格，在出现的"数据透视表字段"对话框中选择要用的汇总方式，最后单击"确定"按钮。

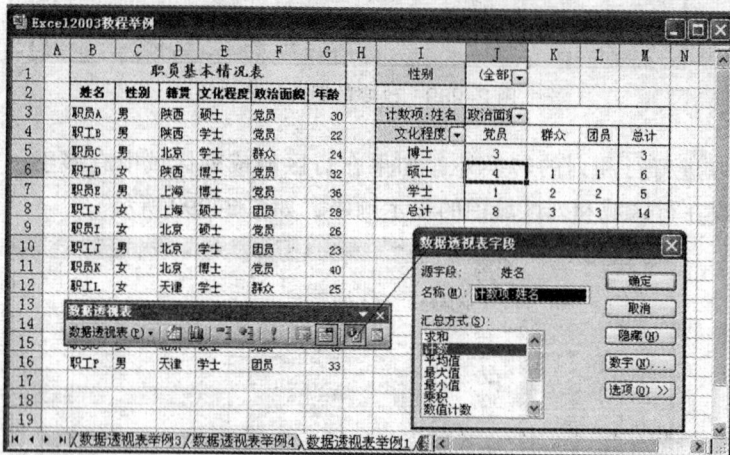

图 2-292　改变数据透视表的计算方式

3. 删除数据透视表　如果要删除已经建立的数据透视表，可以按下列步骤进行：

（1）单击数据透视表中的任意单元格，以示对该数据透视表进行操作。

（2）选择"数据透视表"工具栏中"数据透视表"下拉菜单中的"选定"命令，再在子菜单中选择"整张表格"命令，如图 2-293 所示。

（3）选择"编辑"菜单中"清除"命令下的"全部"子命令即可。

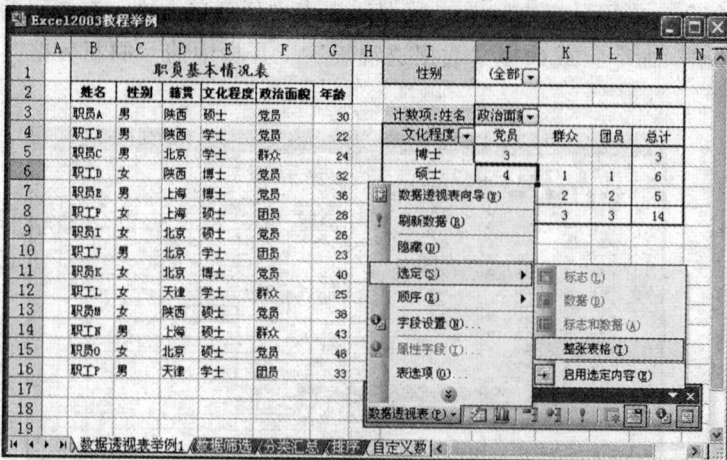

图 2-293　删除数据透视表

七、页面设置与打印输出

Excel 提供了丰富的打印功能，可以将设计好的工作表内容打印出来。用户可以根据各种实际需要，在打印工作表内容之前设置页面、设置打印区域、进行打印预览等，再对工作表中的内容进行打印输出。

（一）页面设置

1. 选择需要设置页面的工作表，如果要对多张工作表设置页面，首先需要选择多张工作表。

2. 选择"文件"菜单中"页面设置"命令，出现"页面设置"对话框，如图 2-294 所示。通过选择"页面设置"对话框中的各种选项，可以调整工作表的页面外观或版面布局。

在"页面"选项卡中，可以设置打印方向（纵向、横向）、缩放比例（工作表可以被缩放到正常尺寸的 10%~400%）、纸张大小等。

如果选择"调整为"，则在打印时会缩放工作表或所选区域的尺寸，以适应所指定的页面。例如，在"页宽"框中输入 1 表示一页宽，在"页高"框中删除其中的值，表示不指定页高。如果要打印的表格内容超过一页，且第二页中的记录数只有几行，可选择将第二页中的内容打印到第一页上，这样既美观又节约纸张。方法是将页面设置调整为"1 页宽 1 页高"即可。

在"打印质量"选项中可以设置每英寸打印的点数，点数越高，打印质量越好。

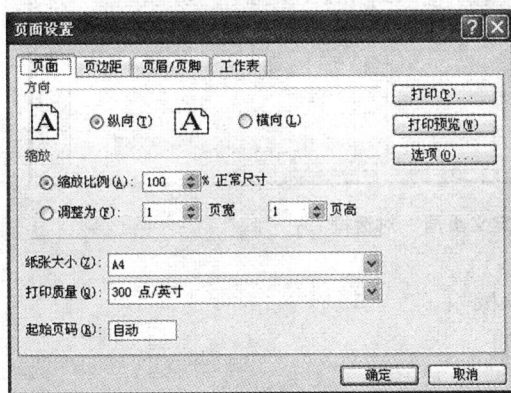

图 2-294 "页面设置"对话框　　　图 2-295 "页边距"对话框

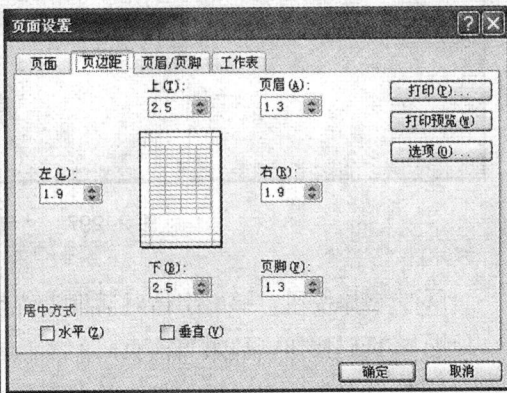

（二）页边距设置

1. 选择"页面设置"对话框中的"页边距"选项卡，如图 2-295 所示。在"上""下""左""右"框中输入数值可以调整打印内容到页边之间的距离。"页眉"和"页脚"框中的数值决定页眉、页脚与页面上下边之间的距离。

2. 选择"垂直居中"或"水平居中"复选框，或二者都选，可使数据在页边距之内居中。设置好这些参数后，可以在预览框中看到调整的效果。

（三）页眉与页脚设置

选择"页面设置"对话框中的"页眉/页脚"选项卡，如图 2-296 所示，可以给打印页面添加页眉和页脚。

用户也可以单击"自定义页眉"或"自定义页脚"按钮，在打开的"自定义页眉"或"自定义页脚"对话框中，自定义"页眉"和"页脚"的内容。如图 2-297 所示的是"自定义页眉"对话框，在该对话框的下半部有左、中、右三个文本框，它们分别对应于页眉的左边、中间和右边区域，用户可以在这三个文本框中输入要显示在页眉相应区域中的信息。

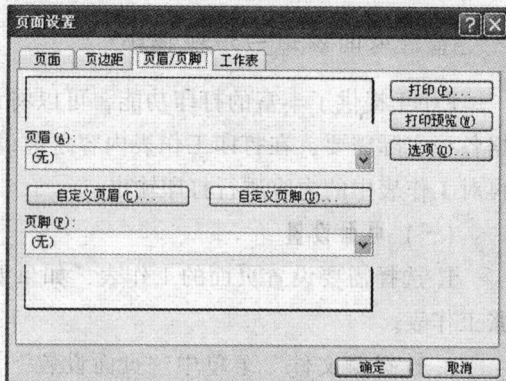

图 2-296 "页眉/页脚"对话框

对自定义"页脚"的设置，在"自定义页脚"对话框中进行，设置方法与自定义"页眉"类似，在此不再赘述。

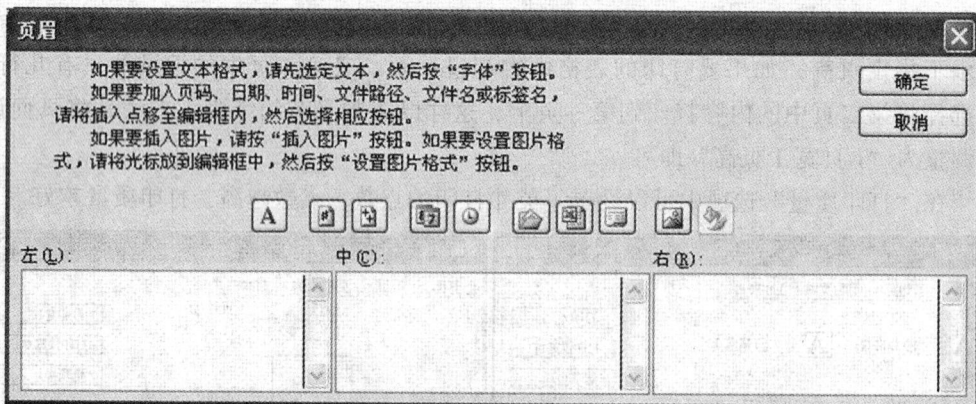

图 2-297 "自定义页眉"对话框

"A"字体按钮：弹出字体对话框设置字体。

"□"页码按钮：插入当前页码。

"□"总页数按钮：插入打印的总页数。

"□"日期按钮：插入当前系统日期。

"○"时间按钮：插入当前系统时间。

"□"路径和文件名按钮：插入当前工作簿的路径和文件名。

"□"文件名按钮：插入当前工作簿名称。

"□"工作表名按钮：插入当前活动工作表名。

"□"图片名按钮：插入指定的图片。

"□"图片格式按钮：设置图片格式。

（四）工作表设置

选择"页面设置"对话框中的"工作表"选项卡，如图2-298所示。可以设置如下项目：

1.打印区域 输入待打印的工作表区域，或者在单击"打印区域"文本框右边的█按钮后，用鼠标直接在工作表中选择需要打印的单元格区域。

2.打印标题 在"顶端标题行"和"左端标题列"编辑框中指定工作表的某行或某列作为标题，使打印输出的每一页都带有标题。操作方法与设置打印区域类似。

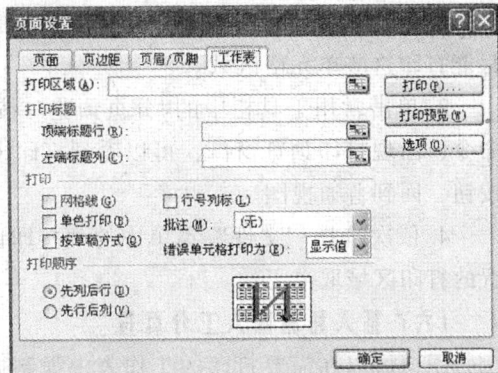

图2-298 "工作表"对话框

3.打印选项 决定是否打印网格线、单色或彩色打印、是否按草稿打印、行号列标打印以及批注打印的位置等。

使用"单色"打印和"按草稿方式"打印，这样既能提高打印速度又能节约打印耗材。该方法特别适合彩色喷墨打印机。如果需要同时打印行号和列标，只需勾选"行号列标"复选框即可。

4.打印顺序 当打印超过一页时，确定按"先列后行"或"先行后列"的方式进行打印。可单击"打印预览"按钮观看效果。

操作提示：若要对多个工作表设置相同的页面参数，可在打开"页面设置"对话框前先将这些工作表选定，然后再进行相应的设置。

（五）打印区域设置

1. 先选择要打印的单元格区域，可以是一个或多个单元格区域，如图2-299所示。

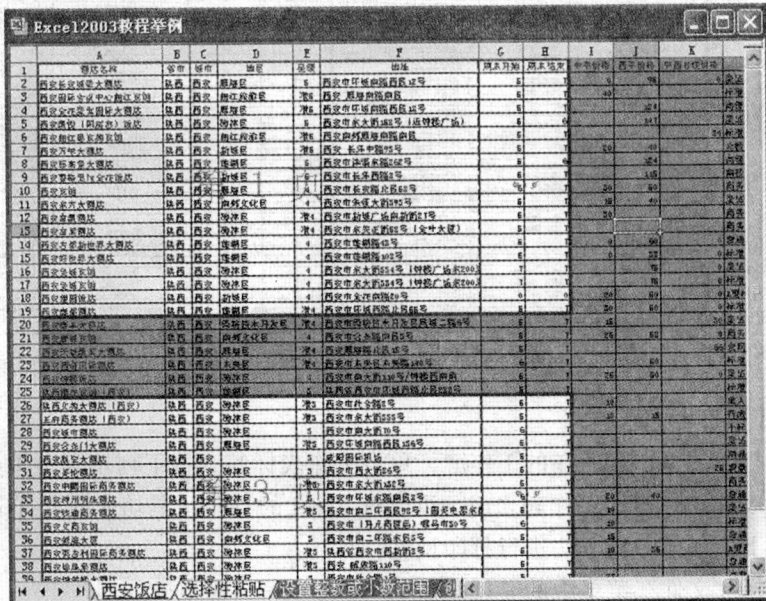

图2-299 设置打印区域

2. 依次选择"文件"菜单中的"打印区域""设置打印区域"命令，在打印时就只能打印这些单元格区域。

3. 单击常用工具栏中的"分页预览"按钮，或选择"文件"菜单中的"打印预览"命令，出现打印预览窗口，可以看到打印出来的只有刚才选择的区域。再单击"关闭"按钮，回到普通视图。

4. 依次选择"文件"菜单中的"打印区域""取消打印区域"命令，就可以将设置的打印区域取消了。

（六）插入和删除人工分页符

用户可以在需要打印的工作表中强制插入分页符进行分页。插入水平分页符可以改变页面上数据区域的行数，插入垂直分页符可以改变页面上数据区域的列数。此外，用户也可以在分页预览视图中，用鼠标拖动分页符来调整其在工作表中的位置。

1. 同时插入水平和垂直分页符　选定工作表中间的某个单元格，如图 2-300 所示。再单击"插入"菜单中的"分页符"命令即可。

2. 只插入水平分页符（或垂直分页符）　单击新起页第一行（或第一列）所对应的行号（或列标）；单击"插入"菜单中的"分页符"命令。

3. 删除一条人工分页符　选定水平分页符下边或垂直分页符右边的任意单元格；单击"插入"菜单中的"删除分页符"命令。

4. 删除所有人工分页符　选定工作表中所有单元格；单击"插入"菜单中的"重设所有分页符"命令。

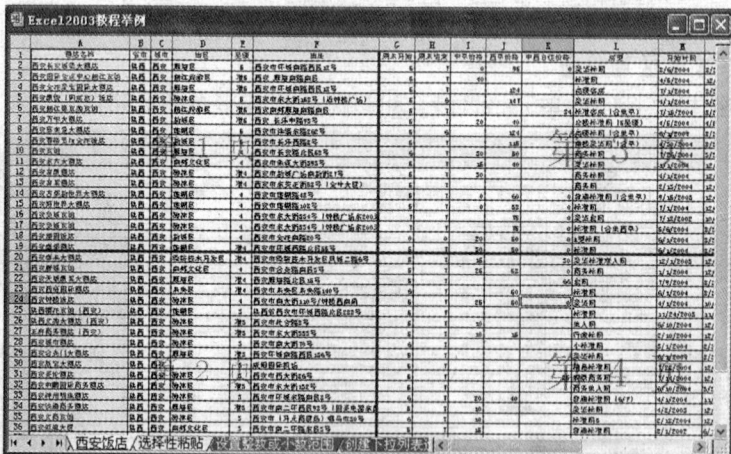

图 2-300　插入人工分页符后的分页预览窗口

（七）打印输出

打开要打印的工作表所在的工作簿，单击工作表标签，按下列步骤操作：

1. 打印预览　在打印工作表之前，可通过 Excel 的打印预览功能查看打印效果。用户可以使用下面任何一种方法进行打印预览：

（1）选择"文件"菜单中的"打印预览"命令。

（2）在"常用工具栏"中单击"打印预览"按钮。

（3）在"页面设置"对话框中单击"打印预览"按钮。

（4）在"打印"对话框中单击"打印预览"按钮。

2.打印输出　选择"文件"菜单中的"打印"命令，或单击常用工具栏中的"打印"按钮，弹出"打印"对话框，如图2-301所示。

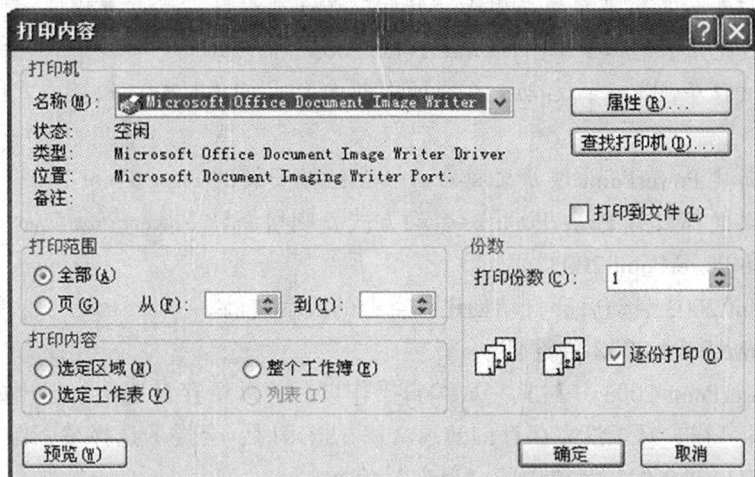

图2-301　"打印内容"对话框

3.打印选项　如果要将整个工作表打印一份，直接"确定"即可，否则继续操作：

（1）选择打印范围是全部或指定的页数。

（2）确定要打印当前工作表，或某个选定区域，或整个工作簿。

（3）选择打印份数。

（4）单击"确定"按钮，即可输出打印结果。

第五节　PowerPoint 2003 演示文稿软件

PowerPoint是一个演示文稿制作软件，利用它可以制作内容丰富、形式生动的幻灯片，而且制作的幻灯片可以包含有视频、声音等多媒体对象。

一、PowerPoint 2003 概述

PowerPoint软件可以把演讲的内容要点以提纲形式展示出来，配合更多的其他对象，图文并茂，给观众更直接更现实的感受。该软件形成的文件称为演示文稿，每个演示文稿由很多张幻灯片组成。PowerPoint 2003是Microsoft Office 2003系列软件包中的一个重要组件。它是一种用来表达观点、演示成果、传达信息的强有力工具。当需要向人们展示一个计划，或者做一个汇报，或者进行电子教学等工作时，最好的办法就是制作一些带有文字和图表、图像以及动画的幻灯片，用于阐述论点或讲解内容，而利用PowerPoint就能够轻易地完成这些工作。

（一）PowerPoint 2003 的启动

当 PowerPoint 2003 安装完成后，其程序名会自动加到"开始"菜单中，其程序快捷启动图标也会在桌面上显示出来（安装时选择了在桌面上创建快捷方式），可以利用它们来启动 PowerPoint 2003。

1. 利用"开始"菜单启动 单击"开始"按钮，打开"开始菜单"，选择"程序"菜单项，然后在其子菜单中单击"PowerPoint 2003"命令即可。

2. 利用该程序快捷方式启动 在桌面上双击 PowerPoint 2003 快捷方式图标，即可启动。

3. 利用新建 PowerPoint 演示文稿启动 在已经安装的 PowerPoint 2003 下，当"开始"菜单和桌面都没有 PowerPoint 的启动方式，则可新建 PowerPoint 演示文稿，利用新文档来启动 PowerPoint 2003。

PowerPoint 2003 启动后会自动创建一空白的演示文稿。

（二）PowerPoint 2003 的退出

启动 PowerPoint 2003 并对其完成编辑操作以后，需要存盘退出，退出的方法和其他 Office 组件一样。对于没有保存的演示文稿在退出时，会提示选择是否保存。

1. 利用窗口"文件"菜单中的"退出"命令。

2. 单击 PowerPoint 2003 窗口标题栏上的"关闭"按钮。

3. 在当前 PowerPoint 2003 窗口中，利用 "Alt+F4"组合键。

（三）PowerPoint 2003 的用户界面

启动 PowerPoint 2003 后，系统会自动新建一个空白的演示文稿，如图 2-302 所示画面，这就是 PowerPoint 2003 的基本操作界面，它是由标题栏、菜单栏、工具栏、幻灯片窗口等组成。

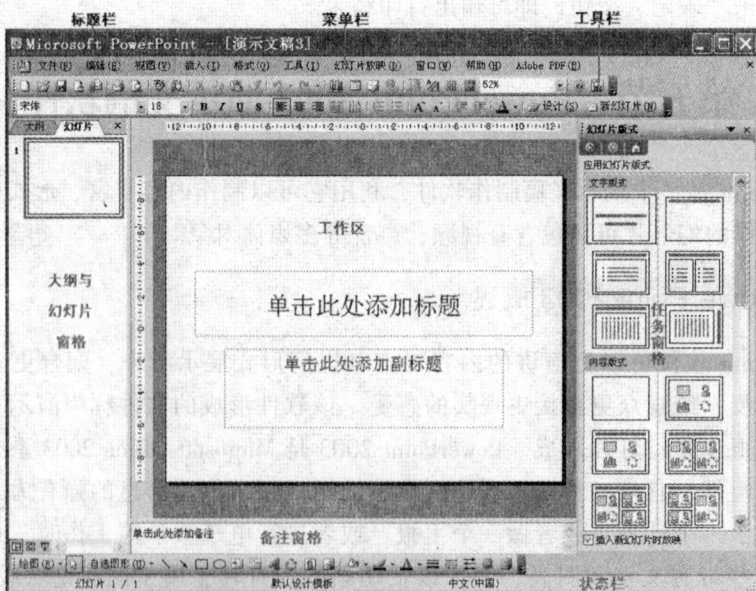

图 2-302 PowerPoint2003 操作界面

1. 标题栏　标题栏位于窗口的最顶部，包含一个窗口控制图标和 3 个窗口控制按钮"最小化、最大化/还原、关闭"。此外显示出软件的名称"Microsoft PowerPoint"和当前文档的名称。

2. 菜单栏　菜单栏位于标题栏的下面，包含了 PowerPoint 2003 的全部工作命令。通过展开其中的每一条菜单，选择相应的命令项，完成演示文稿的所有操作。其中包括"文件""编辑""视图""插入""格式""工具""表格""窗口""帮助"和"即时任务窗格"。

（1）"文件"菜单　如同 Office 其他组件程序一样，"文件"菜单的主要功能是对被打开的文件进行操作的，例如"打开""保存""关闭"等。

（2）"编辑"菜单　"编辑"菜单的作用是对内容（如图形、文字等）进行操作，如"剪切""复制""粘贴"等操作。

（3）"视图"菜单　在 PowerPoint 2003 中，建立用户与机器的交互工作环境是通过视图来实现的。"视图"菜单能够以不同的视图方式来显示演示文稿的内容，使演示文稿易于浏览、便于编辑。无论是在哪一个视图中，对文稿的改动都会对您编辑的文稿生效，所做的改动都会反映到其他的视图中。如图 2-303 所示"视图"菜单中的全部内容。

① 视图切换：位于"视图"菜单第一栏的前 4 项，前 3 项功能和控制栏中的 3 个控制按钮一样，只是多了个"备注页"命令。

② 母版：幻灯片母版是存储关于模板信息的设计模板的一个元素，这些模板信息包括字形、占位符大小和位置、背景设计和配色方案。它的目的是使您进行全局更改（如替换字形），并使该更改应用到演示文稿中的所有幻灯片。其中分为"幻灯片母版""讲义母版"和"备注母版"。

③ 颜色/灰度：主要用来修改图片、文字的颜色显示方式。

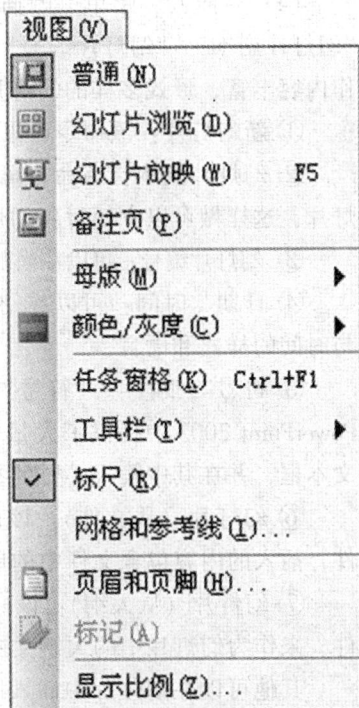

图 2-303　"视图"菜单

④ 任务窗格：位于工作区的右边，为用户操作提供方便。

⑤ 工具栏：用来增加或减少操作界面中的工具栏，虽然减少工具栏会扩大工作区，但使用时极不方便。

⑥ 标尺：是以英寸标记的垂直或水平参考线，移动指针或绘图工具时，标尺上会显示它在幻灯片上的精确位置，可以单击"标尺"以显示或隐藏幻灯片窗格的顶端和左侧的标尺。

⑦ 网格参考线：它提供了与对象和幻灯片相关的视觉提示，能简化对齐对象的工作。使用网格有助于更精确地对齐对象，特别是在互相对齐的情况下。可以通过拖动

来调整参考线，还可以通过在预设的度量范围内取值来设置网格线的间距，如图 2-304 所示。

⑧ 页眉和页脚：页眉和页脚包含页眉和页脚文本、幻灯片号码或页码以及日期，它们出现在幻灯片或备注及讲义的顶端或底端。

⑨ 标记：可以在幻灯片的页眉或页脚上加入注释性的文字。

⑩ 显示比例：利用"显示比例"命令可以对工作区的大小进行设置，通常系统会提供一些推荐的显示比例，如果不满意，还可以自定义设置。

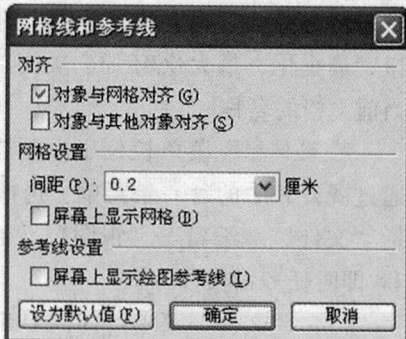

图 2-304　"网格参考线"对话框

(4) "插入"菜单　"插入"菜单的功能就是添加新的元素。包括"新幻灯片""幻灯片副本""幻灯片编号""图片""影片和声音""对象""超链接"等，要制作内容丰富、形式多样的幻灯片，这些命令都是不可或缺的。

① 新幻灯片：该命令可以在当前操作的幻灯片之后插入一张新的幻灯片。

② 幻灯片副本：该命令可以在当前操作的幻灯片之后插入一张与之完全相同的幻灯片，这样做可以方便对新幻灯片中的元素准确定位。

③ 幻灯片编号：可以在当前或者所有幻灯片中指定或页眉页脚处插入当前幻灯片编号。

④ 日期与时间：可以在幻灯片的左下角插入日期和时间，并且可以自己选择日期与时间的样式和语言。

⑤ 符号与批注："符号"命令可以在大纲中的指定位置插入一个特殊符合，在PowerPoint 2003 中提供了大量供使用的符号；"批注"命令可以在幻灯片中插入一个文本框，并在其中输入必要的批准内容。

⑥ 幻灯片（从文件）：该命令可以在当前的幻灯片中插入已经制作好的幻灯片文件，插入的内容包含文件中的所有幻灯片。

⑦ 幻灯片（从大纲）：该命令可以在当前的幻灯片中插入已经制作好的各种文本文件，来作为幻灯片中的大纲文本，插入的内容是文件的全部文本。

其他可以在幻灯片中插入图片、图示、文本框、影片与声音、图表、表格、对象、超链接等，作为幻灯片的内容。

(5) "格式"菜单　"格式"菜单的功能是用来对文字、对齐方式、幻灯片版式进行编辑操作。其中内容在以后章节中详细说明。

(6) "工具"菜单　"工具"菜单包括"拼写检查""信息检索""同义词库""语言""版式""共享工作区""比较并合并演示文稿""联机协作""宏""加载宏""自动更正选项""自定义"和"选项"等。其中内容在以后章节中详细说明。

(7) "幻灯片放映"菜单　"幻灯片放映"菜单主要用来对幻灯片进行放映的设置操作。其包括"观看放映""设置放映方式""排练计时""录制旁白""动作按钮""动作设置""动画方案""自定义动画""幻灯片切换""自定义放映"和

"隐藏幻灯片"等命令。

(8) "窗口"菜单 "窗口"菜单主要提供了与窗口操作相关的命令。

① 新建窗口：在当前演示文稿基础上再开一个窗口，它们包含的幻灯片内容一样。我们可以分别在两个窗口中进行编辑，修改的结果会出现在窗口中，但它们的光标位置可以不同。关闭其中的一个，另一个也随之关闭。

② 全部重排和层叠：将当前打开的 PowerPoint 2003 文件分别显示在各自的窗口中，而这些窗口则以平行排列或层叠方式排列出来，方便在其中编辑。

③ 下一窗格：从当前工作视图切换到下一个工作视图。

④ 文件间切换：在已经打开的所有 PowerPoint 2003 演示文稿之间进行切换，以便同时操作几个文件。

(9) "帮助"菜单 "帮助"菜单为更好地使用 PowerPoint 2003，而提供了与此软件的帮助信息的使用有关的一些操作命令。

3. 工具栏 工具栏通常位于菜单栏的下面，是将一些 PowerPoint 2003 中最为常用的命令按钮，集中在一个工具条上，方便调用。如果想要方便快捷地完成幻灯片的制作，对于工具栏应该熟练掌握。

(1) 显示和隐藏工具栏 在"视图"菜单的"工具栏"子菜单命令中，在命令前面打勾的表示已经显示在窗口中了，单击它的名称则可隐藏该工具栏。前面没有打勾的表示它们还处于隐藏状态。在菜单栏或工具栏上右击或先按"Alt"键，然后接着按"Shift+F10"组合键，也可打开工具栏选择列表。

(2) 自定义工具栏 我们经常在使用工具栏时只使用到某一工具栏的一两个工具，而为了完成各种编辑必须打开多个工具栏，这样会很不方便。那如果我们将经常使用的工具集中在一个工具栏中，使用时只需显示这一个工具栏，这样即方便又增加了工作区的面积。下面我们就一起来自定义一个工具栏。

① 打开"视图"菜单，选择工具栏列表中的"自定义"命令，打开"自定义"对话框，如图 2-305 所示。

② 在"自定义"对话框中选择"工具栏"标签，单击"新建"按钮，来定义新工具栏的名字，如图 2-306 所示。

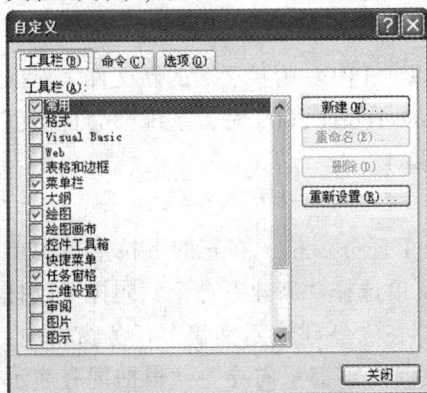

图 2-305 工具栏"自定义"对话框　　图 2-306 "自定义"工具栏名称

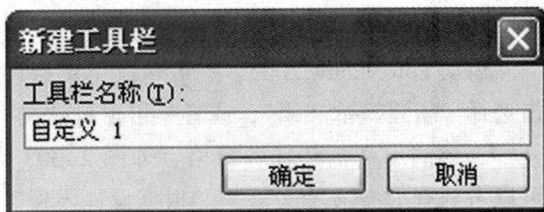

③ 单击"确定"按钮，屏幕上就会出现一个自定义的工具栏，不过这时的新工具栏里什么都没有。

④ 单击"自定义"对话框中的"命令"标签，切换到"命令"选项卡。在其中的"类别"列表中选择工具栏，在"命令"列表框中选择需要的该工具栏包含的工具命令图标，将它拖动到自定义工具栏中即可。同样可将许多常用工具图标添加到"我的工具栏"工具栏中。

4. 工作区　工作区就是制作幻灯片的区域。在 PowerPoint 2003 中同时显示 3 个编辑区域，即文本大纲编辑区、幻灯片编辑区、注释编辑区，而且为适应编辑需要，它们的大小可以随意调节。这 3 个编辑区是互相相连的，在一个编辑区进行的编辑可以同时在其他编辑区域显示结果。

5. 任务窗格　任务窗格是 PowerPoint 2003 中提供常用命令的窗口。它位于整个工作界面的右侧，占据的尺寸小，您可以一边使用这些命令，一边继续处理文件。使用它们可有助于完成以下任务：创建新演示文稿；选择幻灯片的版式；选择设计模板、配色方案或创建自定义动画；设置幻灯片切换；查找文件；以及同时复制并粘贴多个项目。如果要改变它的位置，只需将鼠标指针放到该窗格上部标题栏上，就可以任意拖动了。

启动 PowerPoint 2003 后就会显示任务窗格，如果没有出现任务窗格，可打开"视图"菜单，选择"任务窗格"命令，或利用快捷键"Ctrl+F1"都可显示任务窗格。单击任务窗格右上角的下拉按钮，还可以弹出下拉任务选择菜单，可以从中选择其他常用任务。

如果不习惯使用任务窗格，可以单击窗格右上角的"关闭"按钮来将其关闭。

6. 状态栏　在 PowerPoint 2003 中其状态栏位于窗口的最底部，它的功能是记录并显示当前的工作状态，包括显示相应的视图模式、幻灯片编号等。

7. 滚动条　滚动条的主要功能是滚动屏幕，垂直滚动条用于上下滚动屏幕，水平滚动条用于左右滚动屏幕。除了这两项功能外，还有两个翻页按钮，用来滚动屏幕到上一页或下一页。

二、演示文稿的基本操作

利用 PowerPoint 创建一个文稿，就是建立一个以".PPT"为扩展名的新文件。根据用户的不同需要，有多种创建方式。在每次启动 PowerPoint 2003 时，系统都会自动创建一个新的空白演示文稿，并暂时命名为"演示文稿1"。

（一）利用任务窗格创建演示文稿

启动 PowerPoint 2003，一般情况下都会出现一个任务窗格，在它的下拉菜单中单击选择"新建演示文稿"，或者单击窗口"文件"菜单选择"新建"命令，同样可以打开"新建演示文稿"任务窗格，如图 2-307 所示。在"新建演示文稿"任务窗格中，可以看到有"空演示文稿""根据设计模板""根据内容提示向导""根据现有演示文稿新建"等选项。

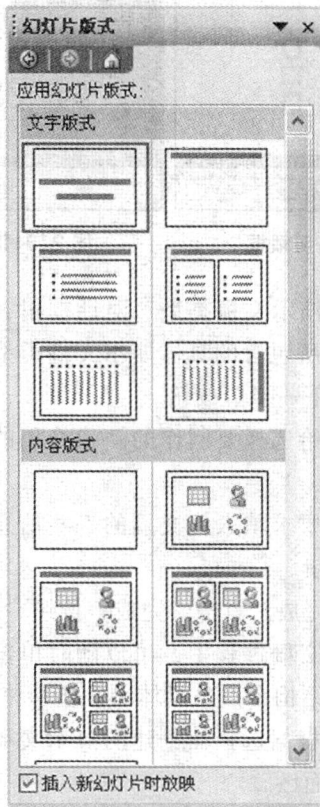

1. 空演示文稿 选择此项后，PowerPoint 2003 会打开一个没有任何设计方案和实例文本的空白幻灯片。而任务窗格也改变为如图 2-308 所示的"幻灯片版式"任务窗格。在这里可以选择应用幻灯片版式，其中包括文字版式、内容版式、文字和内容版式和其他版式。

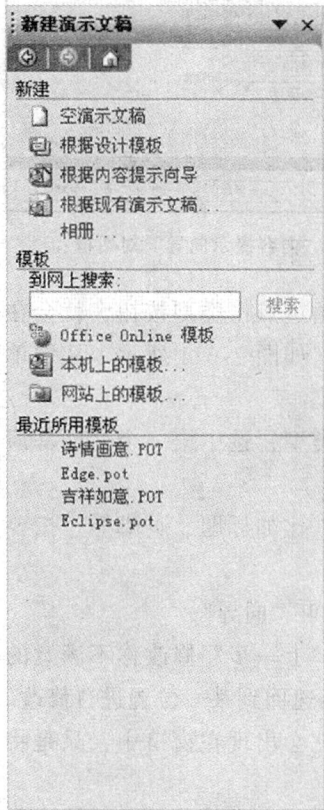

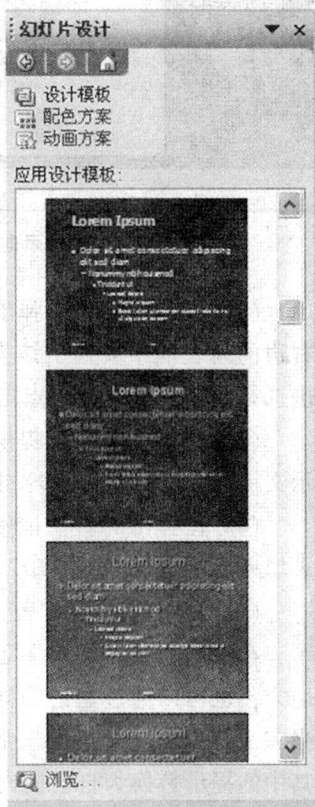

图 2-307 "新建演示文稿"   图 2-308 "幻灯片版式"任务窗   图 2-309 "设计模板"任务窗格
　　　　任务窗格

如果不知道其中的样式的名称，将鼠标在其上停留片刻，就会出现提示文字，单击需要的版式，就可以被应用到新幻灯片上。

2. 根据"设计模板"新建 利用模板可以使幻灯片有背景，使幻灯片上的字都有颜色，内容都能排列得很整齐。除内容外，应用相同模板的幻灯片形式完全一样。PowerPoint 2003 就会提供一系列模板来供选择。单击"根据设计模板"选项出现"幻灯片设计"窗格，如图 2-309 所示。里面提供了多种的幻灯片模板，选中了某个模板，单击就可以应用到新幻灯片上了。在"幻灯片设计"窗格中，还包括配色方案和动画方案供选择。

3. 根据内容提示向导 选择此项后，PowerPoint 2003 会打开"内容提示向导"对话框。具体操作如下：

（1）在"新建演示文稿"任务窗格中单击"根据内容提示向导"，弹出"内容提示向导"对话框，如图 2-310 所示。

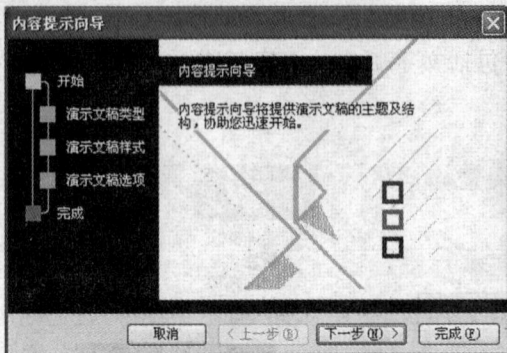

图 2-310 "内容提示向导"对话框

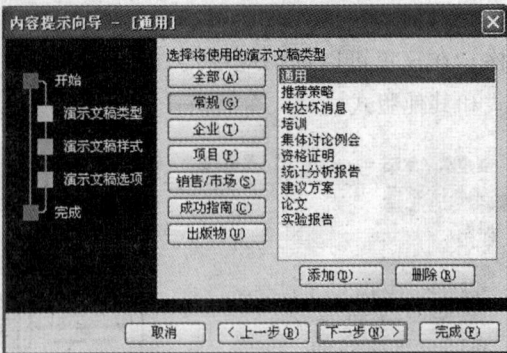

图 2-311 "内容提示向导"对话框

（2）单击下一步，弹出"演示文稿类型"对话框里，通过点击类型按钮，就会在右边的列表框中罗列了该类型所包含的具体演示文稿类型，如图 2-311 所示。从中单击选择你需要的类型，点击"下一步"按钮。

（3）在这一步中，提供了给选择要制作的演示文稿的类型，选中第一个"屏幕演示文稿"，点击"下一步"按钮。

（4）在弹出的对话框中，要求填入此文稿的一些信息，比如标题、页脚等。按要求填入后，点击"下一步"按钮。

（5）文稿创建的过程已经完成，点击"完成"按钮，结束"向导"。

在"内容提示向导"创建文稿过程中，可以随时单击"上一步"修改你不满意的地方，也可以通过左边的导航结构图点击具体哪一步骤来迅速回到某一位置进行修改。当完成"内容提示向导"后，根据选择而创建的演示文稿就会出现在窗口中，只是将其中的提示替换为自己的内容而已。

4. 根据现有演示文稿新建 如果已经利用 PowerPoint 制作过相似内容的幻灯片，就可以选择这一项来打开一个已经存在的幻灯片，如图 2-312 所示。在"新建演示文稿"任务窗格中单击"根据现有演示文稿创建"。在弹出的窗口中选择要应用样式的演示文稿，然后单击"创建"按钮，于是就可以根据原有的演示文稿，创建一个新的演示文稿，而新的演示文稿继承了被选择的文稿的所有结构。

5. 根据模板新建 "根据模板新建"中，分为"本机上的模板""网站上的模板"和"Office Online 上的模板"3 项。

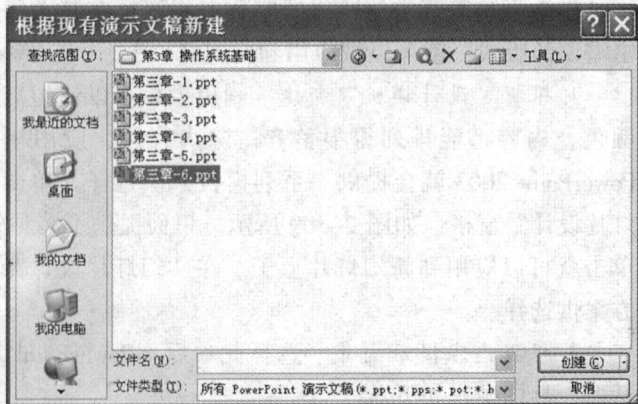

图 2-312 "根据现有演示文稿新建"对话框

（1）在"新建演示文稿"任务窗格中单击"本机上的模板"，弹出"新建演示文稿"对话框，如图 2-313 所示。在该模板对话框中，有 3 个标签分别为"常用""设计模板"和"演示文稿"。

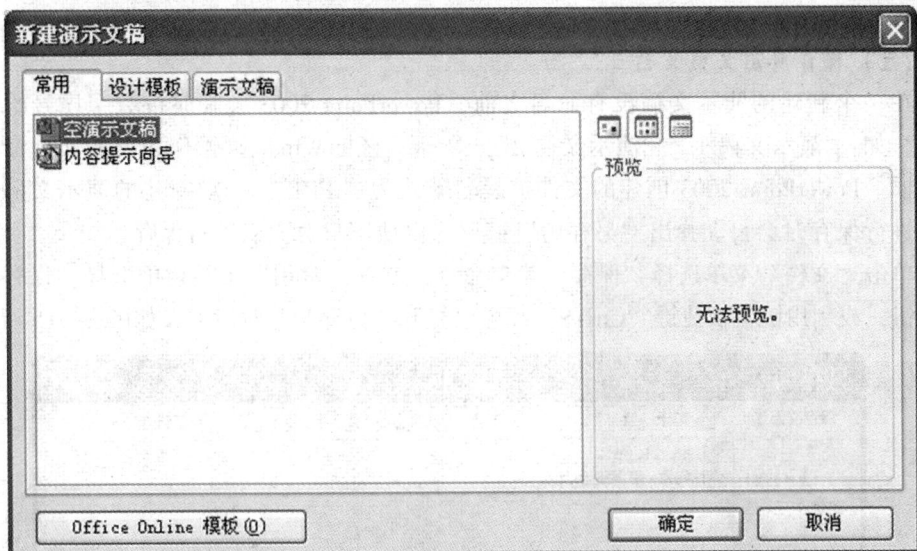

图 2-313　"新建演示文稿"对话框

（2）单击"常用"标签中的"空演示文稿"，可以来新建一个空白演示文稿。单击"内容提示向导"，可以利用向导来创建一个新的演示文稿。

（3）单击"设计模板"标签，这里可以选择里面提供的设计模板来新建演示文稿；单击"演示文稿"标签，可以通过里面提供的演示文稿模板来新建文件，如图 2-314 所示。

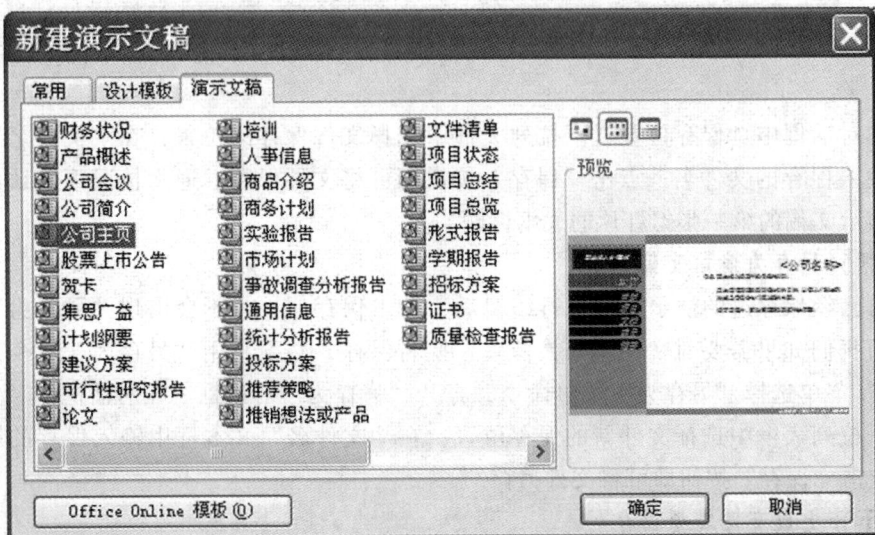

图 2-314　"新建演示文稿"对话框中"演示文稿"标签

(二) 利用工具栏创建演示文稿

在窗口中单击 "常用" 工具栏的 "新建" 命令按钮，可以创建一个 "标题幻灯片" 版式的新演示文稿，同时会打开 "幻灯片版式" 任务窗格，我们可以在其中选择需要的幻灯片版式。

(三) 保存演示文稿文档

在一个新建的演示文稿没有命名之前，PowerPoint 2003 会临时按数字序号给文档命名，如 "演示文稿1" "演示文稿2"，等等。它与 Windows 操作系统的文件命名规则相同。PowerPoint 2003 创建的文件扩展名默认为 ".PPT"。一篇新建的演示文稿在第一次进行保存时会自动弹出 "另存为" 窗口，以便用户对文稿进行保存。

单击 "文件" 菜单选择 "保存" 菜单命令，或在 "常用" 工具栏中选择 "保存" 工具按钮，或利用键盘快捷键 "Ctrl+S" 都可以打开 "另存为" 对话框，如图 2-315 所示。

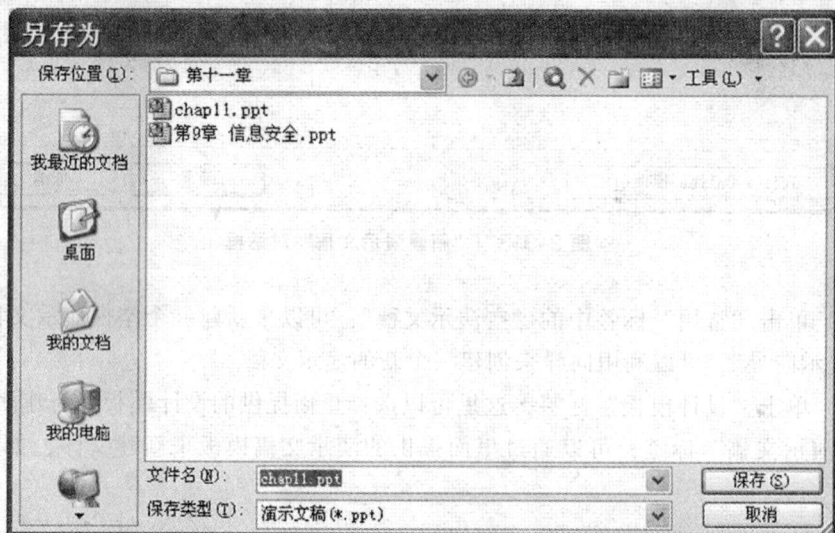

图 2-315   "另存为" 对话框

在对话框中 "保存位置" 下拉列表框中选择文件保存的位置，在 "文件名" 文本框中输入保存的文件名，点击 "保存" 按钮即可将文件保存。通常情况下默认的文件名为演示文稿的第一张幻灯片的大纲标题。

(四) 另存为演示文稿

对已经保存过的演示文稿进行编辑后，单击保存后，再不会出现 "另存为" 对话框。而我们如果需要对文件重新换位置、换名保存，必须利用 "另存为" 命令。单击 "文件" 菜单选择 "另存为" 菜单命令，打开 "另存为" 对话框。在对话框中 "保存位置" 下拉列表框中选择文件新的保存位置，在 "文件名" 文本框中输入保存的新文件名，点击 "保存" 按钮即可将文件另存。

(五) 更改文件类型保存

在 "另存为" 对话框中，可以将 PowerPoint 演示文稿保存为下列任意一种文件类型，见表 2-20 所示。

表 2-20 保存演示文稿的文件类型

保存类型	扩展名	保存解释
演示文稿	.ppt	默认的演示文稿。可以使用 PowerPoint 97 或更高版本打开此格式的演示文稿
要审阅的演示文稿	.ppt	联机演示文稿，各协作者可在其中审阅和提供跟踪的修订版
设计模板	.ppt	作为模板的演示文稿，可用于对将来的演示文稿进行格式设置
网页	.htm .html	作为文件夹的网页，其中包含一个.htm 文件和所有支持文件。适合发布到网站上或者使用 FrontPage 等编辑器进行编辑
PowerPoint 95	.ppt	在 PowerPoint 2003 中创建的一种演示文稿，保留与 PowerPoint 95 的兼容
PowerPoint 97–2003 & 95 演示文稿	.ppt	在 PowerPoint 2003 中创建的一种演示文稿，保留与 PowerPoint 95、PowerPoint 97 和更高版本的兼容
PowerPoint 放映	.pps	始终在"幻灯片放映"视图中打开的演示文稿
GIF（图形交换格式）	.gif	作为用于网页的图形的幻灯片
JPEG（文件交换格式）	.jpg	用作图形的幻灯片（在网页上使用）
大纲/RTF	.rtf	用作纯文本文档的演示文稿大纲。不包括备注区域的文本

单击"文件"菜单选择"另存为"菜单命令，打开"另存为"对话框。在对话框中"保存类型"下拉列表框中选择将文件保存为的文件格式。当然对"文件名"和"保存位置"也可作相应设置，点击"保存"按钮即可将文件以另一种格式类型保存，而原文件不改变。

(六) 以放映方式保存演示文稿

以放映方式保存的演示文稿，在打开时不会再利用 PowerPoint 程序打开文稿，而是直接播放当前幻灯片。单击"文件"菜单中的"另存为"命令项，选择保存位置、输入文件名，打开"保存类型"下拉列表，从列表中选择"PowerPoint 放映（.pps）"。在 Windows 环境下放映此类演示文稿时，当放映结束后会自动关闭并返回到 Windows 界面。在计算机中放映"以保存为放映方式"的演示文稿时，必须安装 PowerPoint 播放器。

(七) 在工作时自动保存文件

在编辑演示文稿时，常常由于操作系统或计算机本身造成死机或退出 PowerPoint，致使编辑的演示文稿没有得到及时保存而丢失。为了避免这种情况，可在 PowerPoint 上设置每隔多少时间自动保存，这样即使出现问题也可以恢复部分的演示文稿内容。

1. 在"工具"菜单上，单击"选项"菜单命令，打开"选项"对话框，选择单击"保存"标签，如图 2-316 所示。

2. 在"保存"标签中选中"保存自动恢复信息"复选框。在"分钟"微调框中，单击微调按钮或输入保存文件的时间设置。

3. 设置时间完毕后单击"确定"，关闭对话框。这时在编辑过程中就会按照设定的时间自动保存。

在设定"保存自动恢复信息"后，当 PowerPoint 遇到问题并停止响应，程序将自动保存文稿为"自动恢复"文件以便下次打开文件时恢复。

图 2-316　"选项"对话框

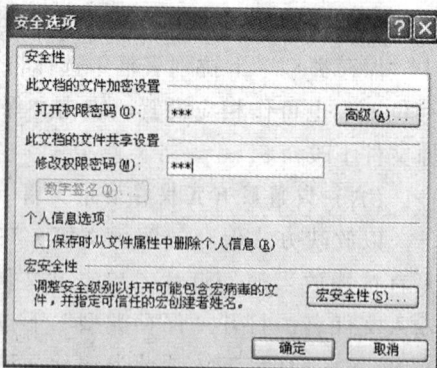

时间设置的越短，文件保存的频率越频繁，当文件处于打开状态时，出现异常情况被迫关闭后，可恢复的信息就越多。但是时间设置的越短，生成的"自动恢复"文件就越多，如不及时清除会造成硬盘存储空间变小。

（八）加密保存文件

保存演示文稿时加入密码保护，在其他人浏览时必须输入相应的密码才可查看或修改，这样可以有效的保护自己的信息。

1. 单击"文件"菜单中的"另存为"命令项，在"另存为"对话框中打开工具栏中的"工具"下拉列表，如图 2-317 所示。

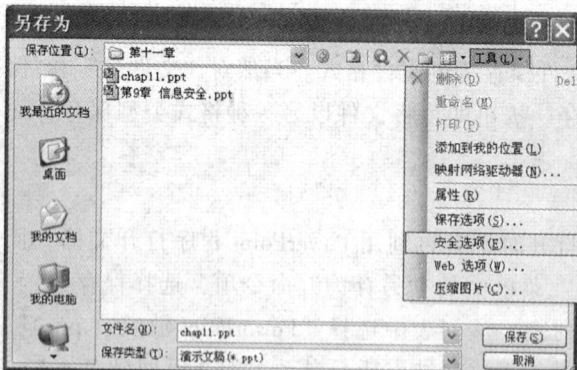

图 2-317　利用"另存为"对话框对演示文稿加密保存

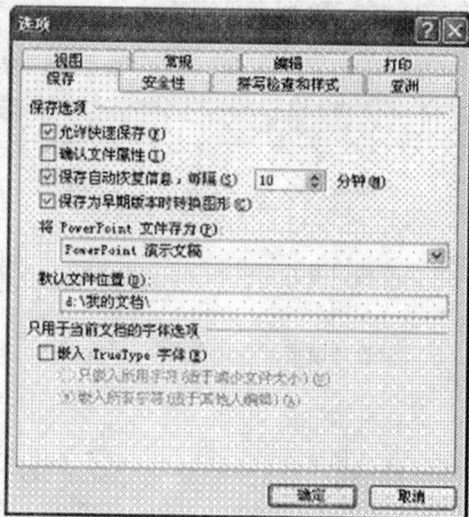

图 2-318　"安全选项"对话框

2. 在打开"工具"下拉列表中选择"安全选项"项，打开"安全选项"对话框，如图 2-318 所示。

3. "安全选项"对话框中，在"打开权限密码"或"修改权限密码"文本输入框中输入密码。点击"高级"按钮可选择加密方式。选择"个人信息选项"复选框可以添加或删除文件属性页上的个人信息。

4. 设置完毕后单击"确定"，会提示再输入密码，输入完毕后再次单击"确定"按钮，关闭"安全选项"对话框，返回"另存为"对话框对文件位置及名称继续设置。最后点击"保存"按钮保存设置。

（九）PowerPoint 2003 的视图模式及作用

在 PowerPoint 中，为了便于演示文稿的编排，PowerPoint 2003 根据不同的需要提供了不同的视图方式，分别为普通视图、幻灯片浏览视图和幻灯片放映视图。用户可以从这些视图模式中选择一种视图作为 PowerPoint 的默认视图。

1. 普通视图　普通视图是主要的编辑视图，可用于撰写或设计演示文稿。该视图有 3 个工作区域：左侧为幻灯片文本大纲（"大纲"选项卡）和幻灯片缩略图（"幻灯片"选项卡）视图，并可在之间进行切换；右侧为幻灯片窗格，以大视图显示当前幻灯片；底部为备注窗格。

文本大纲和幻灯片缩略图以不同选项卡的形式集成于普通视图之中，只需单击"普通视图"中的相应选项卡，用户就可以切换显示演示文稿的大纲和幻灯片缩略图，而不影响幻灯片的显示效果，避免在不同基本视图之间切换的繁琐和幻灯片显示效果不断变化的问题，如图 2-319 所示。

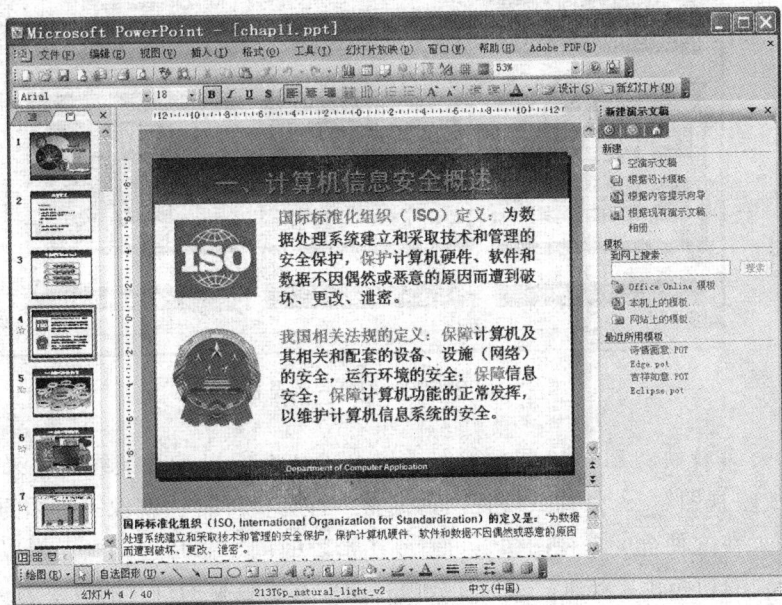

图 2-319　普通视图

（1）"大纲（视图）"选项卡　显示各张幻灯片的文字，不包含图形等其他对象。可用它输入并组织演示文稿内容。

（2）"幻灯片（视图）"选项卡　编辑时切换到此选项卡，从而以缩略图大小的图形在演示文稿中观看幻灯片。使用缩略图能更方便地通过演示文稿导航并观看设计更改的效果，也可以重新排列、添加或删除幻灯片

（3）幻灯片窗格　显示一张幻灯片外观，可以编辑文字、移动文字或标题位置、

添加图形或表格、创建超级链接以及添加动画。

（4）备注窗格　用来输入备注文字，是在普通视图中键入幻灯片备注的窗格。可将这些备注打印为备注页或在将演示文稿保存为网页时显示它们。

我们在选择"普通视图"时，只需要在窗口"视图"菜单中选择"普通"命令，或者鼠标单击窗口左下角的"视图栏"中的"普通视图"按钮即可。

2. 幻灯片浏览视图　在幻灯片浏览视图中，可以在屏幕上同时看到演示文稿中的所有幻灯片，这些幻灯片是以缩图显示的，如图 2-320 所示。可以很容易的在幻灯片之间添加、复制、删除和移动幻灯片，以及预览切换和动画效果都变得很容易。在选择"幻灯片浏览视图"时，只需要在窗口"视图"菜单中选择"幻灯片浏览"命令，或者鼠标单击窗口左下角的"视图栏"中的"幻灯片浏览视图"按钮即可。

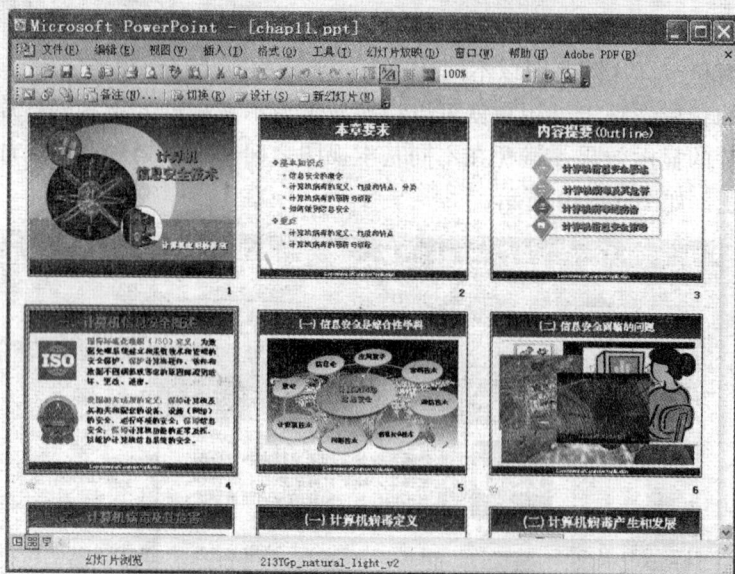

图 2-320　幻灯片浏览视图

3. 幻灯片放映视图　如果在制作过程中或结束后想查看最终的效果，就要使用"幻灯片放映视图"。幻灯片放映视图占据整个计算机屏幕，就像一实际的幻灯片放映演示文稿。在这种全屏幕视图中，可看到图形、时间、影片、动画元素以及将在实际反映中看到的切换效果等。"幻灯片放映视图"其实就是幻灯片的放映。

要切换"幻灯片放映视图"，可执行下列方法之一：

（1）不论在幻灯片的哪种视图模式下，直接按"F5"就可切换到放映视图，全屏观看。

（2）在窗口"视图"菜单中选择"幻灯片放映"命令，或单击"幻灯片放映"菜单，选择"观看放映"菜单命令。

（3）鼠标单击窗口左下角的"视图栏"中的从当前幻灯片开始放映"⟐"按钮即可。从"视图栏"中选择开始放映和其他方法开始放映之间的区别在于切换到"幻灯片放映视图"时，一个显示第一页幻灯片，而另一个显示当前幻灯片。

要退出"幻灯片放映视图"时，按 Esc 键，或对正在放映的幻灯片，单击鼠标右键，在弹出的快捷菜单中选"结束放映"命令项，即可退出"幻灯片放映视图"。

（十）PowerPoint 2003 的文本处理

在 Word 程序中文字是可以直接输入到 Word 文档中的，但在 PowerPoint 中是不能直接输入文字，这是因为在 PowerPoint 中"文字"是被作为一个文本框对象插入在幻灯片中的，所以必须使用文本框工具才能输入文字。

1. 文本录入　　当我们创建好空白的演示文稿后，需要在其中添加文字。在 PowerPoint 2003 中将文本添加到幻灯片有 4 种形式：占位符文本、自选图形文本、文本框中的文本和艺术字文本。文字的编辑方法与 Microsoft Office Word 中文字的编辑方法相同。

（1）文本占位符　　幻灯片版式中包含多种组合形式的文本和对象占位符。在文本占位符处将标题、副标题和正文输入到幻灯片中。占位符可以调整大小并移动，并且可以用边框和颜色设置其格式。

默认状态下，文字会随着输入而自动调整大小以适应占位符。如果此时占位符变大，它又会扩大文本来适应。在占位符中输入的文本可以是键入或粘贴的文本。

（2）文本框文本　　我们在使用占位符进行文本录入时会发现，要输入多段文本，现有的占位符已经不够使用了，那我们可以通过添加文本框形式，来创建多个占位符。利用文本框可以将文本放置到幻灯片的任何地方，同时文本框具有边框、填充、阴影和三维效果，并且可以改变其形状。

添加单行上的文本时，在"插入"菜单中选择"文本框"命令或在"绘图"工具栏上单击"文本框"按钮，鼠标指针变为"十"字型，然后在幻灯片中要添加文本框的地方，单击它，再键入或粘贴文本。

添加换行文本时，在"插入"菜单中选择"文本框"命令或在"绘图"工具栏上单击"文本框"按钮，鼠标指针变为"十"字型，指向幻灯片上要添加文本框的地方，将该文本框拖至所需大小，再键入或粘贴文本。

（3）自选图形文本　　自选图形可用于文本信息的输入。在自选图形中键入文本后，文本被附加到图形中，并会随图形移动或旋转。但是文字的大小不会因为图形的大小改变而受到影响。在选择"自选图形"后，在图形上单击鼠标左键打开快捷菜单，选择快捷菜单中的"添加文本"命令即可在其中录入文字。

（4）占位符、文本框或自选图形的定位与大小调整

① 调整占位符、文本框或自选图形的大小：选择目标后在目标周围会出现 8 个尺寸控点（尺寸控点：出现在选定对象各角和各边上的小圆点或小方点。拖动这些控点可以更改对象的大小），移动鼠标到空点上，当指针变为双向箭头时，拖动该控点。

② 重新定位占位符、文本框或自选图形：选择目标后（尺寸控点：出现在选定对象各角和各边上的小圆点或小方点。拖动这些控点可以更改对象的大小），移动鼠标到目标边框上，当鼠标指针变为四向箭头时，拖动鼠标可将目标拖动到新位置上。

2. 文本编辑 在幻灯片的占位符中输入文本后，还需要对文本的格式或内容进行调整。

（1）字符添加与删除 字符添加与删除的操作方法具体见 Microsoft Word 2003，这里不再赘述。

（2）文本格式调整 调整文本格式时，如若对个别文字进行调整，可选取需要调整的字符，然后从"格式"菜单或"格式"工具栏选择相应的命令或按钮来完成字符格式化。如若对占位符内的所有文字都进行调整，可选择占位符后，利用"格式"菜单或"格式"工具栏选择相应的命令或按钮来完成字符格式化。

（3）文本字符位置调整 调整文本的位置包括调整占位符中字符位置和调整占位符中文本周围的空间。

① 调整占位符、文本框或自选图形中文本的位置：选择占位符内的文本。在"格式"菜单上，单击"占位符"命令。打开"设置占位符格式"对话框（具体"格式"菜单中是哪一个文本占位符，根据选择目标不同，可出现不同对象的设置格式对话框）。选择对话框中的"文本框"选项卡，然后在"文本锁定点"下拉列表中选择其中的某个选项，如图 2-321 所示。

② 调整占位符中文本周围的空间：单击选择占位符内的文本。在"格式"菜单上，单击"占位符"命令。打开"设置对象格式"对话框。选择对话框中的"文本框"选项卡，然后在"内部边距"选项中更改"左""右""上"和"下"微调框中的数字即可。

图 2-321 利用"设置占位符格式"对话框设置

（4）文本行距调整 选取要进行设置的行，在"格式"菜单上，单击"行距"命令，打开"行距"对话框。若要更改段落之上和段落内的距离，请在"行距"之下键入或单击箭头以更改数值；若要更改段落之上的距离，请在"段前"之下键入或单击箭头以更改数值；若要更改段落之下的距离，请在"段后"之下键入或单击箭头以更改数值。

（十一）选择幻灯片

1. 选择整张幻灯片 在大纲视图中，单击幻灯片标记或其左侧；在幻灯片浏览视图中，单击幻灯片。

2. 选择连续幻灯片 在大纲视图中，先单击第一张幻灯片标记或其左侧，再按住 Shift 键，单击最后一张幻灯片标记或其左侧；在幻灯片浏览视图中，先单击第一张幻灯片，再按住 Shift 键，单击最后一张幻灯片。

3. 选择不连续幻灯片 在大纲视图中，按住 Ctrl 键，然后单击要选择的幻灯片标

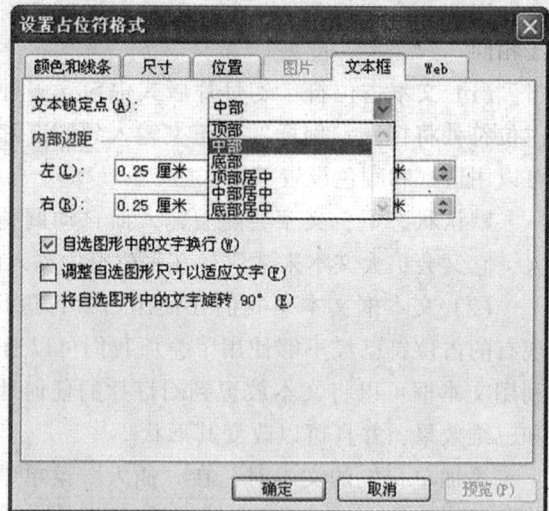

记或其左侧；在幻灯片浏览视图中，按住 Ctrl 键，然后单击要选择的幻灯片。

（十二）插入幻灯片

1. **插入空白幻灯片**　若要插入一个新的空白幻灯片，可执行下列三种操作方法之一：

（1）在"格式"工具栏上，单击"新幻灯片"命令。

（2）在"大纲"或"幻灯片"视图上，选择插入点，然后按键盘回车键。

（3）在"幻灯片版式"任务窗格中，鼠标指针指向所需的版式，单击下拉列表箭头，然后选择"插入新幻灯片"。这时将插入应用选择版式的新幻灯片。

如果不希望在每次单击"新幻灯片"时显示"幻灯片版式"任务窗格，可清除选择窗格底部的"插入新幻灯片时放映"复选框。

2. **插入幻灯片（从文件）**
通常我们也可以将已经存在的幻灯片插入到演示文稿中。

（1）在"大纲"或"幻灯片"视图上，单击选择幻灯片插入点。在"插入"菜单上，单击"幻灯片（从文件）"命令。打开"幻灯片搜索器"对话框，如图 2–322所示。

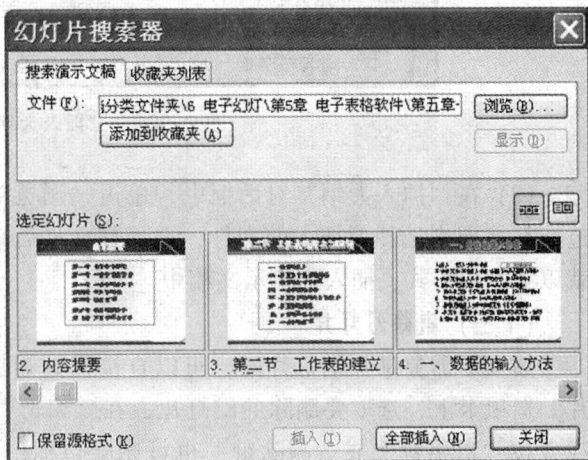

（2）在"幻灯片搜索器"对话框中，通过点击"浏览"按钮来打开"浏览"对话框，并从中选择要插入的演示文稿，再点击

图 2–322　"幻灯片搜索器"对话框

"打开"按钮打开文件，且关闭"浏览"对话框并返回到"幻灯片搜索器"对话框中。

（3）在"幻灯片搜索器"对话框中出现选择的演示文稿文件，并在下方显示其包含的每一张幻灯片的缩略图。若要插入选定的幻灯片，请单击要插入的幻灯片，再点击"插入"按钮；若要插入所有的幻灯片，请点击"全部插入"按钮。

如果希望幻灯片保持当前的格式，在"幻灯片搜索器"对话框中选中"保留源格式"复选框。一旦清除此复选框，插入的幻灯片将采用插入位置处前一张幻灯片使用的格式。

为便于查找常用的文件，请在选择文件之后单击"文件"框下面的"添加到收藏夹"按钮。若要显示这些文件中的某个文件的幻灯片，请单击"收藏夹列表"选项卡，再单击该文件，然后单击"显示"按钮。若要删除该文件，请单击"删除"按钮。

（4）单击对话框中的"关闭"按钮，关闭对话框。

3. **插入幻灯片（从大纲）**　通常我们也可以将已经存在的文本文件作为幻灯片插入到演示文稿中。

（1）幻灯片视图上，单击选择幻灯片插入点。在"插入"菜单上，单击"幻灯片

（从大纲）"命令。打开"插入大纲"对话框，如图 2-323 所示。

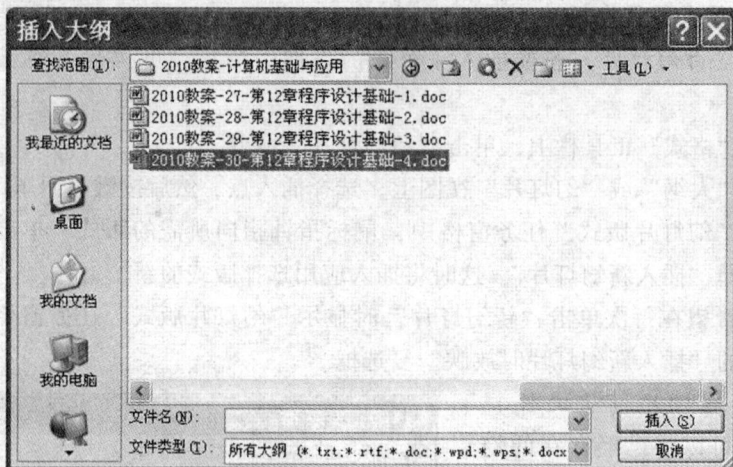

图 2-323　"插入大纲"对话框

（2）在"插入大纲"对话框中，单击"浏览"查找文件；在"浏览"对话框中通过查找范围来选择要插入的文件，选择好文件后单击"插入"按钮。这时插入的文件就以大纲的形式，插入到演示文稿中。

（十三）删除幻灯片

如果不需要某页幻灯片时，可以直接将其删除。在普通视图的"大纲"或"幻灯片"选项卡上，选取要删除的幻灯片，在"编辑"菜单上，单击"删除幻灯片"命令，或者按"退格键"或"删除键"也可删除目标幻灯片。如果要同时删除多张幻灯片，只要同时选中多张删除即可。

（十四）隐藏幻灯片

在演示文稿放映中不想让某些幻灯片被放映显示，但是又不想删除，可以将该幻灯片隐藏起来。在幻灯片视图上，选取要隐藏的幻灯片。再在"幻灯片放映"菜单上，单击"隐藏幻灯片"菜单命令。在隐藏的幻灯片旁边会显示隐藏幻灯片图标，图标中的数字为幻灯片的编号。即使运行演示文稿时隐藏了幻灯片，它仍然保留在文件中。如果要取消幻灯片的隐藏设置，只需要重新选择"隐藏幻灯片"菜单命令即可。

（十五）移动幻灯片

1. 利用菜单移动幻灯片

（1）在"普通视图"下，选择要移动的幻灯片，打开"编辑"菜单选择"剪切"命令或在需要移动的幻灯片上右击鼠标，打开快捷菜单选择"剪切"命令。

（2）选择插入点，打开"编辑"菜单选择"粘贴"命令或右击插入点，选择快捷菜单中的"粘贴"命令，都会将选择的幻灯片移动到插入点处。

2. 利用快捷键移动幻灯片

（1）在"普通视图"下，选择要移动的幻灯片，按"Ctrl+X"键。

（2）选择插入点，按"Ctrl+V"键。完成移动幻灯片。

3. **通过拖动方法移动幻灯片**　在某些时候，我们需要将前后几页幻灯片交换一下，更改其顺序。可执行下列操作之一：

（1）在大纲视图上，选择一个或多个幻灯片图标，然后将其拖动到新位置。

（2）幻灯片视图上，选择一个或多个幻灯片缩略图，然后将其拖动到一个新位置。

（3）在幻灯片浏览视图中，选择一个或多个幻灯片缩略图，然后将其拖动到一个新位置。

若要在一行中选择多个幻灯片，请在单击选择区域中的第一张幻灯片图标或缩略图，然后按住"Shift"键不放开，再单击选择区域中的最后一张幻灯片。选择幻灯片缩略图时，请在选择后用右键单击并将缩略图拖到新位置。拖动后会出现快捷菜单，该菜单为您提供移动或复制幻灯片的选项。

（十六）复制幻灯片

在制作演示文稿时，如果需要的幻灯片有几页是相同的或类似的，我们可以采用复制的方法减少编辑工作量。

1. **利用菜单复制幻灯片**

（1）在"普通视图"下，选择要复制的幻灯片，打开"编辑"菜单选择"复制"命令或在需要复制的幻灯片上右击鼠标，打开快捷菜单选择"复制"命令。

（2）选择插入点，打开"编辑"菜单选择"粘贴"命令或右击插入点，选择快捷菜单中的"粘贴"命令，都会在插入点处复制一张幻灯片。

2. **利用快捷键复制幻灯片**

（1）在"普通视图"下，选择要复制的幻灯片，按键盘"Ctrl+C"键。

（2）选择插入点，按键盘"Ctrl+V"键，完成复制幻灯片。

3. **通过拖动方法复制幻灯片**　在"普通视图"下，选择要复制的幻灯片，按住键盘"Ctrl"键拖动幻灯片，选择好插入点后，松开鼠标左键，再松开"Ctrl"键即可复制一张幻灯片。

4. **利用"幻灯片副本"复制幻灯片**

在"普通视图"下，选择要复制的幻灯片，打开"插入"菜单选择"幻灯片副本"命令。就会在当前幻灯片下复制了一张与当前幻灯片版式内容相同的幻灯片，同时在"幻灯片窗格"中将复制的幻灯片显示为当前幻灯片。

如果所粘贴的幻灯片采用与前面的幻灯片不同的设计模板，会自动应用当前设计模板样式；若要保留幻灯片的原始格式，请单击显示于要粘贴的幻灯片之下的"粘贴选项"按钮，然后在按钮菜单上，单击"保留源格式"选项。

（十七）在幻灯片中插入图片对象

1. **插入剪贴画**　剪贴画是 PowerPoint 自带的一种矢量图形，在安装 PowerPoint 时还可以选择安装更多的剪贴画。在课件中适当地使用各种剪贴画，可以为课件增色不少。在 PowerPoint 2003 中新增一个工具叫剪辑管理器，专门用来管理 Office 自带的剪贴画，还可以管理我们电脑硬盘上的各种图画、照片、声音、视频和其他媒体文件，可将它们插入并用于幻灯片。

需要注意的是，在第一次使用剪贴画时，PowerPoint 2003 会自动调出剪辑管理器，在点击确定后剪辑管理器会自动搜索硬盘上的各种媒体文件。插入剪贴画方法如下：

（1）选择要插入对象的幻灯片，打开"插入"菜单，选择"图片"子菜单中"剪贴画"命令。打开"插入剪贴画"任务窗格，如图 2-324 所示。

（2）在右边"插入剪贴画"任务窗格中的"搜索文字"输入框中，键入要插入剪贴画的关键字或关键词，在"搜索范围"框中选择要搜索的集合，打开"结果类型"下拉列表框并选中要查找的剪辑类型旁的复选框。

（3）单击"搜索"按钮，就会在列表中以缩略图显示符合条件的剪贴画，单击其中的剪贴画缩略图就可以将其插入到当前幻灯片中。

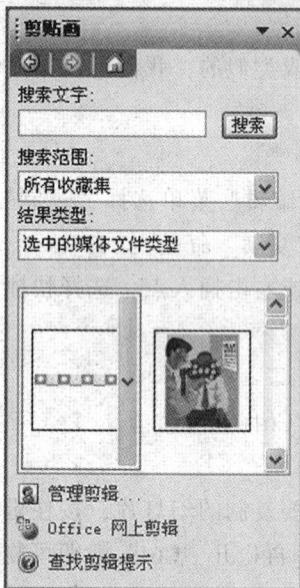

图 2-324 "插入剪贴画"窗格　　　　图 2-325 "插入图片"对话框

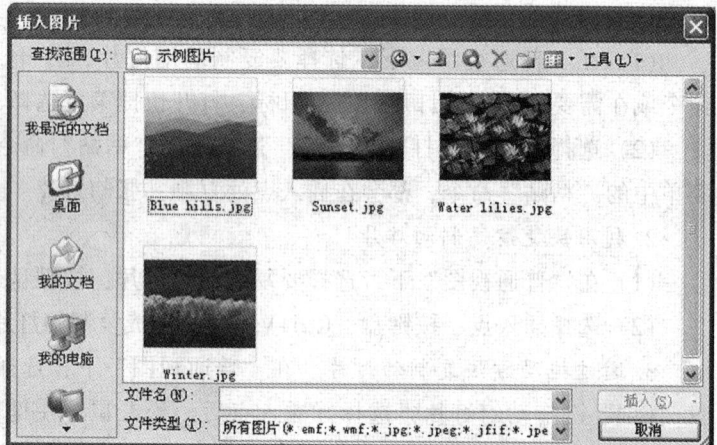

2. 插入图片　相对于剪贴画颜色、内容的欠缺，更多的时候我们需要把一些自己制作或收集的图片插入到幻灯片中，用来修饰、美化幻灯片。插入图片方法如下：

（1）选择要插入对象的幻灯片，打开"插入"菜单，选择"图片"子菜单中"来自文件"命令，或打开"绘图"工具栏点击"插入图片"工具按钮，都可打开"插入图片"对话框，如图 2-325 所示。

（2）在弹出的"插入图片"对话框中查找到图片所在的文件夹，选中要插入的图片，再点击"插入"按钮即可插入图片。

3. 插入自选图形　在制作幻灯片时需要自己制作一些图形，这时就可以利用 PowerPoint 的"自选图形"来绘制。在绘图工具栏上的自选图形包括以下几种类别的图形：线条、连接符、基本形状、流程图元素、星与旗帜、标注。可执行下列方法之一：

（1）选择要插入对象的幻灯片，打开"插入"菜单，选择"图片"子菜单中"自

选图形"命令。打开"自选图形"工具栏，
如图 2-326 所示。单击"自选图形"工具栏
上的工具按钮，选择相应的图形，然后在幻
灯片区域用鼠标拖出一个图形来。

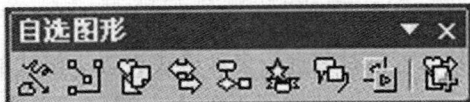

图 2-326 "自选图形"工具条

（2）打开"绘图"工具栏，单击工具栏上的"自选图形"按钮，选择相应的图形，
然后在幻灯片上用鼠标拖出一个图形来，如图 2-327 所示。

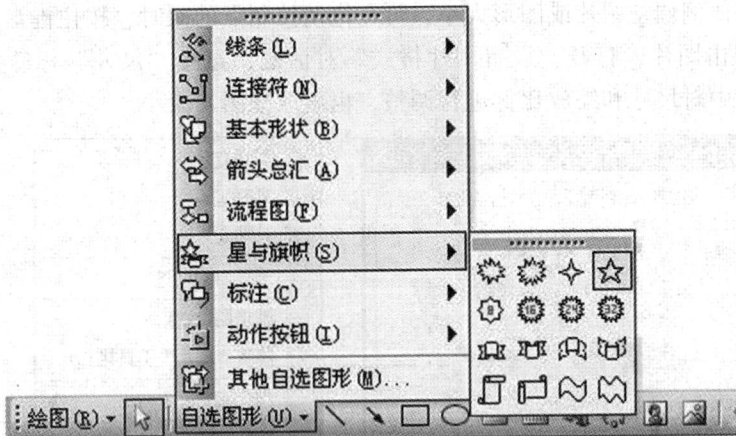

图 2-327 "绘图"工具栏"自选图形"按钮菜单

4. 设置格式 图片或图形插入到幻灯片中后还要对其进行格式的设置才能符合我
们的需要。对图片的格式设置主要有：叠放次序、组合、旋转、压缩、大小调整等。

（1）设置格式 通过"设置图片格式"对话框也可以对所选对象进行格式设置。
包括"颜色和线条""尺寸""位置"等。在选取对象上右击鼠标打开快捷菜单选择
"设置图片格式"命令或双击对象，会弹出"设置图片格式"对话框，如图 2-328 所
示。也可以进一步设置图形的填充颜色，如图 2-329 所示。

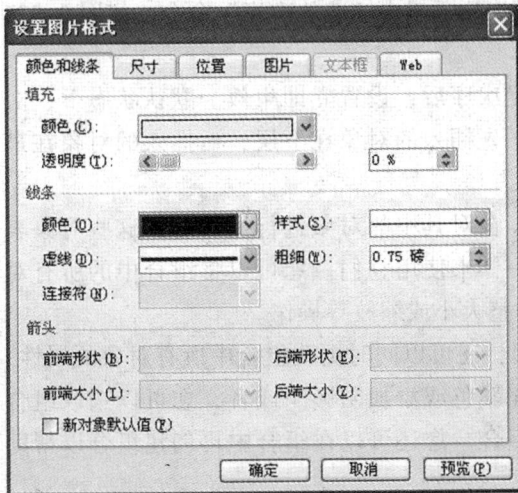

图 2-328 "设置对象格式"对话框

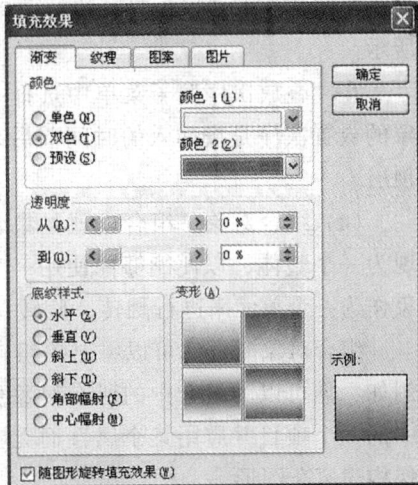

图 2-329 "填充效果"对话框

对话框中包含"颜色和线条""尺寸""位置""图片""文本框""Web"标签，可对对象进行多种格式设置。格式的设置详见 Word 2003，这里不再赘述。

（2）图片或图形的大小调整　单击选择图片或图形，在其四周出现 8 个控制点，把鼠标移到这些控制点时会出现一个双向箭头，这时按下左键，然后拖动，就可以调整图片或图形的大小。其中上下两个控制点能调整对象的上下宽度，左右两个控制点能调整对象的左右宽度，四个角上的四个控制点能同时调整对象的宽度和高度。

如果等比例调整图片或图形大小，可在拖动控制点的同时，按住键盘"Shift"键拖动。或者双击图片，打开"设置图片格式"对话框，选择"尺寸"标签，如图 2-330 所示。在其中对尺寸和缩放比例进行调整，也可改变图片大小。

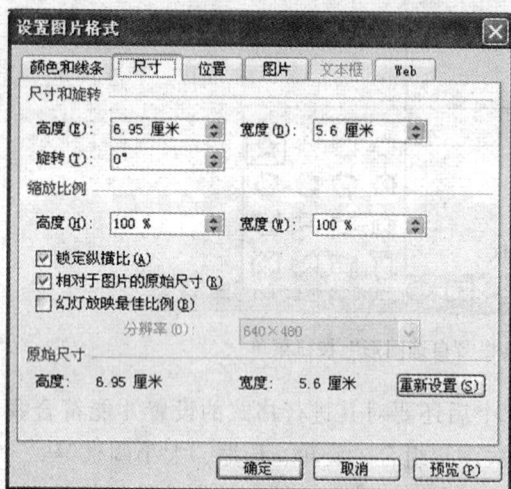

图 2-330　"设置图片格式"对话框"尺寸"标签

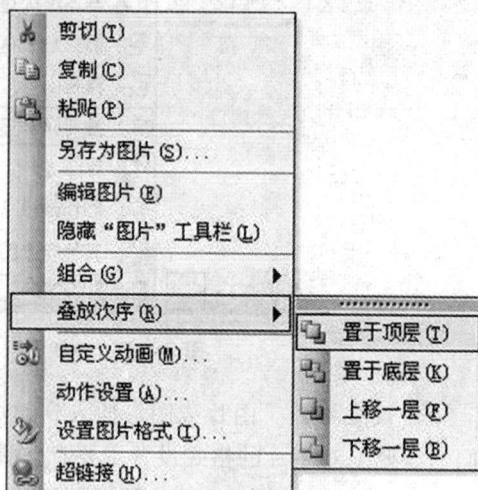

图 2-331　"叠放次序"菜单

（3）叠放次序　在插入多张图片之后，有些图片会彼此覆盖，如希望将其中的某些图片置于最上面，可在"绘图"工具栏上单击"绘图"工具，选择"叠放次序"工具或在图片上右击鼠标打开快捷菜单，选择快捷菜单中"叠放次序"命令，如图 2-331 所示。

在"叠放次序"子菜单中选择一种放置次序后，设置立即生效。默认状态下，对象的放置次序是按插入的时间前后来确定，先插入的对象在下层，后插入的对象在最顶层。

（4）组合对象　组合也就是集合对象，在对其中的对象进行操作时，这些对象表现为一个整体，以便能够像使用一个对象一样来使用它们。您可以将组合中的所有对象作为一个单元来进行翻转、旋转，以及调整大小或缩放等操作。

组合对象时，您可以将对象组合在一起，还可以同时更改组合中所有对象的属性。例如，您可以为组合中的所有对象更改填充颜色或添加阴影。或者，您可以选取组合中的一个项目并应用某个属性而无需取消组合。您还可以在组合中再创建组合以帮助您构建复杂图形。

可以随时取消对象的组合，并且可以以后再重新组合这些对象。

① 组合对象：选取要组合的对象。在"绘图"工具栏上单击"绘图"工具，选择"组合"工具或在目标上右击鼠标，打开快捷菜单，选择快捷菜单中"组合"命令，就可以把多个对象组合成一个图片，有利于设置格式或动画。

② 取消组合对象：选取已经组合的对象。在"绘图"工具栏上单击"绘图"工具，选择"取消组合"工具或在选择对象上右击鼠标打开快捷菜单，选择快捷菜单中"取消组合"命令，就可以取消组合对象。

③ 重新组合对象：选取先前组合的任意一个对象。在"绘图"工具栏上单击"绘图"工具，选择"重新组合"工具或在选择对象上右击鼠标打开快捷菜单，选择快捷菜单中"重新组合"命令，就可以重新将这些对象再次组合上，不需要重复组合操作。

（5）旋转

① 任意角度旋转：选取要旋转的对象，在对象的上方正中位置会有一绿色控制点，把鼠标移到该控制点上会变成一个带箭头的圆圈，这时按下左键可以任意角度旋转图片。

② 特定角度旋转：选取要旋转的对象。在"绘图"工具栏上单击"绘图"工具，选择"旋转或翻转"工具，再在其中选择"向左旋转90度""向右旋转90度""水平翻转"或"垂直翻转"。

③ 精确角度旋转：在选取对象上右击鼠标打开快捷菜单选择"设置图片格式"命令或双击对象，会弹出"设置图片格式"对话框，在其中选取"尺寸"标签，可对"旋转"微调框进行设置旋转角度。

（十八）在幻灯片中插入视频对象

1. 插入剪辑管理器中的视频 在剪辑管理器中，除了提供剪贴画外，还提供了视频对象。

（1）选择要插入对象的幻灯片，打开"插入"菜单，选择"影片与声音"命令，在子菜单中选择"剪辑管理器中的影片"命令，如图2-332所示。

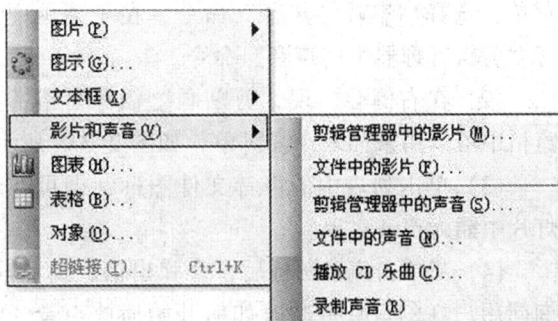

图 2-332 "插入"菜单中的"影片与声音"命令

（2）在右侧会出现"剪贴画"任务窗格，该窗格中可以用来插入视频对象。

（3）单击列表中的媒体文件，即可在幻灯片中插入对象。

2. 从文件中插入影片剪辑 我们除了可以从"媒体剪辑"中添加视频外，还可以从文件中添加媒体剪辑到演示文稿中。现在 PowerPoint 2003 支持的视频文件格式有：MPG、AVI、ASF、WMV 等。

（1）在普通视图下，选择要插入对象的幻灯片。

（2）打开"插入"菜单，选择"影片与声音"命令，在子菜单中选择"文件中的影片"命令，弹出"插入影片"对话框。

（3）在"插入影片"对话框中，在"查找范围"下拉列表中选择媒体文件所在位置，然后选择文件并单击"确定"按钮。

（4）当点击"确定"按钮后，会弹出信息提示框，如图 2-333 所示。询问用户在幻灯片放映时如何开始播放影片，可以单击"自动"或"在单击时"按钮选择一种播放方式。

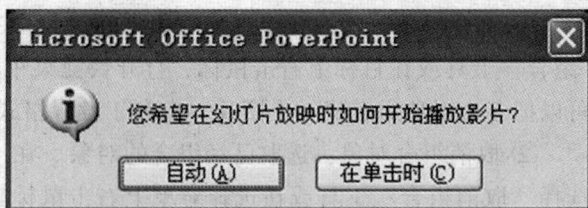

图 2-333　选择放映时如何播放影片

（5）单击选择播放方式按钮后，在幻灯片中就会出现影片的图像。这时影片仅显示开始时的静止图像。如果要预览影片，可以在幻灯片中双击视频对象。

不论是来自"媒体剪辑"的还是"来自文件"的视频对象，都可以改变插入影片的位置和大小。单击影片，其四周将出现 8 个控点，拖动控点可以改变影片的大小；拖动影片对象可以改变影片的位置。

（十九）在幻灯片中插入声音对象

我们在演示文稿中除了可以添加视频剪辑，同时还可以添加声音。在演示文稿中插入的声音可以是媒体剪辑中的，也可来自文件中的声音，或 CD 音乐或自己录制的声音。

1. 使用媒体剪辑库中的声音　要在演示文稿中插入声音，可选择媒体剪辑库中的声音文件。

（1）选择要插入对象的幻灯片，打开"插入"菜单，选择"影片与声音"命令，在子菜单中选择"剪辑管理器中的声音"命令。

（2）在右侧会出现"剪贴画"任务窗格，该窗格中可以用来插入声音对象，如图 2-334 所示。

（3）单击列表中的声音文件图标，即可在幻灯片中插入声音对象。

（4）当单击声音图标后，会弹出信息提示框，询问用户在幻灯片放映时如何开始播放声音，可以单击"自动"或"在单击时"按钮选择一种声音播放方式。

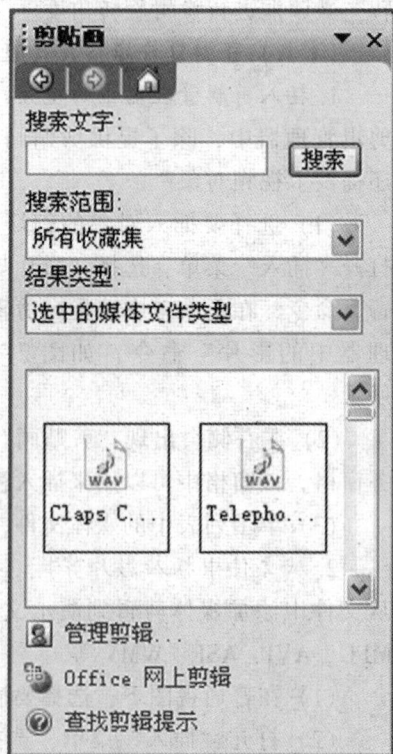

在插入到幻灯片上的声音以一个小的扬声器图标显示，我们可以移动位置和改变大小。在一张幻灯片上可以插入多个声音，如果在插入之前不移动已插入的声音图标，新插入的图标会覆盖原来的图标。

如果要预听声音，可以在幻灯片中双击扬声器图标就可以播放声音。

图 2-334　"插入声音"对话框

2. 从文件中插入声音对象 在 PowerPoint 2003 中可以使用下列声音文件：AIFF 音频文件、AU 音频文件、MIDI 音频文件、MP3 音频文件、WAV、WMA 等。

（1）在普通视图或幻灯片视图下，选择要插入对象的幻灯片。

（2）打开"插入"菜单，选择"影片与声音"命令，在子菜单中选择"文件中的声音"命令，弹出"插入声音"对话框。在"插入声音"对话框中，在"查找范围"下拉列表中选择媒体文件所在位置，然后选择文件并单击"确定"按钮。

（3）当点击"确定"按钮后，会弹出信息提示框，如图 2-335 所示。询问用户在幻灯片放映时如何开始播放声音，可以单击"自动"或"在单击时"按钮选择一种播放方式。

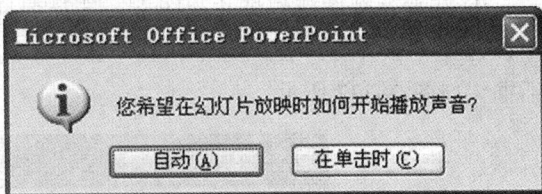

（4）单击选择播放方式按钮后，在幻灯片中就会出现扬声器图标。如果要预听声音，可以在幻灯片中双击扬声器图标就可以播放声音。

图 2-335　选择放映时如何播放声音

3. 播放 CD 乐曲 在进行幻灯片放映时，如果播放 CD 音乐作为演示文稿的背景音乐，将会取得很好的效果。如果计算机中没有光驱或光驱中没有插入 CD 乐曲光盘，则无法播放 CD 乐曲。

（1）在普通视图或幻灯片视图下，选择要插入声音对象的幻灯片。

（2）打开"插入"菜单，选择"影片与声音"命令，在子菜单中选择"播放 CD 乐曲"命令，弹出"播放 CD 乐曲"对话框，如图 2-336 所示。在该对话框中选择要播放的乐曲序号，并设置乐曲的播放时间。选择"循环播放，直到停止"复选框，可以一直播放该乐曲。

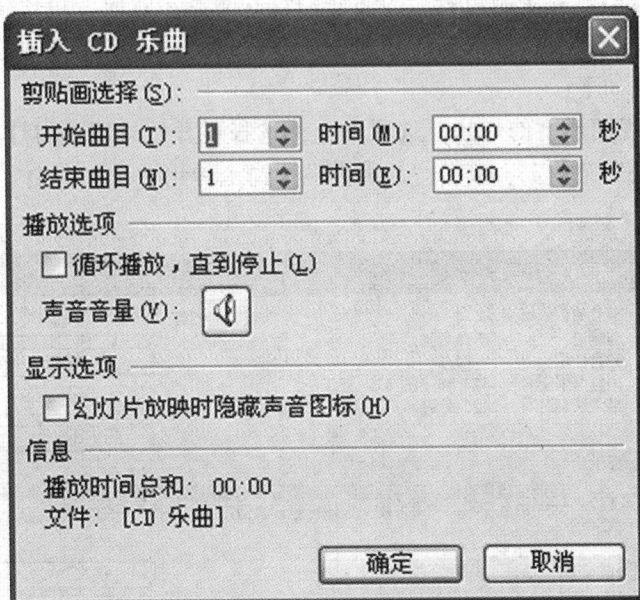

图 2-336　"播放 CD 乐曲"对话框

（3）当点击"确定"按钮后，会弹出信息提示框。询问用户在幻灯片放映时如何开始播放声音，可以单击"自动"或"在单击时"按钮选择一种播放方式。

4. 录制声音　在演示文稿中，除了添加声音文件外，还可以为幻灯片添加自己录制的声音。可以在单张幻灯片或整个演示文稿播放录制的声音。但是要求计算机中必须配置声卡和话筒。

（1）为单张幻灯片录制声音

① 在普通视图或幻灯片视图下，选择要插入录制声音的幻灯片；打开"插入"菜单，选择"影片与声音"命令，在子菜单中选择"录制声音"命令，弹出"录音"对话框，如图 2-337 所示。

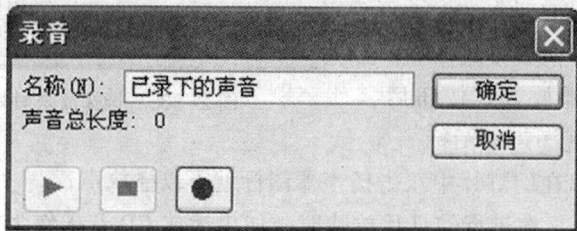

图 2-337 "录音"对话框

② 在该对话框中"名称"文本输入框中键入要录制声音的录音文件名；单击左下角的"录音"按钮开始录音，录音完成后，单击"停止"按钮结束录音；单击"播放"按钮，可以播放刚才录制的声音，检查效果。如果要继续录音，可再次单击"录音"按钮进行录音。如不符合要求，则可按"取消"按钮，退出录音状态，并重复以上步骤再次录音。

（2）为多张幻灯片录制声音　为多张幻灯片录制声音时，可使用"录制旁白"功能。用户在浏览演示文稿同时将旁白录制到每张幻灯片上，当然通过设置可以暂停和继续录制。方法如下：

① 在大纲视图或"幻灯片"选项卡上，选择要开始录制的幻灯片图标或缩略图；在"幻灯片放映"菜单上，单击"录制旁白"命令弹出"录制旁白"对话框，如图 2-338 所示。

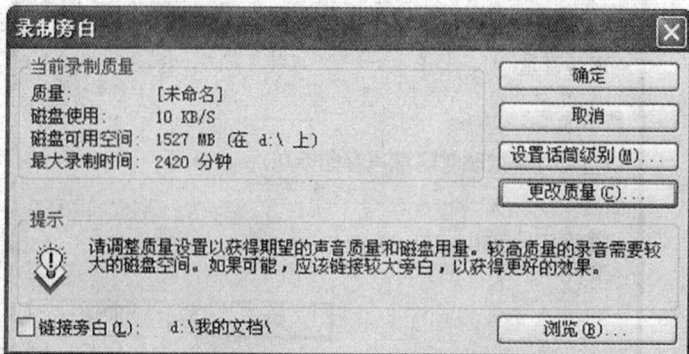

图 2-338 "录音旁白"对话框

② 单击对话框中的"设置话筒级别"按钮，出现"话筒检查"对话框，如图2-339所示。按照说明来设置话筒的级别，再单击"确定"返回"录制旁白"对话框。

③ 单击对话框中"更改质量"按钮，出现"声音选定"对话框，如图2-340所示。在"声音选定"对话框"名称"下拉列表中选择一种声音质量，也可从"属性"下拉列表直接选择一种声音属性值，然后单击"确定"按钮，返回到"录制旁白"对话框。

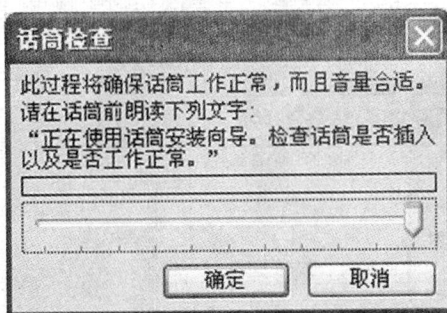

图2-339　"话筒检查"对话框

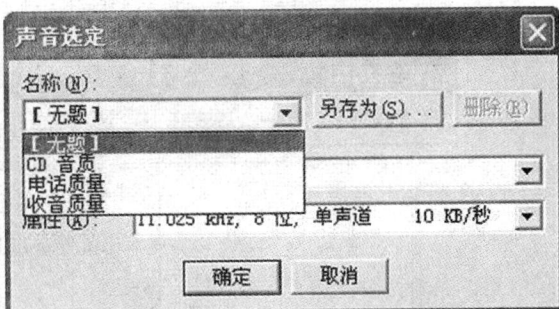

图2-340　"声音选定"对话框

④ 在"录制旁白"对话框中单击"确定"按钮，会弹出信息提示框，如图2-341所示。询问用户录制旁白的位置，若要启动演示文稿中第一张幻灯片的旁白，请单击"第一张幻灯片"按钮，若要启动当前选定幻灯片的旁白，请单击"当前幻灯片"按钮。

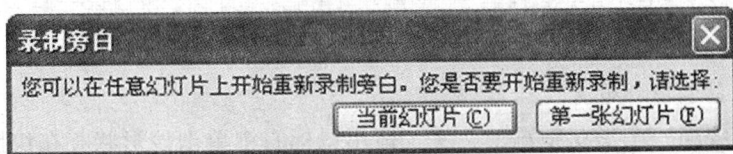

图2-341　"录制旁白"对话框

⑤ 单击选择按钮后，进入幻灯片放映视图，此时可通过话筒语音输入旁白文本，再单击该幻灯片以换页。语音输入该幻灯片的旁白文本，再换至下一张幻灯片，依此类推。在录制过程中，可用鼠标右键单击幻灯片，在快捷菜单上单击"暂停旁白"或"继续旁白"命令，用来暂停和继续旁白。

当录制结束后可按"Esc"键结束录制旁白，并弹出"是否保存排练时间"对话框，如图2-342所示。根据情况选择是否保存。

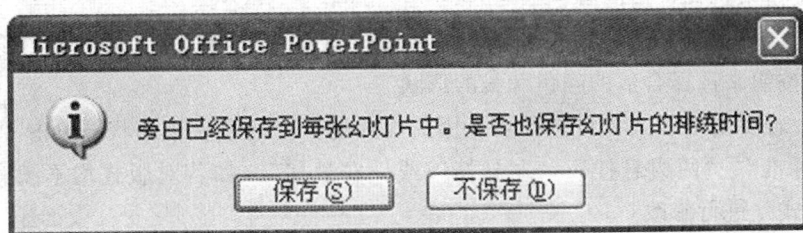

图2-342　"是否保存排练时间"对话框

（二十）插入组织结构图

在说明层级关系时我们常用组织结构图来表示。组织结构图就是一个结构的图形化表示，它是由一系列图框和连线组成，表示一个机构的等级、层次。

1. 插入组织结构图　打开"插入"菜单，选择"图片"子菜单命令，在子菜单中选择"组织结构图"命令，或在"绘图"工具栏上，单击"插入组织结构图或其他图示"工具按钮，会在当前幻灯片上插入组织结构图，并弹出"组织结构图"工具条。如图 2-343 所示。

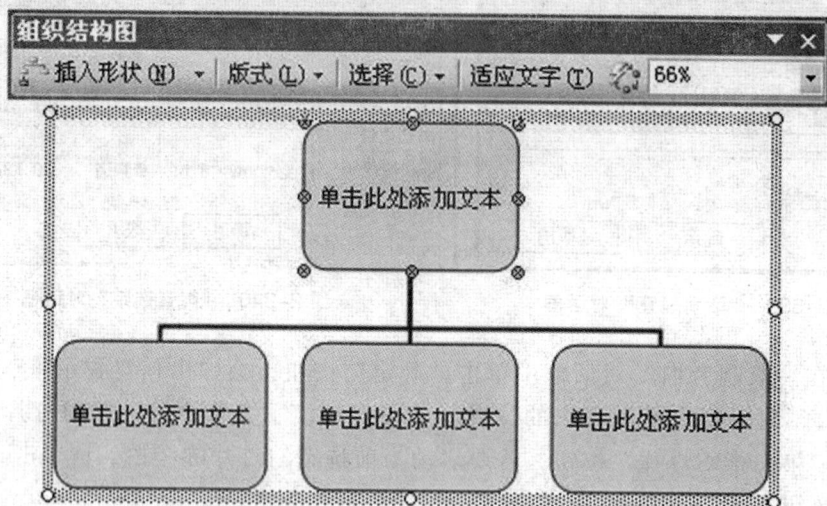

图 2-343　组织结构图及其工具条

2. 组织结构图的设置

（1）若要向一个形状中添加文字，请用鼠标右键单击该形状，在快捷菜单中选择"编辑文字"命令并键入文字。但是无法向组织结构图中的线段或连接符添加文字。

（2）若要添加形状，请选择要在其下方或旁边添加新形状的形状，单击"组织结构图"工具栏上"插入形状"按钮来打开下拉列表，可从中选择下列选项：

① "同事"：将形状放置在所选形状的旁边并连接到同一个上级形状上。

② "下属"：将新的形状放置在下一层并将其连接到所选形状上。

③ "助手"：使用肘形连接符将新的形状放置在所选形状之下。

（3）若要更改文字颜色可选取要更改的文字，在"绘图"工具栏上，单击"字体颜色"按钮来选择合适的颜色。

（4）若更改线条或连接符的颜色或线型，可在"绘图"上，单击"线条颜色"或"线型"按钮来选择合适的颜色和线的形状。

（5）若要更改版式，可选择要应用新版式的分支的最上级形状，单击"版式"，再单击"标准""两边悬挂""左悬挂"或"右悬挂"。如若对版式均不满意，可单击"自动版式"进行修改。

（6）若要添加或更改预设的设计方案，可单击"组织结构图"工具栏上的"自动套用格式"按钮，再从"组织结构图样式库"对话框中选择一种样式，如图2-344所示。

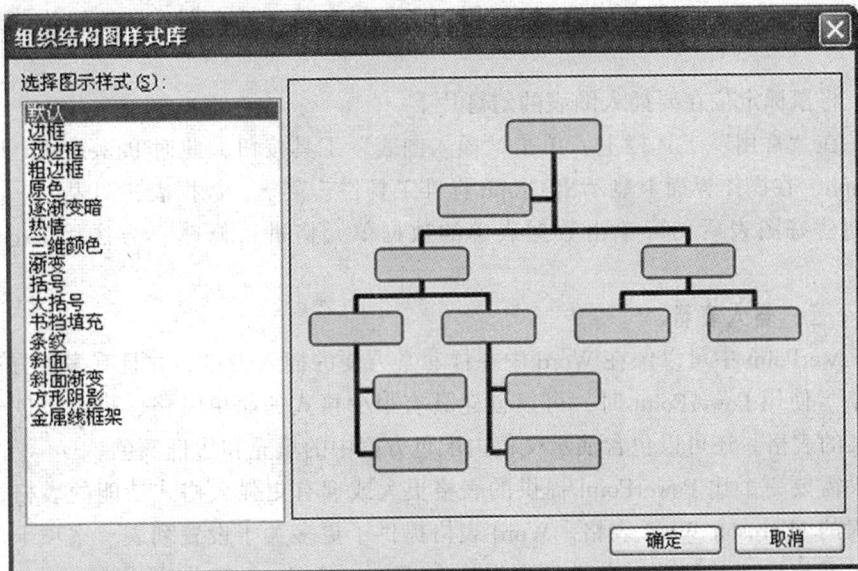

图2-344 "组织结构图样式库"对话框

（二十一）插入图表

在 PowerPoint 2003 中，提供了一个嵌入式应用程序，即图表（Graph）。图表类似于 Office 家族里的 Excel，它有强大的图表模块功能。在演示文稿中应用图表来表现数据信息，要比单纯的数字型信息更明确，更直观，让人一目了然。在演示文稿当中，任何的数据所表达的信息都能够使用图表来表达。图表所表现数据的直观而产生的影响，要大大的强于文字描述。

1. 利用自动版式创建图表 通过自动版式，可以方便快捷地创建一个纯图表幻灯片。

（1）选择插入图表的幻灯片，打开"插入"菜单，选择"图表"菜单命令，这时会在当前幻灯片上插入图表，并弹出"数据表"，如图2-345所示。

（2）要添加或修改图表，只需用鼠标双击幻灯片上的占位符，便可激活 Graph。此时，Graph 便在界面上显示出来，样式如同 Excel。

（3）同其他嵌入式对象的操作方式类似，你只要将鼠标在 Graph 区域外的演示文稿窗口中的空白区域上点击，便可以退出 Graph 回到

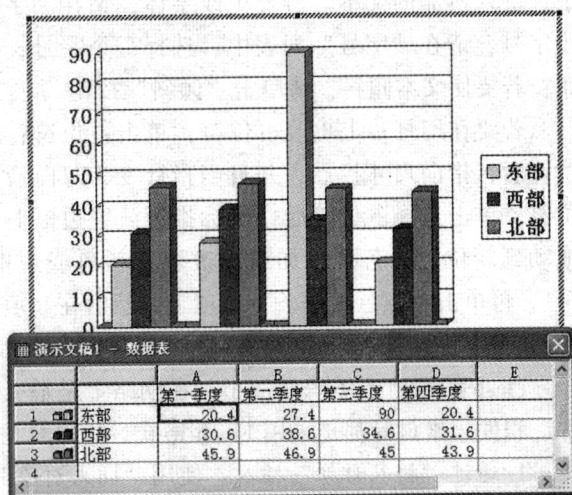

图2-345 图表与数据表

演示文稿的操作之中。同时，在演示文稿上也嵌入了图表对象。

2. 通过"插入图表"按钮创建图表　当然，如果你已经创建了幻灯片，且想在此幻灯片上插入图表，那你可以通过"常用"工具栏上的"插入图表"按钮快捷地创建图表。

（1）将鼠标定位在要插入图表的幻灯片上。

（2）在"常用"工具栏上，单击"插入图表"工具按钮，此时 PowerPoint 2003 将激活 Graph，在操作界面上显示出 Graph 标准工具栏、菜单、数据表、图表。

在创建好图表后，可单击数据表中的数据单元格进行修改，方法用 Excel 电子表格。

（二十二）插入表格

在 PowerPoint 中可以像在 Word 中一样非常方便的插入表格，并且有多种方法可以创建表格。使用 PowerPoint 时，可以创建具有很少格式的简单表格，也可以创建格式比较复杂的表格。还可以包含演示文稿内配色方案中的填充和边框颜色。

如果需要一个比 PowerPoint 提供的表格更大或拥有更强大格式功能的表格，可以创建嵌入的 Microsoft Word 表格。Word 表格提供了更多关于设置列表、选项卡、缩进和单个单元格格式的选项。此外还可以嵌入 Microsoft Excel 工作表或 Microsoft Access 表格。

方法是选择插入图表的幻灯片，打开"插入"菜单，选择"表格"菜单命令，这时会弹出"插入表格"对话框。选择所需行和列的数量，再单击"确定"按钮，就会在当前幻灯片上插入表格了。

（二十三）插入艺术字

选择要添加艺术字的幻灯片。在"插入"菜单中选择"图片"菜单命令中的"艺术字"命令或在"绘图"工具栏上，单击"插入艺术字"按钮，随即打开"艺术字库"对话框，单击所需的艺术字效果，再单击"确定"。在"编辑'艺术字'文字"对话框中，键入所需的文本。若要更改字体，请在"字体"列表中，选择一种字体；若要更改字号，请在"字号"列表中，选择一个字号；若要使文本变粗，请单击"加粗"按钮；若要使文本倾斜，请单击"倾斜"按钮。

若要在幻灯片上更改占位符，单击占位符；若要调整占位符的大小，单击选择占位符后，指向尺寸控点，并且当指针变为双向箭头时，拖动该控点；若要重新定位占位符，单击选择占位符后，鼠标指针放置边框上，当指针变为四向箭头时，将占位符拖动到新位置；若要添加或更改填充颜色或边框，在"格式"菜单上，单击"占位符"，再单击"颜色和线条"选项卡，然后在"填充"和"线条"之下选择选项。

（二十四）插入 Flash 动画

Flash 动画由于体积非常小，在网络上是最受欢迎的一种媒体格式。现在有很多课件、积件、素材等都是采用 Flash 格式，后缀名是".swf"。

1. 通过"插入对象"插入　使用"插入对象"来插入 Flash 动画是非常方便的，但是在计算机中必须安装能播放 Flash 动画的程序软件。

（1）先选择要插入 Flash 文件的幻灯片，然后打开"插入"菜单，选择"对象"命令，出现"插入对象"对话框在"插入对象"对话框中选择"由文件创建"单选按钮，如图 2-346 所示。

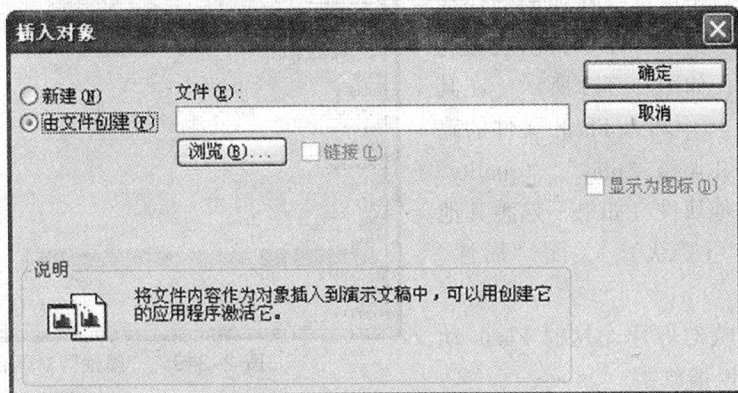

图 2-346 "插入对象"对话框

（2）单击"浏览"按钮，弹出"浏览"对话框，在"浏览"对话框中选择你要插入的 swf 文件，单击"确定"按钮。

（3）这时在幻灯片编辑区出现一个 Flash 图标，鼠标右键单击该图标，在弹出的快捷菜单中选择"动作设置"命令，打开"动作设置"对话框，选择"单击鼠标"标签，选择"对象动作"单选按钮，单击打开下拉列表，在出现列表框中选择"激活内容"，单击"确定"命令即可，如图 2-347 所示。

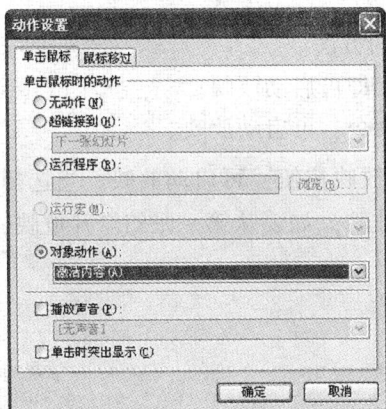

图 2-347 "动作设置"对话框　　图 2-348 "控件工具箱"对话框

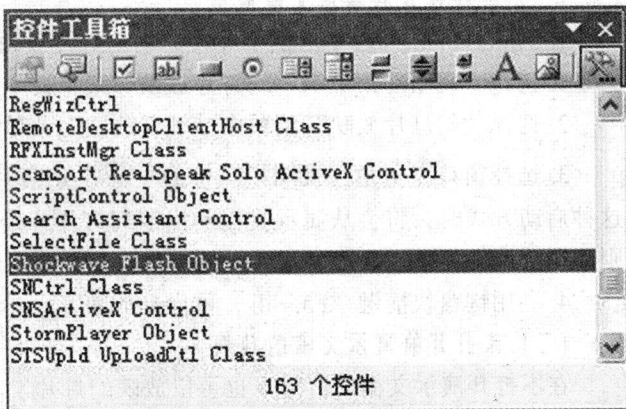

2. 通过"控件"插入

（1）打开"视图"菜单，选择"工具栏"子菜单中的"控件工具箱"命令，调出"控件工具箱"工具条。在"控件工具箱"中单击"其他控件"按钮，在出现的下拉列表中单击选择"Shockwave Flash Object"命令，如图 2-348 所示（如果找不到，则说明你的电脑里还没有安装 Flash 插件，需要先安装 Flash 软件或 Flash 插件）。

（2）这时鼠标指针变成十字型，在 PowerPoint 编辑区按下鼠标左键拖动鼠标拉出一个有交叉线的方形区域，选中它右击鼠标，在弹出的快捷菜单中选择"属性"命令，出现"属性"对话框，如图 2-349 所示。在其中"Movie"项中输入 Flash 文件的路径及名称，并调整"play""quality""loop"等其他属性（如果不熟悉其他属性设置，可默认）。关闭"属性"对话框。

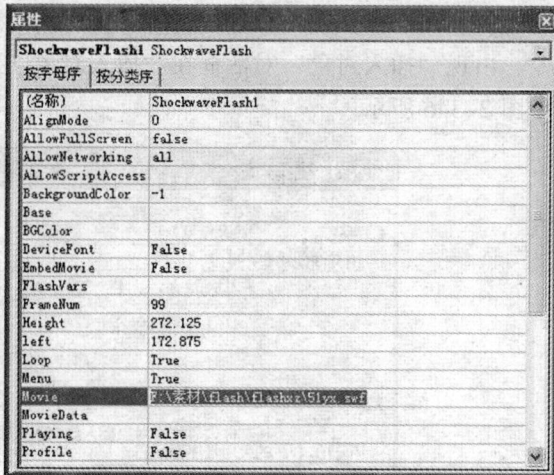

图 2-349 "属性"对话框

（3）放映幻灯片，这时 Flash 动画文件就可以播放了。

以上两种方法以第一种方法最简单，适合初学者应用，但是要求安装有支持软件。第二种方法最为直观，可直接播放。

三、演示文稿的放映设计

演示文稿的放映是 PowerPoint 2003 演示效果的时候，放映技巧的设计，对整个演示文稿的优劣有着直接的影响。PowerPoint 提供了屏幕演示、联机演示、投影机幻灯片演示和 35mm 幻灯片演示等多种演示方式。当制作好演示文稿后，需要将其演示，以便查看编辑状态是否符合要求，这时就要启动PowerPoint 2003 的幻灯片放映。

（一）已经打开的演示文稿的放映

在 PowerPoint 2003 中提供了 4 种启动幻灯片放映的方法：

1. 选择"视图"菜单中"幻灯片放映"菜单命令，即可启动放映。

2. 选择"幻灯片放映"菜单中"观看放映"菜单命令，可启动放映。

3. 选择窗口左下角"视图栏"中的"🖳"幻灯片放映按钮，可启动放映。当选择这种启动方式时，将会从演示文稿的当前幻灯片开始放映。如要从第一张幻灯片放映，则将当前幻灯片选择到第一张后，再单击放映按钮。

4. 利用键盘快捷键"F5"键，可启动放映。

（二）未打开的演示文稿的放映

在不打开演示文稿的情况下也可以放映幻灯片。

1. 在要放映的演示文稿上单击鼠标右键，在弹出的快捷菜单中选择"显示"命令，即可启动放映。

2. 在要放映的演示文稿上单击鼠标右键，在弹出的快捷菜单中选择"重命名"命令，对其重命名操作，将其扩展名".ppt"改为".pps"，然后双击该文件即可直接放映。

（三）在两个显示器上放映演示文稿

使用 Microsoft Office PowerPoint 2003 和 Microsoft Windows 2000（带 Service Pack 3 或更高版本）或 Microsoft Windows XP，您可以在一台监视器上运行演示文稿而让观众

在另一监视器上观看。这样可以运行其他程序（观众不会看到），并可以访问演示者视图，该视图可提供各种工具以使演示更易操作。在演讲者视图中，图标和按钮都足够大，即使使用不熟悉的键盘或鼠标时也可轻松操控。演示者视图具备以下功能：

可以使用缩略图不按顺序选择幻灯片，以为给定观众创建自定义放映；预览文本（"下一张"）显示下次单击将添加到屏幕上的文本，无论它是新幻灯片还是下一个项目符号；演讲者备注以大而清晰的字体显示，以便可用作演示文稿的脚本；运行演示文稿期间可以关闭屏幕，然后可在中断处继续播放演示文稿。 操作方法如下：

1. 在"幻灯片放映"菜单上，单击"设置放映方式"命令，弹出"设置放映方式"对话框。

2. 在"幻灯片放映显示于"列表中，单击要放映演示文稿的监视器（例如，放映机和大型监视器，而不是演示者的监视器或便携式计算机）。

3. 选中"显示演示者视图"复选框，单击"确定"按钮，然后选择放映方式即可。

（四）退出放映

1. 在幻灯片放映时，可以通过在空白处单击鼠标右键来打开快捷菜单，选择其中的"结束放映"命令，即可退出放映。

2. 在幻灯片放映时，可以通过按键盘"Esc"键来退出放映。

（五）设置放映方式

当制作好演示文稿后，需要将其演示，以便查看编辑状态是否符合要求或向观众播放，这时就要启动 PowerPoint 2003 的幻灯片放映。启动放映的同时用户可方便地进行放映设置来满足不同的放映需要。

打开"幻灯片放映"菜单，选择"设置放映方式"菜单命令，或者按住键盘"Shift"键，这时"视图栏"的"幻灯片放映"按钮则变为"设置放映方式"，点击该按钮，打开"设置放映方式"对话框，如图 2-350 所示。使用该对话框可以对幻灯片的放映进行人工设置。

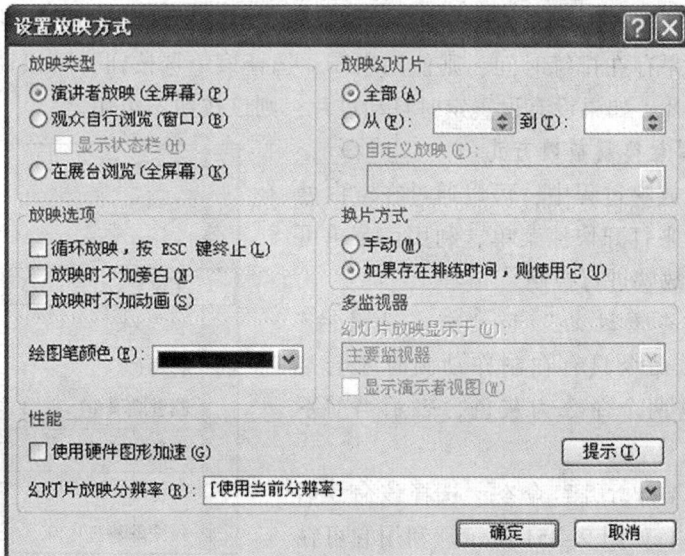

图 2-350 "设置放映方式"对话框

1. 选择放映类型　在"设置放映方式"对话框里的"放映类型"栏中可以指定幻灯片的放映类型，其中包含3个单选按钮。

（1）"演讲者放映（全屏幕）"　这是通常的放映方式，由演讲者自行控制放映过程。

（2）"观众自行浏览（窗口）"　这主要适用于网络放映，由观众自行决定幻灯片的放映。其中可选择显示状态栏的显示与否。

（3）"在展台浏览（全屏幕）"　这种放映类型，可以让幻灯片自动循环放映，鼠标不再起到控制作用。只有事先设置了自动定时播放，并选择"如果存在排练时间，则使用它"的换片方式按钮情况下，该放映方式才会生效。

2. 选择放映选项　在"设置放映方式"对话框里的"放映选项"栏中可以选择放映时的附加选项，其中包含3个复选按钮。

（1）"循环放映，按Esc键终止"　选择该复选框，可以在整个演示文稿演示中循环放映，只有按Esc键才可以终止放映。此选项适用于定时自动翻页。

（2）"放映时不加旁白"　选择该复选框，在放映时不加入录制的旁白。

（3）"放映时不加动画"　选择该复选框，在放映时可以隐藏幻灯片上对象的动画效果，但是并不删除动画效果。

3. 选择放映范围　在"设置放映方式"对话框里的"放映幻灯片"栏中可以选择幻灯片放映的范围，其中包含两个单选按钮。

（1）"全部"　选择该单选按钮，可以按照播放顺序，从头到尾进行播放。

（2）"从…到…"　选择该单选按钮，可以通过输入幻灯片的编号来指定幻灯片播放的起始和终止位置。

4. 选择换片方式　在"设置放映方式"对话框里的"换片方式"栏中可以选择幻灯片放映的进片方式，其中包含两个单选按钮。

（1）"手动"　选择该单选按钮，可以通过鼠标或键盘进行人工进片。

（2）"如果存在排练时间，则使用它"　选择该单选按钮，可以通过已设置的定时时间自动进片。如果没有设置定时自动进片，则该按钮不可用。

（六）用鼠标控制放映方式

在幻灯片放映过程中，可以通过在空白处单击鼠标右键来打开快捷菜单，利用该菜单可以对幻灯片的放映进行控制。

1. "上次查看过的"和"自定义放映"命令　这两个命令只有在制作动画时才会被用到，如果这两个命令为灰色，表示当前不可用。

2. "定位至幻灯片"命令　选择该命令后可打开子菜单，如图2-351所示。利用它可在子菜单选择需要立即放映的幻灯片。

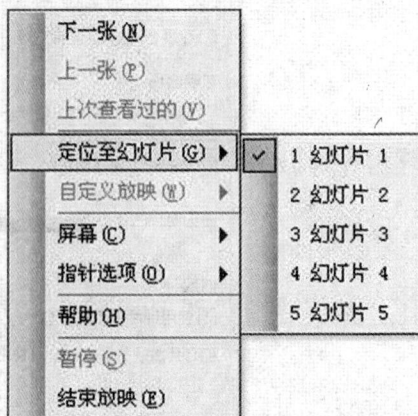

图2-351　"定位至幻灯片"菜单命令

3. "屏幕"命令　选择该命令后可打开子菜单，如图2-352所示。利用它可对幻灯片放映时对放映屏幕进行设置。

（1）"黑屏"　可以使屏幕暂时处于黑屏状态，再次选择可取消黑屏。

（2）"白屏"　可以使屏幕暂时处于白屏状态，再次选择可取消白屏。

（3）"演讲者备注"　选择该命令后会弹出"演讲者备注"对话框，可以在对话框中对当前幻灯片添加或修改。

（4）"切换程序"　当幻灯片进行放映时，选择该命令后，可在屏幕下方出现任务栏，供用户方便切换调用其他程序。

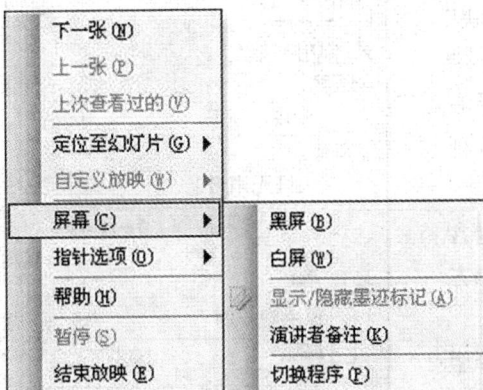

图 2-352　"屏幕"菜单命令

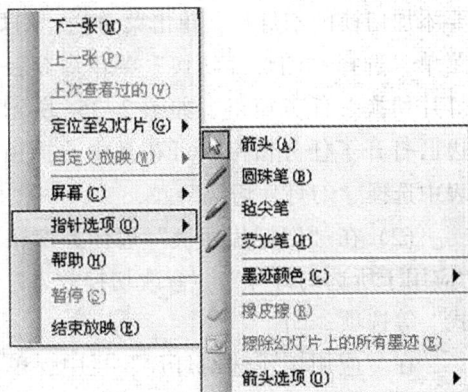

图 2-353　"指针选项"菜单命令

4. "指针选项"命令　选择该命令后可打开子菜单，如图2-353所示。使用它可以在幻灯片放映时加入临时性的简单绘画或标注。

（1）"箭头"　当幻灯片放映时，鼠标指针呈现的样式。这种状态下，不移动鼠标时指针不出现，当移动鼠标后指针出现；如果指针出现后，3秒钟后会再次自动隐藏指针。

（2）"圆珠笔""毡尖笔"和"荧光笔"　当幻灯片放映时，可切换三种笔形为当前幻灯片做标注使用。

（3）"墨迹颜色"　当幻灯片放映时，可改变三种笔所绘制的图形或文字颜色。

（4）"橡皮擦"　当幻灯片放映时，可清除上面三种笔在幻灯片上留下的痕迹。只有当用笔进行绘图或书写标注时，方可用。

（5）"擦出幻灯片上的所有墨迹"　当幻灯片放映时，可一次清除三种笔在幻灯片上留下的痕迹。

（6）"箭头选项"　当幻灯片放映时，设置鼠标指针也就是箭头是"隐藏"还是"可见"，或者"自动选择"。

（七）设置换片放映方式

简单的幻灯片放映设置不能实现人机分离操作，显然不适合特定用户的需要。在PowerPoint中可以设置幻灯片的定时自动循环放映。

为幻灯片设置定时自动循环放映有两种方法：一是直接指定时间，另一种是排练计时。

1.幻灯片切换　幻灯片的切换效果指的是在幻灯片的放映过程中，完成一张的放映后，下一张如何出现。设置切换效果可以增加幻灯片放映的活泼性和生动性。系统默认的放映是无切换效果，它是在上一张幻灯片放映完后，单击鼠标或按键盘的翻页键就可接着放映下一张幻灯片。

设置幻灯片切换效果的操作步骤如下：

（1）幻灯片视图或幻灯片浏览视图中，选取要添加切换的幻灯片。单击菜单栏"幻灯片放映"菜单，选择"幻灯片切换"菜单命令，打开"幻灯片切换"任务窗格，如图2-354所示（如果右边已打开了任务窗格，可在其中选择顶部下拉列表中选择"幻灯片切换"）。

（2）在"幻灯片切换"边任务窗格中，包含"应用于所选幻灯片""修改切换效果""换片方式"等选项。

在"应用于所选幻灯片"栏中，单击所希望的切换效果，就可直接在当前幻灯片中应用效果。

在"修改切换效果"栏中，可以对效果中的切换"速度"及"声音"进行设置。当通过下拉列表选择某种速度或声音后，幻灯片中也将自动预览设置的效果。

（3）在"换片方式"栏中，可以两种方式中任选一种或都选，默认是"单击鼠标换页"。如果不需要人工干预则选择"每隔"时间复选框，然后在定时微调框中设置每张幻灯片的放音时间。

（4）如果要把切换效果应用到所有的幻灯片中，可以单击下方的"应用于所有幻灯片"按钮，就可以把效果应用到全部的幻灯片中。

如果要在幻灯片之间添加不同的切换效果，对要添加不同切换的每张幻灯片进行切换设置。

2.排练计时

（1）单击菜单栏"幻灯片放映"菜单，选择"排练计时"菜单命令，即可进入幻灯片排练计时状态。从第一张幻灯片开始放映，同时在屏幕左上角出现一个排练计时器，如图2-355所示。

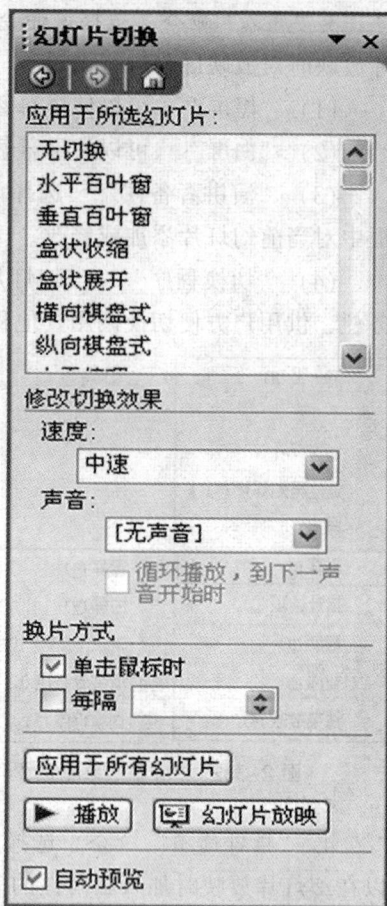

图2-354　"幻灯片切换"任务窗格

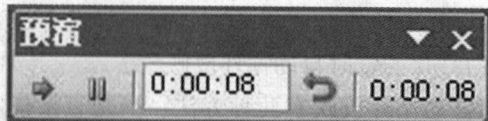

图2-355　排练计时器

（2）当文稿进入放映后，从开始排练计时到当前为止所用的总时间显示在排练计时器的右部。此时单击"暂停"按钮可以暂停计时，再单击一次恢复计时。当单击计时器中的"重复"按钮可以重新开始为当前幻灯片排练计时。

（3）当前幻灯片放映结束后，要想进入下一张幻灯片，可以单击鼠标左键或按回车键，或单击计时器上的"下一项"箭头按钮人工进片。为所有的幻灯片进行计时后，可以单击计时器右上角的"关闭"按钮结束排练计时。

（4）停止排练计时后，出现如图 2-356 所示的信息提示框。在提示框中单击"否"按钮可以将这些定时时间作废。单击"是"按钮则保留这次的排练计时时间，并将每张幻灯片的计时时间显示在幻灯片浏览视图中相应的幻灯片下方。

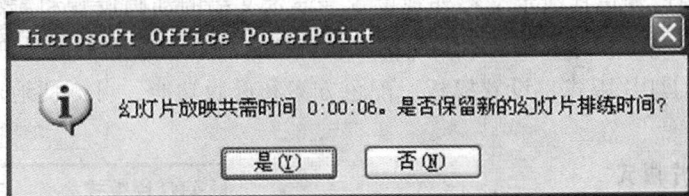

图 2-356　停止排练计时后的信息提示框

（八）自定义放映

可以通过创建自定义放映，来分组选择演示文稿中的部分幻灯片，以便可以给特定的观众放映演示文稿的特定部分幻灯片，以使一个演示文稿适于多种观众。自定义放映可以是演示文稿中组合在一起能够单独放映的幻灯片，也可以是超链接所指向的演示文稿中的一组幻灯片。

1. 创建自定义放映

（1）选择"幻灯片放映"菜单中的"自定义放映"命令，在"自定义放映"对话框。单击"新建"按钮，出现"定义自定义放映"对话框，如图 2-357 所示。

（2）在"在演示文稿中的幻灯片"列表框中选择幻灯片（选择多张幻灯片，按"Ctrl"键的同时单击），并单击"添加"按钮。选择"在自定义放映中的幻灯片"列表框中的幻灯片，然后单击其右边"向上/向下"按钮可调整幻灯片显示的顺序。

（3）在"幻灯片放映名称"文本框中输入名称，然后单击"确定"按钮，返回"自定义放映"对话框，如图 2-358 所示。

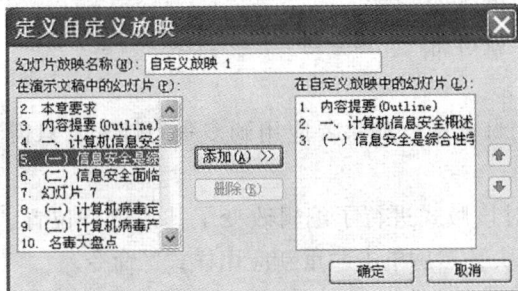

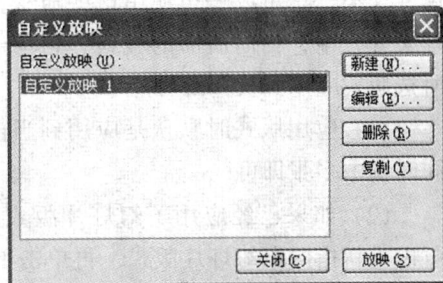

图 2-357　"定义自定义放映"对话框　　　　图 2-358　"自定义放映"对话框

（4）在"自定义放映"对话框中列出创建的自定义放映的名称，点击"关闭"按钮。退出自定义放映设置。

2. 编辑自定义放映　单击"幻灯片放映"菜单的"自定义放映"命令项，在对话框的自定义放映列表框中选择要编辑的放映项，单击"编辑"按钮，可添加或删除部分幻灯片，更改放映次序，更改放映名称等操作。

3. 删除自定义放映　打开"自定义放映"对话框，在自定义放映列表框中选择要删除的放映项，单击"删除"按钮。

四、演示文稿的设置

演示文稿的设置包括演示文稿外观设置、演示文稿的动画设置和演示文稿的交互设置3个方面的内容。为了使演示文稿的风格一致，可以设置它们的外观。PowerPoint 2003所提供的幻灯片版式、设置模板、配色方案和母版功能，可方便地对演示文稿的外观进行调整。

（一）幻灯片版式

"幻灯片版式"指的是幻灯片内容在幻灯片上的排列方式，如图2-359所示。利用幻灯片版式可以提高我们制作演示文稿的效率。创建新幻灯片时，可从24张预先设计好的幻灯片版式中进行选择。当应用一个新的版式时，所有的文本和对象仍都保留在幻灯片中，但是要重新排列它们的位置以适应新的版式。

当已经应用过幻灯片版式，这时重新应用幻灯片版式，只需选择幻灯片，打开"幻灯片版式"窗格，单击选择需要的版式即可。操作方法如下：

1. 在普通视图下选择要应用版式的幻灯片，在"格式"菜单上，单击"幻灯片版式"菜单命令，打开"幻灯片版式"任务窗格。

2. 在"幻灯片版式"任务窗格（任务窗格：Office程序中提供常用命令的窗口。它的位置适宜，尺寸又小，您可以一边使用这些命令，一边继续处理文件）中，指向所需的版式，再单击它，就可将所选版式应用到被选幻灯片中。

图2-359　"幻灯片版式"任务窗格

（1）应用版式时默认是应用到当前的幻灯片中，如果要应用到多张幻灯片，只需同时选中多张即可。

（2）如果已经应用了幻灯片版式，并对该版式进行了编辑改变了其占位符位置，可以重新指向该幻灯片版式，再单击下拉箭头，然后单击"重新应用样式"命令。

（3）还可以从任务窗格中插入新幻灯片。指向幻灯片要使用的版式，再单击下拉

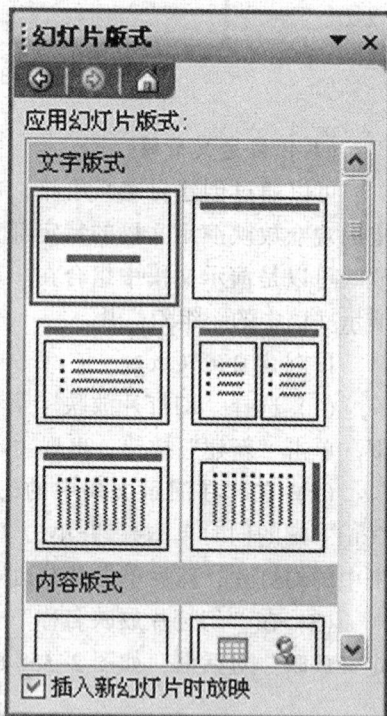

箭头，然后单击"插入新幻灯片"命令，在插入新幻灯片的同时将应用该版式。

（二）幻灯片应用设计模板

设计模板是包含演示文稿样式的文件，包括项目符号和字体的类型和大小、占位符大小和位置、背景设计和填充、配色方案以及幻灯片母版和可选的标题母版。

PowerPoint 2003 提供了很多可应用的设计模板，以便为演示文稿提供设计完整、专业的外观。通过使用"幻灯片设计"任务窗格（任务窗格：Office 程序中提供常用命令的窗口。它的位置适宜，尺寸又小，您可以一边使用这些命令，一边继续处理文件），可以预览设计模板并且将其应用于演示文稿。可以将模板应用于所有的或选定的幻灯片，而且可以在单个演示文稿中应用多种类型的设计模板。

应用设计模板包括"在此演示文稿中使用""最近使用过的"和"可供使用" 3 种应用方式。如果对于这些模板你还觉得不够的话，可以在互联网络上下载更多的模板。幻灯片应用设计模板和幻灯片版式的操作方法基本上是一样的。操作方法如下：

1. 在普通视图下，打开"格式"菜单，单击"幻灯片设计"菜单命令，打开"幻灯片设计"任务窗格，如图 2-360 所示（如果已打开"幻灯片设计"窗格，可在其中选择顶部的"设计模板"）。

2. 在"幻灯片设计"任务窗格（任务窗格：Office 程序中提供常用命令的窗口。它的位置适宜，尺寸又小，您可以一边使用这些命令，一边继续处理文件）中，指向下方"应用设计模板"栏中所需的设计模板，再单击它，就可将该模板应用到当前演示文稿中所有的幻灯片上。

（1）若要对所有幻灯片和幻灯片母版（幻灯片母版：存储有关应用的设计模板信息的幻灯片，包括字形、占位符大小或位置、背景设计和配色方案）。应用设计模板（设计模板：包含演示文稿样式的文件，包括项目符号和字体的类型和大小、占位符大小和位置、背景设计和填充、配色方案以及幻灯片母版和可选的标题母版），请单击所需模板。

（2）若要将模板应用于单张幻灯片，先选中左边"幻灯片"选项卡上的某张幻灯片，再

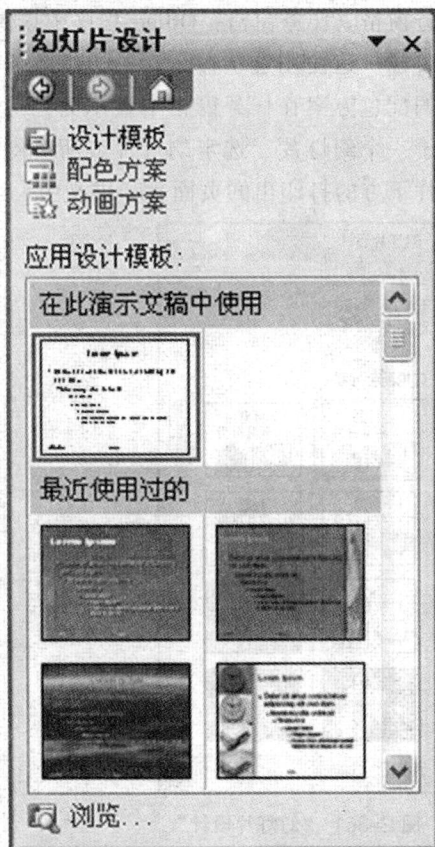

图 2-360 "幻灯片设计"中的设计模板窗格

在右边任务窗格中，指向模板并单击下拉箭头，再单击"应用于选定幻灯片"，如果选择的是"应用于所有幻灯片"则指当前选中的模板应用于所有幻灯片。

（3）若要将模板应用于多个选中的幻灯片，先选择多张幻灯片，然后在任务窗格

中单击所选模板即可。

(4) 若要将新模板应用于当前使用其他模板的一组幻灯片，先选择一组模板中的任意一张幻灯片，然后在设计模板中单击所需模板即可。

(三) 幻灯片配色方案

配色方案由幻灯片设计中使用的八种颜色 (用于背景、文本和线条、阴影、标题文本、填充、强调和超链接) 组成。演示文稿的配色方案由应用的设计模板 (设计模板：包含演示文稿样式的文件，包括项目符号和字体的类型和大小、占位符大小和位置、背景设计和填充、配色方案以及幻灯片母版和可选的标题母版) 确定。不过 PowerPoint 2003 中支持手动修改八种中任何一种颜色。

设计模板包含默认配色方案以及可选的其他配色方案，这些方案都是为该模板设计的。PowerPoint 2003 中的默认或空白演示文稿也包含配色方案。

1. 应用配色方案 用户可以通过选择幻灯片并显示 "幻灯片设计—配色方案" 任务窗格 (任务窗格：Office 程序中提供常用命令的窗口。它的位置适宜，尺寸又小，您可以一边使用这些命令，一边继续处理文件) 来查看幻灯片的配色方案。所选幻灯片的配色方案在任务窗格中显示为已选中状态，如图 2-361 所示。可以将配色方案应用于一个幻灯片、选定幻灯片或所有幻灯片以及备注 (备注页：将作者备注显示在幻灯片下方的打印出的页面) 和讲义中。

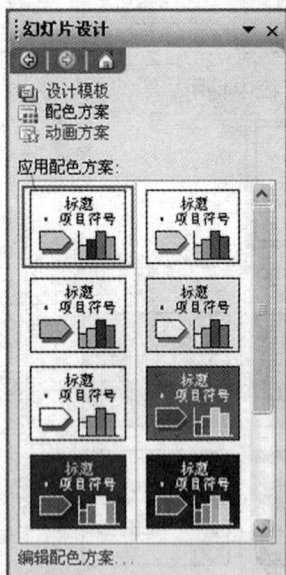

图 2-361 "幻灯片设计"
中的配色方案窗格

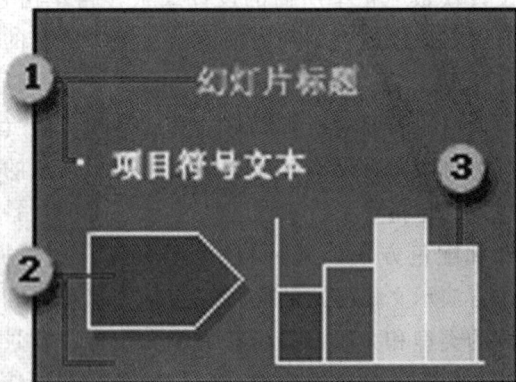

图 2-362 配色方案图例

在其中我们可以看到配色方案图例：① 用于标题文本和正文的颜色；② 用于背景、填充和阴影的颜色；③ 用于超链接、填充和强调 (例如项目符号) 的颜色。如图 2-362 所示。其操作方法如下：

(1) 在普通视图下，选择 "格式" 菜单，单击 "幻灯片设计" 菜单命令，打开"幻灯片设计"任务窗格，在其中选择"配色方案"（如果已打开"幻灯片设计"窗格，可在其中选择顶部的"配色方案"）。

（2）在其中任务窗格中，会显示8种配色方案，单击需要的一种即可将此方案应用到所有幻灯片中。

① 若要将配色方案应用于单张幻灯片，先选中左边"幻灯片"选项卡上的某张幻灯片，再在右边任务窗格中，指向配色方案并单击下拉箭头，再单击"应用于选定幻灯片"，如果选择的是"应用于所有幻灯片"则指当前选中的配色方案应用于所有幻灯片。

② 若要将配色方案应用于多个选中的幻灯片，先选择多张幻灯片，然后在任务窗格中单击所选配色方案即可。

③ 若要将新配色方案应用于当前使用其他配色方案的一组幻灯片，先选择这一组应用配色方案中的任意一张幻灯片，然后在配色方案中单击所需模板即可。

对于已经选择的配色方案，如若不满意还可以再次选择应用其他的方案。

2. 修改配色方案　在幻灯片应用配色方案后，如若对于给定的配色方案不满意，还可以通过"编辑配色方案"来改变全部或某一项目的配色。其操作方法如下：

（1）在普通视图下，选择"格式"菜单，单击"幻灯片设计"菜单命令，打开"幻灯片设计"任务窗格，在其中选择"配色方案"（如果已打开"幻灯片设计"窗格，可在其中选择顶部的"配色方案"）。

（2）在任务窗格的底部，单击"编辑配色方案"，打开"编辑配色方案"对话框中并选择的自定义标签，如图2-363所示。

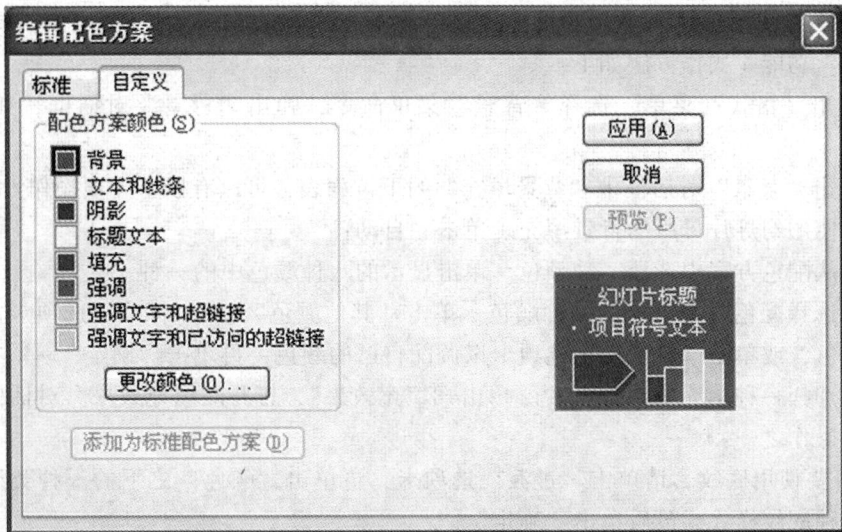

图2-363 "编辑配色方案"对话框的自定义标签

（3）在"自定义"选项卡下，单击选择要更改的配色方案项目颜色，再单击"更改颜色"按钮或直接在配色方案项目中双击项目颜色，即可打开项目"背景色"对话框，如图 2-364 所示。

在其中选择合适的颜色，"标准"选项卡的调色板上，单击所需的颜色，再单击"确定"按钮；如若选择更丰富的颜色可在"自定义"选项卡的调色板上，拖动十字光标选择颜色，拖动滚动条调整亮度，再单击"确定"按钮。

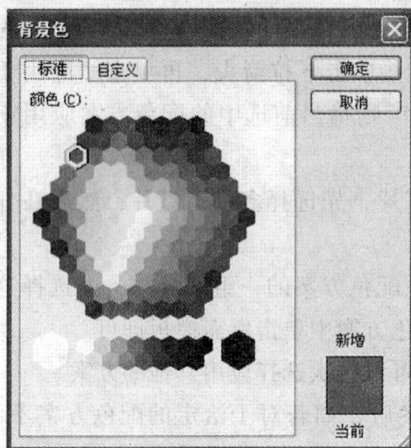

图 2-364   "背景色"对话框   图 2-365   "背景"对话框

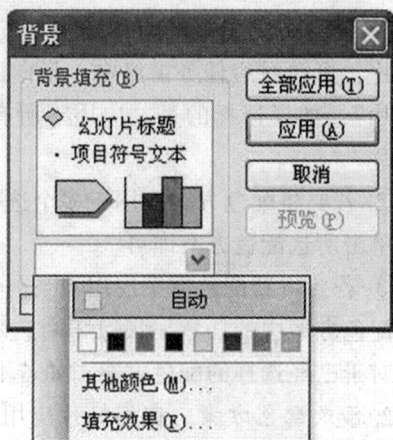

（4）当为需要修改的所有项目颜色都更改完成后，单击"应用"即可应用修改后的配色方案。同时修改的结果将成为新的配色方案，该配色方案将被添加到"幻灯片设计—配色方案"任务窗格的方案库中。

（四）幻灯片背景

在配色方案中可以对包括背景等项目的颜色进行设置，但如果只希望幻灯片背景为简单的底纹或纹理，而不需要设计模板中的所有其他设计元素，利用 PowerPoint 中的"背景"功能。操作方法如下：

1. 单击"格式"菜单，选择"背景"菜单命令，弹出"背景"对话框，如图 2-365 所示。

2. 单击"背景"对话框中"背景填充"的下拉列表，可以有以下 4 项操作：

（1）使用幻灯片母版的背景填充。单击"自动"。

（2）从配色方案中选择一种颜色。单击显示的八种颜色中的一种。

（3）选择配色方案以外的一种颜色。单击"其他颜色"，在"标准"选项卡上单击所需的颜色，或单击"自定义"选项卡以调配自己的颜色，再单击"确定"。

（4）选择一种填充效果或图片。单击"填充效果"，打开"填充效果"对话框。再执行下列操作之一：

① 若要使用底纹，请单击"过渡"选项卡，再单击"颜色"之下的一种类型，然后单击一种底纹样式，最后单击"确定"。

② 若要使用纹理，请单击"纹理"选项卡，再单击所需的纹理，或单击"其他纹理"以选择一个文件并将其插入，然后单击"确定"。

③ 若要使用图案，请单击"图案"选项卡，再选择所需图案，然后选择前景色和背景色，最后单击"确定"。

④ 若要使用图片，请单击"图片"选项卡，再单击"选择图片"以查找所需的图片文件，然后单击"插入"，最后单击"确定"。

⑤ 若对修改后的背景不满意，可以恢复使用幻灯片母版的背景填充。单击"自动"选项。

3. 最后，若要将背景应用于选定的幻灯片，请单击"应用"；若要将背景应用于所有幻灯片，请单击"全部应用"。若要隐藏幻灯片母版上的背景图形，请单击"忽略母版的背景图形"复选框。

（五）幻灯片母版

幻灯片母版是存储关于模板信息的设计模板（设计模板：包含演示文稿样式的文件，包括项目符号和字体的类型和大小、占位符大小和位置、背景设计和填充、配色方案以及幻灯片母版和可选的标题母版）的一个元素，这些模板信息包括字形、占位符（占位符：一种带有虚线或阴影线边缘的框，绝大部分幻灯片版式中都有这种框。在这些框内可以放置标题及正文，或者是图表、表格和图片等对象）大小和位置、背景设计和配色方案（配色方案：作为一套的八种谐调色，这些颜色可应用于幻灯片、备注页或听众讲义。配色方案包含背景色、线条和文本颜色以及选择的其他六种使幻灯片更加鲜明易读的颜色）。目的是使您进行全局更改，并使该更改应用到演示文稿中的所有幻灯片。

若要查看幻灯片母版，请显示母版视图。可以像更改任何幻灯片一样更改幻灯片母版，但要记住母版上的文本只用于样式，实际的文本（如标题和列表）应在普通视图的幻灯片上键入，而页眉和页脚应在"页眉和页脚"对话框中键入。

如果将多个设计模板应用于演示文稿，则将拥有多个幻灯片母版，每个已应用的设计模板对应一个幻灯片母版。所以，如果要更改整个演示文稿，则需要更改每个幻灯片母版。

幻灯片的母版类型包括幻灯片母版、标题母版、讲义母版和备注母版。幻灯片母版用来控制幻灯片上输入的标题和文本的格式与类型。标题母版用来控制标题幻灯片的格式和位置，甚至还能控制指定为标题幻灯片的幻灯片。

1. 设置幻灯片母版 幻灯片母版用来定义整个演示文稿的幻灯片页面格式，对幻灯片母版的任何更改，都将影响到基于这一母版的所有幻灯片格式。

（1）单击菜单栏上的"视图"菜单，选择"母版"子菜单中的"幻灯片母版"命令，或者按住键盘"Shift"键，这时"视图栏"的"普通视图"按钮则变为"幻灯片母版视图"，点击该按钮，打开的"幻灯片母版"视图，同时出现"幻灯片母版视图"工具栏，如图2-366所示。

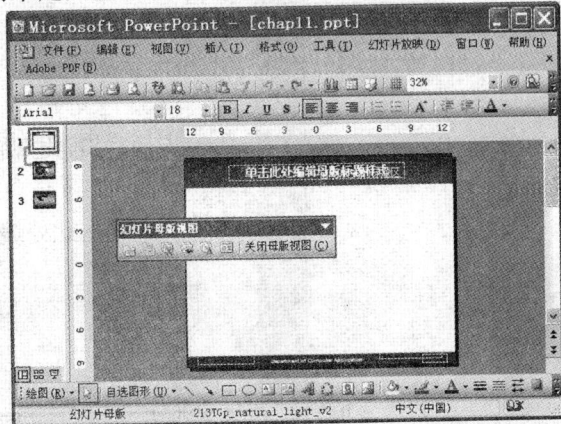

图 2-366 "幻灯片母版"视图

（2）单击"自动版式的标题区"，设置有关字体的各种参数。比如标题的字体、字形、字号、颜色以及效果等。

（3）单击"自动版式的对象区"，也可设置有关字体的各种参数。比如标题的字体、字形、字号、颜色以及效果等。且用户还可以单击某一级文本，然后在菜单栏下的"格式"下选择"项目符号和编号"命令，在出现的"项目符号和编号"对话框中改变此级项目符号的样式，如图2-367所示。

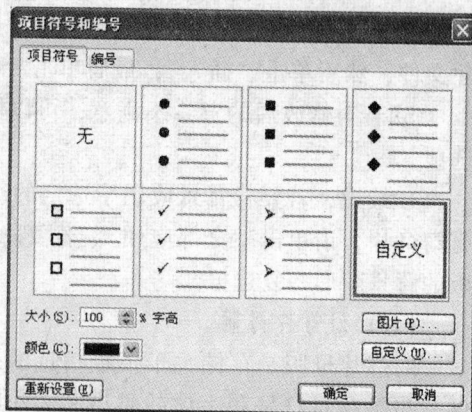

图2-367　"项目符号和编号"对话框

（4）可以为母版添加"页眉和页脚"，在菜单栏的"视图"菜单中执行"页眉和页脚"命令，在弹出的"页眉和页脚"对话框中选择"幻灯片"选项卡，这样就可以对日期区、页脚区、数字区进行格式化设置。

（5）当完成设置后，点击"关闭母版视图"按钮，切换到幻灯片浏览视图，所设置的格式会在幻灯片上显示出来。

2. 设置标题母版　在演示文稿中的第一张幻灯片或是各部分的开头，便是标题幻灯片。通过标题母版，可以控制每一个应用此母版的标题幻灯片的格式和设置，包括演示文稿的标题和副标题的格式。

操作方法如下：

（1）单击菜单栏上的"视图"菜单，选择"母版"子菜单中的"幻灯片母版"命令，打开"幻灯片母版"视图，同时出现"幻灯片母版视图"工具栏。

（2）在"幻灯片母版"视图中，选择"幻灯片母版视图"工具栏中的"插入新标题母版"命令，进入"标题母版"视图，如图2-368所示。

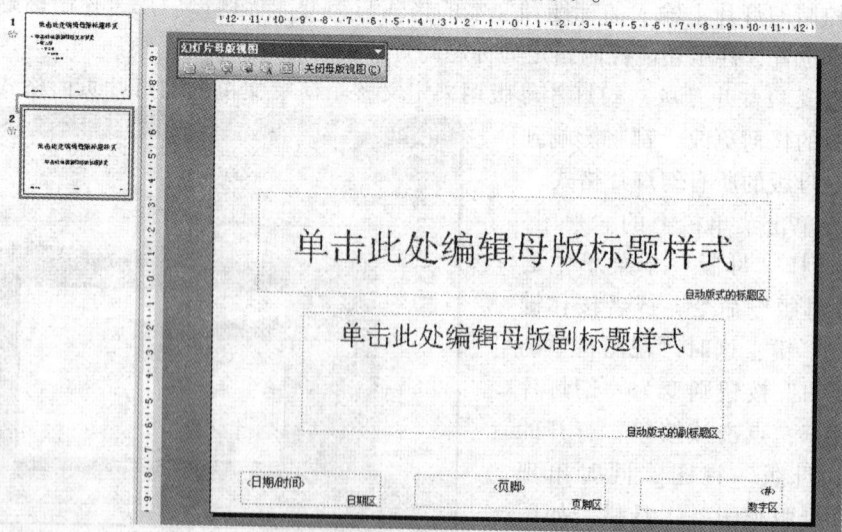

图2-368　"标题母版"视图

① 单击"自动版式的标题区"和"自动版式的副标题区",设置有关字体的各种参数。比如标题的字体、字形、字号、颜色以及效果等。

② 对标题母版进行美化。可以为标题幻灯片插入一幅图片,还可以通过工具栏上的"阴影"按钮,为标题添加阴影。

③ 添加"页眉和页脚"。在菜单栏的"视图"菜单中执行"页眉和页脚"命令,在弹出的"页眉和页脚"对话框中选择"幻灯片"选项卡,这样就可以对日期区、页脚区、数字区进行格式化设置。

在设置完毕后,您可以进行两种选择:点击"应用"按钮,那么你进行的设置只应用于当前的标题幻灯片上;点击"全部应用"按钮,那么你的设置将应用于所在的标题幻灯片上。

(3) 当完成设置后,点击"关闭母版视图"按钮,切换到幻灯片浏览视图,所设置的格式会在标题幻灯片上显示出来。

3. 设置讲义母版 对讲义母版(母版:定义演示文稿中所有幻灯片或页面格式的幻灯片视图或页面。每个演示文稿的每个关键组件,如幻灯片、标题幻灯片、演讲者备注和听众讲义都有一个母版)所做的更改可能包含重新定位、调整大小或设置页眉和页脚占位符(占位符:一种带有虚线或阴影线边缘的框,绝大部分幻灯片版式中都有这种框。在这些框内可以放置标题及正文,或者是图表、表格和图片等对象)的格式。对讲义母版所做的任何更改在打印大纲时也会显示出来。

(1) 单击菜单栏上的"视图"菜单,选择"母版"子菜单中的"讲义母版"命令,或者按住键盘"Shift"键,这时"视图栏"的"幻灯片浏览视图"按钮则变为"讲义母版视图",点击该按钮,打开"讲义母版"视图,同时出现"讲义母版视图"工具栏,如图 2-369 所示。在该工具栏上有 6 个工具按钮,分别代表显示的幻灯片的张数和排列样式。

(2) 若要使用不同的版式查看幻灯片位置,请在"讲义母版视图"工具栏(工具栏:包含可用于执行命令的按钮和选项的栏。要显示工具栏,请按"Alt"然后按"Shift+F10")上选择一个你需要的张数和样式所代表的按钮并单击,此时讲义上便显示出你所要的幻灯片张数和排列样式。

(3) 如果要设置"页眉和页脚",可以在菜单栏里的"视图"下点击"页眉和页脚"命令,在弹出的"页眉和页脚"对话框中选择"备注和讲义"选项卡中

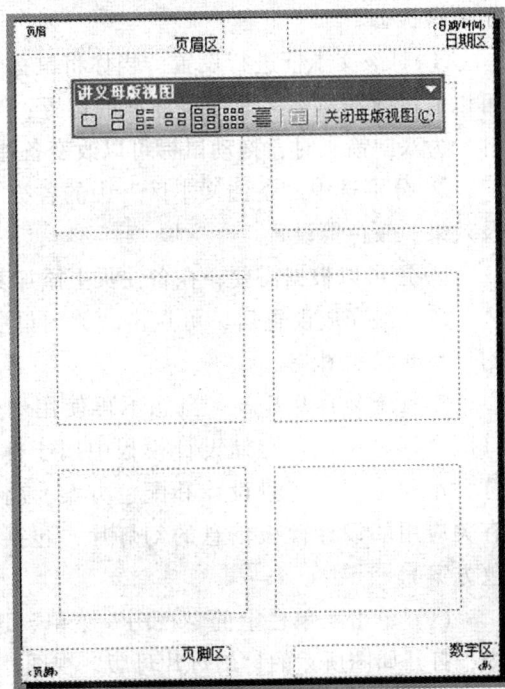

图 2-369 "讲义母版"视图

进行页眉和页脚的有关设置。

当完成设置后，可点击"关闭母版视图"按钮，退出讲义母版设置，切换到幻灯片浏览视图。

4. 设置备注母版　要使您的备注应用于演示文稿中所有的备注页，请更改备注母版。例如，要在所有的备注页上放置公司徽标或其他艺术图案，请将其添加到备注母版（母版：定义演示文稿中所有幻灯片或页面格式的幻灯片视图或页面。每个演示文稿的每个关键组件，如幻灯片、标题幻灯片、演讲者备注和听众讲义都有一个母版）中。或者，如果想更改备注所使用的字形，请在备注母版中更改它。还可以更改幻灯片区域、备注区域、页眉、页脚、页码以及日期的外观和位置。

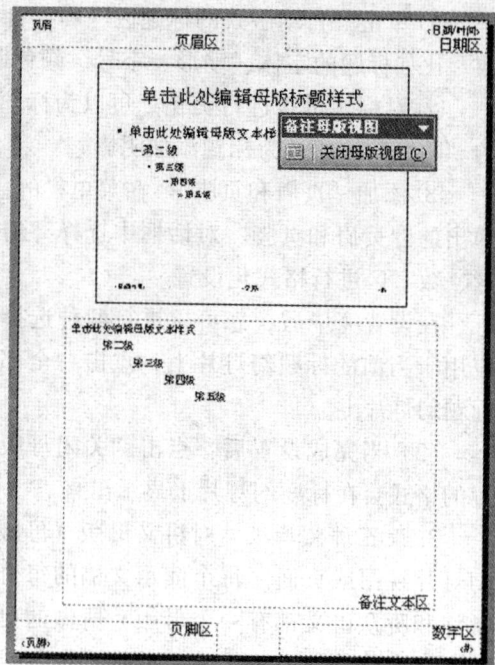

图 2-370　"备注母版"视图

（1）单击菜单栏上的"视图"菜单，选择"母版"子菜单中的"备注母版"命令，打开"备注母版"视图，如图 2-370 所示。

（2）单击"备注文本区"，此时"备注文本区"的外框显示为粗框，这表明该区处于编辑状态。

① 对该文本框进行设置。当你将鼠标置于文本区，鼠标指针变成"十"字时，你可以通过拖动鼠标来改变备注框的位置；当你将鼠标置于边框上的控制点，鼠标将指针变为双向箭头时，拖动鼠标可以改变备注页框的大小。

② 分别选中"备注文本区"中的各级文本，然后对它们进行字形、字体、字号以及效果、颜色等设置。

③ 还可以根据需要，在备注页上添加其他图片及其他对象。

（3）当完成设置后，可点击"关闭母版视图"按钮，退出备注母版设置，切换到幻灯片浏览视图。

5. 删除幻灯片母版　当您不再使用幻灯片母版时，可以删除幻灯片母版，标题母版（标题母版：存储设计模板中属于标题幻灯片样式的信息的幻灯片，包括占位符大小和位置、背景设计和配色方案）将自动随其一起被删除（幻灯片母版：存储有关应用的设计模板信息的幻灯片，包括字形、占位符大小或位置、背景设计和配色方案）。

（1）单击菜单栏上的"视图"菜单，选择"母版"子菜单中的"幻灯片母版"命令，打开如图所示的"幻灯片母版"视图。

（2）在打开的母版视图中，在左边的缩略图上，单击要删除的母版。

（3）在"幻灯片母版视图"工具栏上，单击"删除母版"工具按钮。

（六）幻灯片动画方案

为了突出重点、控制信息流，并增加演示文稿的趣味性，可以在幻灯片上的文本、图形、图示、图表和其他对象上添加特殊视觉或声音效果。例如，您可以使文本项目符号点逐字从左侧飞入，或在显示图片时播放掌声。动画方案就是给幻灯片中的文本添加预设视觉效果。范围可从微小到显著，每个方案通常包含幻灯片标题效果和应用于幻灯片的项目符号或段落的效果。

在运行演示文稿的过程中控制项目在何时以何种方式出现在幻灯片上（例如，单击鼠标时由左侧飞入）。若要简化动画设计，请将预设的动画方案应用于所有幻灯片中的项目、选定幻灯片中的项目或幻灯片母版（幻灯片母版：存储有关应用的设计模板信息的幻灯片，包括字形、占位符大小或位置、背景设计和配色方案）中的某些项目，这样就可以快速完成幻灯片的动画设置操作。操作方法如下：

1. 单击菜单栏"幻灯片放映"菜单，选择"动画方案"菜单命令，打开"幻灯片设计—动画方案"任务窗格，如图 2–371 所示（如果已打开"幻灯片设计"窗格，可在其中选择顶部的"配色方案"）。

2. 打开"动画方案"窗格，在左边选择要添加动画方案的幻灯片，然后在右边的任务窗格上出现的动画方案列表中单击选中的动画效果名称。

3. 如果要把某种方案应用到所有幻灯片中，只要单击方案后，再单击下方的"应用于所有幻灯片"；如果要对不同的幻灯片应用不同的方案，只要重复第 2 步即可。

图 2–371 "动画方案"任务窗格

（七）幻灯片自定义动画

上面我们学习了如何应用"动画方案"，但是发现它不能对幻灯片中某个对象进行详细设置。由此可见"动画方案"有较多的局域性，因此在更多的时候我们需要利用"自定义动画"，自己根据需要对不同的对象设计不同的动画。

自定义动画可应用于幻灯片、占位符（占位符：一种带有虚线或阴影线边缘的框，绝大部分幻灯片版式中都有这种框。在这些框内可以放置标题及正文，或者是图表、表格和图片等对象）或段落之外，还可使用进入、强调或退出选项。同样还可以对单个项目应用多个的动画；这样就使项目符号项目在飞入后又可飞出。

自定义动画设置的一般步骤为：在"任务窗格"中调出"自定义动画"，然后选

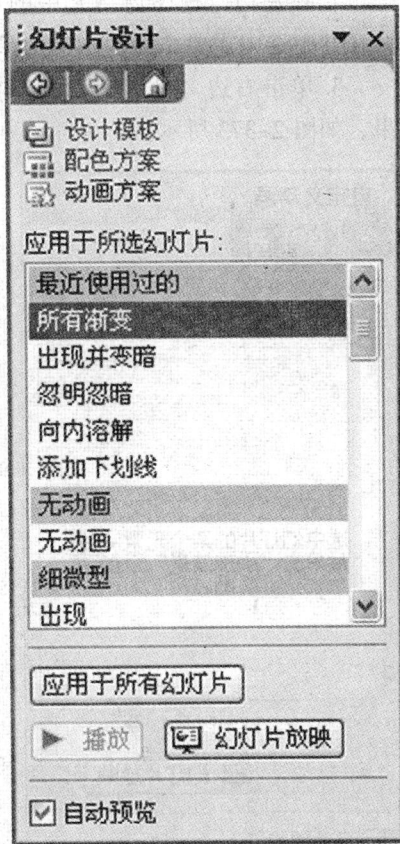

中幻灯片中某个对象，通过添加效果、修改效果和预览来完成动画设计。其操作方法如下：

1. 单击"幻灯片放映"菜单，选择"自定义动画"菜单命令，或者在幻灯片编辑区中需要添加动画的对象上右击鼠标，打开快捷菜单中选择"自定义动画"命令，都可打开"自定义动画"任务窗格，如图 2-372 所示（如果已打开任务窗格，可通过其下拉列表选择"自定义动画"）。

2. 在左边"视图窗格"中的"幻灯片选项卡"上选择要添加动画方案的幻灯片，并在其中选中需要添加动画的对象（文本、图片、声音等都是对象）。

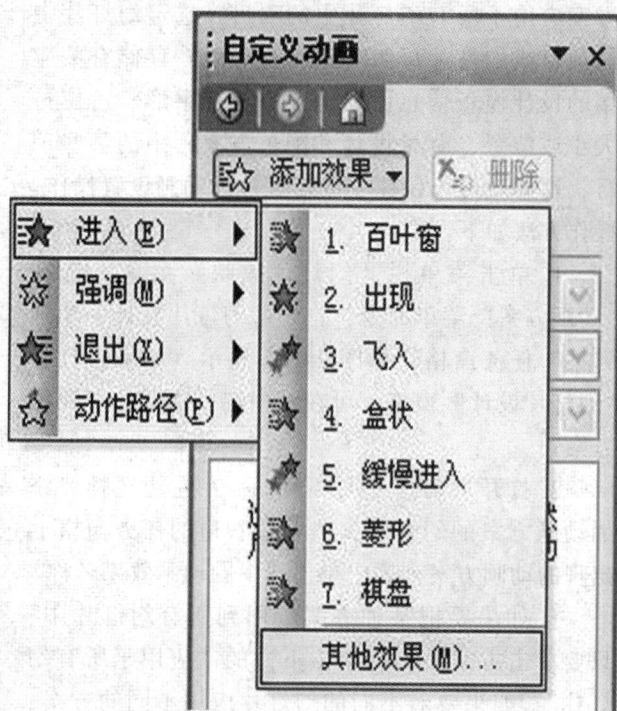

3. 单击右边"自定义动画"栏中的"添加效果"，为选择的对象添加一种动画效果，如图 2-373 所示。

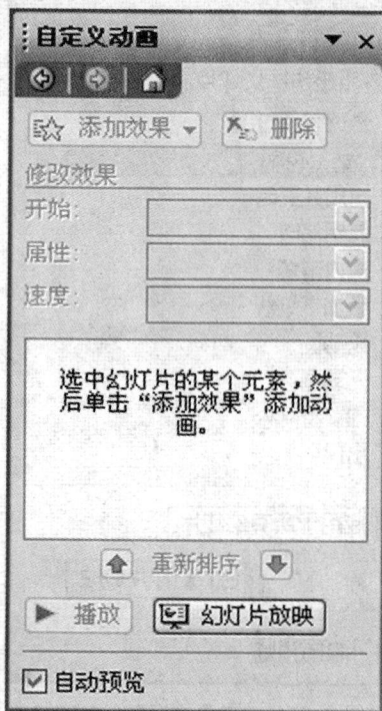

图 2-372 "自定义动画"任务窗格　　图 2-373 "自定义动画"栏中的"添加效果"

（1）设置"进入"效果：鼠标移到"进入"，在弹出的效果中任选一种。

（2）设置"强调"效果：如果要对某个内容特别强调的话，可设置强调效果，方法与"进入"一致。

（3）设置"退出"效果：显然对象在退出时也可以设置效果，方法与"进入"一致。

（4）设置"动作路径"：如果需要对某个对象运动的路线进行控制，这时就可以对该对象设置"动作路径"。在 PowerPoint 2003 中对路径的设置有了很大的灵活性，既提供了简单路径和图形模式的路径，而且还允许用户自己创设路径。具体方法与"进入"一致。

如果想应用更多的动画效果，可执行"其他效果"命令，将会弹出"添加……效果"对话框，如图 2-374 所示"添加进入效果"。

4. 当单击"添加效果"，为选择的目标添加一动画效果后，在"自定义动画"窗格内就会出现自定义动画列表，列表中的项目按添加的顺序列出，并包含指示图标。通常情况下项目标题是使用幻灯片中的文本创建的，如图 2-375 所示。

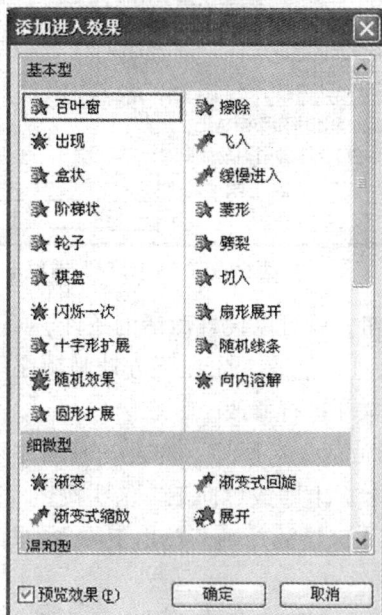

图 2-374 "添加进入效果"对话框

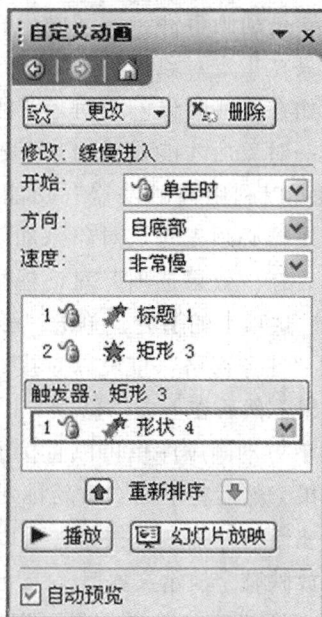

图 2-375 "自定义动画"任务窗格列表

"自定义动画"任务窗格列表中，每个列表项目表示一个动画事件，并且用幻灯片上项目的部分文本进行标记，如图 2-376 所示。单击列表项目的下拉菜单显示菜单选项，双击可以打开其"效果选项"。

单击开始：在幻灯片上单击鼠标时动画事件开始。

之前（从上一项之前开始）：在列表中前一个项目开始的同时开始此动画序列（也就是，一次单击执行两个动画效果）。

之后（从上一项之后开始）：在列表中前一个项目完成播放后立即开始此动画序列(也就是，在下一个序列开始时不再需要单击)。

效果选项：可打开选择的效果选项对话框，在其中可以设置播放时的声音和播放后的处理。

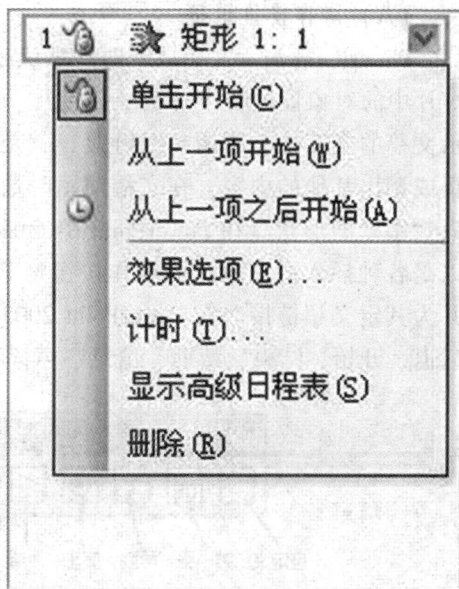

图 2-376 "自定义动画"列表项目的下拉菜单

计时：可打开选择的效果选项对话框，在"计时"选项卡里除了可以设置延迟、速度、重复等一般的选项外，还可以利用"触发器"设置该对象激活的条件，如图2-377所示。

触发器是动画事件，该动画事件被设置为只在指定对象被单击时进行播放。例如在某些时候一个对象必须在单击另一对象后才能显示出来，这时我们就可以利用"触发器"功能。要使用触发器必须先对该对象添加效果后，然后在"效果选项"对话框里

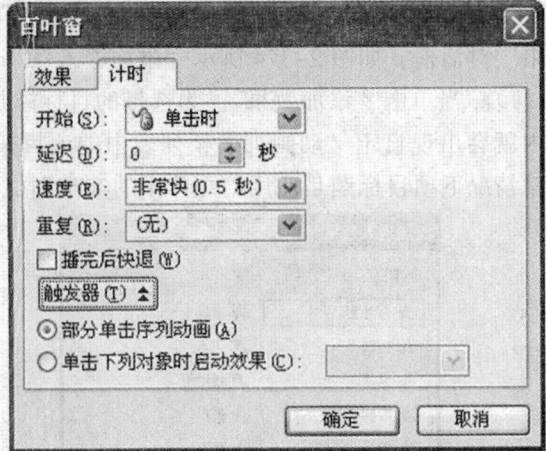

图2-377　"计时"选项卡

的"计时"选项卡的下方，单击"触发器"按钮，就可以设置激活的条件。

5. 在"任务窗格"里可以直接对某种效果进行修改。先在下方动画顺序里选中某个动画效果，然后在上方"修改"栏里对相关选项进行修改。

6. 在下方动画顺序里可以直接更改动画播放的先后顺序。先在动画顺序里选中某个动画效果，然后在下面"重新排列"处点击"向上"或"向下"箭头按钮。

7. 单击下方"播放"按钮，可以直接在工作区播放动画。单击下方"幻灯片放映"可以全屏放映整个演示文稿。

8. 对于不满意的动画效果可以删除。选中某个效果后，直接单击上方的"删除"按钮或"删除"键。如果要删除多个效果，可在选择效果的同时按住"Ctrl"键，就可以选择多个效果，再删除。

（八）动作按钮链接

PowerPoint 演示文稿放映时的默认顺序是按照演示文稿的次序进行播放。通过对幻灯片中的对象设置动作（超级链接），可以改变演示文稿的线性放映方式，从而提高演示文稿的交互性。所谓超级链接，就是指能从当前页通过鼠标点击直接跳转到另外一页或调出其他的内容，在文稿演示时最明显的变化是有超级链接的地方鼠标会变成一只"手"的形状。在 PowerPoint 中能够设置超级链接的对象有许多，可以是文本也可以是各种插入的对象，而动作按钮是 PowerPoint 自带的现成按钮，可以插入演示文稿并为其定义超链接。在 PowerPoint 2003 中包含 12 个内置的三维按钮，可以进行前进、后退、开始、结束、帮助、信息、声音和影片等动作，如图2-378所示。

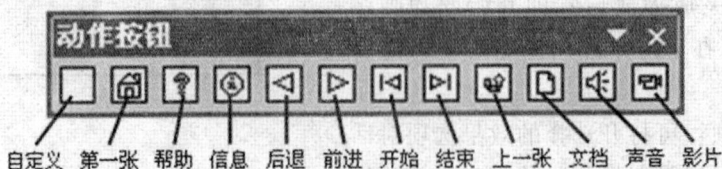

图2-378　动作按钮

下面就让我们一起在演示文稿上制作动作按钮吧。

1. **选择动作按钮**　单击菜单栏"幻灯片放映"菜单，选择"动作按钮"子菜单中所需的动作按钮。

2. **制作动作按钮**　选择需要添加的幻灯片，选择动作按钮后，当鼠标指针变成十字形时在幻灯片上拖动鼠标，即可制作出所需的动作按钮。

(1) 如果要更改按钮的大小，可将它拖至所需大小。如果要保持其宽与高的比不变，请在拖动其中一个角尺寸控点的同时按住"Shift"键。

(2) 如果要修改按钮的图案样式，可选中按钮，在"格式"菜单中选择"自选图形"命令或双击修改按钮，打开"设置自选图形"对话框，对其颜色、线条、文本都可自行修改以适应幻灯片样式。

(3) 如果要在所有的幻灯片上制作相同的按钮，除了使用"复制、粘贴"的方法外，还可以利用"幻灯片母版"。

如果正在使用单个幻灯片母版，可以在母版上插入动作按钮，该按钮在整个演示文稿中可用。如果您正在使用多个幻灯片母版，则必须在每个母版上添加动作按钮。这时如果要修改按钮只需在母版修改即可。

3. **定义动作按钮**　在幻灯片上制作动作按钮后，就会弹出"动作设置"对话框，来对该按钮进行定义，如图 2-379 所示。选择单击鼠标后"超链接到"的具体内容，最后点击"确定"按钮。对于一些动作按钮来说，已经定义好"超链接到"可不需修改，直接点击"确定"。

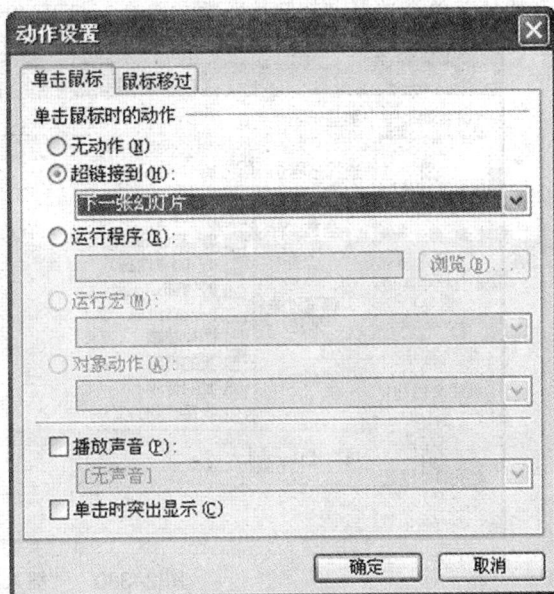

图 2-379　"动作设置"对话框中的"超链接到"选项

(九) 图形对象链接

在 PowerPoint 2003 中可以对图形对象设置超级链接。

操作方法如下：

1. 在普通视图下，在当前幻灯片中要设置的图形上，单击鼠标右键打开快捷菜单，或选择目标后打开菜单栏"幻灯片放映"菜单，选择"动作设置"菜单命令。

2. 在弹出的"动作设置"对话框中设置"超链接到"的对象，最后单击"确定"。这样，我们就在图形对象上设置好了动作链接。

(十) 文字链接

在文本上设置链接和设置图形对象链接的方法是一样的。

方法如下：

选择单个文字或文本，单击右键，在快捷菜单上或选择"幻灯片放映"菜单中，选择"动作设置"命令，其他设置同图形对象链接是一致的。设置好后在文字下面就会出现超链接线。

（十一）超级链接

由于"动作设置"只能链接到本演示文稿中的其他页面或有限的外部文件，所以PowerPoint 2003又专门提供了一个"超级链接"功能，两者的链接功能各有千秋，大家可按需选择。

1. 在普通视图下，在当前幻灯片中选中需要链接的对象，可以是文本框中的几个文字也可以是整个文本框，还有图形等，打开菜单栏"插入"菜单或单击鼠标右键打开快捷菜单，选择"超链接"菜单命令，打开"插入超链接"对话框，如图2-380所示。

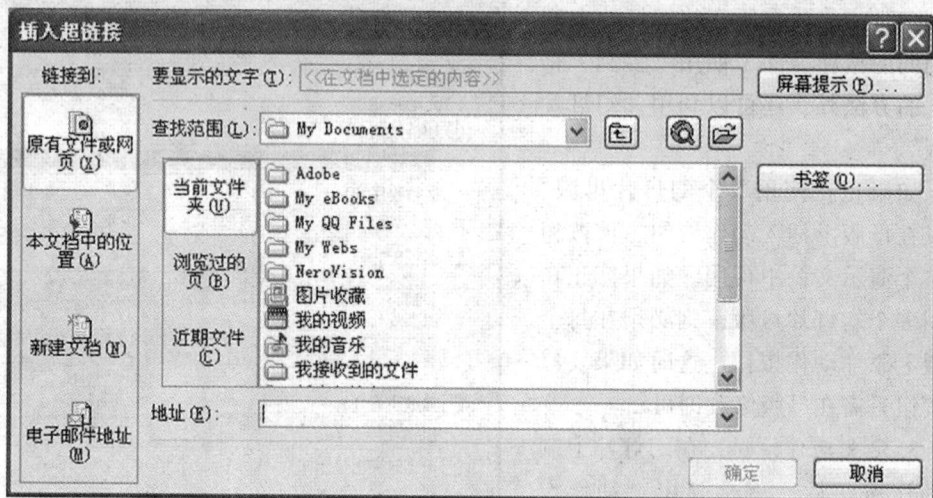

图2-380 "插入超链接"对话框

2. 在弹出"插入超链接"对话框中，可以设置如下几种超级链接：

（1）创建指向当前演示文稿中某个位置的超链接

① 打开"插入超链接"对话框。在"链接到"之下，单击"本文档中的位置"选项。

② 在右侧"请选择文档中的位置"处就会列出当前演示文稿中所有的幻灯片，然后在列表中选择需要链接到的幻灯片，单击"确定"即可。

（2）创建指向自定义放映的超链接

① 打开"插入超链接"对话框。在"链接到"之下，单击"本文档中的位置"选项。

② 在右侧"请选择文档中的位置"处选择希望看到的自定义放映（必须已经设置了自定义放映）。同时还可以选中"显示并返回"复选框，让自定义放映完毕后可返回超链接处。单击"确定"即可。

（3）创建指向其他演示文稿或其中特定幻灯片的超链接

① 打开"插入超链接"对话框。在"链接到"之下，单击"原有文件或网页"选项。

② 在右侧"查找范围"栏中选择目标演示文稿所在的文件夹，在下方选择演示文

稿文件名，单击"确定"即可。如果要指向其中特定幻灯片，可选择演示文稿的同时，打开"书签"按钮，然后选择所需幻灯片的标题，单击"确定"。

（4）创建电子邮件的超链接

① 打开"插入超链接"对话框。在"链接到"之下，单击"原有文件或网页"选项。

② 在"电子邮件地址"框中键入所需的电子邮件地址，或者在"最近用过的电子邮件地址"框中选取所需的电子邮件地址。

③ 在主题框中，键入电子邮件消息的主题（计算机上必须已安装演示文稿正在查看的电子邮件程序）。单击"确定"，关闭"插入超链接"对话框。

（5）创建指向文件或网页的超链接

① 打开"插入超链接"对话框。在"链接到"之下，单击"电子邮件地址"选项。

② 在右侧定位到所需的网页或硬盘上已有的文件，单击"确定"即可。

（6）创建指向新文件的超链接

① 打开"插入超链接"对话框。在"链接到"之下，单击"新建文档"选项。

② 在右侧"新建文档名称"栏中键入新文件的名称。若要更改新文档的路径，请单击"更改"按钮来选择。

③ 如果现在就编辑新建文档选择"开始编辑新文档"，如果当前不需编辑则选择"以后再编辑新文档"。单击"确定"即可。

若要创建鼠标指针停留在超链接上时显示的屏幕提示或简短批注，请单击"插入超链接"对话框中的"屏幕提示"，再键入所需的文本。如果没有指定提示，则使用默认提示。

（十二）修改链接

如果对于已经编辑好的链接方式不满意，可以对它进行修改。

1. 更改超链接的颜色　对于文本进行超链接编辑后，字体颜色会随幻灯片设计模板而改变，我们可以对它们进行自定义。

（1）选择"格式"菜单，单击"幻灯片设计"菜单命令，打开"幻灯片设计"任务窗格，在其中选择"配色方案"（如果已打开"幻灯片设计"窗格，可在其中选择顶部的"配色方案"）。

（2）在任务窗格的底部，单击"编辑配色方案"，打开"编辑配色方案"对话框。单击"强调文字和超链接"或"强调文字和已访问的超链接"，然后单击"更改颜色"按钮。

（3）在其中选择合适的颜色，当为需要修改的所有项目颜色都更改完成后，单击"应用"即可改变超链接的颜色。

2. 更改超链接目标

（1）在要更改的超链接目标上单击鼠标右键，打开快捷菜单，选择"编辑超链接"命令，进入"编辑超链接"对话框。

（2）按照需要重新选择要链接的目标。

3. 更改超链接文本　对于已经设置超链接的文本，要修改其内容，可直接选择目标文本键入新文本即可。

五、演示文稿的打包与打印

演示文稿制作完成后，可以通过打包以便在另外的计算机上放映，还可以将演示文稿以讲稿的方式打印出来，以备查看。

(一) 演示文稿的打包

演示文稿制作完成后，往往不是在同一台计算机上放映，如果仅仅将制作好的课件复制到另一台计算机上，而该机又未安装 PowerPoint 应用程序，或者课件中使用的链接文件或 TrueType 字体在该机上不存在，则无法保证课件的正常播放。因此，一般在制作演示文稿后要在异地播放时，通常都会将演示文稿连同链接文件一同打包，这样在异地播放时就不会出现问题。

使用 Microsoft Office PowerPoint 2003 中的 "打包成 CD" 功能，可以将一个或多个演示文稿连同支持文件一起复制到 CD 中。默认情况下，Office PowerPoint 播放器包含在 CD 上，即使其他某台计算机上未安装 PowerPoint，它也可在该计算机上运行打包的演示文稿。在 PowerPoint 的早期版本中，此功能称为打包。

操作方法如下：

1. 在 PowerPoint 2003 中，打开准备打包的演示文稿，然后单击 "文件" 菜单中的 "打包成 CD" 命令，出现 "打包成 CD" 向导对话框，如图 2-381 所示。如果在安装Office 时没有选择 "打包成 CD" 组件，则会提示安装，这时还要在光驱中放入安装光盘。

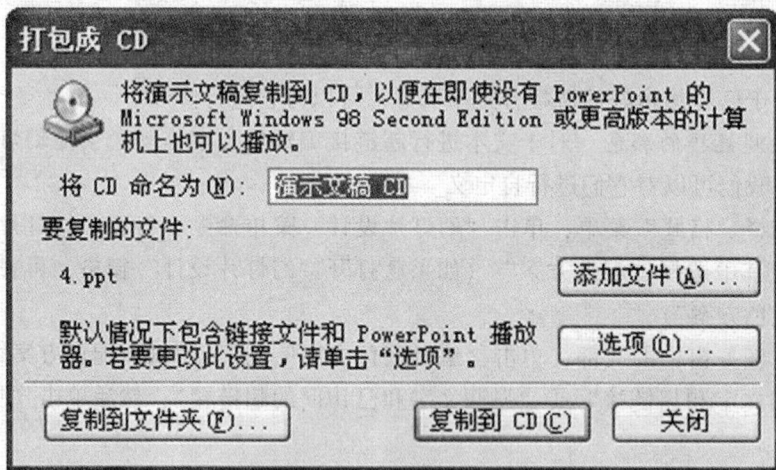

图 2-381　"打包成 CD" 对话框

2. 根据对话框的提示，一步步完成打包任务。

(1) 命名　在 "将 CD 命名为" 输入框中，为 CD 或文件夹键入名称。

(2) 添加文件　若要添加其他演示文稿或其他不能自动包括的文件，请单击 "添加文件" 按钮。选择要添加的文件，然后单击 "添加"。默认情况下，演示文稿被设置为按照 "要复制的文件" 列表中排列的顺序进行自动运行。若要更改播放顺序，请选

择一个演示文稿，然后单击向上键或向下键，将其移动到列表中的新位置。若要删除
其中演示文稿，请选中它后，单击"删除"按钮，如图 2-382 所示。

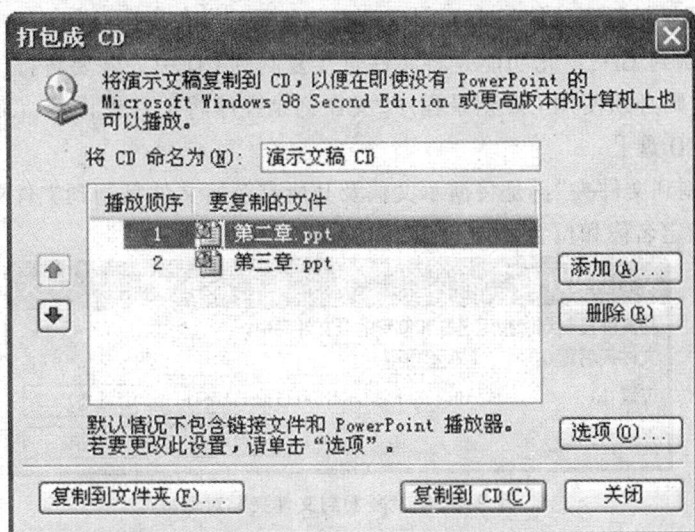

图 2-382 "打包成 CD"对话框

（3）选项 默认情况下，"打包成 CD"命令包含当前演示文稿的链接文件和
PowerPoint Viewer 播放器。如果需要更改，则单击"选项"按钮，打开如图 2-383 所
示的对话框。

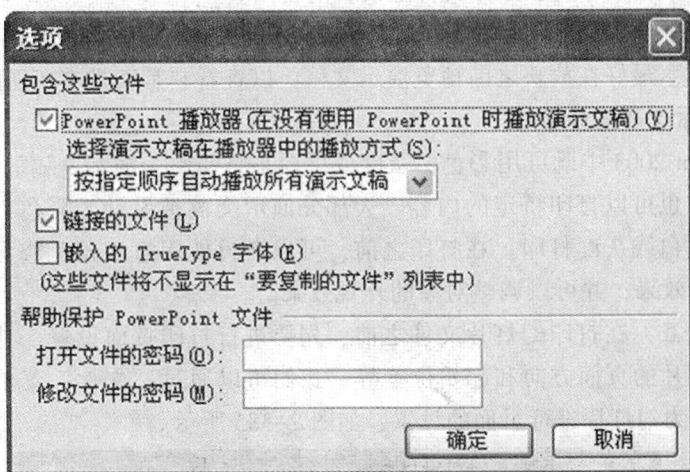

图 2-383 "打包成 CD"对话框的"选项"

若要禁止演示文稿自动播放，或要指定其他自动播放选项，请单击"选择演示文
稿在播放器中的播放方式"列表中的一个首选项。

若要包括 TrueType 字体，请选中"嵌入的 TrueType 字体"复选框。

若要求必须使用密码才能打开或编辑所有打包的演示文稿，请在"帮助保护
PowerPoint 文件"下输入权限密码。

设置完毕后，单击"确定"按钮，关闭"选项"对话框。

（4）如果需要将打包的演示文稿刻录在 CD 上，可单击"复制到 CD"按钮；如果不需要刻录而仅复制到计算机上，则可单击"复制到文件夹"按钮。

① "复制到 CD"：此功能是将文件直接复制到 CD 中。若要将打包的演示文稿复制到 CD 中，则必须使用 CD 刻录程序。CD 刻录程序将文件夹内容（而不是文件夹本身）刻录到 CD 盘上。

② "复制到文件夹"：是将演示文稿及其所有链接文件复制到文件夹中，而文件夹需要自己来设定名称和位置，如图 2-384 所示。

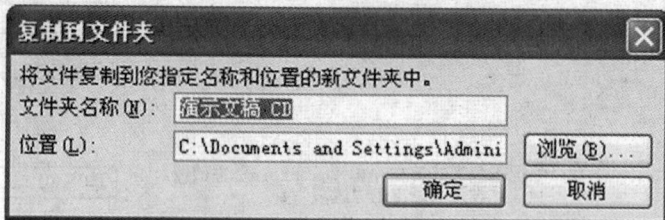

图 2-384　"复制到文件夹"对话框

如果打包的是 Web 演示文稿，则将其复制为 Microsoft PowerPoint（.ppt）文件，而不是 Web（.mht）文件。

当设置"打包成 CD"的密码时，那些密码会应用于文件包中的".ppt"".Pot"、".pps"文件和已经转换为".ppt"文件的 PowerPoint.mht 文件。这些密码仅适用于演示文稿的打包版本，不影响在原始文件上设置的密码。

如果选择嵌入 TrueTyp 字体，请记住 PowerPoint 不能嵌入具有内置版权限制的 TrueType 字体。最好在放映之前预览演示文稿，以查看它是否带有所需的所有字体。

（二）演示文稿的打印

PowerPoint 2003 中既可用彩色、灰度或黑白来打印整个演示文稿的幻灯片、大纲、备注和讲义，也可以打印特定的内容。大部分演示文稿被设计为彩色，而幻灯片和讲义常常使用黑白或灰度打印。在打印之前，可以通过使用打印预览查看幻灯片、备注和讲义的显示效果，并可以调整对象的外观效果。

1. 页面设置　在打印幻灯片文件之前，先要进行打印页面设置。其中包括设置打印尺寸、幻灯片的页面方向和起始位置等。我们可以通过"文件"菜单中的"页面设置"对话框，为幻灯片进行页面的设置，如图 2-385 所示。

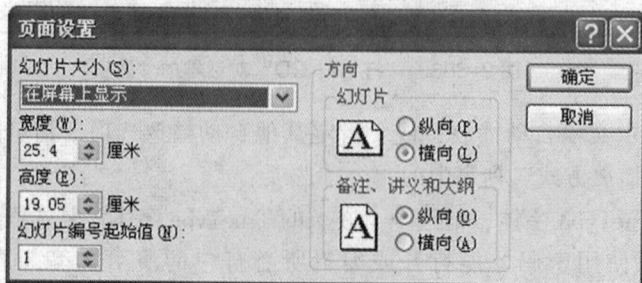

图 2-385　"页面设置"对话框

（1）设置幻灯片的大小　可以选定幻灯片的打印尺寸。在"幻灯片大小"列表框中，单击所需的大小选项。如果需要自行设定打印尺寸，选择"自定义"，在"宽度"和"高度"框中输入所需的尺寸。

（2）设置幻灯片的方向　演示文稿中所有幻灯片的方向必须相同，但备注页、讲义和大纲可以有不同的方向。更改为其他页面方向时，可能需要更改文本占位符形状或位置，或更改幻灯片母版上的其他项目，以使它们更好地适应新方向。

通过在"方向"选项中的两组单选按钮来选择幻灯片的方向。

（3）设置幻灯片的打印起始页编号　在"幻灯片编号起始值"微调框中，可以通过调节按钮或直接键入数字来选择从第几页开始打印幻灯片。

单击"确定"按钮，使页面设置生效，并退出"页面设置"对话框。

2. 打印预览　有时您可能需要将幻灯片放映演示文稿（例如幻灯片、讲义、备注或大纲）制作成打印版本。打印效果如何呢，可以通过打印预览要查看打印的内容。不论是打印前，还是创建演示文稿的过程中，都可以使用打印预览。例如，如果您使用黑白打印机，并且想知道以黑白色打印时，幻灯片的设计和颜色将会怎样变化。选择"文件"菜单中"打印预览"命令或单击"常用"工具栏上的"打印预览"按钮，打开"打印预览"视图，可对其进行查看，如图2-386所示。

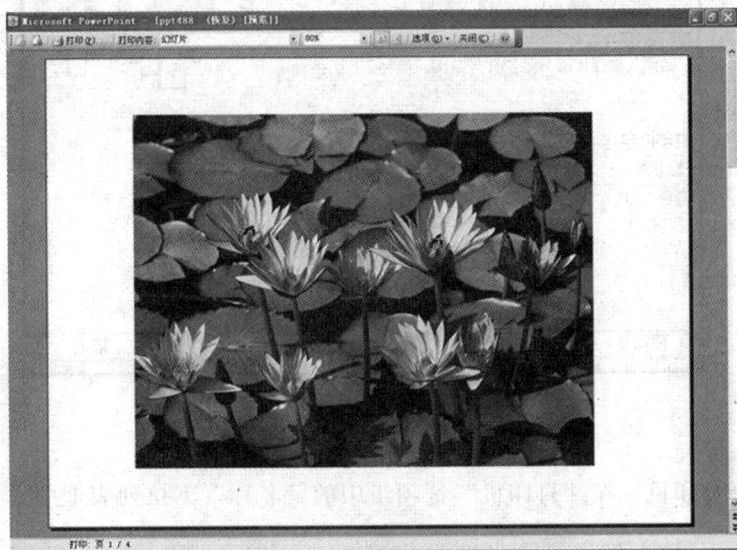

图2-386　"打印预览"视图窗口

（1）使用工具栏和滚动条上的"下一页"和"上一页"按钮可查看其他幻灯片或页面（注意，如果您在"打印"对话框中选择了要打印的幻灯片范围，则打印预览中仅显示该范围内的那些幻灯片）。

（2）使用"纵向"和"横向"按钮可更改备注和讲义的页面方向。

（3）使用"选项"按钮可为幻灯片添加边框，缩放幻灯片或备注以适合纸张大小，打印隐藏的幻灯片，以及为讲义中的多个幻灯片排序。

（4）在"打印内容"框中可选择不同的打印内容。

（5）使用"打印"按钮可开始打印。

（三）打印

打印操作分为直接打印和设置参数打印两种方式。

1. 直接打印　单击工具栏上的"打印工具"按钮，或者选择打印预览窗口的"打印"按钮，演示文稿将被以默认方式直接打印。

2. 设置参数打印　选择"文件"菜单中的"打印"菜单命令，或使用快捷键"Ctrl+P"，都可打开"打印"对话框，如图 2-387 所示。通过该对话框可以设置幻灯片的打印参数，包括打印内容、范围、质量要求、顺序、份数和一些特殊要求等。

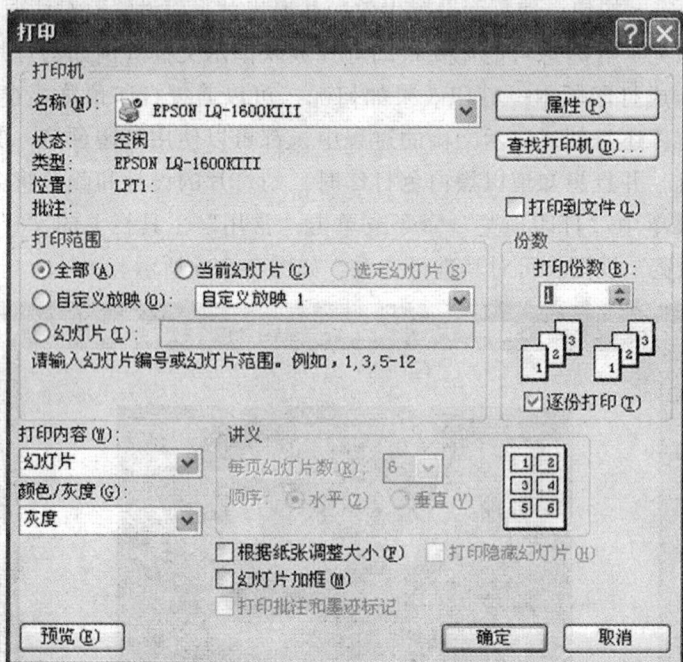

图 2-387　"打印"对话框

（1）选择打印机　在"打印机"选项组中的"名称"下拉列表框中，来选择打印机类型。

（2）选择打印范围　在"打印范围"区中指定演示文稿的打印范围。在其中可选择：

① "全部"：选择该项则打印所有幻灯片。

② "当前幻灯片"：选择该项则打印视图中当前的幻灯片。

③ "选定幻灯片"：选择该项则打印选择好的一组幻灯片。该项只有先选择了要打印的幻灯片后才有效。

④ "自定义放映"：选择该项则打印已设定的"自定义放映"中的幻灯片。如果有多个自定义放映项目，可在其中选择。该项只有先设定了自定义放映才有效。

⑤ "幻灯片"：选择该项则打印文本框中指定的幻灯片范围，可以用逗号和减号表示。例如：1，3，5-10 等。

（3）选择打印内容　在"打印内容"列表框中指定打印的内容：幻灯片、讲义、备注页或大纲视图。

在"讲义"选项组中，可以选择讲义的打印方式，其中包括每页的幻灯片数和排列顺序，如图 2-388 所示。只有当其中每页幻灯片数超过 4 张时，才会出现排列顺序选项。

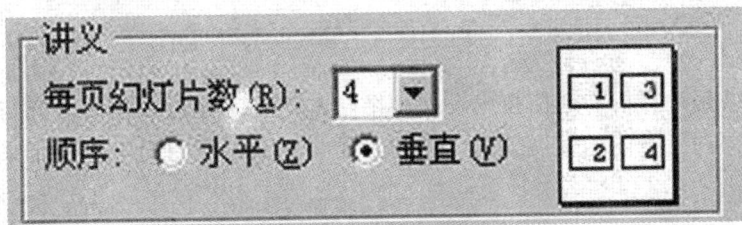

图 2-388　"打印"对话框"讲义"选项

（4）其他选项

① "打印份数"：可以通过微调或输入的方式设置打印幻灯片的份数，以及是否逐份打印。

② "根据纸张调整大小"：选择该选项后，将根据打印纸的大小自动按比例调整幻灯片设置的大小，防止在页面设置和打印设置中的选项相矛盾而引起事故。

③ "幻灯片加框"：选择该项后，可以在每张幻灯片的周围打印出一个窄边框。

④ "打印隐藏幻灯片"：通过选择决定隐藏的幻灯片是否打印。

在"打印"对话框中设置有关打印的参数后，单击"确定"按钮将以设置参数进行打印输出。

第三章 计算机网络基础与应用

计算机网络是计算机与通信技术发展相结合的产物。经过多年的研究与应用，计算机网络技术得到了空前的发展，给人们的工作、生活、学习乃至思维带来了深刻的变革。

第一节 计算机网络概述

一、计算机网络的定义

计算机网络就是"一群具有独立功能的计算机通过通信线路和通信设备互联起来，在功能完善的网络软件（网络协议、网络操作系统等）的支持下，实现计算机之间数据通信资源共享的系统"，如图 3-1 所示。

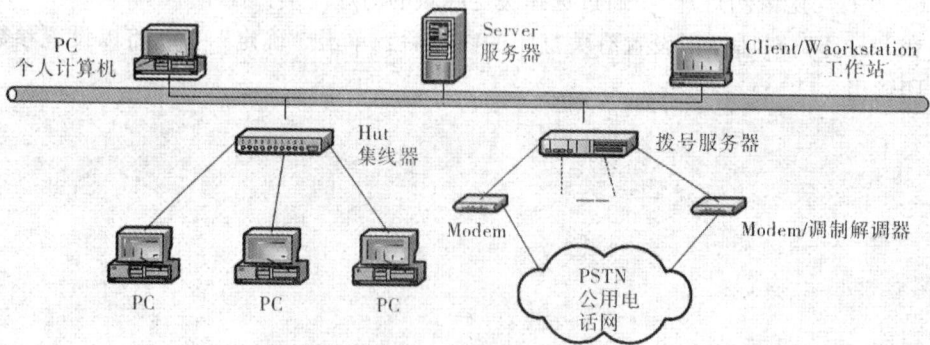

图 3-1 计算机网络

从一般意义上来说，计算机网络就是通过电缆将两台或多台计算机连接在一起，从而进行信息交换的手段。

从资源共享的观点来说，计算机网络是按照网络协议，以共享资源为主要目的，将物理上分散且独立的计算机通过数据传输设备和通信控制处理器进行互联。

从应用的角度来说，计算机网络就是利用通讯设备和线路，将处在不同地方和空间位置、操作相对独立的多个计算机连接起来，再配置一定的系统和应用软件，在原本独立的计算机之间实现软硬件资源共享和信息传递的应用系统。

二、计算机网络的产生与发展

计算机网络是计算机技术与通信技术紧密结合的产物，它涉及到通信与计算机两个领域。它的诞生使计算机体系结构发生了巨大变化，在当今社会中起着非常重要的作用，它对人类社会的进步做出了巨大贡献。从某种意义上讲，计算机网络的发展水平不仅反映了一个国家的计算机科学和通信技术水平，而且已经成为衡量其国力及现代化程度的重要标志之一。

(一) 计算机网络的发展阶段

随着计算机网络技术的蓬勃发展，计算机网络的发展大致可划分为 4 个阶段。

第一阶段：计算机技术与通信技术相结合，形成计算机网络的雏形。

第二阶段：在计算机通信网络的基础上，完成网络体系结构与协议的研究，形成了计算机网络。

第三阶段：在解决计算机联网与网络互联标准化问题的背景下，提出开放式系统互联参考模型（OSI 参考模型）与协议，促进了符合国际标准的计算机网络技术的发展。

第四阶段：计算机网络向互联、高速、智能化方向发展，并获得了广泛的应用。

(二) 计算机网络在国外的发展

20 世纪 60 年代末，美国国防部高级研究计划署（DOD ARPA – Advanced Research Project Agency）建立了著名的 ARPANET 网络。它是最早出现的计算机网络之一。

70 年代，ARPANET 从一个实验性网络变成一个可运行网络。在 ARPANET 不断增长的同时，ARPA 开发研制了卫星通信网与无线分组通信网，并将它们联入 ARPANET，由此导致了网络互联协议 TCP/IP 的出现。

80 年代初，正式将 TCP/IP 作为 ARPANET 的网络协议。APPANET 的一个副产品是网络互联的概念，即将独立的网络连接成为一个整体，形成了一个"由网络组成的网络"。在网络工业范围内，互联网络的技术术语称为网间连接（Internetworking），即 Internet。

80 年代中后期，美国国家科学基金 NSF（National Science Foundation）围绕其六个超级计算机中心建立了 NSFNET 并与 ARPANET 相连。NSFNET 代替 ARPANET 成为 Internet 的新主干。

90 年代，Internet 以惊人的速度发展，成为全球连接范围最广、用户最多的互联网络。

到 2000 年底，世界上网人数已突破 4 亿。

(三) 计算机网络在我国的发展

Internet 在我国的发展历史可以粗略地划分为两个阶段：第一阶段为 1987—1993 年，我国一些科研部门通过 Internet 建立了电子邮件系统，并在小范围内为国内少数重点高校和科研机构提供电子邮件服务；第二阶段是从 1994 年开始，通过 TCP/IP 连接从而开通了 Internet 全功能服务。

1987 年至 1993 年是 Internet 在中国的起步阶段，国内的科技工作者开始接触 Internet 资源。在此期间，以中科院高能物理所为首的一批科研院所与国外机构合作开展了一些与 Internet 联网的科研课题，通过拨号方式使用 Internet 的 E-mail 电子邮件系统，并为国内一些重点院校和科研机构提供国际 Internet 电子邮件服务。

1990 年 10 月，中国正式向国际互联网信息中心（InterNIC）登记注册了最高域名"CN"，从而开通了使用自己域名的 Internet 电子邮件。此后，国内其他一些大学和研究所也相继开通了 Internet 电子邮件连接。

从 1994 年开始至今，中国实现了和 Internet 的 TCP/IP 连接，从而逐步开通了 Internet 的全功能服务，大型计算机网络项目正式启动，Internet 在我国进入飞速发展时期。

1995 年 1 月，中国电信分别在北京、上海设立的 64K 专线开通，并且通过电话网、DDN 专线以及 X.25 网等方式开始向社会提供 Internet 接入服务。

1996 年 1 月，ChinaNET 全国骨干网建成并正式开通，全国范围的公用计算机互联网络开始提供服务。

1997 年 5 月，国务院信息化工作领导小组办公室发布《中国互联网络域名注册暂行管理办法》，授权中国科学院组建和管理中国互联网络信息中心（CNNIC），授权中国教育和科研计算机网网络中心与 CNNIC 签约并管理二级域名 .edu.cn。

（四）计算机网络的发展趋势

计算机网络的应用范围从科研、教育到工业，目前已渗透到社会的各个领域，对于其他学科的发展具有使能和支撑作用。今后，计算机网络发展的基本方向是开放、集成、高性能（高速）和智能化。开放是指开放的体系结构、开放的接口标准，使各种异构系统便于互联和具有高度的互操作性。集成表现在各种服务和多种媒体应用的高度集成，在同一个网络上允许各种消息传递。高性能表现在网络应当提供高速的传输、高效的协议处理和高品质的网络服务。智能化表现在网络的传输和处理上能向用户提供更为方便、友好的应用接口。

三、中国的四大骨干网络

经国家批准，国内可直接连接 Internet 的网络有 6 个，即中国科学院主管的中国科学技术网（CSTNET）、中国教育部主管的中国教育科研网（CERNET）、中国电信主管的中国公用计算机互联网（CHINANET）、中国吉通公司主管的中国金桥信息网（CHINAGBN）、中国联通公司主管的 UNINET 等。授权网络输入端口分设在北京、上海和广州，某种意义上充当着"信息海关"的作用，对来往信息进行监管、过滤。其中，中国科学技术网、中国教育科研网、中国公用计算机互联网、中国金桥信息网资历较老，基础雄厚，被称为中国 Internet 的四大骨干网。

（一）中国科学技术网（CSTNET）

中国科学院系统的 CSTNET 目前有两个网络国际出口，一个主要为高能物理所所内科研服务，不对外经营；另一个是 1994 年 5 月与 Internet 连接的中国国家计算机与网络设施 NCFC（The National Computing and Networking Facility of China）。NCFC 经历了几个不同的工程发展阶段即：NCFC、CASNET 和 CSTNET。

（二）中国教育科研网（CERNET）

中国教育科研网 CERNET（China Education and Research Network）于 1994 年启动，由国家计委投资、国家教委主持建设。CERNET 的目标是建设一个全国性的教育科研基础设施，利用先进实用的计算机技术和网络通信技术，把全国大部分高等院校和有条件的中学连接起来，改善教育环境，提供资源共享，推动我国教育和科研事业的发展。该项目由清华大学、北京大学等 10 所高等院校承担建设，网络总控中心设在清华大学。

（三）中国公用计算机互联网（CHINANET）

中国公用计算机互联网（CHINANET）于 1994 年开始建设，首先在北京和上海建立国际节点，完成与国际互联网和国内公用数据网的互联。它是目前国内覆盖面最广，向社会公众开放，并提供互联网接入和信息服务的互联网。

（四）中国金桥信息网（CHINAGBN）

中国金桥信息网（CHINAGBN）从 1994 年开始建设，1996 年 9 月正式开通。它同样是覆盖全国，实行国际联网，并为用户提供专用信道、网络服务和信息服务的基干网，网管中心设在原电子部信息中心，现为中国吉通通信有限公司。目前 CHINAGBN 已在全国 24 个省市发展了数千本地和远程仿真终端，并与科学院国家信息中心等各部委实行了互联，开始了全面的信息服务。

由于上述 4 大网络体系所属部委在国民经济中所扮演的角色不同，其各自建立和使用 Internet 的目的和用途也有所差别。CSTNET 和 CERNET 是为科研、教育服务的非营利性质 Internet；CHINANET 和 CHINAGBN 是为社会提供 Internet 服务的经营性 Internet。

四、计算机网络的功能

计算机网络的功能可归纳为资源共享、提供信息交换手段、提高可靠性、节省费用、分担负荷及协同处理等方面。这些方面的功能本身也是相辅相成的，下面简要介绍一下其主要功能。

（一）资源共享

计算机网络的主要目的是共享资源。一般情况下，网络中可共享的资源有硬件资源与软件资源。其中，硬件资源共享指可在全网范围内提供对处理资源、存储资源、输入输出资源等昂贵设备的共享，如巨型计算机、具有特殊功能的处理部件、高分辨率的激光打印机、大型绘图仪以及大容量的外部存储器等，从而使用户节省投资，也便于集中管理和均衡分担负荷。软件资源共享允许互联网上的用户远程访问各类大型数据库，可以得到网络文件传送服务、远端进程管理服务和远程文件访问服务，从而避免软件研制上的重复劳动以及数据资源的重复存储，也便于集中管理。

（二）信息交换

这是计算机网络最基本的功能，主要完成计算机网络中各个节点之间的系统通信。用户可以在网上传送电子邮件、发布新闻消息、进行电子购物、电子贸易、远程电子教育等。

（三）分布式处理

网络技术的发展，使得分布式计算成为可能。对于大型的课题，可以分为许许多多的小题目，由网络内各计算机分别协作并行完成有关部分，然后再集中起来解决问题，使整个系统的性能大为增强。

五、计算机网络的分类

要学习网络，首先就要了解目前的主要网络类型，分清哪些是我们初级学者必须掌握的，哪些是目前的主流网络类型。现今计算机网络的分类方法有许多种，如表3-1所示。

表3-1　计算机网络的分类方法

分类方法	类型		
	1	2	3
传输技术	广播式网络	点到点网络	
作用范围	局域网	城域网	
数据转接系统所有权	专用网	公用网	广域网 包（分组）交换 环型网络
交换技术	电路交换网络	报文交换网络	
拓扑结构	总线型网络	星型网络	
传输的信道	模拟信道网络	数字信道网络	

虽然网络类型的划分标准各种各样，但是从地理范围划分是一种大家都认可的通用网络划分标准。按这种标准可以把各种网络类型划分为局域网、城域网、广域网三种。局域网一般来说只能是一个较小区域内，城域网是不同地区的网络互联，不过在此要说明的一点就是这里的网络划分并没有严格意义上地理范围的区分，只能是一个定性的概念。下面简要介绍这几种计算机网络。

（一）局域网（Local Area Network, LAN）

通常我们常见的"LAN"就是指局域网，这是我们最常见、应用最广的一种网络。现在局域网随着整个计算机网络技术的发展和提高得到充分的应用和普及，几乎每个单位都有自己的局域网，有的甚至家庭中都有自己的小型局域网。很明显，所谓局域网，那就是在局部地区范围内的网络，它所覆盖的地区范围较小。局域网在计算机数量配置上没有太多的限制，少的可以只有两台，多的可达几百台。一般来说在企业局域网中，工作站的数量在几十到两百台次左右。在网络所涉及的地理距离上一般来说可以是几米至10千米以内。局域网一般位于一个建筑物或一个单位内，不存在寻径问题，不包括网络层的应用。常见的拓扑结构有总线、星形和环状。局域网也可以连接到广域网或公用网上，用户可以享受外部网（如 Internet）上提供的资源。

这种网络的特点就是：连接范围窄、用户数少、配置容易、连接速率高。目前局域网最快的速率要算现今的 10G 以太网了。IEEE 的 802 标准委员会定义了多种主要的 LAN 网：以太网（Ethernet）、令牌环网（Token Ring）、光纤分布式接口网络（FDDI）、异步传输模式网（ATM）以及最新的无线局域网（WLAN）。这些都将在后面详细介绍。

（二）城域网（Metropolitan Area Network, MAN）

这种网络一般来说是在一个城市，但不在同一地理小区范围内的计算机互联。这种网络的连接距离可以在 10~100 千米，它采用的是 IEEE802.6 标准。MAN 与 LAN 相比扩展的距离更长，连接的计算机数量更多，在地理范围上可以说是 LAN 网络的延伸。在一个大型城市或都市地区，一个 MAN 网络通常连接着多个 LAN 网。如连接政府机构的 LAN、医院的 LAN、电信的 LAN、公司企业的 LAN 等。由于光纤连接的引入，使 MAN 中高速的 LAN 互连成为可能。

城域网多采用 ATM 技术做骨干网。ATM 是一个用于数据、语音、视频以及多媒体应用程序的高速网络传输方法。ATM 包括一个接口和一个协议，该协议能够在一个常规的传输信道上，在比特率不变及变化的通信量之间进行切换。ATM 也包括硬件、软件以及与 ATM 协议标准一致的介质。ATM 提供一个可伸缩的主干基础设施，以便能够适应不同规模、速度以及寻址技术的网络。ATM 的最大缺点就是成本太高，所以一般在政府城域网中应用，如邮政、银行、医院等。

（三）广域网（Wide Area Network, WAN）

这种网络也称为远程网，所覆盖的范围比城域网（MAN）更广，它一般是在不同城市之间的 LAN 或者 MAN 网络互联，地理范围可从几百公里到几千公里。因为距离较远，信息衰减比较严重，所以这种网络一般是要租用专线，通过 IMP（接口信息处理）协议和线路连接起来，构成网状结构，解决循径问题。这种城域网因为所连接的用户多，总出口带宽有限，所以用户的终端连接速率一般较低，通常为 9.6kbps 至 45Mbps，如邮电部的 CHINANET、CHINAPAC 和 CHINADDN 网。

（四）其他计算机网络

1. *广播式网络和点到点网络*　广播式网络（broadcast network）仅有一条通信信道，网络上的所有计算机都联到上面。数据包（packet）可以被任何计算机发送并被其他所有的计算机接收。不过，数据包中的地址字段指明应该被哪台计算机所接收。而各计算机一旦收到数据包，就将检查它的地址字段。如果是发送给它的，则处理该数据，否则将它丢弃。

广播式系统通常也允许在它的地址字段中使用一段特殊的代码，以便将数据包发送到所有的目标。使用此代码的数据包发出以后，网络上的每一台计算机都会接收它。这种操作称为广播（broadcasting）。某些广播系统还支持向计算机的一个子集发送的功能，称为多点播送（或组播）（multicasting）。

点到点网络（point-to-point network）由一对计算机之间的多条连接构成。为了能从源到达目的地，这种网络上的分组必须通过一台或多台中间机器。计算机到计算机通常是多条路径，并且长度可能不一样，因此在点到点的网络中路由算法显得特别重要，否则将会加重网络的负担，延长数据传输的时间。一般来说，小范围的、地理上处于本地的网络（局域网）均采用广播方式。

2. 专用网和公用网　公用网由电信部门组建，一般由政府电信部门管理和控制，网络内的传输和交换装置可提供（或租用）给任何部门和单位使用。专用网是由某个部门组建，不允许其他部门或单位使用。

六、计算机网络的构成

计算机网络系统是由网络硬件和网络软件组成的。在网络系统中，硬件的选择对网络起着决定的作用，而网络软件则是挖掘网络潜力的工具。

（一）硬件构成

网络硬件是计算机网络系统的物质基础。要构成一个计算机网络系统，首先要将计算机及其附属硬件设备与网络中的其他计算机系统连接起来，实现物理连接。不同的计算机网络系统，在硬件方面是有差别的。随着计算机技术和网络技术的发展，网络硬件日趋多样化，且功能更强，更复杂。常见的网络硬件有传输介质、服务器、工作站、网络接口卡、中继器和集线器、调制解调器及终端等。

1. 传输介质　在网络的最低层次上，所有计算机通信都是以某种能量形式的数据编码通过传输介质进行传输的。例如，电流可用来在导线上传输数据，无线电波可用来在空中传输数据等。以下介绍几种最常用的网络传输介质。

（1）双绞线（Twisted – Pair）　双绞线是现在最普通的传输介质，它由两条相互绝缘的铜线组成，典型直径为 1 毫米。两根线绞接在一起是为了防止其电磁感应在邻近线对中产生干扰信号。现行双绞线电缆中一般包含 4 个双绞线对，具体为橙 1/橙 2、蓝 4/蓝 5、绿 6/绿 3、棕 3/棕白 7，如图 3-2（左）所示。计算机网络使用 1-2、3-6 两组线对分别来发送和接收数据。双绞线接头为具有国际标准的 RJ-45 插头和插座。双绞线分为屏蔽（shielded）双绞线STP和非屏蔽（Unshielded）双绞线UTP，非屏蔽双绞线有线缆外皮作为屏蔽层，适用于网络流量不大的场合中。屏蔽式双绞线具有一个金属甲套（sheath），对电磁干扰 EMI（Electromagnetic Interference）具有较强的抵抗能力，适用于网络流量较大的高速网络协议应用。

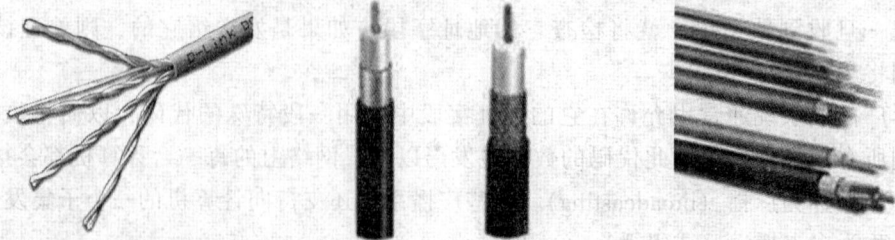

图 3-2　传输介质：双绞线、同轴电缆、光纤

（2）同轴电缆（Coaxtal CabLe）　同轴电缆常用于设备与设备之间的连接，或应用在总线型网络拓扑中。同轴电缆以单根铜导线为内芯，外裹一层绝缘材料，外覆密集网状导体，最外面是一层保护性塑料，如图 3-2（中）所示。根据直径的不同，它又可分为粗缆（RG-11）和细缆（RG-58）两种。与双绞线相比，同轴电缆的抗干扰能力强、屏蔽性能好、传输数据稳定、价格也便宜，而且它不用连接在交换机上即可使用。

（3）光纤（Fiber Optic CabLe）　应用光学原理，由光发送机产生光束，将电信号变为光信号，再把光信号导入光纤，在另一端由光接收机接收光纤上传来的光信号，并把它变为电信号，经解码后再处理。光纤以光脉冲的形式来传输信号，因此材质也以玻璃或有机玻璃为主，它由纤维芯、包层和保护套组成，如图 3-2（右）所示。根据光信号发生方式的不同，光纤可分为单模光纤和多模光纤。单模光纤由激光作光源，仅有一条光通路，传输距离一般在 2 千米以上。多模光纤由二极管发光，低速短距离，传输距离一般在 2 千米以内。光纤最大的特点就是传导的是光信号，因此不受外界电磁信号的干扰，信号的衰减速度很慢，所以信号的传输距离比双绞线要远许多，并且特别适用于电磁环境恶劣的地方。

（4）无线电波　无线电波可用于传输数据，一般称这种传输为 RF（Radio frequency）传输。与使用导线或光纤的网络不同，使用 RF 传输不需要计算机之间的直接物理连接，每个计算机带有一个天线，经过它发送和接收 RF，示意图如 3-3 所示。

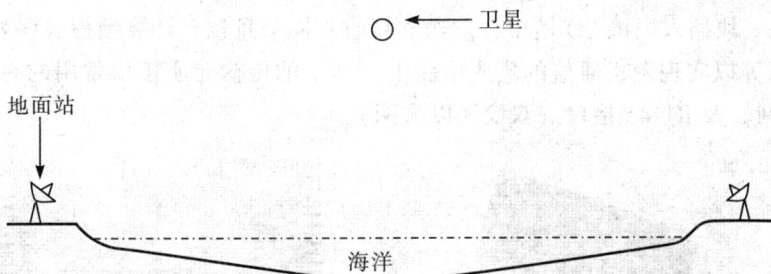

图 3-3　卫星越洋通信示意图

（5）微波　超出无线电和电视所用的频率范围的微波也可以用于传播信息。比如，我校与西安交通大学就是通过微波来进行信息传输的。与无线电波向各个方向传播不同，微波传送集中于某个方向并且能够比 RF 传送承载更多的信息。

（6）红外线　计算机也可以使用红外线进行数据通信。但一般局限于一个很小的范围（例如一个房间内）。

2. 服务器（Server）　实际上是高性能计算机，主要用于网络管理、运行专用应用程序、处理各网络工作站的信息请求等，并连接一些诸如打印机、CD-ROM、调制解调器等外部设备，是网络控制的核心，如图 3-4（左）所示。根据其作用的不同服务器可以分为文件服务器、应用程序服务器和数据库服务器、WWW 服务器、FTP 服务器、E-mail 服务器等。从应用的角度来说较高配置的普通兼容机都可以用于文件服务器，但从提高网络的整体性能，尤其是从网络的系统稳定性来说，还是选用专用服务器为宜。

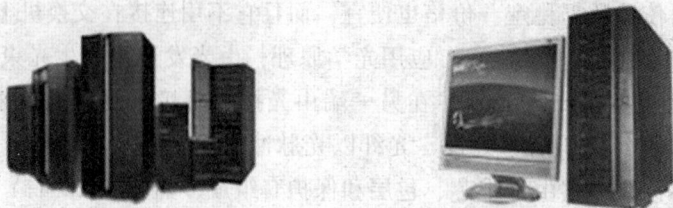

图 3-4　服务器与工作站

3. 工作站（Workstation）　　工作站也称为客户机，由服务器进行管理和提供服务的、联入网络的任何计算机都属于工作站，其性能一般低于服务器。个人计算机接入 Internet 后，在获取 Internet 的服务的同时，其本身就成为一台 Internet 网上的工作站，如图 3-4（右）所示。工作站可以有自己的操作系统，独立工作；也可通过运行工作站网络软件，访问服务器以共享资源。常见的有 Unix 工作站、Windows 工作站，网络工作站需要运行网络操作系统的客户端软件。

4. 网卡（Network Interface Card，NIC）　　网卡也称为网络适配器或网络接口卡，在局域网中用于将用户计算机与网络相连。大多数局域网采用以太网（Ethernet）网卡，如图 3-5（左）所示。

网卡是一块插入微机 I/O 槽中，发送和接收不同信息帧、计算帧检验序列、执行编码译码转换等以实现微机通信的集成电路卡。网卡的传输介质接口常用的有 BNC 接口（细缆以太网）及 RJ-45 接口（双绞线以太网）。

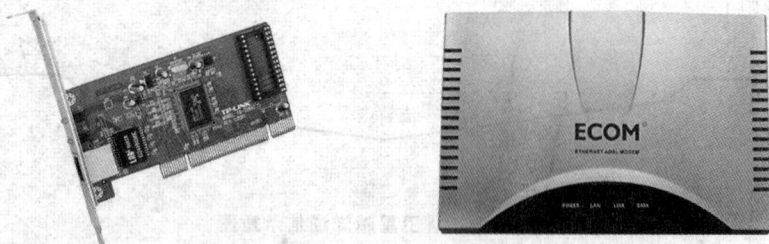

图 3-5　网卡与 Modem

5. 调制解调器（Modem）　　调制解调器是一个通过电话拨号接入 Internet 的必备的硬件设备。通常计算机使用的是"数字信号"，而电话线路传输的是"模拟信号"。调制解调器的作用就是当计算机发送信息时，将计算机使用的数字信号转换成可以用电话线传输的模拟信号，通过电话线发送出去；接收信息时，把电话线上传来的模拟信号转换成数字信号传送给计算机，供其接收和处理，如图 3-5（右）所示。

按照调制解调器的传输能力不同一般有低速和高速之分，常见的调制解调器速率有 14.4kbps、28.8kbps、33.6kbps、56kbps 等。

6. 中继器和集线器　要扩展局域网的规模，就需要用通信线缆连接更远的计算机设备。由于信号在线缆传输过程中，会受到噪声干扰，产生衰减。如果信号衰减到一定的程度，信号就不能被识别，计算机之间不能进行有效的通信。这时，必须使信号保持原样继续传播才有意义。

（1）中继器（Repeater）　中继器用于连接同类型的两个局域网或延伸一个局域网，如图 3-6（左 1）所示。当安装一个局域网而物理距离又超过了线路的规定长度时，就可以用它进行延伸；中继器可以将一个网段的信号放大并发送到另一网段，从而起到连接两个局域网的作用。

（2）集线器（Hub）　集线器是一种集中完成多台设备连接的专用设备，提供检错能力和网络管理等有关功能，如图 3-6（左 2）所示。Hub 一般有三种类型：对被传送数据不做任何添加的 Passive Hub，称为被动集线器；能再生信号，监测数据通讯的 Active Hub，称为主动集线器；能提供网络管理功能的 Intelligent Hub，称为智能集线器。智能型 Hub 改进了一般 Hub 的缺点，增加了桥接能力，可滤掉不属于自己网段的帧，增大网段的频宽，且具有网关能力和自动检测端口所连接的 PC 网卡速度的能力。市场上常见有 10M，100M 等速率的 Hub。

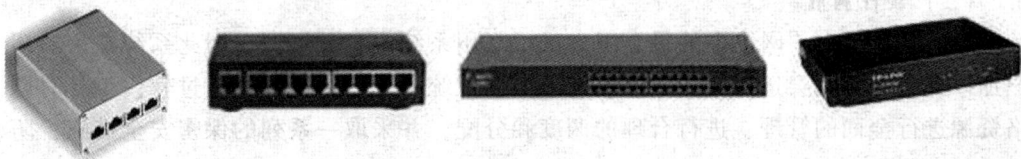

图 3-6　网络连接设备：中继器、集线器、交换机、路由器

7. 交换机（Switch）　交换机是比集线器功能更强、用途更广的网络互联设备。它是广域网的基本组成模块。在互联网中交换机可以实现高速接口级交换、网络可以进一步进行扩展、具有更好的故障检测和隔离作用以及构成企业网中的虚拟网，如图 3-6（左 3）所示。

按照用途的不同，交换机一般可以分为主干级、部门级和工作组级。

（1）主干级交换机　具有高级网管功能，支持虚拟局域网（VLAN），支持千兆以太网、ISDN、ATM 模块，易于升级扩充网络。支持 SNMP 网络管理。

（2）部门级交换机　包括非智能型部门级交换机和智能型部门级交换机。

（3）工作组级交换机　其指标与部门级的大同小异，只是配置更低一些。

8. 网桥（Bridge）　网桥也连接网络分支，但网桥多了一个"过滤帧"的功能。一个网络的物理连线距离虽然在规定范围内，但由于负荷很重，可以用网桥把一个网络分割成两个网络。这是因为网桥会检查帧的发送和目的地址，如果这两个地址都在网桥的同一端，那么这个帧就不会转发到网桥的另一端，这样可以降低整个网络的通讯负荷，该功能称为"过滤帧"。

9. 路由器（Router）　路由器是在多个网络和介质之间实现网络互联的一种设备，

是一种比网桥更复杂的网络互联设备，它可以连接遵守不同网络协议的网络。路由器能识别数据的目的地址所在的网络，并能从多条路径中选择最佳的路径发送数据，如图 3-6（左 4）所示。

路由器的主要功能主要有：① 分组转发，提供最佳路径，将不同硬件技术的网络互联起来。必要时进行分组格式和分组长度的转换；② 提供隔离，划分子网，路由器的每一端口都是一个单独的子网；③ 提供经济合理的 WAN 接入；④ 适用于大型交换网络。

可以认为使用路由器以后，形形色色的通信子网融为一体，形成了一个更大范围的网络。从宏观的角度出发，可以认为通信子网实际上是由路由器组成的网络，路由器之间的通信则通过各种通信子网的通信能力予以实现。

10. 网关（Gateway） 如果两个网络不仅网络协议不一样，而且硬件和数据结构都大相径庭，那么就得用网关，用来互联完全不同的网络。主要功能在于把一种协议变成另一种协议，把一种数据格式变成另一种数据格式，把一种速率变成另一种速率，以求两者的统一，提供中转中间接口。在 Internet 中，网关是一台计算机设备，它能根据用户通信用的计算机的 IP 地址，界定是否将用户发出的信息送出本地网络，同时，它还将外界发送给本地网络计算机的信息接收。

（二）软件构成

在网络系统中，网络中的每个用户都可享用系统中各种资源，因此系统必须对用户加以控制，否则会造成系统混乱。为了协调系统资源，系统需要通过软件工具对网络资源进行全面的管理，进行合理的调度和分配，并采取一系列的保密安全措施，防止数据和信息的破坏与丢失。因此，网络软件是实现网络功能所不可缺少的软环境，其中最为重要的是网络操作系统。

网络操作系统（Net Operating System，NOS）是网络的心脏和灵魂，是向网络计算机提供网络通信和网络资源共享功能的操作系统。它是负责管理整个网络资源和方便网络用户的软件的集合。由于网络操作系统运行在服务器上，所以有时我们也把它称之为服务器操作系统。常用的 NOS 有 Windows NT、Unix 和 Linux 等。

1. Windows 操作系统 Windows 系列操作系统是微软开发一种界面友好操作简便的网络操作系统。Windows 操作系统其客户端操作系统有 Windows98/me、 Windows WorkStation、Windows 2000 Professional 和 Windows XP 等。Windows 操作系统其服务器端产品包括 Windows NT Server、Windows 2000 Server 和 Windows Server 2003 等。Windows 操作系统支持即插即用、多任务、对称多处理和群集等一系列功能。

2. UNIX 操作系统 UNIX 操作系统是麻省理工学院开发一种时分操作系统的基础上发展起来的网络操作系统。UNIX 操作系统是目前功能最强、安全性和稳定性最高的网络操作系统，其通常与硬件服务器产品一起捆绑销售。UNIX 是一个多用户、多任务的实时操作系统。

3. Linux 操作系统 Linux 是芬兰赫尔辛基大学的学生 Linux Torvalds 开发的具有 UNIX 操作系统特征的新一代网络操作系统。Linux 操作系统的最大特征在于其源代码是向用户完全公开，任何一个用户可根据自己的需要修改 Linux 操作系统的内核，所以 Linux 操作系统的发展速度非常迅猛。

七、计算机网络协议

所谓计算机网络协议，就是通信双方事先约定的通信规则的集合。举个例子，就可以很好地理解协议的含义及其重要性了。比如一个由来自世界各地不同国家（假如有中国、美国、德国、法国等）的科学家所组成课题研究组，如果科学家只使用他们自己的语言，那么他们之间就无法进行交流，科学研究也就无法顺利进行了。经过协商，他们同意使用大家都听得懂得语言，比如英语，这样科学家们就可以很容易进行交流了。协议在这里的含义就类似于英语，它使得各种不同网络（类似于不同的语言）之间可以进行信息的交流。有了协议，Internet 就可以将不同的网络互联起来，构成一个整体。Internet 的广泛使用得益于 TCP/IP（Transmission Control Protocol/Internet Protocol）协议。TCP/IP 协议是 Internet 的"标准语言"。

TCP/IP 是一种网络通信协议，它规范了网络上的所有通信设备，尤其是一个主机与另一个主机之间的数据往来的格式以及传送方式。TCP/IP 协议包含了一组超过 100 个协议的集合，TCP/IP 这一名字就是来源于该组协议中两个非常重要的协议：TCP（Transmission Control Protocol，传输控制协议）和 IP（Internet Protocol，网际协议）。此外，TCP/IP 协议还包括了像 FTP（文件传输协议）、TELNET（远程登录协议）、SMTP（简单邮件传输协议）、HTTP（超文本传输协议）等许多协议。

（一）IP（网际协议）

IP 协议是 TCP/IP 协议的核心，所有的 TCP、UDP、IMCP、IGCP 的数据都以 IP 数据格式传输。要注意的是，IP 不是可靠的协议，其没有提供一种数据未传达以后的处理机制，这被认为是上层协议 TCP 或 UDP 要做的事情。

（二）TCP（传输控制协议）

TCP 协议是一种可靠的面向连接的协议，支持多种网络应用程序，它允许将一台主机的字节流（byte stream）无差错的传送到目的主机。TCP 协议将应用层的字节流分成多个字节段（byte segment），然后将一个个的字节段传送到网络层，发送到目的主机。当网络层将接收到的字节段传送给传输层时，传输层再将多个字节段还原成字节流传送到应用层。TCP 协议同时要完成流量控制功能，协调收发双方的发送与接收速度，达到正确传输的目的。

八、计算机网络的体系结构

计算机网络要实现资源共享、信息交换的最终目的，必须解决传输介质上数据的物理表示形式、数据传输时如何避免冲突、高速发送方式与低速接收方式的同步处理、目的数据传送中路径的选择等一系列技术问题。因此，必须建立一套严格的统一标准和网络体系结构，对构成网络的各组成部分层次之间的关系及所要实现各层次功能进行精确定义，具体包括体系结构和层次结构两个不可分离的部分。

大多数的计算机网络都采用层次结构，将一个计算机网络分为若干层次，处在高层次的系统仅是利用较低层次的系统提供的接口和功能，不需要了解低层实现该功能所采用的算法和协议；较低层次也仅是使用从高层系统传送来的参数，这就是层次间的无关性。因为有了这种无关性，层次间的每个模块可以用一个新的模块取代，只要新的模块与旧的模块具有相同的功能和接口，即使它们使用的算法和协议都不一样。

网络体系结构是一层次化的系统结构，它可以看作是对计算机网络和它的部件所执行功能的精确定义。它把网络系统的通路，分成一些功能分明的层，各层执行自己所承担的任务，依靠各层之间的功能组合，为用户或应用程序提供访问另一端的通路。常见的计算机网络体系结构有 DEC 公司的 DNA（数字网络体系结构）、IBM 公司的 SNA（系统网络体系结构）等。目前广为使用的是基于 OSI 参考模型及 TCP/IP 参考模型的网络体系结构。

（一）OSI 参考模型

开放式系统互联模型（Open System Interconnect，OSI）是 1984 年由国际标准化组织（ISO）提出的一个参考模型。作为一个概念性框架，它是不同制造商的设备和应用软件在网络中进行通信的标准。现在此模型已成为计算机间和网络间进行通信的主要结构模型。目前使用的大多数网络通信协议的结构都是基于 OSI 模型的。

OSI 模型把网络通信的工作分为 7 层，分别是物理层、数据链路层、网络层、传输层、会话层、表示层和应用层，如图 3-7 所示。其中，1 至 4 层被认为是下层，这些层与数据移动密切相关。5 至 7 层是上层，包含应用程序级的数据。每一层负责一项具体的工作，然后把数据传送到下一层。OSI 模型的上层处理应用程序问题，并且通常只应用在软件上。最高层，即应用层是与终端用户最接近的。OSI 模型的下层是处理数据传输的。物理层和数据链路层应用在硬件和软件上。最底层，即物理层是与物理网络媒介（如电线）最接近的，并且负责在媒介上发送数据。

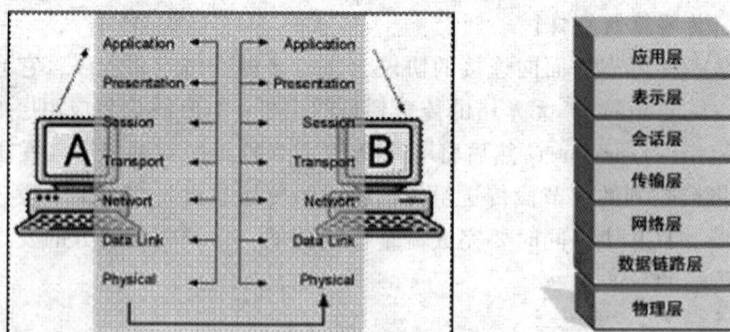

图 3-7　OSI 参考模型

各层的具体描述如下：

1. 物理层（Physical layer）　物理层涉及到网络连接器和这些连接器电气特性的标准化问题，它的设计要求是保证一侧发出二进制 1，另一侧收到的也应是 1 而不是 0。

2. 数据链路层（Data Link layer）　数据链路层将原始的无结构的二进制位流分成一个个分立的单元，即帧（frame）。并利用协议来交换这些单元。

3. 网络层（Network layer） 网络层确定报文分组从报源到报宿所经过的路由（路径）。同时也处理拥挤控制、网络互连、计费和安全等问题。

4. 传输层（Transport layer） 传输层为更高层提供可靠的端对端连接。它的设计原则是：减少剩余差错率与信号失真率，提高数据传输速率、吞吐量与传输时延和能传送较大的网络协议数据单元(PDU)。它是真正的报源到报宿层，即末端至末端（end to end）层。

5. 会话层（Session layer） 第四层提供了基本的可靠的通信服务，但还不能满足应用设计的目的，因此需要为这些基本的服务进行增值（addvalue），这即是会话层设计的目的。它有助于解决网络崩溃及其他问题。

6. 表示层（Presentation layer） 不同的计算机系统具有不同的数据类型与结构。表示层解决些计算机系统之间的差异问题，使各系统间能彼此理解对方数据的含义。

7. 应用层（Application layer） 完全面向用户或应用程序，所完成的是计算机实际的工作，比如文件传输、电子邮件、仿真终端等，它使用了表达层提供的服务，这一层的功能最强、最复杂，同时也是最不成熟的一层。

（二）TCP/IP 参考模型

Internet 是一个由众多网络互联而成的世界范围内的计算机网络。从通信的角度来看，Internet 是一个以 TCP/IP 为基础与核心并依靠该协议实现网络互联和通讯的网络。其中 TCP 协议负责对发送的整体信息进行数据分解，保证可靠传送并按序组合。IP 协议则负责数据包的传输寻址。TCP/IP 参考模型共有四层：应用层、传输层、互联网层、主机-网络层。与 OSI 参考模型比，TCP/IP 参考模型没有表示层和会话层，互联网层相当于 OSI 模型的网络层，主机至网络层相当于 OSI 模型中的物理层和数据链路层，如图 3-8 所示。

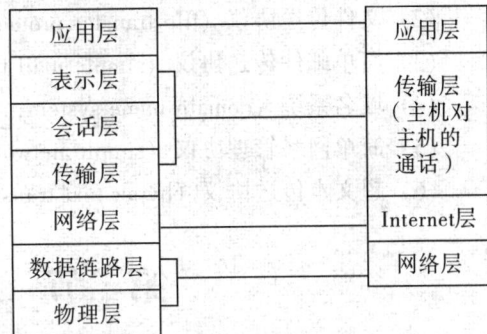

图 3-8 OSI 参考模型与 TCP/IP 参考模型对比

1. 主机-网络层（Host to network layer） 在 TCP/IP 参考模型中，主机-网络层是参考模型的最低层，它负责通过网络发送和接收 IP 数据报。TCP/IP 参考模型允许主机连入网络时使用多种现成的与流行的协议，例如局域网协议或其他一些协议。

在 TCP/IP 的主机-网络层中，它包括各种物理网协议，例如局域网的 Ethernet、局域网的 Token Ring、分组交换网的 X.25 等。当这种物理网被用作传送 IP 数据包的通道时，我们就可以认为是这一层的内容。这体现了 TCP/IP 协议的兼容性与适应性，它也为 TCP/IP 的成功奠定了基础。

2. 互联网层（Internet layer） 在 TCP/IP 参考模型中，互联网络层是参考模型的第二层，它相当于 OSI 参考模型网络层的无连接网络服务。互联网络层负责将源主机的报文分组发送到目的主机，源主机与目的主机可以在一个网上，也可以在不同的网上。

TCP/IP 参考模型中网络层协议是 IP（Internet Protrol）协议。IP 协议是一种不可靠、无连接的数据包传送服务的协议，它提供的是一种"尽力而为（best-effort）"的服务，IP 协议的协议数据单元是 IP 分组。

3. 传输层（Transport layer）　　在 TCP/IP 参考模型中，传输层是参考模型的第 3 层，它负责在应用进程之间的端到端通信。传输层的主要目的是在互联网中源主机与目的主机的对等实体间建立用于会话的端到端连接。从这点上来说，TCP/IP 参考模型与 OSI 参考模型的传输层的功能是相似的。其包括 TCP 协议与 UDP 协议。

（1）传输控制协议（transmission control protocol，TCP）　　TCP 协议是一种可靠的面向连接的协议，主要提供数据流转送，可靠传输，有效流控制，全双工操作和多路传输技术。可查阅 TCP 部分获取更多详细资料。

（2）用户数据协议（user datagram protocol，UDP）　　UDP 协议是一种不可靠的无连接协议，它主要用于不要求分组顺序到达的传输中，分组传输顺序检查与排序由应用层完成。

4. 应用层（Application layer）　　在 TCP/IP 参考模型中，应用层是参考模型的最高层。应用层包括了所有的高层协议，并且总是不断有新的协议加入。目前，应用层协议主要有以下几种：

（1）远程登录协议（Telnet）。

（2）文件传送协议（file transfer protocol，FTP）。

（3）简单邮件传送协议（simple mail ttransfer protocol，SMTP）。

（4）域名系统（domain name system，DNS）。

（5）简单网络管理协议（simple network management protocol，SNMP）。

（6）超文本传送协议（hyper text transfer protocol，HTTP）。

第二节　局域网组网

经过上节的学习，我们对计算机网络有了一些基本的了解。计算机局域网技术在计算机网络技术中占有非常重要的地位，因为任何其他网络都是在局域网的基础上扩展而成的。所以，本节我们对局域网技术进行较为详细的论述，重点是了解科室局域网及医院局域网的基本组成和基本组建方法。在具体学习局域网内容以前，我们先了解一下一个科室局域网连接图和医院局域网拓扑图，如图 3-9 所示。

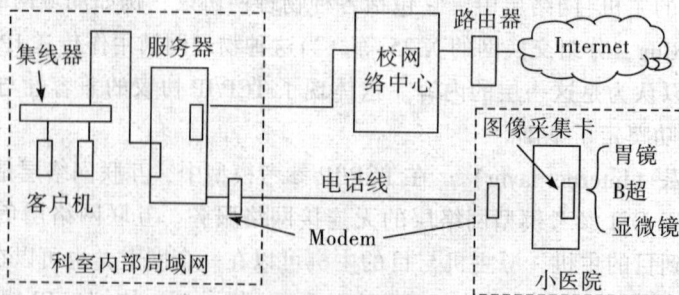

图 3-9　局域网示意图

上面的图例实际上包含了局域网的许多概念，比如局域网的传输介质（铜缆、光纤等）、拓扑特点（星型拓扑、环状拓扑、总线拓扑）、远程通信（调制解调器）、局域网的硬件组成、软件组成、广域网特点、通过路由器连接 Internet 以及最简单的远程医疗概念等。在具体介绍这些概念以前，先介绍一下局域网本身所具有的功能。

一、局域网的功能

局域网对于一个科室或医院具有什么作用或是功能呢？计算机网络有很多功能，其中最重要的功能包括：数据通信、资源共享和分布处理。

数据通信是计算机网络最基本的功能。它可以用来快速传送计算机与终端、计算机与计算机之间的各种信息，这些信息包括病案、医院或科室的各种通知、医学咨询信息、各种医学图像资料等。利用这一特点，可将医院各科室、各部门用网络联系起来，实现统一调配、控制和管理。

"资源"指网络中所有的软件、硬件和数据。"共享"则是指网络中各用户能够部分或全部享用的数据。例如，患者数据库可供医务人员进行查询；某些科室的软件可供其他需要的科室调用；一些设备如打印机、硬盘、光盘等，可面向用户，使不具有这些设备的地方也能使用这些硬件设备。如果不能实现资源共享，各科室都需要有完整的一套软、硬件及数据资源，则将大大地增加整个系统的投资费用。

当某台计算机负担过重或该计算机正在处理某项工作时，网络可将新任务转交给空闲的计算机（或服务器）来完成，这样的处理能均衡各计算机的负载，提高处理问题的实时性；对大型综合性问题（比如数据库、电子邮件），可将问题各部分交给不同的计算机分头处理，充分利用网络资源，扩大计算机的处理能力，增强实用性。对解决复杂问题（比如各科室间的会诊），多台计算机联合使用并构成高性能的计算机体系，这种协同工作、并行处理要比单独购置高性能的大型计算机便宜得多。比如 CSCW（计算机支持的协同工作）就是一种典型的分布处理应用的例子。

在了解局域网具有如此重要的作用以后，我们现在就来具体学习局域网技术，包括局域网拓扑结构、局域网的组建、配置、使用方式以及局域网与 Internet 的连接等。

二、局域网拓扑结构

在局域网的各种技术中，了解具体技术的相似性与区别性是非常重要的。为了帮助理解相似性，每一种网络可以按其拓扑结构（Topology）或一般形状进行分类。

（一）星型拓扑结构

如果所有计算机都连在一个中心节点上，那么该网络就使用了星型拓扑（star topology），如图 3-10（左）所示。星型拓扑网络一般较少依赖于单个计算机的连接，即如果一台计算机与集线器或交换机断开，那么只有该计算机受影响。

需注意的是，图 3-10（左）所表示的是一个理想的星型网络。在实际应用中，计算机与集线器并非都具有图 3-10（左）所示的对称形状，比如计算机可能在科室内的各办公室，而集线器则放在网络管理员那里。

星型拓扑的典型应用是异步传输模式 ATM（Asynchronous Transfer Mode），如图 3-10（右）所示，图中六台计算机与交换机连接产生的星型拓扑结构是 ATM 的连接示意图。

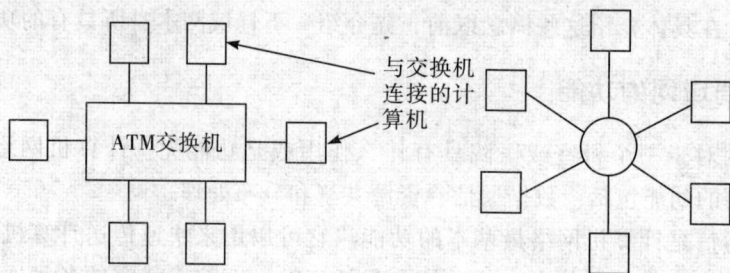

图 3-10　星型拓扑结构

（二）环状拓扑结构

环型结构将各个联网的计算机由通信线路连接成一个闭合的环。在环型结构的网络中，信息按固定方向流动，或顺时针方向，或逆时针方向。其传输控制机制较为简单，实时性强，但可靠性较差，网络扩充复杂，如图 3-11（左）所示。

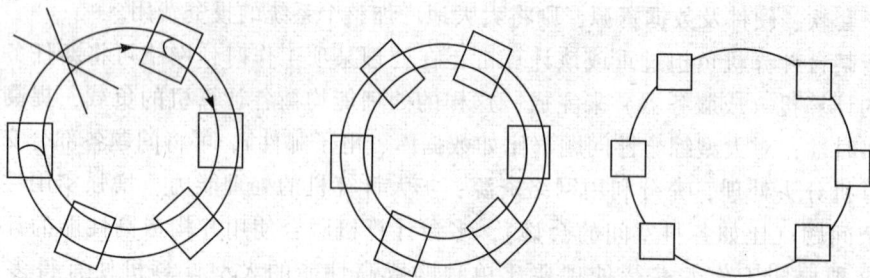

图 3-11　环状拓扑结构

正如星型拓扑那样，环状拓扑是指计算机之间的逻辑连接而不是物理连接，计算机连接成一个封闭的圆环。实际上环状网络中的计算机之间的电缆可以在过道中或垂直地从大楼的一层到另一层。环状拓扑的典型应用是光纤分布数据接口 FDDI（Fiber Distributed Data Interconnect），如图 3-11（中）所示。FDDI 是一种自恢复网络，因为硬件能够检测出一个异常错误并自动恢复。FDDI 使用了一对方向相反的旋转环，一个环用于通常的数据传输，当发生错误的时候，相邻站点自动重新配置网络，使用第二个环来进行数据传输，如图 3-11（右）所示，一个站点失效后相邻的站点使用相反的路径形成新的闭环。

（三）总线型拓扑结构

将所有的入网计算机均接入到一条通信传输线上，为防止信号反射，一般在总线两端连有终结器匹配线路阻抗。总线结构的优点是信道利用率较高，结构简单，价格相对便宜。缺点是同一时刻只能有两个网络节点在相互通信，网络延伸距离有限，网络容纳节点数有限。在总线上只要有一个节点连接出现问题，会影响整个网络的正常运行，图 3-12 为该拓扑结构示意图。

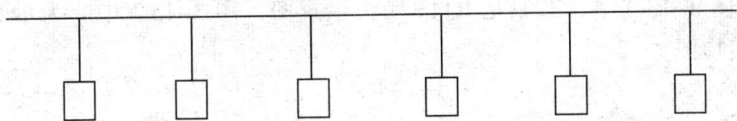

图 3-12　总线拓扑示意图

总线拓扑的典型应用是以太网。以太网（Ethernet）是一种著名的、使用广泛的网络技术。一个以太网包括单独的一根称为以太（ether）的同轴电缆，多台计算机连接于该电缆上。一般以太网在长度上限制于 500 米以内，并且标准要求每一对计算机之间最少相隔 3 米。以太网硬件可以运行在 10Mbps、100Mbps 甚至 1000Mbps 的带宽上，后两种通常称为快速以太网。

（四）使用多种拓扑

通过以上的介绍我们已经了解了网络的三种基本拓扑结构，即星型拓扑、环状拓扑及总线拓扑。环状拓扑使计算机容易协调使用以及容易检测网络是否正常。但是，如果其中一根电缆断掉，整个网络就会失效。星型网络能够保护网络不受一根电缆损坏的影响。总线拓扑所需要的布线比星型拓扑少，但如果切断电缆，这个网络就会失效。所以，三种拓扑结构各有其优缺点。

在局域网的实际应用中，一般采用总线拓扑和星型拓扑的组合和扩展方式。目前比较流行的智能大楼布线技术中，是在每个楼层安置集线器或交换机，通过集线器或交换机再与各结点连接，同时也连接到总线型的主干上。

三、局域网的特征与基本组成

（一）局域网的特征

1. 传输速率高，一般为 1Mbps 至 20Mbps，光纤高速网可达 100Mbps 至 1000Mbps。
2. 支持传输介质种类较多，包括导线、光纤、无线电波、微波、红外线、激光束等。
3. 通信处理一般由网卡完成。
4. 传输质量好，误码率低。
5. 有规则的拓扑结构，包括星型拓扑、环状拓扑及总线拓扑。

（二）局域网的组成

局域网一般由硬件部分及软件部分构成。其硬件部分主要包括传输介质、网卡、服务器、用户工作站四部分；其软件部分主要涉及网络操作系统。

1. **传输介质**　常用的传输介质包括导线（双绞线、同轴电缆）、光纤、无线电波、激光、微波、红外线等。

（1）**双绞线**　双绞线（Twisted Pairwire，TP）是布线工程中最常用的一种传输介质。成对线的扭绞旨在使电磁辐射和外部电磁干扰减到最小，如图 3-13（左）所示。目前，双绞线可分为非屏蔽双绞线（Unshilded Twisted Pair，UTP）和屏蔽双绞线

(Shielded Twisted Pair，STP)。我们平时一般接触比较多的就是 UTP 线。

使用双绞线组网，双绞线和其他网络设备（例如网卡）连接必须是 RJ45 接头（也叫水晶头）。图 3-13（中，右）是 RJ45 接头示意图，图 3-13（中）为示意图，图 3-13（右）为实物图。

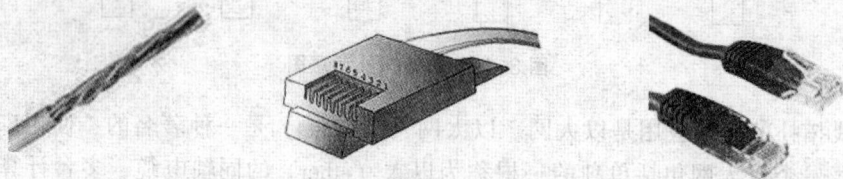

图 3-13　双绞线及 RJ45 结构示意图

（2）同轴电缆　同轴电缆在实际应用中范围广泛，比如有线电视网就是使用同轴电缆。按直径可分为粗缆和细缆，不论是粗缆还是细缆，同轴电缆由内部导体环绕绝缘层以及绝缘层外的金属屏蔽网和最外层的护套组成，这种结构的金属屏蔽网可防止中心导体向外辐射电磁场，也可用来防止外界电磁场干扰中心导体的信号，如图 3-14 所示。

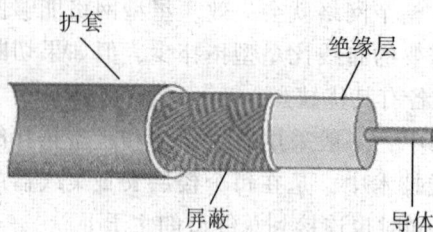

图 3-14　同轴电缆结构示意图

采用细缆组网，除需要电缆外，还需要 BNC 头、T 型头及终端匹配器，分别如图 3-15 左、中、右所示。使用粗缆组网，网卡必须有 DIX 接口（一般标有 DIX 字样），粗缆连接设备包括转换器、DIX 连接器及电缆、N-系列插头、N-系列匹配器。

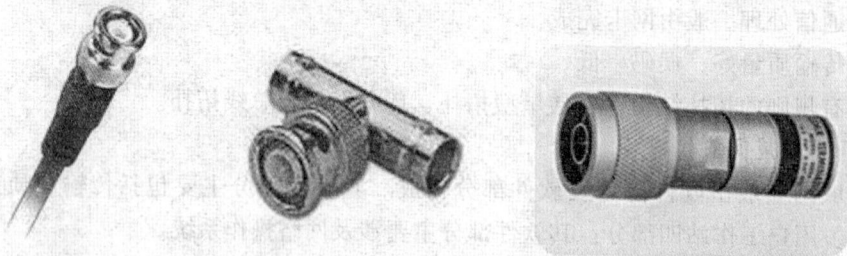

图 3-15　BNC 头、T 型头及终端匹配器、BNC 头、T 型头、终端匹配器

（3）光纤　光纤不仅是目前可用的媒体，而且是今后若干年后将会继续使用的媒体，其主要原因是这种媒体具有很大的带宽。光纤与电导体构成的传输媒体最基本的差别是，它的传输信息是光束，而非电气信号。因此，光纤传输的信号不受电磁的干

扰。利用光纤连接网络，每端必须连接光/电转换器，另外还需要一些其他辅助设备，如图 3-16 所示。

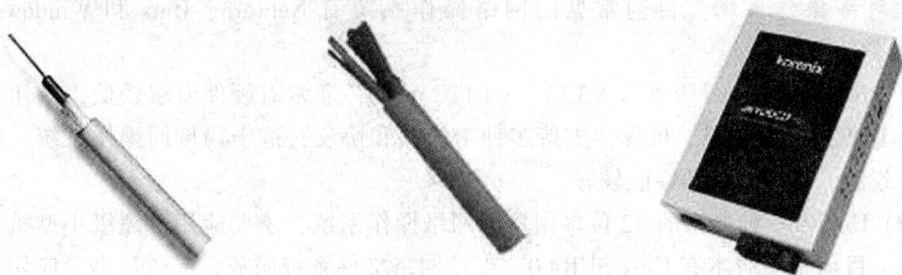

图 3-16　光纤示意图（左：单模光纤，中：多模光纤，右：光/电转换器）

局域网内的各种传输介质性能对比参数如表 3-2 所示。

表 3-2　同轴电缆、双绞线、光缆的性能比较

传输媒介	价格	电磁干扰	频带宽度	单段最大长度
UTP	最便宜	高	低	100 米
STP	一般	低	中等	100 米
同轴电缆	一般	低	高	185 米/500 米
光纤	最高	没有	极高	几十公里

2. 网络接口卡　网络接口卡（NIC）是一个物理设备，类似于网关，通过它网络中的任何设备都可以发送和接收数据帧。不同网络中，网络接口卡的名称是不同的。例如，以太网中称为以太网接口卡，令牌环网中称为令牌环网接口卡。按其工作对象可分为 PC 网卡、服务器网卡和笔记本网卡（PCMCIA）。网卡的传输介质接口常用的有 BNC 接口（细缆以太网）及 RJ-45 接口（双绞线以太网），如图 3-17 所示。

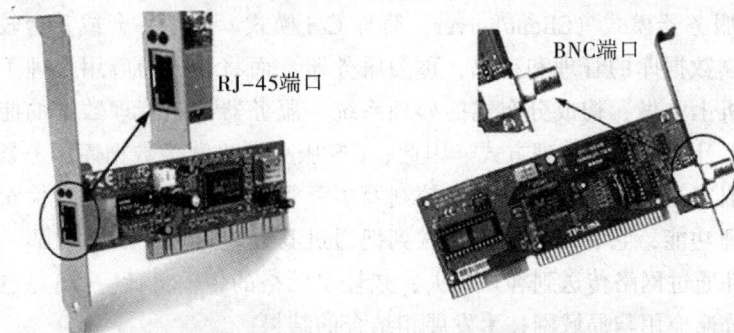

图 3-17　网卡结构示意图（RJ-45 接口网卡、BNC 接口网卡）

3. 服务器/工作站　服务器运行网络操作系统并提供硬盘、文件数据及打印机共享等服务，是网络控制的核心。在局域网中，服务器可以分为文件服务器、打印服务器、数据库服务器等，在互联网上，有 Web 服务器、FTP 服务器、E-mail 服务器等。工作

站可以有自己的操作系统，独立工作；通过运行工作站网络软件，访问服务器以共享资源，常见的有 DOS 工作站、Windows 工作站等。

4. 网络操作系统　目前常见的网络操作系统有 Netware、Unix 和 Windows NT (2000) 等。

（1）Netware　流行版本有 V3.12、V4.11、V5.0，通常对硬件要求较低，应用环境相似于 DOS，技术完善、可靠，支持多种工作站和协议，适于局域网操作系统，作为文件服务器、打印服务器性能较好。

（2）Unix　一种典型的 32 位多用户的网络操作系统，主要应用于超级小型机、大型机上，目前常用版本有 Unix SUR4.0。支持网络文件系统服务，提供数据等应用，功能强大，不易掌握，命令复杂，由 AT&T 和 SCO 公司推出。

（3）Windows NT Server 4.0　一种面向分布式图形应用程序的完整平台系统，界面与 Windows 相似，易于安装和管理，且集成了 Internet 网络管理工具。

网络操作系统的发展方向是朝着能支持多种通信协议，多种网卡和工作站的方向发展。

四、局域网的几种典型工作模式

（一）专用服务器结构

专用服务器结构（Server-Based）又称为"工作站/文件服务器"结构，由若干台工作站与一台或多台文件服务器通过通信线路连接起来组成工作站存取服务器文件，共享存储设备。

文件服务器以共享磁盘文件为主要目的。对于一般的数据传递来说已经够用了，但是当数据库系统和其他复杂而被不断增加的用户使用的应用系统到来的时候，服务器已经不能承担这样的任务了，因为随着用户的增多，为每个用户服务的程序也增多，每个程序都是独立运行的大文件，给用户感觉极慢，因此产生了客户机/服务器模式。

（二）客户机/服务器模式

客户机/服务器模式（Client/Server，简称 C/S 模式）其中一台或几台较大的计算机集中进行共享数据库的管理和存取，称为服务器；而将其他的应用处理工作分散到网络中其他微机上去做，构成分布式的处理系统，服务器控制管理数据的能力已经由文件管理方式上升为数据库管理方式。因此，C/S 服务器也称为数据库服务器，注重于数据定义及存取安全后备及还原，并发控制及事务管理，执行诸如选择检索和索引排序等数据库管理功能，它有足够的能力做到把通过其处理后用户所需的那一部分数据而不是整个文件通过网络传送到客户机去，减轻了网络的传输负荷。C/S 结构是数据库技术的发展和普遍应用与局域网技术发展相结合的结果。

（三）浏览器/服务器模式

浏览器/服务器模式（Browser/Server，简称 B/S 模式），近年来由于 Internet/Intranet 技术的发展和普及，各种各样的信息都在 WWW 上发布，人们之间的信息沟通比以往变得更为高效快捷，Web 技术的应用已成为一种必然。但传统的客户机/服务器模式的数据库设计与 Web 的相关技术互相独立，两者无法进行集成。采用客户机/服务器模式的数据库系统无论在设计开发还是在应用方面都具有一定的局限性，比如在应用中，操作人员必须学会本系统的操作方法、规程等，不具有普及性、易懂性等。基于这种情况，微软提出 Web Computing 的概念，将它应用于数据库技术中，下面简要介绍浏览器/服务器模式的数据库体系。

浏览器/服务器模式的数据库体系是利用 Web 服务器和 Active Server Pages（动态服务器网页，以下简称 ASP）作为数据库操作的中间层，将客户机/服务器模式的数据库结构与 Web 技术密切结合，从而形成具有三层 Web 结构的浏览器/服务器模式的数据库体系。系统的工作原理是：在前端采用 IE、Netscape 等浏览器将用户提交的操作信息向 Web 服务器发出 HTTP 请改，Web 服务器通过 ASP 和一些中间组件访问后台数据库，并将操作结果以 HTML 页面的形式返回给前端浏览器。

浏览器/服务器模式数据库体系的优点如下：

1. 用户的操作 由于在前端采用了统一的浏览器界面，所以用户在使用时简单易用，只需要掌握一些简单的 Web 页面操作方法，大大降低了培训成本。

2. 系统的开发 整个软件的开发可集中在服务器端进行，不必对用户端进行特殊设置和软件安装，降低维护成本。

3. 系统环境的配置 前端可以使用任何浏览器（IE、Netscape 等），服务器端可存取任何数据库（SQL Server、Access、FoxPro 等），在 ASP 中可使用任何一种脚本语言（VBScript、JavaScript、PERL 等）。

五、局域网与 Internet 的连接

（一）拨号上网

一条电话线加上调制解调器（Modem），这是目前家庭 PC 机最常用的上网方式。

为什么需要调制解调器呢？因为电话线最初是设计用来传输音频模拟信号的，不能直接传输数字信号。Modem 一方面把 PC 机输出的数字信号调制成适合电话线路传输的模拟音频信号上行传输，另一方面把从电话线下行的模拟音频信号解调成适合计算机接收的数字信号传给家中的 PC 机。

（二）专用 Internet 访问

对于学校和大医院来说，Internet 访问的最好方式是采用专用网络访问方法。这种方法需要从供应商那里租借一条符合速率要求的专用通信线路，并且由供应商为你提供一个专门的路由器，由路由器负责该客户网与外界的通信。虽然专用访问方法很昂贵，但是一旦建立了这种连接，你就可以让任意多的计算机与 Internet 连接起来，但是所有这些计算机需要组成一个局域网或 Intranet。

（三）通过代理服务器连接

通过代理服务器（Proxy Server）将局域网接入 Internet 是一种经济实用的方案。这种连接方式，Intranet 只需申请一个静态 IP 地址。当内部网的计算机访问 Internet 时，通过代理服务器进行地址转换、路由选择、信息过滤及安全处理后，获得信息。该连

接方式使 Intranet 用户能够直接访问 Internet 上的信息资源，而 Internet 仅能直接访问代理服务器，不能直接访问 Intranet 上的本地主机。该方案适合中小型 Intranet 网络。

代理服务器能够解决 IP 地址资源有限问题，增强内部网络安全性，提高访问效率，并具有便于管理等特点。

（四）ISDN

ISDN 的意思是综合业务数字网（Integrated Service Digital Network）。它是 70 年代末期由美国贝尔实验室提出的一种通过改造现有电信交换网络来提供多种通信业务的技术。对用户来说，就是能够在一根普通电话线实现最高 128kb/s 的高速数据传送，可以同时处理话音、文字、数字、图像等多种信息。使用 ISDN，用户可以在一条普通的电话线上实现众多的功能，如可视电话、会议电视、电子白板等。

ISDN 的优点是价格便宜、传输速度快、传输质量高以及安装、使用灵活方便。

（五）ADSL

ADSL（Asymmetric Digital Subscriber Line，非对称数字用户线路）是一种新兴的高速通信技术。其上网速率比普通 Modem 高数十倍到上百倍。上行（指从用户电脑端向网络传送信息）速率最高可达 1Mbps，下行（指浏览 WWW 网页、下载文件）速率最高可达 8Mbps。有这样超高速的速率，在网上就可以实现视频实时播放、影视点播（VOD）、MTV 点播等。使用该网络上网同时可以打电话，互不影响。安装简易，不需另外申请增加线路，只需在普通电话线上加装 ADSL MODEM、在电脑上装上网卡即可使用。

ADSL 能够在现有的双绞线，即普通电话线上提供高达 8Mbps 的高速下行速率，远高于 ISDN 速率；而上行速率有 1Mbps，传输距离达 3~5 千米。其优势在于可以充分利用现有的铜缆网络（电话线网络），在线路两端加装 ADSL 设备即可为用户提供高宽带服务，由于不需要重新布线，降低了成本，进而减少用户上网的费用。

（六）无线上网与 WAP

WAP（Wireless Application Protocol，无线应用协议）是随着 Internet 和无线移动通讯的发展而迅速发展起来的一种无线网络协议。使用 WAP 协议，数字移动电话用户可以在无线网络享受与普通 Internet 所提供的服务一样的服务内容，如用来支持特定商业程序、信息发送或接收、消息通知与呼叫管理、基于电话的增值业务、群体计划、气象与交通信息、地图与位置服务、新闻与体育报道、收发 E-mail、获取金融信息、接入数据库、在线购物、在线地址簿与目录服务等。

（七）利用有线电视网

现今在我国比较流行的接入互联网的方式是通过 Modem 或是 ISDN 接入，接入速率最高也就达到 128K，而基于有线电视的线缆调制解调器（Cable Modem）接入方式可以达到下行 8M、上行 2M 的高速率接入。

有线电视网（CATV — Cable Television）与通信网很近似，它是由电视台把电视节目通过有线线路播送至一个地区的众多住家用户。事实上，最近通信业务运营的趋向表明，有线电视网也准备提供通信业务，充分发挥网的作用。用户的电视机除了用来收看电视节目外，还在电视机上加装"机顶盒"（set-top box）。用户连接电视台或通信网交换局的接入线则采用"光纤与同轴电缆混合"（hybrid fiber-coax，HFC），即电视台或交换局利用光纤连至用户集中的某一地点，然后利用同轴电缆，让该地区的各个用户分别接上同轴电缆的许多抽头。这样，某一用户如欲使用 Internet 接入，就可以经过其家中电视机的机顶盒与 HFC 线路组合，连接交换机上网，数据速率可以较高。

六、局域网文件共享

（一）设置工作组

要想和对方共享文件夹必须确保双方处在同一个共作组中。具体操作步骤如下所述：

1. 进入"网上邻居"，单击左侧的"设置家庭或小型办公网络"，如图 3-18 所示。

2. 在打开的对话框中，按照提示操作，设置"连接共享"，如图 3-19 所示。

3. 填写计算机描述，如图 3-20 所示。

4. 填写"工作组名称"等相关项目，如图 3-21 所示，"工作组名称"一定要确认双方设置为相同的名称。

5. 最后，选择"完成该向导"完成设置，如图 3-22 所示。

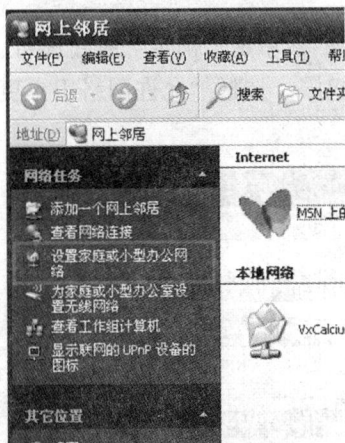

图 3-18　设置局域网

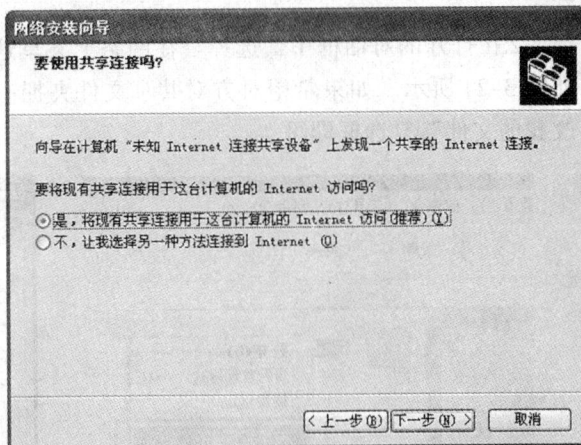

图 3-19　连接共享

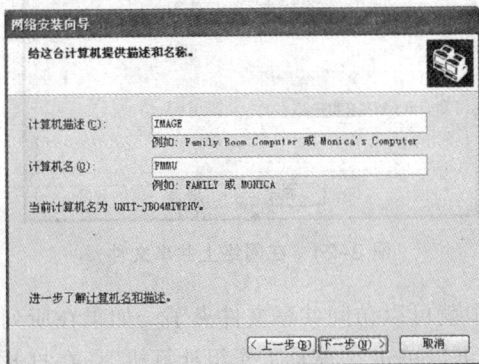

图 3-20　计算机描述

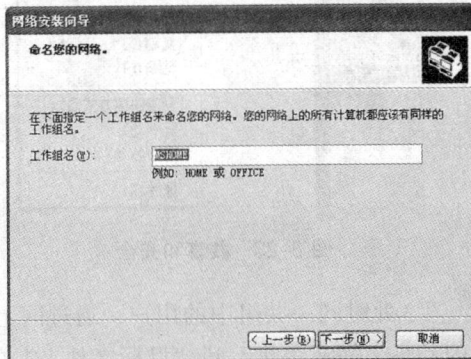

图 3-21　工作组名称

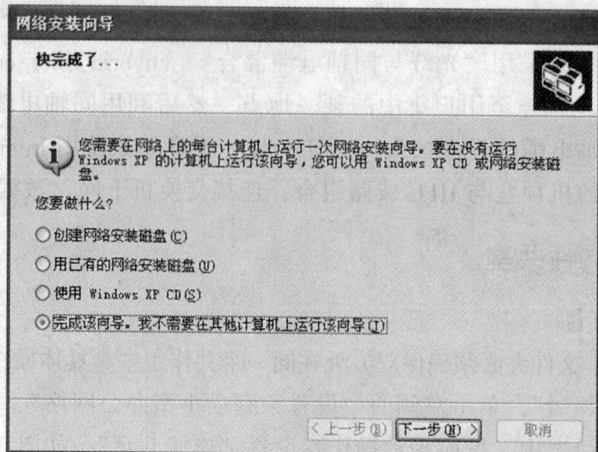

图 3-22　设置完成

（二）设置共享文件夹

1.如图 3-23 所示，打开资源管理器，右键单击需要共享的文件夹，选择"共享和安全"命令。

2.在打开的对话框中，选择"在网络上共享这个文件夹"，单击"确定"按钮即可，如图 3-24 所示。如果希望对方对共享文件夹拥有"写"权限，选择"允许网络用户更改我的文件"复选框即可。

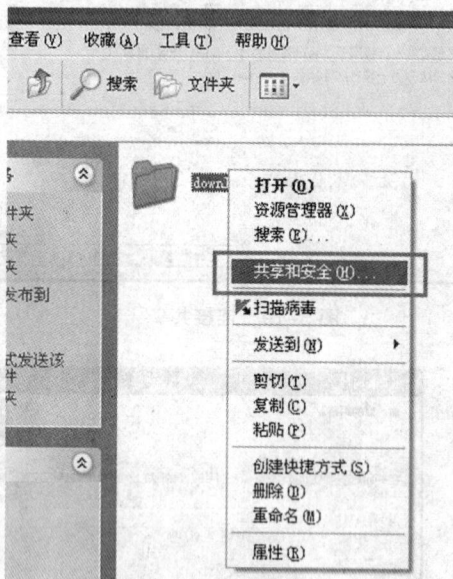

图 3-23　共享和安全

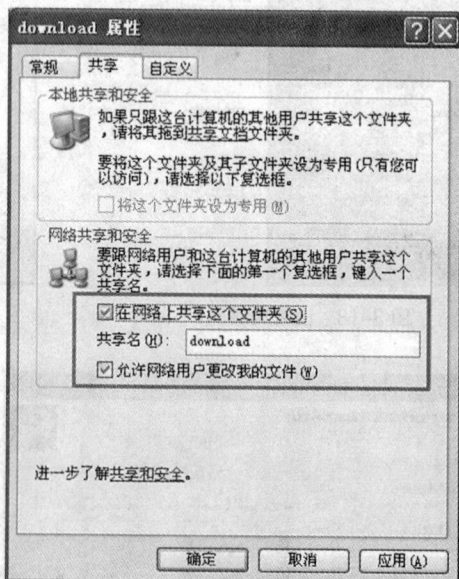

图 3-24　在网络上共享文件

3.此时同一共组中的用户，通过网上邻居中就可以访问共享文件夹了。如果在所列的共享文件夹中找不到"目标文件夹"的话，可以单击"查看工作组计算机"，在打开的窗口中，找到目标计算机，双击进入就可查看目标计算机共享出来的文件夹了，如

图 3-25 所示。

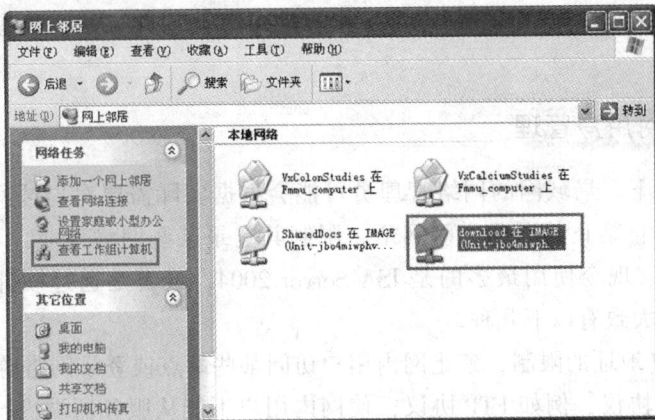

图 3-25 访问共享文件

（三）“域”模式管理

当局域网内用户较少时，通常使用“组”管理模式，但当用户较多时，常常就会采用另一种“域”模式来管理。无论采用哪一种模式，共享文件夹的操作都类似。只是在“域”模式下，常会出现其他用户不能正常浏览共享文件夹的情况。

出现这种情况时，最简单的解决办法便是在共享文件夹端，开启“Guest”帐户，如图 3-26 所示。当不能解决问题时，可增加一帐户并设置密码。需要访问的用户只要使用增加的“用户名”和“密码”便可访问共享文件夹了。

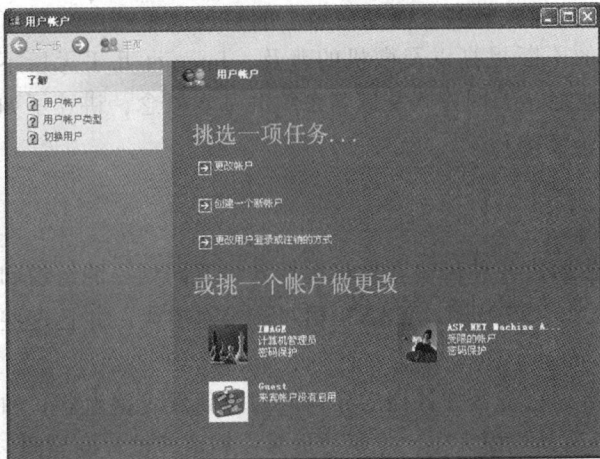

图 3-26 开启“Guest”帐户

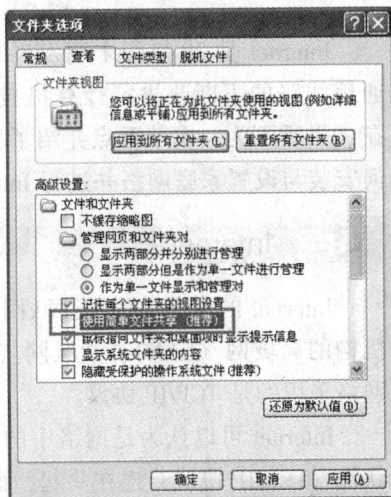

图 3-27 使用简单文件共享

还有一种方法便是在“安全”选项卡中增加域中需要共享文件夹的帐户，并授权访问。具体操作如下：

1. 取消简单文件共享　在“文件夹选项”对话框中，去除“使用简单文件共享”选项的选择，如图 3-27 所示。

2.添加访问帐户　如果只想让某一用户访问，选择特定的帐户名称，如果想让域内所有用户都可以访问，添加"everyone"帐户即可。使用此方法，硬盘分区格式需为NTFS 格式。

七、局域网用户管理

在某些情况下，局域网的网络管理员可能会根据实际需要对局域网内的用户进行一些限制，例如：禁止其浏览一些网站，限制其登录某些网络游戏，不能使用 MSN、QQ 聊天软件等。现今使用最多的是 ISA Server 2004，或者是通过硬件防火墙进行过滤，其管理手段大致有以下几种。

1.通过对 IP 地址的限制，禁止网内用户访问某些站点或登录网络游戏。

2.禁止某些协议，例如 FTP 协议，使网内用户不能从服务器端进行文件的上传及下载。

3.基于包过滤的限制，或禁止一些关键字。该类限制较强，一般是通过代理服务器或者硬件防火墙进行过滤。比如：通过 ISA Server 2004 禁止 MSN，进行包过滤。

4.基于端口的限制，通过限制具体端口实现对网内用户功能限制。最极端的情况将 80 以外的所有端口均进行限制，这样局域网内的用户也就只能看看网页，连OUTLOOK 收信、FTP 访问均不能进行。

第三节　Internet 基础

Internet 是 20 世纪末期发展最快、规模最大、涉及面最广的科技成果之一。随着通信线路的不断改进，计算机技术的不断提高以及微机的普及，Internet 几乎无所不在、无所不为。本节重点介绍了 IP 地址、子网掩码及域名系统的基本概念，讲述了如何安装与设置家庭网络并进行 Internet 连接。

一、Internet 概述

Internet 的含义是国际互联网，它通过各种传输介质将世界各地不同国家的组织和机构的局域网（LAN）、城域网（MAN）、广域网（WAN）相互连接而形成。并且这些网络采用的是 TCP/IP 协议。

Internet 可以认为是网络中的网络，它将各种各样的异构网通过硬件（路由器）和软件（TCP/IP 协议）连在一起，而不论其规模大小、主机数量多少和地理位置的异同。

Internet 是一个应用非常广泛的国际互联网，它为用户提供了大量的信息和资源，可以进行咨询、购物、教学、科研、会议、旅游等活动。我国在 1994 年正式实现了与Internet 的连接，此后，发展势头异常迅猛，Internet 的使用已经遍及各行各业。

Internet 蕴藏着极其丰富的生物医学资源。生物学家不仅可以检索生物医学文献数据库，还可以进行生物学问题讨论、生物大分子序列和结构分析等。医生除可以检索各种文献数据库及医药学数据库外，还可以阅读或浏览网上发布的传染病和流行病疫情报告、医学多媒体数据库、病理切片图像、放射影像等信息，并且在显示图像的同时，还可以听到声音。医生及其他用户可以组成各种网上医学兴趣小组，共同讨论和交换对某些疾病的诊疗意见。

由于 Internet 的交互性能，任何用户不仅是信息的使用者，同时也是信息资源的提供者。因此，Internet 正在使世界变成一个大的"地球村"，它使地处偏僻地区的人们所享受的资源与发达地区几乎相同。

二、IP 地址与子网掩码

（一）IP 地址

网际互联技术是将不同物理网络技术统一起来的高层软件技术，因此，首先要解决的就是地址的统一问题。在任何一种物理网络中，各站点都有唯一的地址，该地址称为物理地址（physical address）。物理地址有两个特点：首先，物理地址的长度、格式等是物理网络技术的一部分，网络技术不同，物理地址也不同；其次，假如地址分配不采取像以太网一样的统一管理模式，则同一类型不同网络的站点可能拥有相同的物理地址。

TCP/IP 中的 IP 地址提供一种在互联网络中通用的地址格式，并在统一管理下进行地址分配，保证一个地址对应网络中的一台主机，这样物理地址的差异被屏蔽。

IP 地址的长度为 32 位。为了方便，IP 地址被分成四个 8 位二进制组，由句点分隔四个八位二进制组，每个八位组用十进制数 0~255 表示，称为点分十进制（dotted decimal notation）表示法，如图 3-28 所示。

Decimal	11001000		01110010		00000110		00110011
Binary	200	.	114	.	6	.	51
	number	dot	number	dot	number	dot	number

图 3-28　IP 地址点分十进制表述

IP 地址由前缀和后缀两部分构成，前缀部分是网络标识（Net id），后缀部分是主机标识（Host id）。依据每类网络中 IP 地址网络标识长度和主机标识长度都不同，IP 地址可分为五类：A、B、C、D、E，常用的为前三类，如图 3-29 所示。

	位 0					7 8		15 16		23 24		31
A 类	0				Net id			Host id				
B 类	1	0				Net id			Host id			
C 类	1	1	0				Net id			Host id		
D 类	1	1	1	0			多站播送地址					
E 类	1	1	1	1	0		保留					

图 3-29　IP 地址的分类

A 类地址：网络标识仅占用第一个 8 位组，包含的网络是从 1.0.0.0 到 126.0.0.0，共有 126 个 A 类地址（000 和 127 保留），而每个网络中允许有 160 万个节点。用于少量的，主机数介于 216~224 的大型网络。

B 类地址：网络标识占用前两个 8 位组，包含的网络是从 128.0.0.0 到 191.255.0.0，共有 16384 个 B 类网络，每个网络最多可以包含 65534 台主机，用于主机数介于 28~216 之间的中型网络。

C 类地址：网络标识占用前三个 8 位组，包含的网络是从 192.0.0.0 到 223.255.255.0 总共近 210 万个 C 类网络，每个网络最多可以包含 254 台主机。用于主机数少于 254 的大量的小型网络。

D 类地址：第一个 8 位组 224~239。用于多目的地址。多目的地址（multicast address）就是多点传送地址，用于支持多目的传输技术。

E 类地址：第一个 8 位组为 240~247。InterNIC 保留 E 类地址作为扩展。

IP 地址除必须保持唯一以外，还有如下规则：

① A 类地址中以 127 打头的保留作为内部回送地址。

② 网络号的第一个 8 位组不能为 255，数字 255 作为广播地址。

③ 网络号的第一个 8 位组不能为 0，0 表示该地址是本地主机，不能传送。

④ 主机号部分各位不能为全 "1"，全 "1" 地址是广播地址。

⑤ 主机号部分各位不能为全 "0"，全 "0" 地址是指示本网络。

根据这些规定，我们可以得出 A、B、C 类 IP 地址的范围，如表 3-3 所示。

表 3-3　常用 IP 地址范围表

地址类型	网络数	每个网络上可拥有主机数	地址范围
A	126	16 777 214	1.0.0.1~126.255.255.254
B	16 384	65 534	128.0.0.1~128.0.255.254，…，~191.255.255.254
C	2 097 152	254	192.0.0.1 ~192.0.0.254，…，~223.255.255.254

（二）子网掩码（Subnet mask）

从 IP 地址的结构中可知，IP 地址由网络标识和主机标识两部分组成。这样 IP 地址中具有相同网络地址的应该位于同一网络内，同样同一网络内的所有主机的 IP 地址中网络地址部分应该相同。不论是在 A、B 或 C 类网络中，具有相同网络地址的所有主机构成了一个网络。

通常一个网络本身并不只是一个大的局域网，它可能又由许多小的局域网组成。为了维持原有局域网的划分以便于网络管理，允许将 A、B 或 C 类网络进一步划分成若干个相对独立的子网。A、B 或 C 类网络通过 IP 地址中的网络地址部分来区分。在划分子网时，将网络地址部分进行扩展，占用主机地址的部分数据位。在子网中，为识别其网络地址与主机地址，引出了一个新的概念，即子网掩码（subnet mask），如图 3-30 所示。

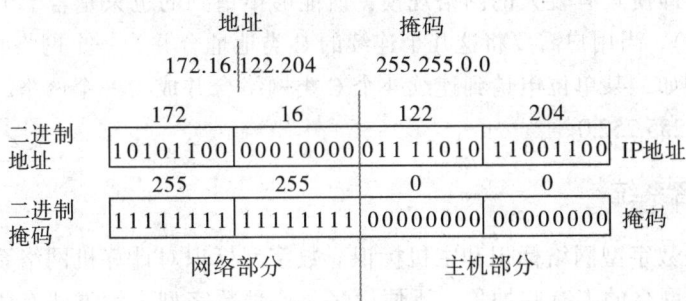

```
                地址              掩码
            172.16.122.204    255.255.0.0

              172      16       122     204
二进制
地址      10101100 00010000 011 11010 11001100   IP地址

              255      255       0       0
二进制
掩码      11111111 11111111 00000000 00000000   掩码

              网络部分              主机部分
```

图 3-30　子网掩码

子网掩码的长度也是 32 位，其表示方法与 IP 地址的表示方法一致。其特点是，它的 32 位二进制可以分为两部分，第一部分全部为"1"，而第二部分则全部为"0"。子网掩码的作用在于，利用它来区分 IP 地址中的网络地址与主机地址。其操作过程为，将 32 位的 IP 地址与子网掩码进行二进制逻辑与运算，得到的便是网络地址。例如，IP 地址为 166.111.80.16 子网掩码为 255.255.128.0，则该 IP 地址所属的网络地址为 166.111.0.0，而 166.111.129.32 子网掩码为 255.255.128.0，则该 IP 地址所属的网络地址为 166.111.128.0，原本为一个 B 类网络的两主机被划分为两个子网。A、B 以及 C 类网络的定义中可知，它们具有缺省的子网掩码。A 类地址的子网掩码为 255.0.0.0，B 类地址的子网掩码为 255.255.0.0，而 C 类地址的子网掩码为 255.255.255.0，如表 3-4 所示。

表 3-4　子网比特位数与其对应的子网掩码换算关系（C 类）

子网比特位数	子网掩码	子网数	主机数
0	255.255.255.0	1	254
1	255.255.255.128	2	126
2	255.255.255.192	4	62
3	255.255.255.224	8	30
4	255.255.255.240	16	14
5	255.255.255.248	32	6
6	255.255.255.252	64	2
7	255.255.255.254	128	0
8	255.255.255.255	256	0

这样，我们便可以利用子网掩码来进行子网的划分。例如，某单位拥有一个 B 类网络地址 166.111.0.0，其缺省的子网掩码为 255.255.0.0。如果需要将其划分成为 256 个子网，则应该将子网掩码设置为 255.255.255.0。于是，就产生了从 166.111.0.0 到 166.111.255.0 总共 256 个子网地址，而每个子网最多只能包含 254 台主机。此时，便可以为每个部门分配一个子网地址。

子网掩码通常是用来进行子网的划分，它还有另外一个用途，即进行网络的合并，这一点对于新申请 IP 地址的单位很有用处。由于 IP 地址资源的匮乏，如今 A、B 类地址已分配完，即使具有较大的网络规模，所能够申请到的也只是若干个 C 类地址（通常会是连续的）。当用户需要将这几个连续的 C 类地址合并为一个网络时，就需要用到子网掩码。例如，某单位申请到连续 4 个 C 类网络合并成为一个网络，可以将子网掩码设置为 255.255.252.0。

三、域名系统

IP 地址是数字型网络标识和主机标识。数字型标识对计算机网络系统来说最为有效，但对使用网络的人有些抽象，不便记忆。这种数字型表示方法有些像一个人的身份证号码而不是名字，而日常生活中我们更习惯于使用名字。为了使用和记忆方便，也为了便于网络地址的分层管理和分配，Internet 从 1984 年开始采用域名管理系统（Domain Name System, DNS）。域名系统让网络用户使用域名，例如 www.fmmu edu.cn，而不是用 IP 地址 202.300.32.23 来表示主机。对于入网的每台主机都可以有一个类似如下面的域名：

主机名.机构名.网络名.顶层域名

域名通常由英文字符串组成，各段用点号分开，从左到右域的范围变大，拥有实际的含义。如一台服务器的域名为：lzh1.cic.fmmu.edu.cn。

其中顶层域名 cn 表示中国，域名 edu 表示教育网，域名 fmmu 表示第四军医大学校园网，域名 cic 表示信息中心，lzh1 是主机名。看到这样的域名，我们就可以知道此机器是第四军医大学计算中心的一台名叫 lzh1 的主机。又如域名 www.ibm.com，顶层域名 com 表示商业机构（commercial），域名 ibm 表示 IBM 公司，www 作为主机名一般表示 WWW 服务器，即该域名指的是美国 IBM 公司的 WWW 服务器。

前面提到，域名中各段从左到右范围变大，因此，当我们理解一个域名时，通常从右到左来阅读它。域名中最右的部分叫顶层域，其数量是有限的，它们一般分为两类：代表机构的机构性顶层域和代表国家和地区的地理性顶层域。因为 Internet 发源于美国，因此最开始的顶层域名只有机构域，如前面提到的 com 表示商业机构，edu 表示教育机构，另外还有 gov 表示政府，int 表示国际机构，mil 表示军队，net 表示网络机构，org 表示非盈利性结构，如表 3-5 所示。用上述顶层域名的主机一般属于美国各种机构，或美国某些机构的驻外机构。随着 Internet 在全球的发展，顶层域增加了地理域，如前面提到的 cn 表示中国，表 3-6 给出了几个常见地理性顶层域的域名。

表 3-5　机构性顶层域举例

域	单位类型	域	单位类型
.com	商业机构	.gov	政府部门
.edu	教育机构	.mil	军事部门
.net	网络服务商	.org	非盈利性组织
.int	国际组织		

表 3-6　地理性顶层域举例

域	含义	域	含义	域	含义	域	含义
at	奥地利	fr	法国	cn	中国	nz	新西兰
au	澳大利亚	gr	希腊	de	德国	tw	台湾地区
ca	加拿大	ie	爱尔兰共和国	dk	丹麦	uk	联合王国
ch	瑞士	jp	日本	es	西班牙	us	美国

　　对用户来说，使用域名比直接使用 IP 地址方便多了，但对于 Internet 网络内部数据传输来说，使用的还是 IP 地址。域名到 IP 地址的转换就要用到前面提到的 DNS 来解决。DNS 把网络中主机按树形结构分成域（Domain）和子域（Subdomain），子域名或主机名在上级域名结构中必须唯一。每一个子域都有域名服务器，它管理着本域的域名转换，各级服务器构成一棵树。这样，当用户使用域名时，应用程序先向本地域名服务器请求，本地域名服务器先查找自己的域名库，如果找到该域名，则返回 IP 地址；如果未找到，则分析域名，然后向相关的上级域名服务器或下级域名服务器发出申请；这样传递下去，直至有一个域名服务器找到该域名，返回其 IP 地址。如果没有域名服务器能识别该域名，则认为该域名不可知。

四、Internet 接入方式

（一）接入方式介绍

　　在具体介绍 Internet 入网类型以前，先介绍一个常用的名词 ISP（Internet Service Provider，互联网服务提供者），所谓 ISP 就是为用户提供 Internet 接入和 Internet 信息服务的公司和机构。由于连接互联网需要租用国际信道，其成本对于一般用户是无法承担的。互联网服务提供商作出提供连接服务的中介，需投入大量资金建立中转站，租用国际信道和大量的电话线，购置一系列设备，通过"集中使用，分散压力"的方式，向本地用户提供连接服务。从某种意义上讲，ISP 是全世界数以亿计的用户通往 Internet 的必经之路。

　　随着网络的普及，出现了越来越多的入网方式，以下是几种常见的入网方式：

　　1. 拨号入网　常见于个人用户和业务量较小的用户，用户只需具备一台电脑、一根电话线和一台 Modem（调制解调器）即可。

　　2. ISDN（综合业务数字网）入网　作为一种相对快速的上网方式，受到人们的关注，用户只需具备一台电脑、一条 ISDN 电话线和相应的设备。

　　3. 专线入网　包括 DDN 和 ADSL，这种上网方式具有较高的速率和安全性，常为大业务量的用户采用，费用相对较高。

　　4. 通过局域网接入 Internet　大型企业、医院或信息服务单位通过路由器和专线将整个具有多种服务功能的网络连接到国家主干网中，这种方式除具有主机上网的所有功能外，还可建立自己的子域和自己的子网。在接入 Internet 之前，用户一般需要了解一些信息，如 IP 地址、网络地址、子网屏蔽码等。如果是直接接入高速局域网，IP 地址由用户所在的局域网的网络管理员分配，网络地址、子网掩码也可从网络管理员获得。

（二）连接实例

下面具体介绍在 WindowsXP 中 Internet 的连接和设置方法。

1.在桌面的"网上邻居"图标上单击右键，选择"属性"选项，如图 3-31 所示。

2.在弹出的"网络和拨号链接"图框中，在"本地链接"图标上单击右键，选择"属性"选项，如图 3-32 所示。

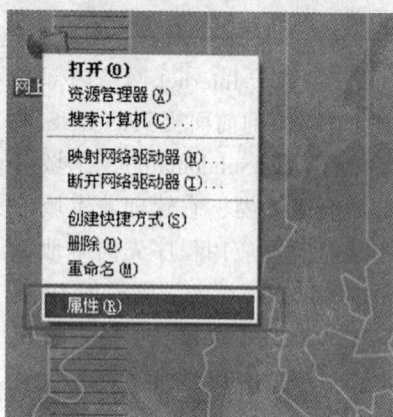

图 3-31　打开网络属性对话框

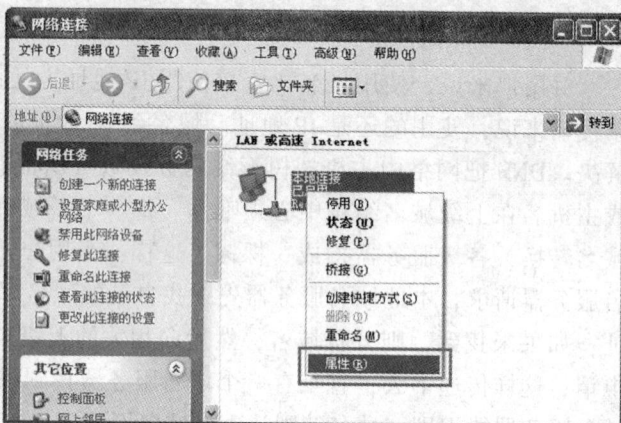

图 3-32　打开本地连接对话框

3.在弹出的"本地链接 属性"中，选择"Internet 协议（TCP/IP）"选项，点击"属性"按钮，如图 3-33 所示。

4.填好"IP 地址""子网掩码""默认网关"及"DNS 服务器地址"并确定，如图 3-34 所示。

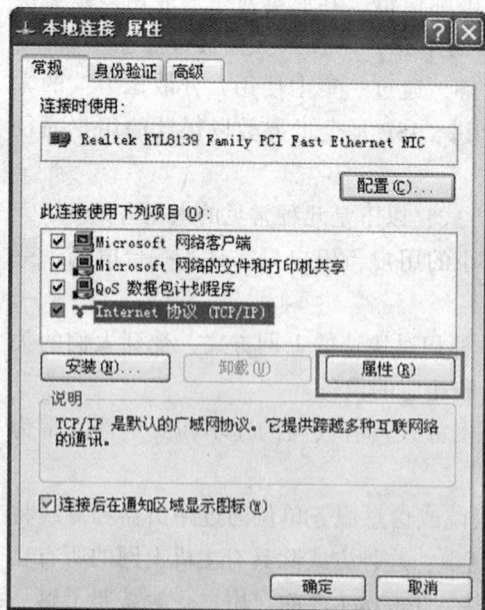

图 3-33　选择 TCP/IP 属性

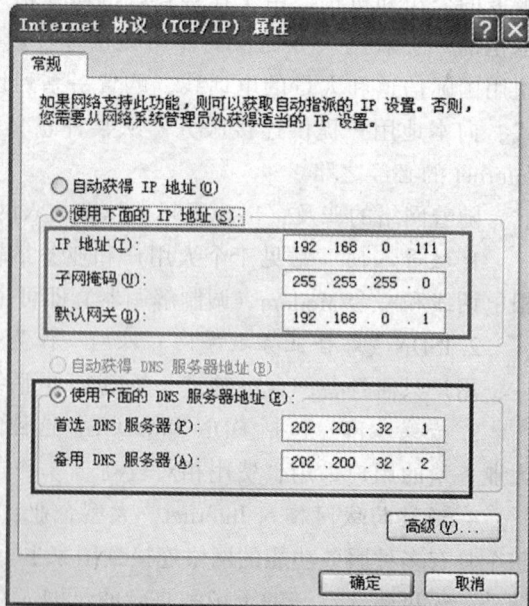

图 3-34　输入 IP 地址信息

5.回到桌面，打开 IE 浏览器，选择"工具"下拉菜单中的"Internet 选项"，如图 3-35 所示。

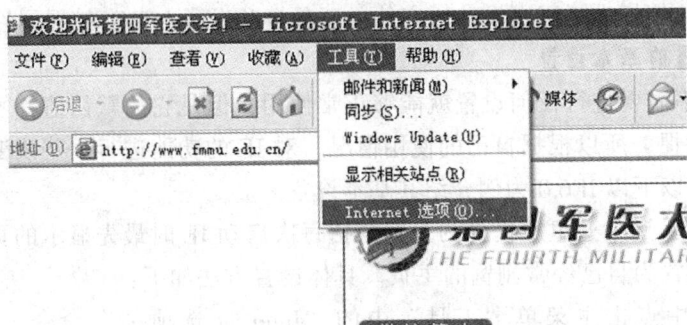

图 3-35　Internet 选项对话框

6.选择"连接"选项的"局域网设置"按钮，如图 3-36 所示。

7.填写好"代理服务器地址"和"端口"，并按"确定"，完成操作，如图 3-38 所示。

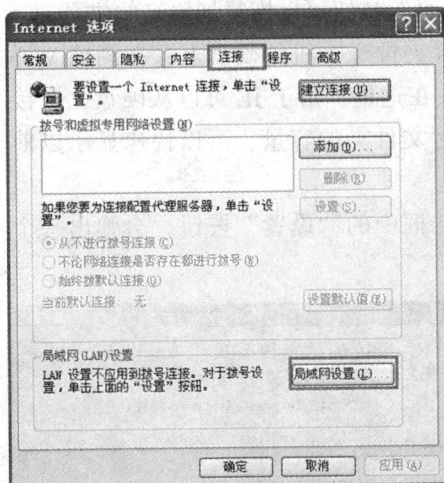

图 3-36　局域网设置　　　　　　图 3-37　设置代理服务器

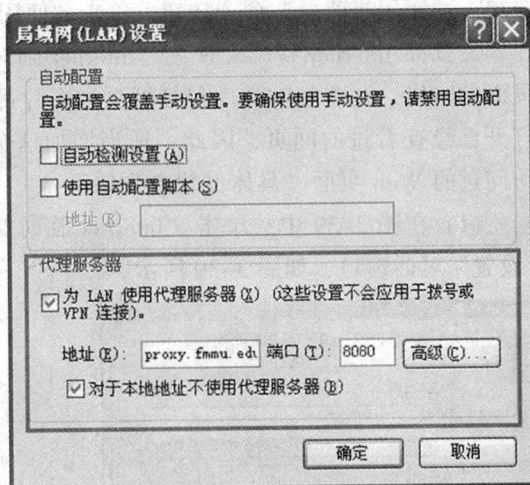

第四节　Internet 应用

利用 Internet 可以周游世界，可以获取最新信息，可以从事教育或接受教育，甚至可以开展商业和金融活动。Internet 正在改变着人们的工作和生活方式，它将为信息时代带来一场新的革命。本节主要从 Internet Explorer 浏览器、电子邮件、FTP 文件传输、BBS 电子公告板、Telnet 远程登陆等 5 个方面介绍 Internet 使用。

一、Internet Explorer 浏览器

浏览器是浏览网络资源的客户端程序，掌握浏览器的基本使用方法，可以使我们

在上网时更加得心应手。目前浏览器市场上分为两大阵营，微软的 Internet Explorer （以下简称 IE）和 NetScape 的 Communicator。它们除了都支持 HTML4.0、VRML2.0、Java 和 JavaScript 等标准的网页设计语言外，还各自开发了 HTML 扩展属性。

（一）浏览器的基本设置

虽然说 IE 不需要进行任何设置就能够正常使用，但是它的默认值并不一定都符合每个人的上网习惯，所以根据自己的使用情况，对 IE 的功能进行一些改变，可以更加方便上网浏览。以下以 IE6.0 为例介绍其基本设置。

1. 设置默认主页　这里所提到的主页是指每次启动 IE 时最先显示的页面，所以最好把默认主页设置为自己经常浏览的主页。具体设置方法如下：

（1）在 IE 中点击主菜单“工具”中的“Internet 选项…”命令，会弹出一个“Internet 选项”对话窗口，如图 3-38 所示。

（2）在“主页”的“地址”栏中输入 www.fmmu.edu.cn，这样就把第四军医大学网站设为主页了，下一次再启动 IE 的时候首先浏览的就是这个页面。

（3）如果当前浏览的页面地址是 www.fmmu.edu.cn，打算把它设置成默认主页，只要单击“使用当前页”命令按钮。单击“使用默认页”按钮可以恢复到原来的主页。

2. 设置 Internet 临时文件夹　Internet 临时文件夹位于本机的硬盘上，在浏览 Web 页面的时候，一些临时文件包括网页和图片都存放在这里，由于 IE 可以从硬盘上直接打开已经查看过的网页，因此，适当增加这个临时文件夹的容量，可以快速显示以前访问过的 Web 页面。具体设置方法如下：

（1）在图 3-39 中，单击“Internet 临时文件”框中的“设置”按钮，会弹出一个“设置”对话窗口，如图 3-39 所示。

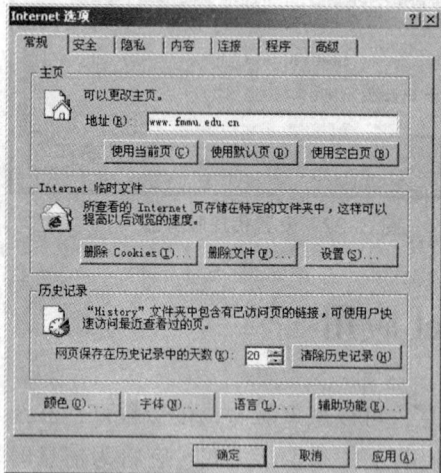

图 3-38　设置默认主页

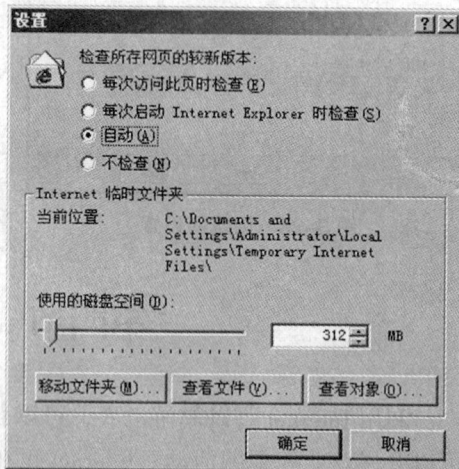

图 3-39　设置临时文件夹

（2）向右拖动“使用磁盘空间”下方的滑块，增加临时文件的容量到合适值，以创建更多的空间存放 Web 页。单击“确定”按钮返回。

（3）在图 3-38 中，单击“删除文件”按钮，就可以删除临时文件夹中已经保存的页面。

3. 设置默认电子邮件和 HTML 文件编辑器　在 IE 中根据自己的需要来设置默认的电子邮件，会为上网收发信件带来便利，下面就以设置 Outlook Express 为默认的邮件收发软件为例，介绍具体设置方法。

（1）选择"工具"菜单下的"Internet"选项命令。

（2）在弹出的选项对话窗口中，单击"程序"选项卡，如图 3-40 所示。

（3）在"电子邮件"列表中选择"Outlook Express"，然后单击"确定"按钮完成电子邮件软件的设置。

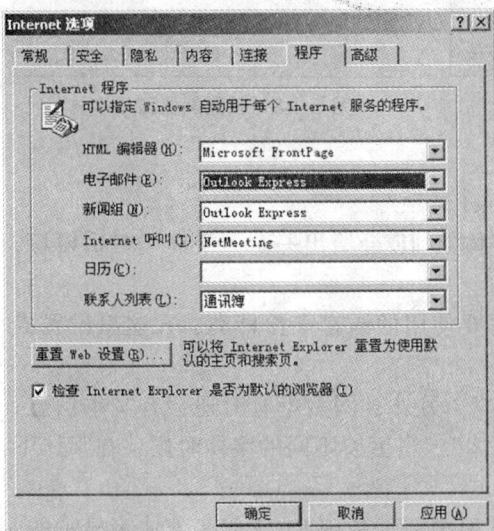

图 3-40　设置电子邮件程序　　　　图 3-41　设置代理服务器

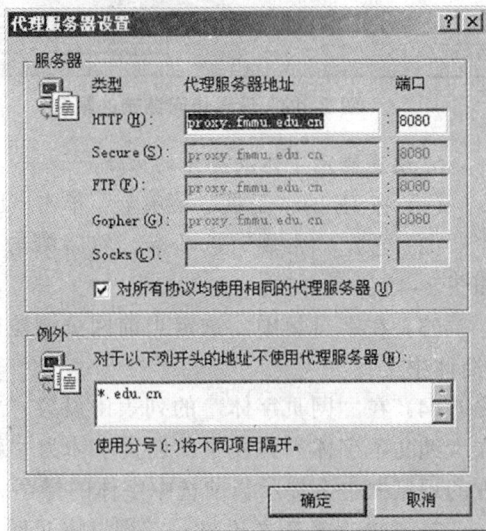

4. 设置代理服务器　上网浏览的过程中，经常会遇到某些站点无法被直接访问或者直接访问速度较慢，这时就可以使用代理服务器（Proxy Server）达到快速访问的目的。下面以 proxy.fmmu.edu.cn：8080 为例来讲述设置代理服务器的具体方法。

（1）选择"工具"菜单下的"Internet"选项命令。

（2）在弹出的"Internet 选项"对话窗口，选择"连接"标签页。

（3）单击右侧的"局域网设置"按钮，在弹出的对话窗口选中"使用代理服务器"项，如图 3-41 所示。

（4）在地址栏中输入"proxy.fmmu.edu.cn"，端口号填写 8080。

5. 设置访问颜色　对于已经访问过的网址或者链接，IE 允许使用不同的颜色来标注，这样可以知道哪些地址已经被访问过了，从而提高上网的效率。其具体设置如下：

（1）选择"工具"菜单下的"Internet"选项命令。

（2）在弹出的"Internet 选项"对话框的"常规"选项卡窗口，单击"颜色…"命令按钮，会弹出"颜色"对话窗口，如图 3-42 所示。

（3）单击"链接"中"访问过的"右侧的颜色色块，在弹出的颜色设置窗口中，选择一种颜色作为已经访问过的链接地址文字的颜色，同样能设置好未访问的颜色。

（4）选中"使用悬停颜色"选项，并设定悬停颜色为红色，这样在浏览网页的过程中，鼠标悬停在指向的链接上时，这个链接就会显示成红色。

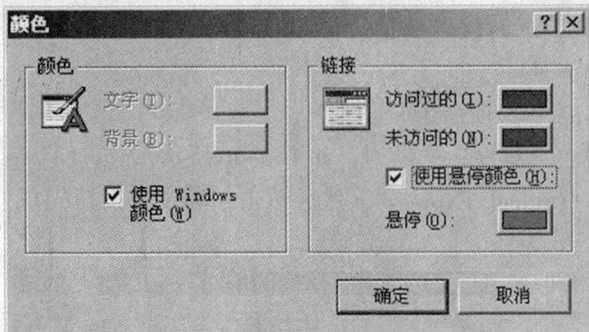

图 3-42　设置访问链接的颜色

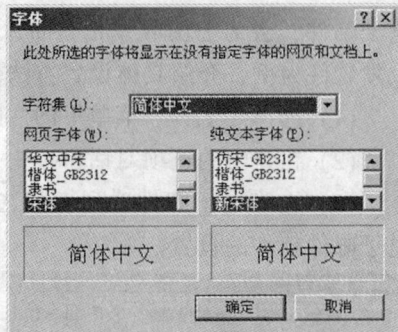

图 3-43　设置浏览窗口字体

6. 设置显示字体及字体的大小

(1) 在 IE 的"工具"菜单上，单击"Internet 选项"。

(2) 选定"常规"选项卡，然后单击"字体"，IE 会给出一个"字体"对话窗口，如图 3-43 所示。

(3) 在字符集中，选定当前网页浏览时需要使用的语言字符种类，在这里设置成"简体中文"。

(4) 在"网页字体"的列表中设置"宋体"，另外，网页上有时还会有文本信息，在"纯文本字体"列表中，设置字体为"新宋体"，当更换不同的字体时候，在字体下方的预览框中会提示当前选中字体的样字。

7. 正确设置语言编码　在浏览网页时，有很多网页是用 BIG5 码等繁体字显示的，为了能够正常显示这些页面的内容，需要为 IE 添加语言。具体设置方法如下：

(1) 在 IE 的"工具"菜单上，单击"Internet 选项"。

(2) 选择"常规"选项卡，单击"语言"，会弹出一个"语言首选项"对话窗口，如图 3-44 所示。

(3) 单击"添加"按钮，弹出一个"添加语言"对话窗口，如图 3-45 所示。在这里可以选定一种语言模型，然后单击"确定"按钮。如果添加了多种语言，则站点内容将以优先级最高的语言显示。

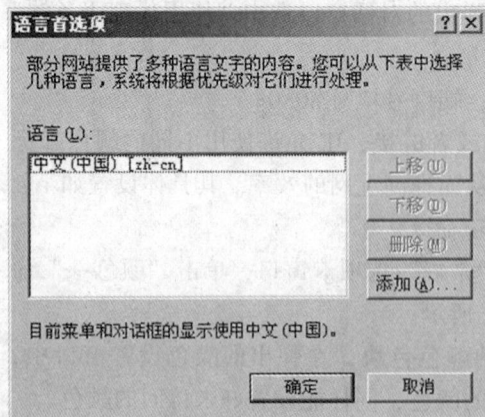

图 3-44　添加语言

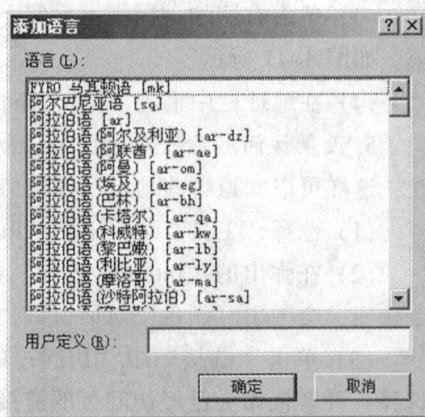

图 3-45　选择所需语言

(4) 在 IE 的"查看"菜单上，指向"编码"，选定"自动选择"命令，如图 3-46
所示。如果"自动选择"功能无法确定当前语言编码，可以在"其他"命令中用手工
选择。如果 IE 中不包含这种语言编码，系统会提示下载该语言的支持组件。

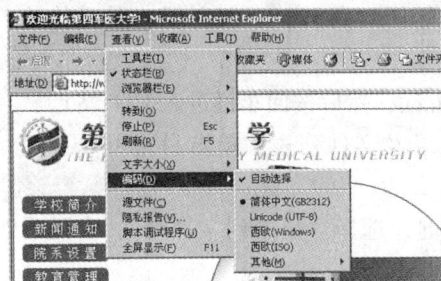

图 3-46　选择编码方式

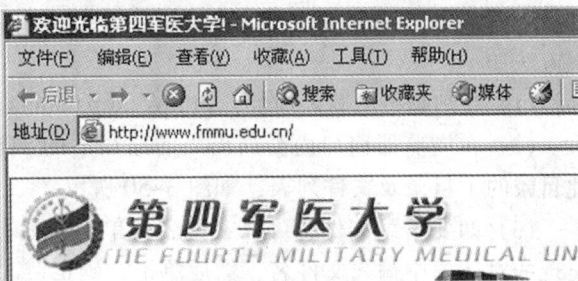

图 3-47　打开一个新页面

（二）浏览器的基本使用

1. 打开一个新页面　WEB 最主要最吸引人的特征就是超文本链接（Hypertext），它
可以从一个文档指向另一个文档。当浏览器启动时就会链接到一个起始页上，并在
"地址"栏中列出了当前打开页面的地址，我们称之为超链。如果我们已经知道所需页
的地址，可以直接输入该页的地址打开该页，如图 3-47 所示。注意地址中使用的是正
向斜杠"/"，地址输入完，按回车键。

2. 保存当前页面的文档　IE6 中对
页面进行全面保存的功能可以使我们将
页面上的所有内容全部保存下来(包括
文本、图片、声音等一切内容)。其具
体使用方法如下：

（1）执行"文件"菜单的"另存为"
命令，打开"另存为"对话框，如图 3-
48 所示。

（2）在"保存类型"栏中选择"网
页，全部（.htm；.html）"。

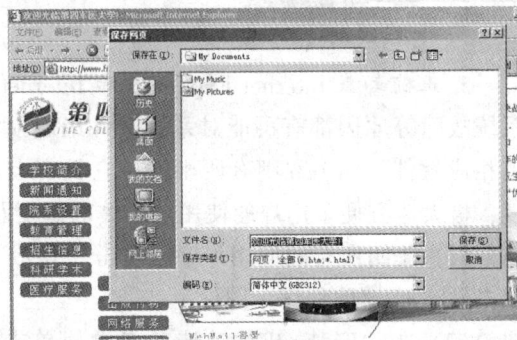

图 3-48　文件保存

（3）指定适当的文件夹和文件名，最后单击"保存"按钮。

系统就会将用户正在浏览的网页中的内容全部保存到硬盘上（网页中的文本信息
将按照用户指定的文件名以 HTML 文件的形式保存到磁盘上，而图片、声音等其他信
息则保存在相同的"指定文件名.FILES"文件夹中），然后我们就能在硬盘上脱机浏览
这些网页信息了。

3. 页面间切换　浏览器使得在已显示的页间前后移动变得非常容易。通常主要有
以下几种方法：

（1）单击工具栏中的"后退"按钮，就可退到前一页，单击"前进"按钮，又可
回到刚才浏览过的页面。

（2）将鼠标移到页面上任意地方，单击鼠标右键。弹出的快捷键中有"后退"和

"前进"选项，也可以在这里选择移动方向。

（3）单击工具栏的"历史"按钮，弹出如图3-49所示的列表框，在列表中按浏览顺序列出了所有打开的页。

4. 用浏览器浏览FTP　目前使用普通浏览器只能访问匿名FTP服务器，其具体使用方法如下：

（1）在地址栏内写入地址，如ftp：//ftp.fmmu.edu.cn，然后按回车键进入FTP站点。

（2）在浏览器窗口内会列出当前路径下的子目录及文件列表，单击目录可以显示此目录的子目录及文件列表，如图3-50所示。

（3）如要下载文件，可在文件名处单击鼠标右键，选择"复制到文件夹"，在随后出现的对话框中输入文件名，然后单击"确定"。

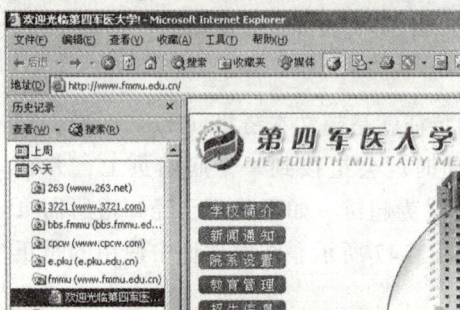

图 3-49　历史收藏夹

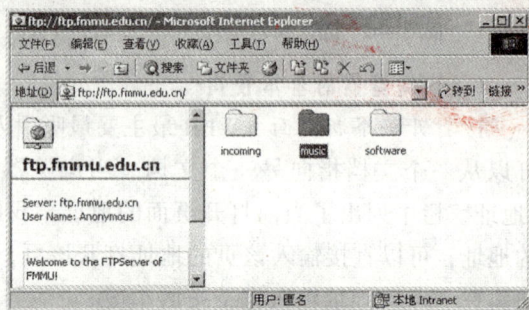

图 3-50　使用浏览器浏览 FTP

5. 正确卸载 Internet Explorer6 和 Internet 工具　日常操作过程中，病毒、误操作、系统故障等原因都有可能对系统文件造成损坏，以往出现这种情况时我们往往只有重装相应软件，而 IE6 则有所不同，它具有自动修复功能，可自动对自己的故障进行修复，极大地方便了用户的使用。具体的修复及卸载步骤如下：

（1）关闭所有的应用程序，单击"开始"按钮，选择"设置"，选择"控制面板"，双击"添加/删除程序"图标。

（2）在"安装/卸载"选项卡中，单击"Microsoft Internet Explorer6"，然后单击"更改/删除"按钮，如图3-51所示。

（3）选中"恢复以前的 Windows 配置"单选框，如图3-52所示,单击"高级"按钮，在"恢复以前安装的以及下面所选的 Windows 组件"中，列出了要恢复的组件，选择要卸载的组件，单击"确定"按钮。

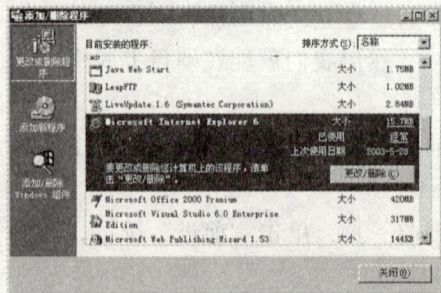

图 3-51　修复浏览器

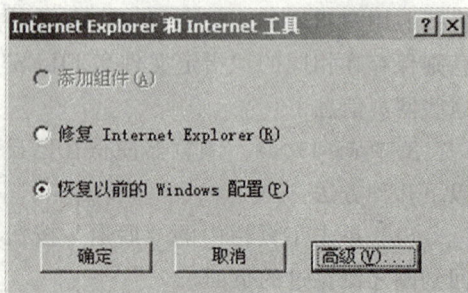

图 3-52　恢复先前的配置

（4）完成后，系统提示重新启动 Windows，单击"重新启动 Windows"按钮，系统重新启动后，更新系统设置，设置完成表示卸载成功。

（三）浏览器的使用技巧

1. 利用收藏夹实现脱机浏览网页 如果想脱机浏览某网页，但又没有加到收藏夹中，应首先将其添加到收藏夹，然后再进行脱机浏览设置，其具体的操作步骤如下：

（1）使用浏览器打开此网页，单击"收藏"菜单，选择"添加到收藏夹"，如图 3-53 所示。

（2）选定"允许脱机使用"复选框，单击"自定义"按钮，弹出"脱机收藏夹向导"对话框，如图 3-54 所示。

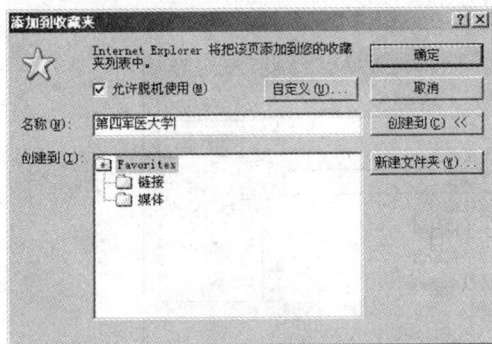

图 3-53 添加到收藏夹

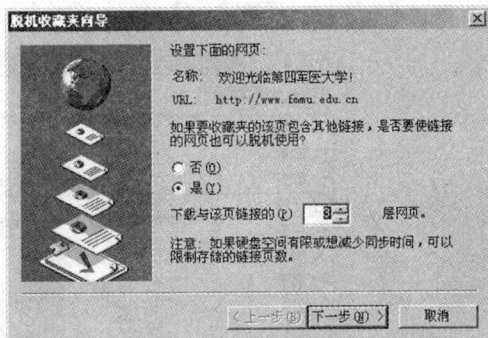

图 3-54 脱机收藏夹向导

（3）系统提示"如果要收藏夹的该页包含其他链接，是否要使链接的网页也可以脱机使用"，选定"是"单选框，在"下载与该页链接网页层中"设置层数，最多为 3 层。

（4）单击"下一步"，选中"仅在执行'工具'菜单的'同步'命令时同步"选项。

（5）单击"下一步"按钮，系统问是否有密码，一般选用不使用密码。

（6）最后单击"完成"按钮。

如果想要使收藏夹中的网页进行脱机浏览，具体操作步骤如下：

（1）单击"收藏"菜单，选择"整理收藏夹"，打开"整理收藏夹"对话框，如图 3-55 所示。

（2）右击要脱机浏览的网页，选择"属性"，弹出"属性"对话框，如图 3-56 所示。

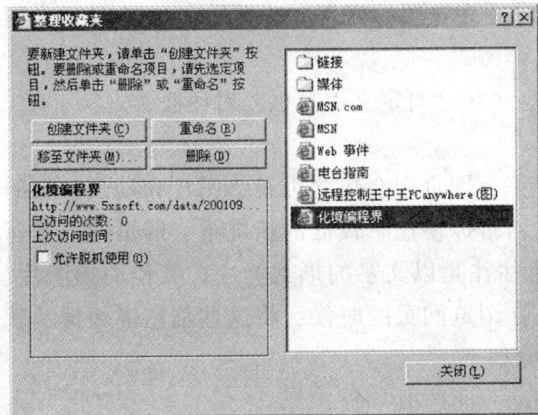

图 3-55 整理收藏夹

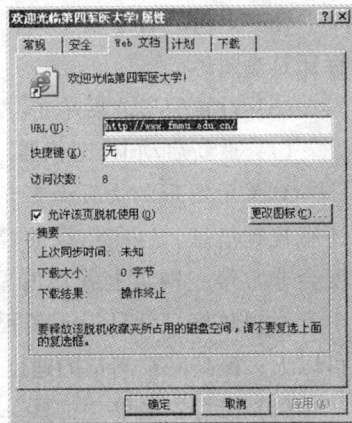

图 3-56 脱机属性对话框

（3）单击"Web 文档"，选定"允许该页脱机使用"复选框。

（4）单击"下载"选项卡，选择下载网页的层数，单击"确定"按钮返回。

（5）待下载过程完成后，脱机工作时，单击"文件"菜单，然后单击"脱机工作"。

2. 自定义工具栏　IE6 提供了自定义用户界面的功能，它既允许用户对是否显示工具栏及显示哪些工具栏进行设置，还允许用户对快捷工具栏上的工具按钮进行修改，极大地增强了用户对系统显示界面的控制能力。要使用 IE6 的自定义快捷工具栏的功能，应执行如下步骤：

（1）执行 IE "查看"菜单"工具栏"子菜单中的"自定义"命令，打开"自定义工具栏"对话框，如图 3-57 所示。

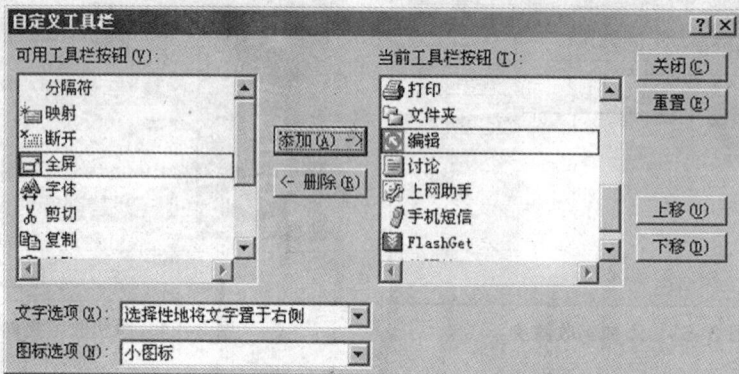

图 3-57　自定义工具栏

（2）用户想要在快捷工具栏中添加某个暂时没有显示的命令按钮，只需在"可用工具栏按钮"列表中选择需要添加的命令按钮，然后单击"添加"按钮即可。

（3）用户想要删除 IE 快捷工具栏中现有的某个命令按钮。只需在"当前工具栏按钮"列表中选择需要删除的命令按钮，然后单击"删除"按钮即可。

（4）选择"自定义工具栏"对话框的"文字选项"列表框，可以选择符合自己需要的显示方式（主要有显示文件标签、不显示文字标签和选择性的将文字置于右侧等三种不同的选择）。

（5）点击"自定义工具栏"对话框的"图表选项"列表框选择是在 IE 中显示大图标还是小图标。

（6）设置完毕之后单击"关闭"按钮，关闭"自定义工具栏"对话框。

（7）重新启动 IE 浏览器。

3. 关闭图形加快页面显示　一般情况下，网页中会包含声音、图片和动画，有的还有视频信息，这些信息的容量很大，在网络传输速率较低的情况下，网页的下载速度会非常慢。网页上我们所要查看的信息往往是以文字的形式为主，其他的如图片、声音及视频信息就显得不是很重要。如果在浏览网页的时候，将这些信息屏蔽掉，就可以大大提高网页浏览的速度。其设置步骤如下：

（1）执行主菜单"工具"菜单中的"Internet 选项"命令。

（2）在弹出的对话框中选择"高级"选项卡。

（3）在"设置"窗口中拖动右边的滑块找到多媒体项，将其中的播放动画、播放声音、播放视频、显示图片前面的复选框中的"√"取掉，如图 3-58 所示。

以后再浏览网页的时候，就不会传输声音和视频等内容了。如果我们需要查看某些图片文件，可以在显示图片的区域中单击鼠标右键，在弹出的快捷菜单中选择"显示图片"命令，就可以查看该图片了。

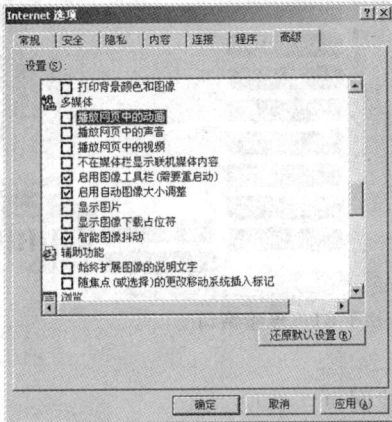

图 3-58 禁止显示图片

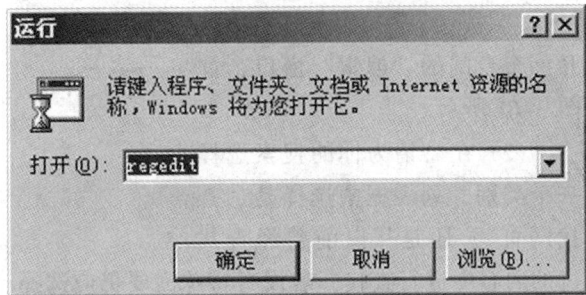

图 3-59 打开注册表

4. 修改地址栏内的网址内容 当浏览了一些网址后，这些网址会自动保留在地址栏中。如果不想让别人知道你去过哪些网址，有以下两种办法可以解决。

（1）全部删除已浏览过的地址：执行主菜单"工具"中的"Internet 选项"命令。点击"清除历史记录"按钮。这样不仅会全部清除"Histroy"文件夹中的内容，而且还会清除地址栏中的所有网页地址。

（2）选择性删除访问过的地址：点击开始菜单，在"运行"对话框中输入：RegEdit，单击"确定"打开注册表编辑器，如图 3-59 所示。进入目录：

HEKY-CURRNT-USER\SOFTWARE\MICROSOFT\INTERNETEXPLORER\TYPEDURLS

此时在注册表编辑器右侧窗口中显示的即是地址栏中的所有地址，你可以随意进行删除，如图 3-60 所示。

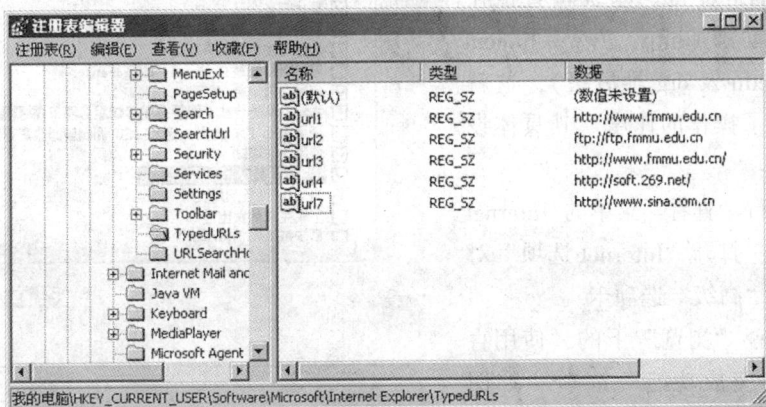

图 3-60 删除注册表中的访问地址

5. 快速进行搜索的技巧　搜索引擎的诞生大大地方便了广大用户在网络中查找信息的速度，IE6 专门内置了一个搜索引擎帮助用户查找所需信息，我们只需执行如下步骤即可快速得到所需信息。

（1）单击快捷工具栏上的"搜索"按钮，在 IE 窗口左边打开一个专门的"搜索"窗口，如图 3-61 所示。

（2）在"请为你的搜索选择一个类别"列表框中选择是"查找网页"，还是从以前曾经查找

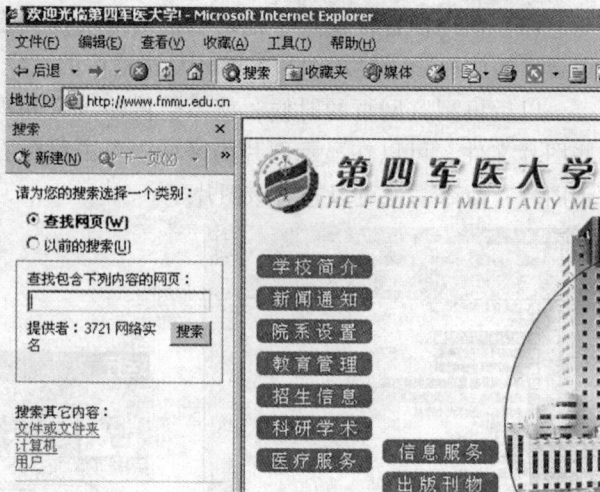

图 3-61　搜索窗口

过的内容中进行查找，若没有特殊需要仍应选择"查找网页"选项。

（3）在"包含下列内容"列表框中输入需要查找的内容，并单击"搜索"按钮。

（4）IE 就会自动连结其默认的搜索引擎，并查找用户所需的关键字，最后再将找到的结果在"搜索"窗口中显示出来。

6. 使用系统的自动完成功能　IE6 的自动完成功能包括自动补充重复内容和自动添加前缀及后缀两部分，前者主要是指当用户在 IE 的地址栏中输入某些相同内容时，IE6 可自动加以完成。至于自动添加前缀及后缀则是指对于网址中的 http：//www 前缀和 com、edu、org 后缀等内容，用户无需用手工加以输入，只要输入中间的网址，系统将会自动加上这些前后缀，从而简化了用户的操作。另外用户在输入某个简写网址（即不包括 http：//www 的前缀以及 com 的后缀）之后，我们只需按下 Ctrl+Enter 键，系统将直接在网址两端自动添加http：//www 和.com（不再搜索 edu 及 org 等后缀），这就进一步加快了操作的速度。其具体设置步骤如下：

（1）执行"查看"菜单的"Internet 选项"命令，打开"Internet 选项"对话框。单击"高级"选项卡。

（2）选择"浏览"下的"使用直接插入自动完成功能"选项，如图 3-62 所示。单击"确定"按钮。

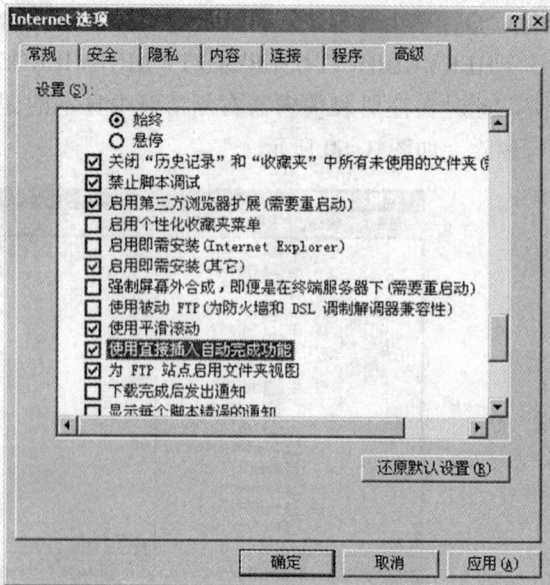

图 3-62　设置自动完成功能

7. 设置分级审查功能 所谓分级审查功能，即根据用户的要求，由系统自动对那些包含暴力、性、裸体、语言等不良信息的网页进行过滤，仅仅只留下健康的东西以供浏览，从而起到了去其糟粕、取其精华的目的。启动 IE 分级审查功能的步骤如下：

（1）执行"查看"菜单中的"Internet 选项"命令，打开"Internet 选项"对话框，然后选择"内容"选项卡，如图 3-63 所示。

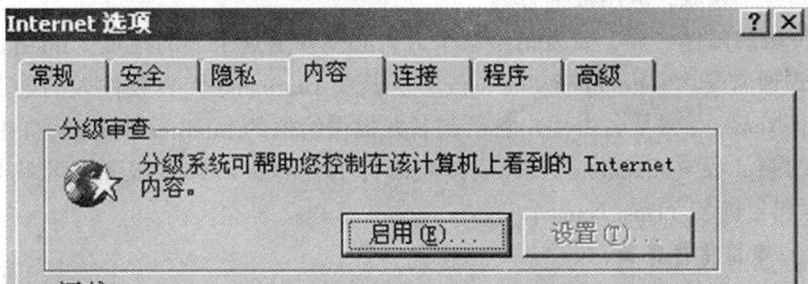

图 3-63 启动分级审查

（2）单击"分级审查"框中的"启用"按钮，打开"分级审查"对话框并选择单击"常规"选项卡，如图 3-64 所示。

（3）单击"创建密码"按钮，打开"创建密码"对话框，输入所需密码并加以确认。

（4）单击"分级审查"对话框的"分级"选项卡，如图 3-65 所示。

（5）分别对可能影响青少年正常发展的暴力、性、裸体、语言等项目设置适当的分级审查级别（一般来说，将所有选项都设置为 0 比较安全）。

（6）单击"确定"按钮，关闭"分级审查"对话框。

这样我们就启动了 IE 的分级审查功能，并为其设置了适当的密码。此后只有知道密码的用户才能访问那些包含不良信息的站点，不知道密码的用户将无法对这些站点进行访问，从而达到了保护未成年人身心健康的目的。

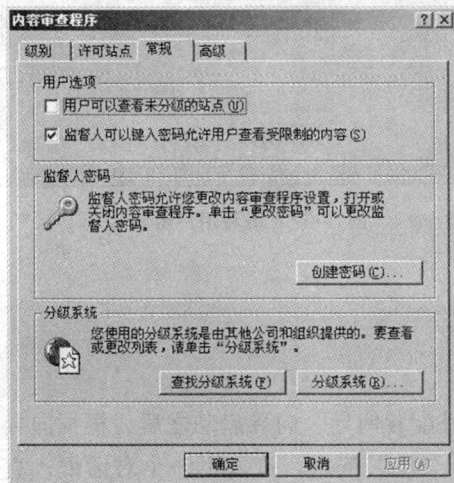

图 3-64 常规选项设置

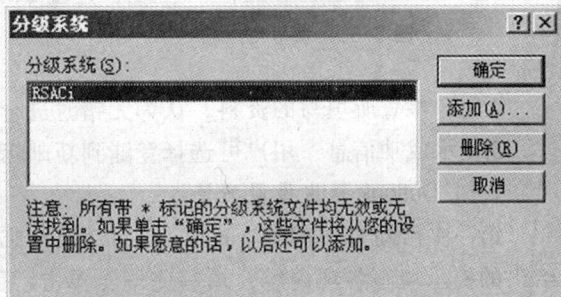

图 3-65 分级系统

二、E-mail 电子邮件功能

（一）电子邮件简介

1971年，电子邮件就出现在了早期的 Internet 网上。作为向社会公众提供服务的电子邮箱系统，电子邮件以其杰出的特点和功能在一些发达国家和地区发展相当迅速，已渗透到各个领域，应用极为普遍。

与传统的邮件一样，要发信给某个人，必须知道这个人的地址。Internet 电子邮件地址格式通常是"yourname@siua.net.cn"。其中 yourname 代表收件人的姓名或帐号名（Account Name）。帐号名由用户自己起名并提供给他的 Interner 服务商（ISP）。电子邮件地址的第二段（siua.net.cn）代表接收邮件的计算机即邮件服务器的域名（Domain Name）和主机名（Host Name）。

（二）申请免费邮箱

免费 E-mail 就是电子邮件的一种，通过 POP3 服务，可以像使用本地电子信箱一样使用自己的 E-mail 软件来收发邮件。免费电子邮箱提供的网上读信软件，可以不用安装任何邮件软件，用浏览器即可读取信件。一旦注册成功而成为用户，你将得到一个密码和帐号，用户就以此来登陆自己的信箱，随时修改自己的密码及用户信息。申请免费信箱，首先要登陆到提供免费信箱的站点上。一般要经过如下步骤：

1.填写用户名，当用户名没有发生重复时进行下一步，如图 3-66 所示。

2.阅读服务条款，用户同意时进行下一步。

3.填写用户资料，当用户资料没有错误时进行下一步，如图 3-67 所示。

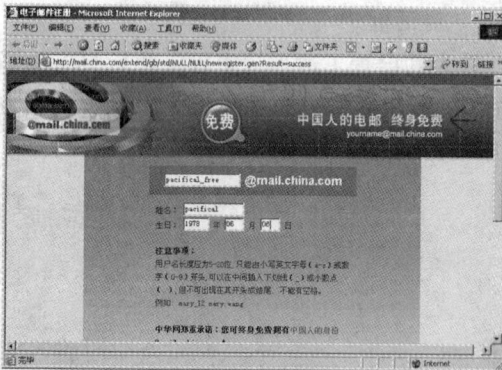

图 3-66　填写用户名

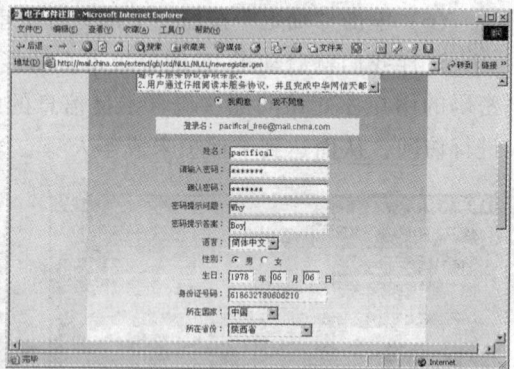

图 3-67　填写用户资料

4.用户检查所填写的资料，认为无错时进行下一步。

5.显示成功信息，用户可选择登陆到新邮箱。

（三）Outlook 基本设置方法

第一次启动 Outlook Express，会自动启动邮件配置向导。向导启动之后，根据向导给出的提示填写各项内容，填写完毕，单击"下一步"按钮，进入下一个对话框，直到最后单击"完成"按钮，就可完成整个电子邮件的配置。其具体操作步骤如下：

1.点击"工具"下的"帐号",弹出 Internet 帐户对话框,如图 3-68 所示。

2.点击"添加",选择"邮件"按钮,在弹出对话框"显示姓名"处填写你的姓名,如图 3-69 所示。

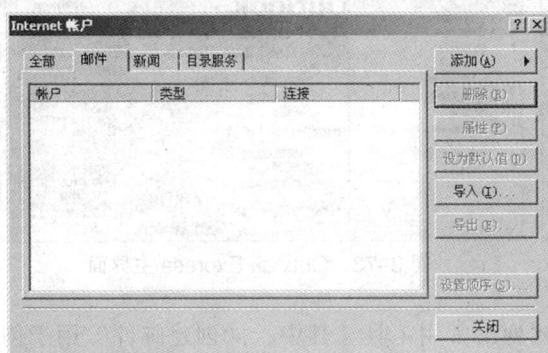

图 3-68　邮件向导对话框

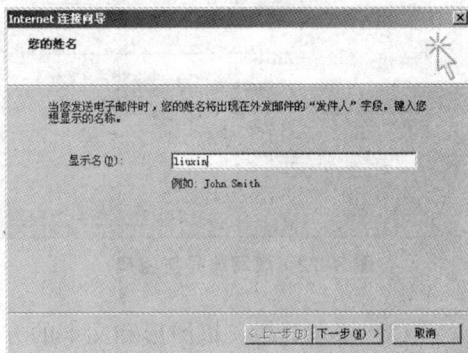

图 3-69　填写显示姓名

3.单击"下一步",在"电子邮件地址"填写你的邮件地址。格式如:liuxin@fmmu.edu.cn。对方回复的邮件时,如果没有指定别的回复地址,就会回复到此地址,如图 3-70 所示。

4.单击"下一步",选择邮件服务器。其中,"邮件接收服务器"选择"POP3"服务器。"SMTP 服务器"为邮件发送服务器,为提高速度,一般可设成本地服务器。"POP3 服务器"保存了外界发回的邮件。通过此程序可先将这些邮件下载到 PC,再处理这些邮件。此参数与所使用的电子信箱有关,如图 3-71 所示。

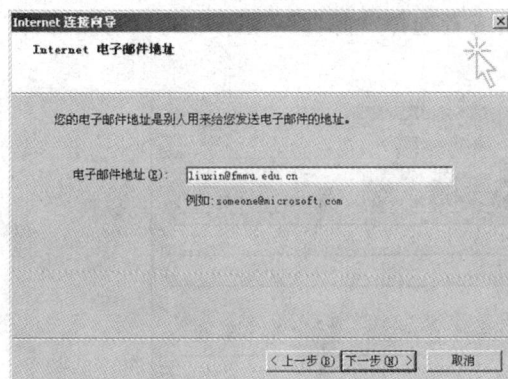

图 3-70　填写邮件地址

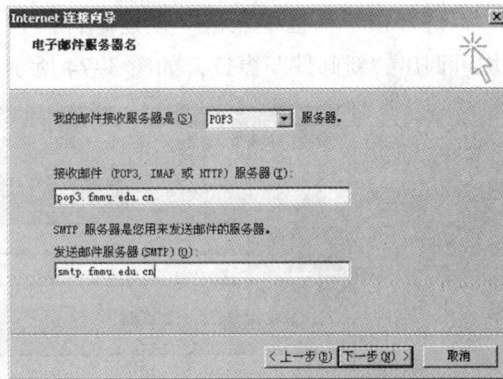

图 3-71　选择邮件服务器

5.单击"下一步",在"帐户名"处请填写你的整个邮箱地址作为帐户名。"密码"请填写正确的密码,密码是区分大小写的,如图 3-72 所示。

(四) Outlook 基本使用方法

1.界面布局的简介　打开 Outlook Express 后,会出现一个主窗口,如图 3-73 所示。

(1) 标题栏　显示邮件标题。

(2) 下拉式菜单栏　有文件、编辑、查看、工具、帮助等各项功能的选择。

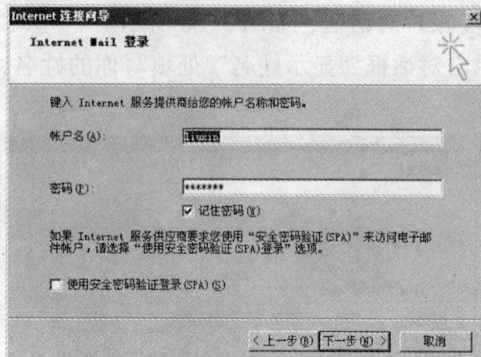

图 3-72　填写帐号与密码

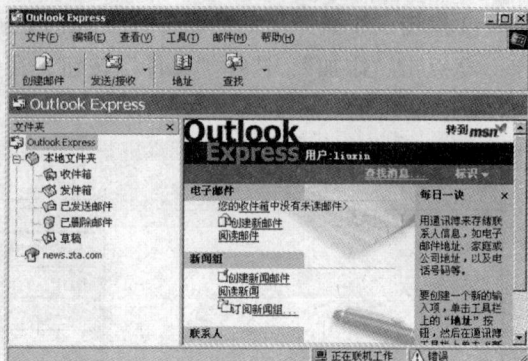

图 3-73　Outlook Express 主界面

（3）主工具栏　以图形和文本的方式列出常用工具。其中，"创建邮件"用于创建一个新邮件。"发送和接受"检查新的电子邮件并发送待发的电子邮件。"地址"用于显示联系人列表。

（4）文件夹列表窗　用于选择所操作的文件夹。

（5）主体窗　显示当前文件夹内容。

（6）预览窗　对所选邮件进行预览。

（7）状态栏　显示当前的状态信息。

（8）主窗口的布局可以改变或者自定义　打开"查看"下拉式菜单，进入"布局"，即可自定义 Outlook Express 的布局，以符合自己的工作风格。

2. 电子邮件的创建和发送

（1）在工具栏中点击"创建邮件"按钮或者选择"邮件"菜单中的"写新邮件"均可调出"新邮件"窗口，如图 3-74 所示。

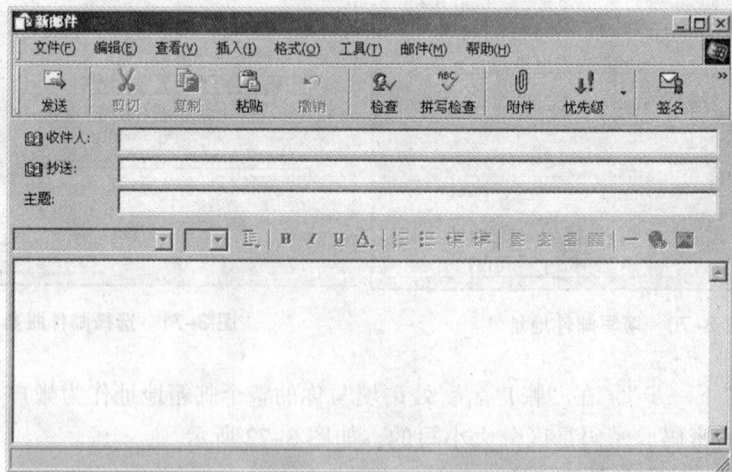

图 3-74　邮件的创建和发送

（2）"收件人"一栏可以手工填入收信人的 E-mail 地址（如"收件人"为不同的多个地址，则必须用逗号分隔）。

（3）"抄送"表示信件将同时被发送给其他人。这一栏可以填入其他收件人的 E-mail 地址，所有"抄送"E-mail 地址都将以明文传送，即所有的邮件接收者都知道此邮件被发送给了哪些人。

（4）可以为的邮件带上一份附件。单击工具栏上的"附件"按钮，弹出一个标准的 Windows 文件选择对话窗口，如图 3-75 所示，可以在其中选择

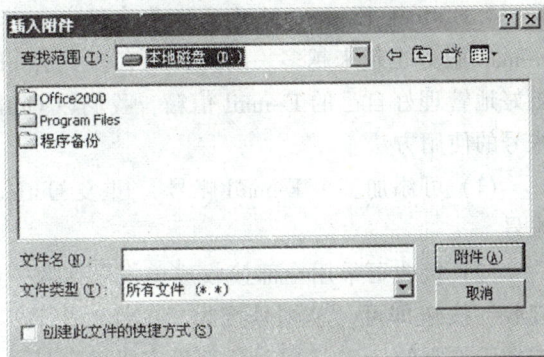

图 3-75　添加附件

需要添加的"附件"文件了。"附件"文件可以同时选择多个，再次点击"打开"按钮就可完成再次添加附件的操作。

所谓的附件就是随邮件一同寄出的文件，文件的格式不受限制，这样电子邮件不仅仅能够传送纯文本文件，而且还能传送包括图像、声音以及可执行程序在内的二进制文件。

（5）新邮件写好后，我们可以单击工具栏上的"发送"按钮将它立即发送出去，如果你正在脱机撰写邮件，也可以单击"文件"菜单中的"以后发送"，将邮件保存在"发件箱"中。

3. 电子邮件的接收和阅读

（1）单击工具栏的"发送和接收"，Outlook Express 就开始检查新的电子邮件并将它下载下来，下载完后，就可以在单独的窗口或预览窗格中阅读邮件了。

（2）单击文件夹列表窗中的"收件箱"图标，在邮件列表中双击邮件，就可以在单独的窗口中查看该邮件，如图 3-76 所示。在邮件列表中单击邮件，就可以在预览窗口中查看该邮件。

（3）如果邮件有附件，可以双击文件附件的图标或者在预览窗中单击邮件标题中的文件附件图标，然后单击文件名，如图 3-77 所示。

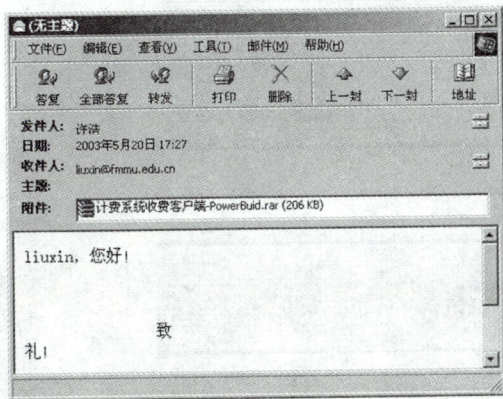

图 3-76　预览邮件

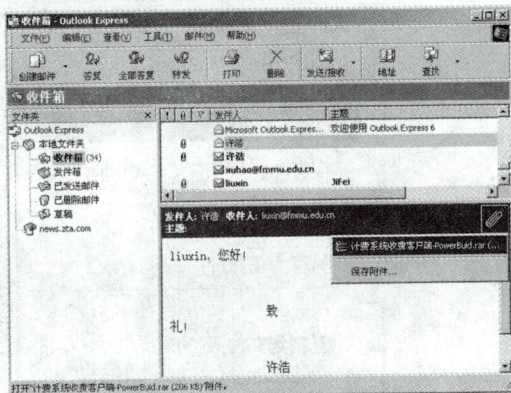

图 3-77　邮件附件添加

4. Outlook Express Mail 多帐号使用　随着 Internet 技术的飞速发展，网上的免费 E-mail 服务也越来越多。因此，拥有多个 E-mail 信箱是非常普遍的事情。为了使大家更好地管理好自己的 E-mail 信箱，我们以 Outlook Express Mail 为例，简要介绍一下多帐号的使用方法。

（1）可添加多个 E-mail 帐号　重复 Outlook 基本设置步骤，即可添加多个 E-mail 帐号。

（2）接收可采用全部接收或单帐号接收　全部接收，只要单击工具栏的"发送和接收"按钮即可。单帐号接收，选择"工具"菜单中的"发送和接收"命令，然后，选择所需要的 E-mail 帐号，即可完成单帐号接收，如图 3-78 所示。

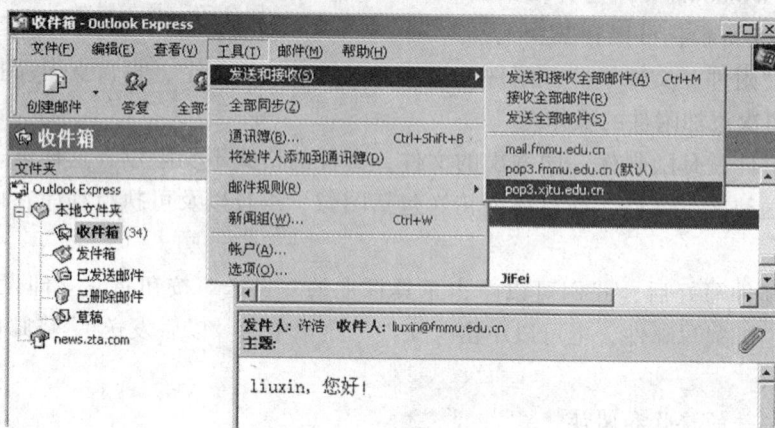

图 3-78　单帐号邮件接收

（3）发送 E-mail 时，有时候不想使用默认帐号发送，但如果每发一封 E-mail 都要去修改默认帐号，那就太烦琐了。在 Outlook Express 里有一个简单的办法可随时使用任何一个帐号发送 E-mail，在新邮件中，选择"以后发送方式"，然后选择所需要的帐号即可，如图 3-79 所示。

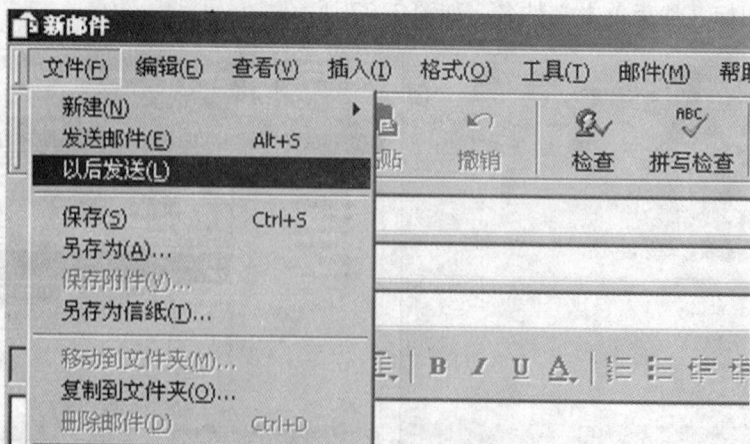

图 3-79　多帐号邮件发送

5. 拒绝超大信件

（1）点击"工具"菜单，选择"邮件规则"中的"邮件"，弹出"邮件规则"对话框，如图 3-80 所示。

（2）在"选择规则条件"栏中选择"若邮件长度大于指定的大小"。

（3）在"规则说明"栏中会提示输入长度。

（4）再在"选择规则操作"中单击"不要从服务器上下载"。

（5）最后单击"确定"按钮。

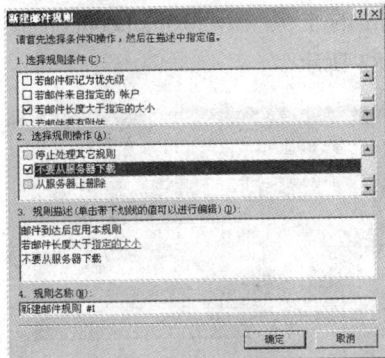

图 3-80　邮件规则对话框

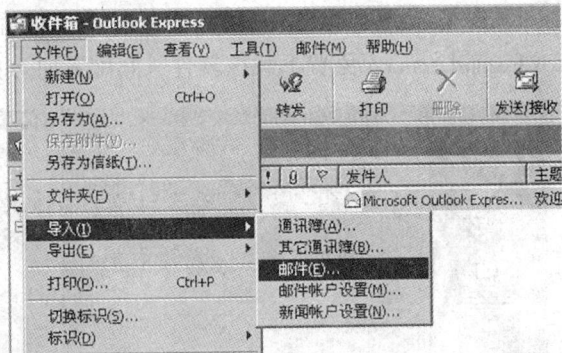

图 3-81　邮件导入

6. 从其他邮件程序导入邮件　使用 Outlook Express 导入向导，我们可以轻松地从各种电子邮件程序（例如Netscape Communicator）导入邮件。方法如下：

（1）在文件夹列表窗中，单击"收件箱"图标。

（2）在"文件"菜单上，指向"导入"，然后单击"邮件"，如图 3-81 所示。

（3）选择准备用于导入邮件的电子邮件程序，然后单击"下一步"。

（4）按照屏幕上的提示操作。

7. 解决乱码的两种方法　使用电子邮件最大的烦恼莫过于收到乱码邮件了，现在 Outlook Express 6 提供了解决乱码的两种方法。

（1）首先选择乱码邮件，单击"查看"菜单指向"编码"命令中的"简体中文（GB2312）"即可，如图 3-82 所示。

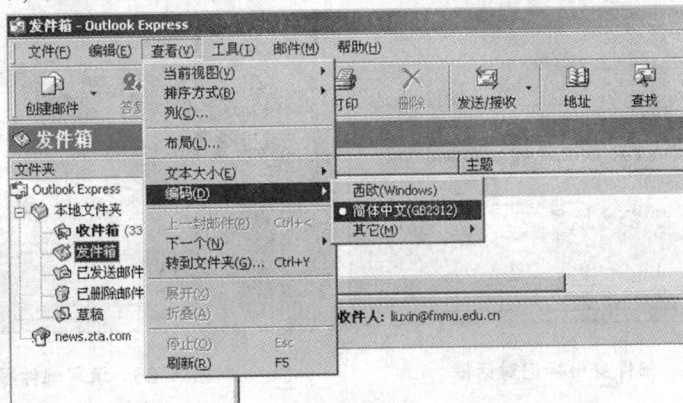

图 3-82　邮件编码的选择

（2）也可指向"编码"命令中的"其他"，这里提供了"阿拉字符""中欧字符"等19种字符选择，只需单击"简体中文（HZ）"即可。

（五）Foxmail 的基本设置方法

Foxmail 是一款著名的电子邮件客户端软件，提供基于 Internet 标准的电子邮件收发功能。Foxmail 具有强大的邮件编辑、邮件管理功能，同时与功能全的地址本完美结合，为邮件发送和联系人信息管理提供很大的方便。Foxmail 还提供了手机短信发送功能，使发送短信更加快捷方便。下面以 FOXMAIL4.2 版本为例，介绍其使用方法。

1.配置说明　以 Foxmail 4.2 为例，可以在 Foxmail 的主页 www.foxmail.com.cn 或 fox.foxmail.com.cn 免费下载该软件，其配置向导如图 3-83 所示。

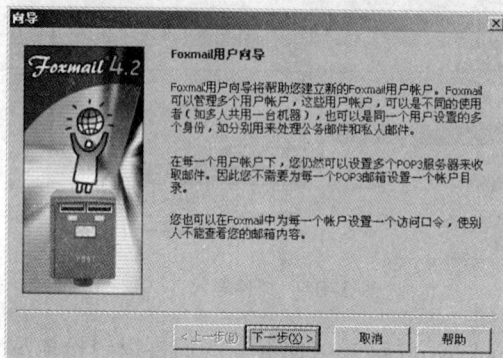

图 3-83　Foxmail 用户向导

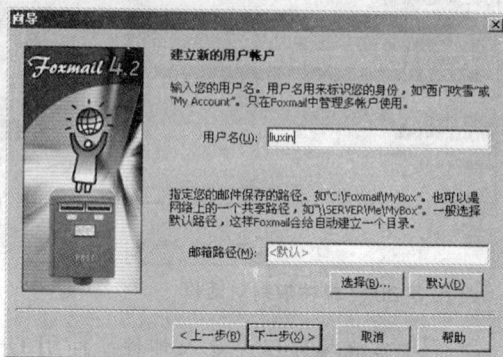

图 3-84　Foxmail 用户名填写

2."用户名"处可以随意填写，只要和其他用户名能区别就可以，如图 3-84 所示。

3."发送者姓名"填写你的姓名或者你想要对方看到的名字，"邮件地址"填写你的邮箱，如图 3-85 所示。

4.填写邮件服务器　"POP3 服务器"栏中应填写 pop3.fmmu.edu.cn，"POP3 帐户名"栏中应填写你的整个邮箱地址作为帐户名，"密码"请填写正确的密码，密码是区分大小写的，"SMTP 服务器"栏中应填写 smtp.fmmu.edu.cn，如图 3-86 所示。

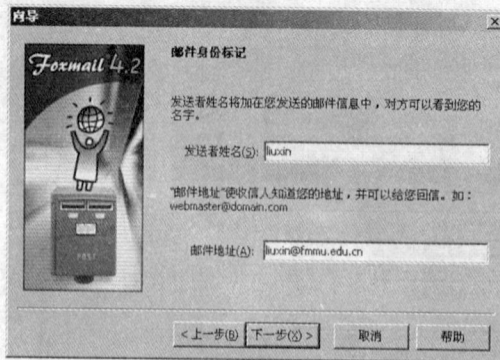

图 3-85　邮件身份标记对话框

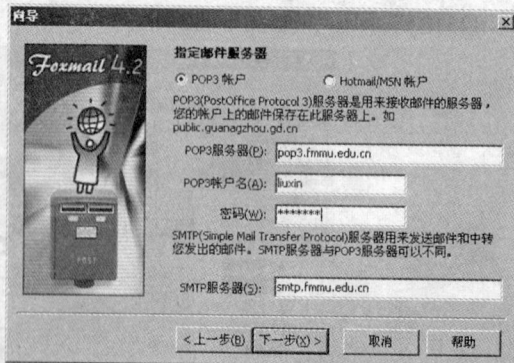

图 3-86　填写邮件服务器

5.务必在"SMTP 服务器需要身份验证"前面打勾,这样才能正常发信,如图 3-87 所示。

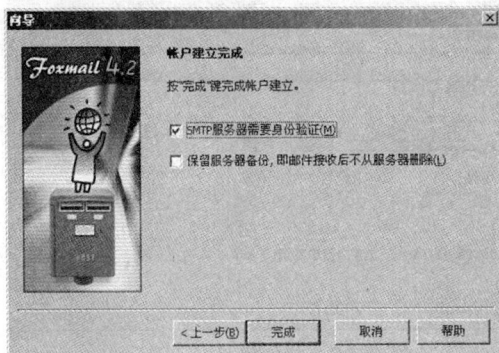

图 3-87 标记 SMTP 身份验证

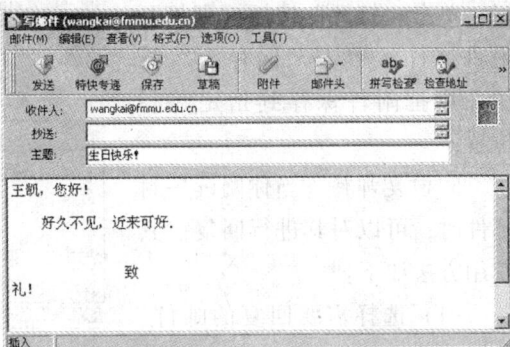

图 3-88 写邮件对话框

(六) Foxmail 基本使用方法

1.撰写新邮件 单击工具栏"撰写",即可进入到"写邮件"对话框,如图 3-88 所示。"收件人"指明收件人地址,如 wangkai@fmmu.edu.cn,可以是多个。"抄送"为信件同时发送给要抄送的人,也可以是多个。"主题"电子邮件的主题。"附件"指可以附加任意大小和任意类型的文件到附件中一起发送出去。

2.发送邮件 当写好一个新的邮件后,有以下几种邮件发送方式:

(1)立即发送 点击工具栏"发送"按钮,信件保存在发件箱中,并立即发送出去。

(2)保存到发件箱,等候发送 点击工具栏"保存"按钮,信件保存在发送队列中,但并不立即发送出去。

(3)保存为草稿,以便下次编辑 点击工具栏"草稿"按钮,作为草稿保存,供下次修改后再决定发送。

3.收取新邮件 点击工具栏上的"收取"按钮,将激活一个收取邮件对话框,收取当前帐号所包含的邮箱的邮件。收取完毕后,弹出一个对话框告诉你共收到多少封邮件。新邮件存放在"邮件箱"的"收件箱"子目录。

4.阅读邮件

(1)点击帐户下的"收件箱"将会在"邮件列表框"上看到所有的邮件,还未阅读的邮件前有一个未拆开的信封标识。

(2)点击任何一个邮件,信件的内容即显示在"邮件阅读框",如图 3-89 所示。如果邮件带有附件,主窗口上将会自动增加一个附件框,显示附件的文件图标和名称。

(3)双击"附件"的图标,弹

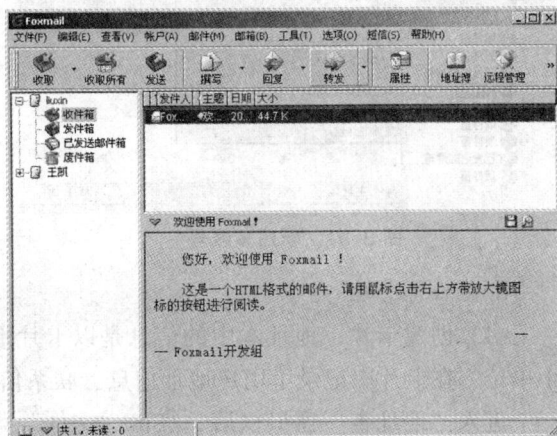

图 3-89 Foxmail 邮件阅读

出一个对话框。其中包含："打
开""保存为""取消"三个按
钮，单击"打开"按钮，则打开
附件文件；单击"保存为"按
钮，则把附件保存到指定路径
位置。

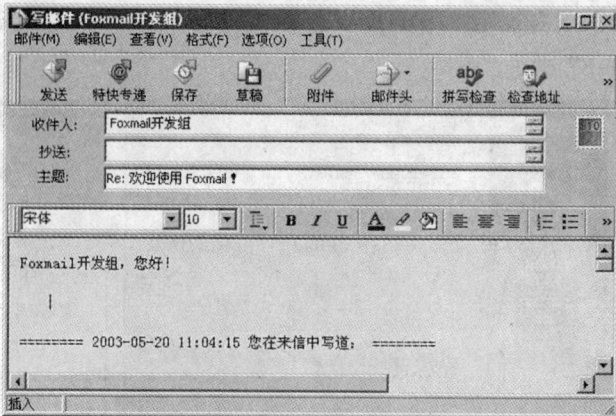

5. 回复邮件 当你阅读一封
邮件时，可以对其进行回复。其
使用方法如下：

(1) 选择需要回复的邮件，
然后点击工具栏中的"回复"按

图 3-90 邮件回复

钮或者是"邮件"菜单中的"回复邮件"命令，如图 3-90 所示。

(2) 邮件编辑器窗口"收件人"中将自动填入邮件的回复地址，编辑窗口中以灰
体字显示了原信件内容，如果不需要，可以将其删除。

(3) 信件写完后，选取发送的方式即可。

6. 转发邮件 将信件转发给其他人。当收到了一封来信后，如果想将这封信转给
另外一个人看，但是又不想将信的内容再复制一遍，这个时候，邮件的转发功能可以
很简单地帮你完成这个工作。

(1) 在"收件箱"找到要转发的信件，并选中它。

(2) 点取工具栏中的"转发"按钮或者"邮件"菜单中的"转发邮件"选项。

(3) 弹出邮件编辑窗口在"收件人"中填入要转发人的邮件地址再选取发送的方
式，信件的转发即告完成。

7. 多个用户创建邮箱帐号 点击"帐户"菜单下的"新建"，如图 3-91 新建多帐
号所示，Foxmail 帐户向导将帮助我们新建立一个帐户，具体操作步骤如前所述。

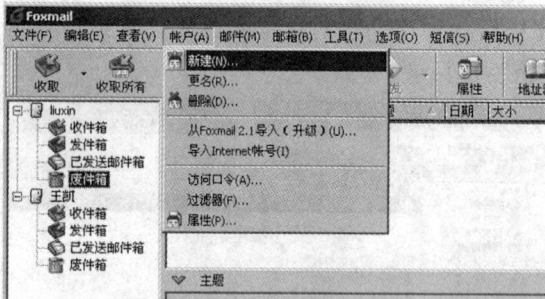

图 3-91 新建多帐号

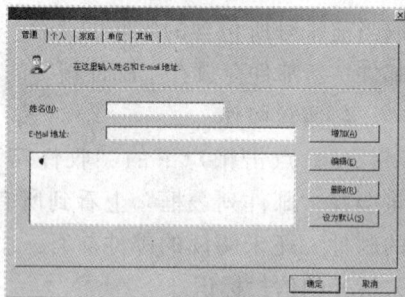

图 3-92 新建用户卡片

8. 地址簿管理

(1) 创建卡片 地址本中的信息是以卡片形式存在的，卡片是用户信息存放的最
小单位，在卡片中记录了用户地址信息、联系信息以及其他一些与用户相关的信息。

进入"地址本"窗口以后，点击"文件"菜单的"新建卡片"或直接点击工具栏
中的"创建卡片"按钮，弹出一个创建卡片的对话框，如图 3-92 新建多帐号所示。再

选中"普通"选项标签，输入用户的个人信息。其中最重要的是输入用户的姓名和 E-mail 地址。

（2）创建组　组是地址本中具有同一类性质的卡片的集合，因此创建一个组可以将相同性质的地址归类。

点击 Foxmail 地址本"文件"菜单的"创建组"命令或直接点击工具栏中的"创建组"按钮，弹出"创建组"对话框，如图 3-93 所示。在"组名"栏中输入要创建组的名字，这个名字一定要便于记忆，并且能够说明组中成员的特征。点击"增加"按钮，弹出"地址选择"对话框，在对话框左边列出了所有卡片，也即用户信息。在框中选取一个或多个用户，然后用鼠标左键点击"添加"按钮，这样被选卡片就自动地加到组中了，如图 3-94 所示。

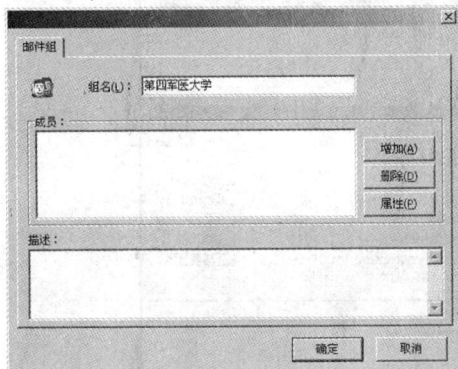

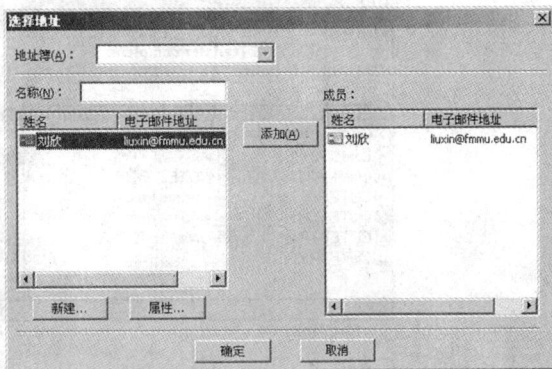

图 3-93　创建用户组　　　　　　图 3-94　添加卡片到用户组

（3）用地址本发邮件　有了地址簿，就可以利用它的卡片和组更为方便地向一个或多个朋友发送邮件了。

在地址本中，选中一个或多个卡片和组。点击工具栏上的"写邮件"按钮，即可打开邮件编辑器，而且"收信人"一栏内已经填好了你所选的人员的 E-mail 地址。点击"确定"按钮，这样 Foxmail 就按照你所选的人员的 E-mail 地址将信件发送出去。

三、FTP 文件传输功能

（一）FTP 的概念

"FTP"是 File Transfer Protocol（文件传输协议）的缩写。是 Internet 最早的服务项目之一，至今仍很常用。它的优点在于能连接不同类型的主机和许多匿名访问的 FTP 服务器。网络为了保护用户文件的安全性设置了用户名和密码，如想交换文件，就要知道对方的用户名和密码，这就将大多数普通用户排除在外。而 FTP 服务器允许用户以 anonymous 作为用户名，E-mail 地址作密码来和服务器的交流，交换电脑软件、文字资料、电影资源等快速交通工具。本节以 CuteFTP 软件为例介绍 FPT 网络功能。

（二）CuteFTP 的使用

第一次运行 CuteFTP 程序会自动弹出 FTP Site Manager（站点管理器）对话框，先点"Exit"退出，回到主程序界面进行必要的设置。主界面分为四个主要部分，如图

3-95 所示。

1. 命令区域 这是 FTP 站对使用者显示的信息区，由这里可了解到该站信息，是否支持续传，正在传送什么文件，是否已经断线等当前连接状况。

2. 本地区域（本地硬盘） 显示本地计算机的硬盘中要上传或下载的所在目录及相关文件。

3. 远程区域（远端服务器） 显示 FTP 站的内容。

4. 批处理、记录区域 观看文件传输的进程。可先把本地或远程区域中的需要文件拖到这个窗口中，再决定是否传输。

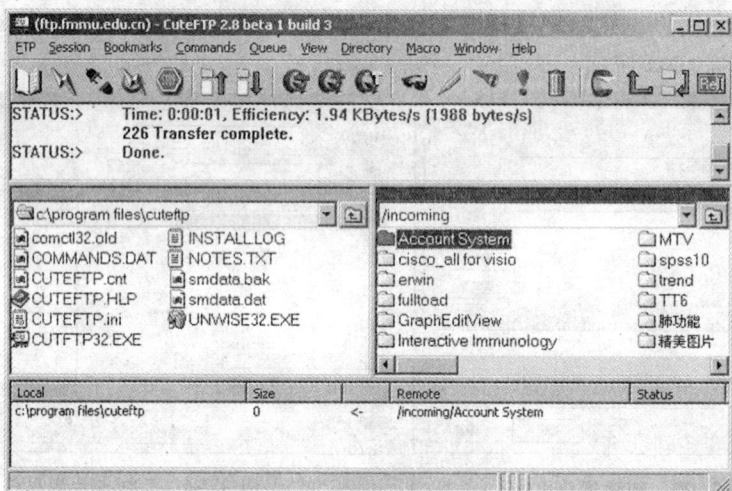

图 3-95 CuteFTP 程序主界

(三) 基本设置方法

选择 "FTP" 菜单，选择 Settings / Options 命令，出现一个有五个标签的对话框。

1. "General" 选项卡 如图 3-96 所示，其基本设置如下：

（1）Mail Address 填入你的 E-mail 帐号，用作匿名登录 FTP 站时的 Password。

（2）Default Download Directory 预设下载文件存放目录，如单独创建一个目录，会便于整理。

（3）Text Files Viewer 文本文件的浏览工具。默认打开程序为"记事本"，也可以点击右边的"…"按钮，选择其他文本编辑软件。

（4）LogFile 记录传送文件的过程资料。

（5）Default Retry 设定如果因为 FTP 站忙而没接上，程序会自动连接 n 次，预设值为 20。

（6）Start 启动 CuteFTP 后使用哪种

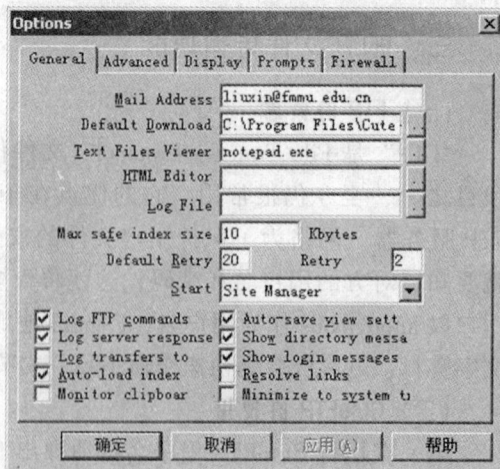

图 3-96 General 基本配置

模式，预设为 Site Manager（建议使用模式）。

2."Advanced"选项卡　如图 3-97 所示，其基本设置如下：

（1）Double-click Action：设定双击鼠标左键执行什么命令，预设为 Transfer，即开始传输文件。

（2）"Receive"和"Sand"是指接收缓冲区和传送缓冲区的大小。如果在传输文件时非常缓慢，不妨试试把两项都加大到 16 000。

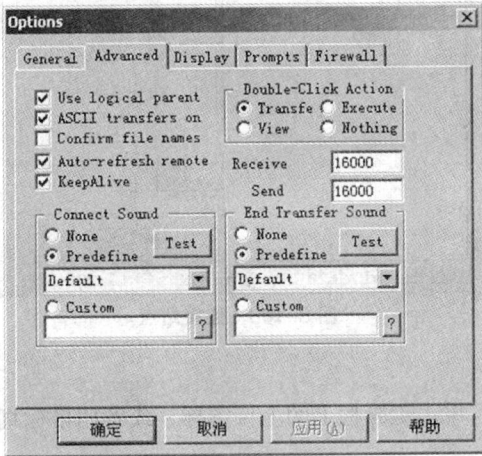

图 3-97　Advanced 基本配置

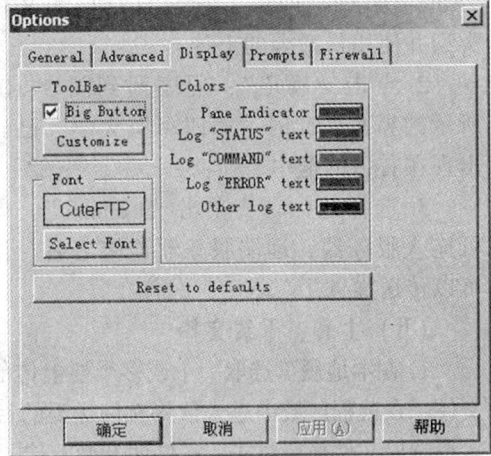

图 3-98　Display 设置

3."Display"选项卡　如图 3-98 所示，其基本设置如下：

（1）Tool Bar　选择"Big Buttons"会使用大的功能键。

（2）Customize　可以像 Office97 一样任意增减功能键，排列成自己习惯的菜单。

（3）Select Font　设定显示字形的样式及大小。

（4）Colors　显示讯息及字形颜色。

（5）Reset to defaults　恢复默认的设定值。

4."Prompts"和"Firewall"标签　关于操作提示和防火墙的设定，普通用户使用预设值就行了。

（四）基本使用方法

1.新增一个 FTP 站点，单击"Add Site"，会弹出如图 3-99 所示的对话框。

（1）Site Label　任意填写站名，它起到一个标题作用，例如填写"第四军医大学"。

（2）Host Address　填入 FTP 服务器的 IP 地址或域名，不要用 ftp：//或 http：//开头。

（3）User ID　填写你的用户名，Password 中填写密码。

（4）Login type（登录类型）　选择

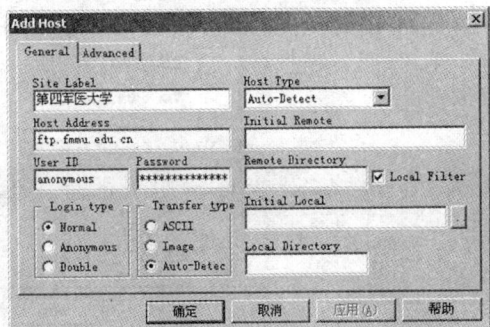

图 3-99　添加站点

"Normal"（正常）。很多公用的 FTP 网站，选用"anonymous"（匿名）登录，用自己的信箱帐号当 Password 即可。

（5）Initial Remote Directory　填上你想登录 FTP 服务器后直接进入那级目录

（6）Initial Local Directory　填上你想传输的文件在自己硬盘中的目录。

（7）Transfer type　文件上传模式设定。FTP 可以用多种格式传输文件，常用的是文本模式和二进制模式。一般我们选"Auto-Detect"即可，它会自行检测文件类型并使用最适合的上传方式。

2. 点击"确定"，程序回到图 3-100 所示的界面，此时"第四军医大学"已经出现在右边的框中。

3. 选择此标题，单击"Connect"，即可连入服务器，远端服务器连接之后，便可以传送文件了。

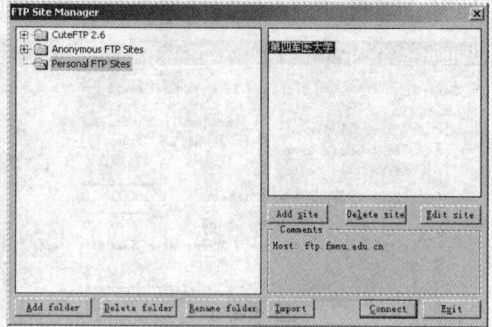

图 3-100　连接站点

（五）上传、下载文件

1. 在本地硬盘选取一个或多个要上传的文件，在远程区域中进入欲将文件送至的目录。单击工具栏上的上传图标，或者用鼠标直接将选取文件拖曳过去，文件便开始上传。

2. 当遇到只需要上传所有 jpg 文件等情况时，可以在菜单中选取"Directory/Group select"命令，在弹出的对话框中输入想选取的文件通配符，如图 3-101 所示。该功能支持文件通配符"*"和"?"的用法。

3. CuteFTP 支持整个目录的上传或下载，操作方法与传送单一文件是一样的。

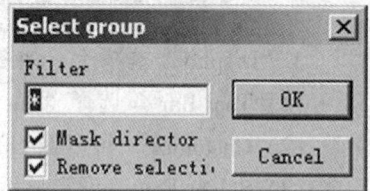

图 3-101　使用通配符

（六）实用技巧

1. 注意文件名称的大小写　因为大多数远程服务器，对于文件或目录名的大小写非常敏感。在 CuteFTP 中，在 FTP Site Manager 中选择 Force Lowercase（强制小写），可以强制实现上传文件名称为小写，如图 3-102 所示。

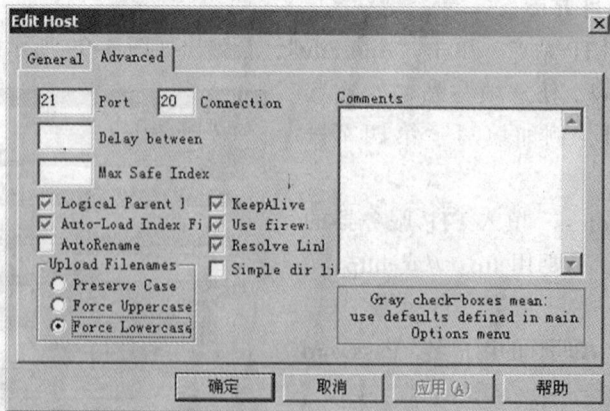

图 3-102　强制大小写

2. 正确设置本地及远程目录 在 CuteFTP 中设置好本地及远程目录的路径,登录后将自动进入指定目录中,就马上可以进行文件传送了,能节省很多切换目录的时间。注意本地目录路径是用 "\" 格式,而在远程目录路径使用的是 "/" 格式,因为大部分的服务器都是 UNIX 系统。

3. 进入某站点时候注意信息窗 如果显示了 "This site can resume broken downloads",即表示支持续传功能,其具体使用方法如下:

(1) 先让文件名字出现在 CuteFTP 的左下边,同时在右下边也找到 FTP 站里相同名称的文件,也就是要让左右两边都出现相同文件名时才能续传。

(2) 点击 FTP 站的下载图标,此时 CuteFTP 检查到你的目录里也有相同的档名,提示 "你要如何处理…",有四个选项:

① Overwrite:将该文件从头下载,并且将旧的文件覆盖过去。

② Resume:从中断处继续下载,我们要选的就是这个。

③ Rename:将正要下载的文件换个新名称,从头下载。

④ Cancel:取消下载操作。

(3) 传送文件结束后,在 FTP Site Manager 中,不要将 Password 保留,容易被别人利用。

四、BBS 电子公告板功能

(一) BBS 的由来

BBS 的全称是 Bulletin Board System,它提供一块公共电子板,每个用户都可以在上面书写、发布信息或提出看法。大部分 BBS 由教育机构、研究机构或商业机构管理。像日常生活中的黑板报一样,电子公告板按不同的主题、分主题分成很多个布告栏,布告栏的设立的依据是大多数 BBS 使用者的要求和喜好,使用者可以阅读他人关于某个主题的最新看法,也可以将自己的想法毫无保留地贴到公告栏中。如果需要私下的交流,也可以将想说的话直接发到某个人的电子信箱中。如果想与正在使用的某个人聊天,可以启动聊程序加入闲谈者的行列。

Internet 上的 BBS 分 Telnet 式及 WWW 式两种,分别用 Telnet 工具或浏览器访问。而登陆 BBS 的软件常用的有几种,最简单的是用 Windows 的 Telnet 直接登陆,而登陆 BBS 的专用软件分别有 NetTerm、Clever Terminal (简称为 C-Term2000) 和 S-Term 等。

(二) 利用 Telnet 浏览 BBS 的方法

1. 注册新用户

(1) 点击 "开始",选择 "运行",例如用 Telnet 命令远程登录到清华大学的 BBS 站点上,如图 3-103 所示。

(2) 连接成功后,出现 BBS 的登录画面。使用者根据画面提示输入 "new" 注册密码,按下回车键后,进

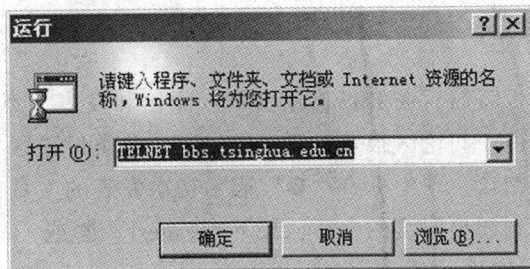

图 3-103 利用 Telnet 登陆 BBS

入出现 BBS 注册画面，如图 3-104 所示。

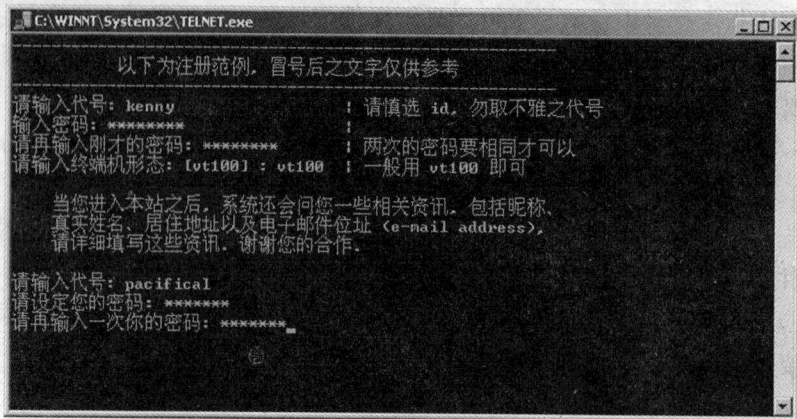

图 3-104　BBS 注册

（3）输入自选的帐号和密码。

（4）填写一张用户登记表，待站长确认后，即可成为真正的用户。如果是新的使用者，输入"guest"帐号进入 BBS，那么以"guest"身份进入的用户只能阅读 BBS 中的文章，不能发表文章。

（5）老用户出现 BBS 的登录画面后，可输入用户帐号和密码即可进入 BBS。

2. 畅游 BBS　在系统登记注册之后，就进入了 BBS 的主界面，在主界面上有菜单可供用户选择，用户可以用"+"和"-"选择，选中后按回车键即可。也可以选择输入字母，再按回车键即可，如图 3-105 所示。

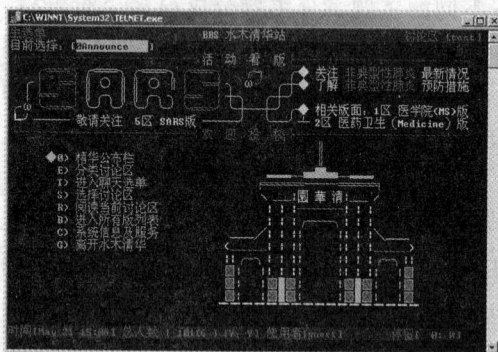

图 3-105　BBS 主界面

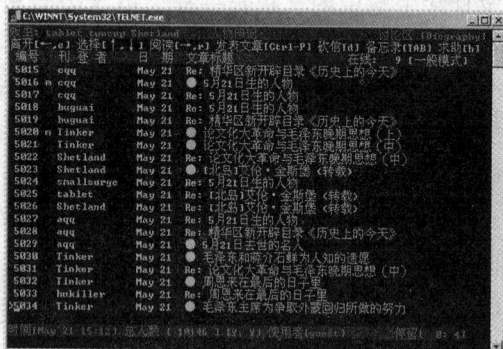

图 3-106　阅读文章

（1）在 BBS 阅读文章　阅读和发表文章主要是在各个讨论区进行的，一般来说，由于讨论区很多，所以应先进入分类讨论区，再一层层进入，进入感兴趣的版面进行阅读。图中标有"●"表示初次发表的文章，"Re"表示对某文章的回答。将光标移到想要阅读的文章，按下 [Enter] 键或 [→] 键就可以进入正文阅读窗口，如图 3-106 所示。

（2）进入 BBS 的聊天广场　　BBS 的另外一个功能是用户可以在 BBS 上聊天，用户就可以进入聊天广场和多个人一起聊，也可寻找好友单独私语。在进入聊天广场时，用户必须为自己起一个聊天代号，进入后每个用户都以自己的代号发表言论。

① 在主菜单中选择 "谈天说地" 聊天选项，进入如图 3–107 所示的聊天菜单窗口。

② 当用户想要与 BBS 中的某个用户聊天，首先必须查看一下他是否在 BBS 站中。

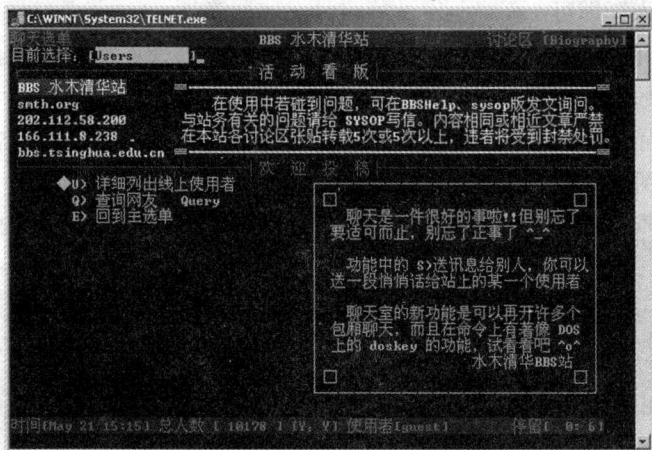

图 3–107　利用 BBS 进行聊天

利用 "详细列出线上使用者" 可查询网友在 BBS 上的所有使用者的情况。

③ 光标移到某位上站者，按"T" 键，就可与他交谈了，也可以按"S" 键，和他说悄悄话。

（三）利用 WWW 访问 BBS

WWW 接入 BBS 的方式非常简单，只需打开浏览器，在地址栏里输入 http：//bbs.tsinghua.edu.cn，就可以进入清华 BBS 的主页了，如图 3–108 所示。要注意的是你发表文章之前必须已经拥有 BBS 的帐号，如果没有，请用 Telnet 方式注册一个合法帐号。

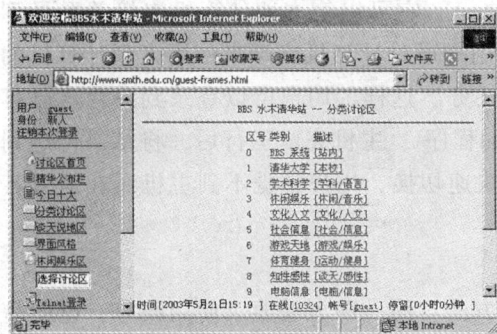

图 3–108　利用 WWW 访问 BBS

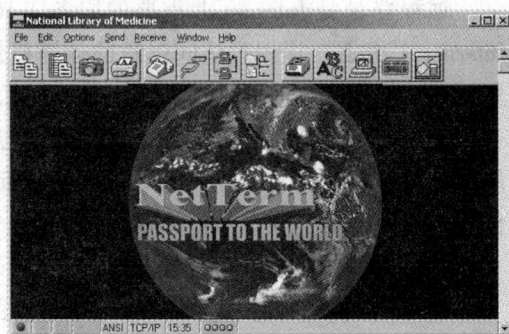

图 3–109　NetTerm 主界面

（四）利用 NetTerm 访问 BBS

NetTerm 是一个使用方便，功能强大的终端仿真软件，它可以帮助我们将普通的 PC 机仿真成为一台 UNIX 系统的远程终端，从而方便地访问 Internet 上的 BBS 资源。启动 NetTerm 后可以看到图 3–109 所示的 NetTerm 的主界面。

1. 设置 NetTerm

（1）打开工具栏"地址本"，弹出地址本对话框，如图 3-110 所示。

（2）在主机名称一栏里填入清华大学 BBS 的字样，不过这只是作为地址的标记，随便怎样写是无所谓的，也可以只写"清华"两个字。

（3）在地址一栏里填入 bbs.tsinghua.edu.cn，维持缺省的端口号 23，其余的都不用改变。单击"加入"即可。

这时会发现地址簿里已经添加了"清华大学 BBS"这一个栏目。用同样的方法，可以把自己知道的经常用到的 BBS 地址都写入进去，这样以后连接就方便了。

2. 使用 NetTerm　在地址本中找到所需访问的 BBS 站点。点击"Connect"，即可连接进入 BBS，如图 3-111 所示。

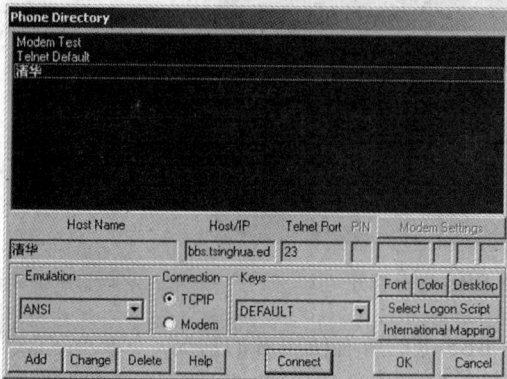

图 3-110　NetTerm 地址本设定　　　　图 3-111　成功连接

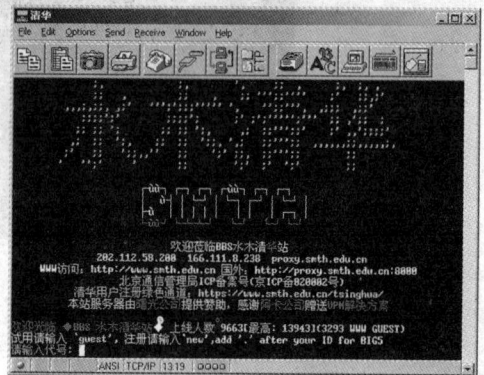

五、Telnet 远程登陆功能

（一）远程登录 （Telnet）

远程登录是 Internet 上重要的服务工具之一，它可以使本地计算机连接并登录到 Internet 主机上，让用户访问远程的计算机。用户通过计算机终端来使用大型计算机的资源，终端只是完成用户输入和结果显示的任务。这样，用户可以登录到一台自己具有合法帐户的主机上，在该主机上运行自己的程序。主机完成运行后，将结果传送到用户的计算机中。由于主机在多个用户之间快速切换，用户感觉不到主机还在运行其他用户的程序。

（二）Telnet 登录方法

Telnet 提供两种登录远程 Internet 主机的方法：第一种方法要求使用帐号，也就是说，只要用户在任意一台 Internet 主机上有帐号（对 UNIX 主机来说是合法的用户码和密码），就可以通过 Telnet 使用该台主机。第二种方法不要求用户申请帐号。Internet 上有许多主机允许公众访问。当用户使用 Telnet 登录到这些主机时，它们并不要求输入密码。Internet 上许多资源正是通过这种方式让公众访问的。

（三）Telnet 工作模式

Telnet 使用客户机/服务器模式。用户在本地主机上运行一个称为 Telnet 的客户程序，客户程序可与远程机上的 Telnet 服务程序建立连链，连接一旦建立，用户在本地机的键盘上输入的命令或数据会通过 Telnet 程序传送给远程计算机，而远程计算机的输出内容会通过 Telnet 显示在用户的本地计算机的屏幕上。本地机就好像是直接连在远程计算机上的一个终端。

（四）Telnet 基本功能

利用远程登录，用户可以实时使用远程计算机上对外开放的全部资源，可以查询数据库、检索资料，或利用远程计算完成只有巨型机才能做的工作。另外，Internet 上有许多服务是通过 Telnet 来访问的，例如 Auchie、Gopher 等，这类系统通常开放公用帐号，无需输入密码。

（五）利用 Windows XP 实现远程登录

Windows XP 的 Telnet 客户程序是属于 Windows 2000 的命令行程序中的一种。在安装 Microsoft TCP/IP 时，Telnet 客户程序会被自动安装到系统上。利用 Windows XP 的 Telnet 客户程序进行远程登录，步骤如下：

1. 选择"开始"菜单中的"运行"命令，或者是选择"程序"菜单中的"MS-DOS 提示方式"命令，便可转换至命令提示符下。

2. 在命令提示符下，按下列两种方法中的任一种与 Telnet 联接。

图 3-112　Telnet 实现远程登陆

一种方法是，输入"telnet"命令、空格以及相应的 telnet 的主机地址。然后，按回车键，如图 3-112 所示。

另一种方法是，输入"telnet"命令并按回车，打开 Telnet 主窗口。在该窗口中，输入主机名和端口号，然后单击回车键。

3. 与 Telnet 的远程主机联接成功后，计算机会提示你输入用户名和密码，若联接的是一个 BBS、Archie、Gopher 等免费服务系统，则可以通过输入 bbs、archie 或gopher 作为用户名，就可以进入远程主机系统。

（六）Telnet 常用命令

使用 Telnet 功能，需要用到许多命令，表 3-7 中列出了 Telnet 的常用命令。

表 3-7　Telnet 常用命令介绍

命令	说明
Close（Quit）	该命令用于终止连接。它自动切断与远程系统的连接，也可以用它退出 Telnet
Open	用它来与一个命名机器连接，要求给出目标机器的名字或 IP 地址
Set ECHO	用于本地的响应是 On 或是 Off。作用是否把输出的内容显示在屏幕上
Z	保留 Telnet 但暂时回到本地系统执行其他命令
Carriage Return	从命令模式返回到所连接的远程机器上

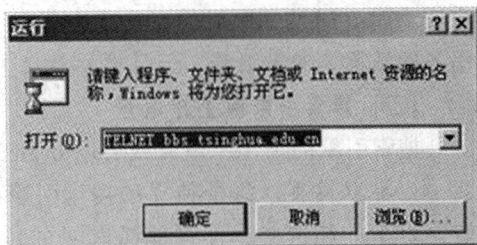

六、网络信息搜索

互联网的迅速发展和广泛普及导致网上信息爆炸性增长。如何在庞大的互联网上获得有价值的信息已成为网民日益关注的问题，搜索技术的出现为网民快速找到所需信息带来了福音。信息搜索常用方法多为使用搜索引擎。本节重点介绍搜索引擎的基本概念、分类标准、搜索引擎的使用方法与常用技巧。

（一）搜索引擎的基本概念

搜索引擎是指以一定的策略搜集互联网上的信息，在对信息进行组织和处理后，为用户提供检索服务的系统。从使用者的角度看，搜索引擎提供一个包含搜索框的页面，在搜索框输入词语，通过浏览器提交给搜索引擎后，搜索引擎就会返回与用户输入的内容相关的信息列表。

互联网发展早期，以雅虎为代表的网站分类目录查询非常流行。网站分类目录由人工整理维护，精选互联网上的优秀网站，并简要描述，分类放置到不同目录下。用户查询时，通过一层层的点击来查找自己想找的网站。也有人把这种基于目录的检索服务网站称为搜索引擎，但从严格意义上，它并不是搜索引擎。

（二）搜索引擎的工作原理

搜索引擎的工作原理大致可以分为三个部分：

1. 抓取网页　每个独立的搜索引擎都有自己的网页抓取程序（Spider）。Spider 顺着网页中的超链接，连续地抓取网页。由于互联网中超链接的应用很普遍，理论上，从一定范围的网页出发，就能搜集到绝大多数的网页。

2. 处理网页　搜索引擎抓到网页后，还要做大量的预处理工作，才能提供检索服务。其中，最重要的就是提取关键词，建立索引文件。其他还包括去除重复网页、分析超链接、计算网页的重要度。

3. 提供检索服务　用户输入关键词进行检索，搜索引擎从索引数据库中找到匹配该关键词的网页；为了用户便于判断，除了网页标题和 URL 外，还会提供一段来自网页的摘要以及其他信息。

（三）搜索引擎的发展历史

1990 年，加拿大麦吉尔大学计算机学院的师生开发出 Archie。Archie 能定期搜集并分析 FTP 服务器上的文件名信息，提供查找分别在各个 FTP 主机中的文件。Archie 被公认为现代搜索引擎的鼻祖。

1993 年 Matthew Gray 开发了 World Wide Web Wanderer，这是第一个利用 HTML 网页之间的链接关系来检测万维网规模的"机器人（Robot）"程序。

1994 年 4 月，斯坦福大学的两名博士生，美籍华人 Jerry Yang（杨致远）和 David Filo 共同创办了 Yahoo。随着访问量和收录链接数的增长，Yahoo 目录开始支持简单的数据库搜索。因为 Yahoo 的数据是手工输入的，所以不能真正被归为搜索引擎，事实上只是一个可搜索的目录。

1994 年初，华盛顿大学的学生 Brian Pinkerton 开始了他的小项目 WebCrawler。

WebCrawler 是互联网上第一个支持搜索文件全部文字的全文搜索引擎，在它之前，用户只能通过 URL 和摘要搜索，摘要一般来自人工评论或程序自动取正文的前 100 个字。

1994 年 7 月，卡内基·梅隆大学的 Michael Mauldin 将 John Leavitt 的 Spider 程序接入到其索引程序中，创建了 Lycos。Lycos 第一个在搜索结果中使用了网页自动摘要，而最大的优势还是它远胜过其他搜索引擎的数据量。

1995 年，一种新的搜索引擎形式出现了——元搜索引擎（A Meta Search Engine Roundup）。用户只需提交一次搜索请求，由元搜索引擎负责转换处理，提交给多个预先选定的独立搜索引擎，并将从各独立搜索引擎返回的所有查询结果，集中起来处理后再返回给用户。第一个元搜索引擎，是华盛顿（Washington）大学硕士生 Eric Selberg 和 Oren Etzioni 的 Metacrawler。

1995 年 12 月，DEC 的正式发布 AltaVista。AltaVista 是第一个支持自然语言搜索的搜索引擎，第一个实现高级搜索语法的搜索引擎（如 AND、OR、NOT 等）。用户可以用 AltaVista 搜索新闻组（Newsgroups）的内容并从互联网上获得文章，还可以搜索图片名称中的文字、搜索 Titles、搜索 Java applets、搜索 ActiveX objects。

1996 年 8 月，Sohu 公司成立，制作中文网站分类目录，曾有"出门找地图，上网找搜狐"的美誉。随着互联网网站的急剧增加，这种人工编辑的分类目录已经不适应。Sohu 于 2004 年 8 月独立域名的搜索网站"搜狗"，自称"第三代搜索引擎"。

1998 年 10 月之前，Google 只是斯坦福大学的一个小项目 BackRub。1999 年 2 月，Google 完成了从 Alpha 版到 Beta 版的蜕变。2006 年 4 月，Google 宣布其中文名称"谷歌"，这是 Google 第一个在非英语国家起的名字。Google 以网页级别（Pagerank）为基础，判断网页的重要性，使得搜索结果的相关性大大增强。

2000 年 1 月，李彦宏与徐勇在北京中关村创立了百度（Baidu）公司。2001 年 8 月发布 Baidu.com 搜索引擎 Beta 版，2001 年 10 月正式发布 Baidu 搜索引擎，专注于中文搜索。Baidu 搜索引擎的其他特色包括：百度快照、网页预览/预览全部网页、相关搜索词、错别字纠正提示、mp3 搜索、Flash 搜索。

（四）国内/国外主要搜索引擎

1. 国内主要搜索引擎

（1）搜狐（http：//www.sohu.com） 搜狐的主页上提供了许多相关信息，相对于它相当及时的新闻更新来说，它的库更新间隔就显得稍微慢了一些，同时库容量的限制也使其参考价值不大。搜狐的分类库组织的更像一个精心组织的导航库，对于一个想在网上浏览的新手来手有一定参考价值。

（2）中文雅虎搜索（http：//www.yahoo.com） 雅虎的一大特点是它精致的分类体系，雅虎中文保留了原来的主分类，而在细目上又根据中文的特点做了改动，重新规划分类。

（3）中文百度（http：//www.baidu.com）

（4）中文谷歌（http：//www.google.cn）

2. 国外主要搜索引擎 由于历史与文化、技术、资金方面的原因，目前网络上最优秀的搜索引擎几乎都来自美国。国外比较著名和有一定代表性的搜索引擎主要有以下几种。

（1）HotBot（http：//www.hotbot.com　HotBot）　是一个非常优秀的搜索引擎，它获得了美国《个人电脑》杂志及许多媒体的奖项。HotBot 最大的特点在于它的界面组织和丰富的检索功能。它除了能够检索WEB 页面之外，还提供域名检索、新闻搜索、新闻讨论组等检索服务。HotBot 在页面上提供了直观的图形化检索菜单功能，用户可以通过简单的下拉菜单创建复杂的布尔查询，或者按日期、地理区域和媒体类型进行限制性搜索。在结果显示时，HotBot 会列出标题、摘要、相应的打分、文件大小、日期和网址，但是其结果显示不能任意进行前后跳转，这对于用户评估大的检索结果集是相当的不方便。

（2）Yahoo（http：//www.yahoo.com）　Yahoo 属于分类搜索引擎，Yahoo 并不是单纯地提供所有网站网页的全文检索服务，而是将其收集到的网站及网页分门别类加以索引和文摘（由人工完成），以一个分层的线性目录来为用户提供按图索骥式的服务。Yahoo 比较适合于一般的查询。Yahoo 不仅能在所有的分类类目中进行查询，也能根据需要在一个类目中进行查询，这样就保证了较高的查准率。Yahoo 由人工索引的分类数据库也保证了库内数据质量较高，冗余信息较少的优点

（3）Excite 网址（http：//www.excite.com）　Excite 最有特色的恐怕就是它的概念搜索了。Excite 首先将你要检索的关键字按字义进行自动扩展或加以限定，然后根据处理过的检索式再到库中进行检索，对于一般概念的检索来讲，这种方法很有帮助。并且它很提供了相似检索的扩展功能，使用户能根据反馈的检索结果来做进一步的查询。

（4）Google（http：//www.google.com）

（五）搜索引擎的分类

搜索引擎按其工作方式主要可分为三种，分别是全文搜索引擎（Full Text Search Engine）、目录索引类搜索引擎（Search Index/Directory）和元搜索引擎（Meta Search Engine）。

1. 全文搜索引擎　全文搜索引擎是名副其实的搜索引擎，国外具代表性的有Google、Fast/AllTheWeb、AltaVista、Inktomi、Teoma、WiseNut 等，国内著名的有百度（Baidu），其标志如图 3-113 所示。它们都是通过从互联网上提取的各个网站的信息（以网页文字为主）而建立的数据库中，检索与用户查询条件匹配的相关记录，然后按一定的排列顺序将结果返回给用户，因此它们是真正的搜索引擎。

从搜索结果来源的角度，全文搜索引擎又可细分为两种，一种是拥有自己的检索程序（Indexer），俗称"蜘蛛"（Spider）程序或"机器人"（Robot）程序，并自建网页数据库，搜索结果直接从自身的数据库中调用，如上面提到的 7 家引擎；另一种则是租用其他引擎的数据库，并按自定的格式排列搜索结果，如 Lycos 引擎。

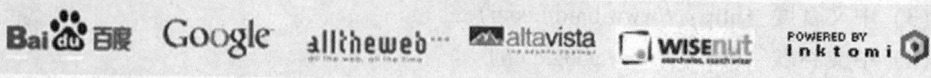

图 3-113　全文搜索引擎

2. 目录索引　目录索引虽然有搜索功能，但在严格意义上算不上是真正的搜索引擎，仅仅是按目录分类的网站链接列表而已。用户完全可以不用进行关键词（Keywords）查询，仅靠分类目录也可找到需要的信息。目录索引中最具代表性的莫过于大名鼎鼎的 Yahoo 雅虎。其他著名的还有 Open Directory Project（DMOZ）、LookSmart、About 等，其标志如图3-114 所示。国内的搜狐、新浪、网易搜索也都属于这一类。

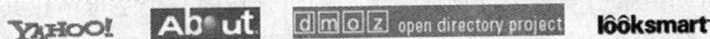

图3-114　目录搜索引擎

3. 元搜索引擎　（META Search Engine）　元搜索引擎在接受用户查询请求时，同时在其他多个引擎上进行搜索，并将结果返回给用户。著名的元搜索引擎有 InfoSpace、Dogpile、Vivisimo 等（元搜索引擎列表），中文元搜索引擎中具代表性的有搜星搜索引擎。在搜索结果排列方面，有的直接按来源引擎排列搜索结果，如 Dogpile，有的则按自定的规则将结果重新排列组合，如Vivisimo。

4. 几种非主流引擎

（1）集合式搜索引擎　如 HotBot 在 2002 年底推出的引擎。该引擎类似 META 搜索引擎，但区别在于不是同时调用多个引擎进行搜索，而是由用户从提供的 4 个引擎当中选择，因此叫它"集合式"搜索引擎更确切些。

（2）门户搜索引擎　如 AOL Search、MSN Search 等虽然提供搜索服务，但自身既没有分类目录也没有网页数据库，其搜索结果完全来自其他引擎。

（3）免费链接列表（Free For All Links，简称 FFA）　这类网站一般只简单地滚动排列链接条目，少部分有简单的分类目录，不过规模比起 Yahoo 等目录索引来要小得多。

由于上述网站都为用户提供搜索查询服务，为方便起见，我们通常将其统称为搜索引擎。

（六）搜索语法和方法

1. 明确搜索目标　要完成一个有效搜索，首先应当确定要搜索什么。在确定主题之后，应当列出一个与搜索的信息有关的单词清单，以及一个应当排除的单词清单，下一步，应该考虑帮助或妨碍搜索的条件信息，是否能在网络或新闻组中找到，网点位置是否影响搜索，尽可能缩小搜索范围。许多搜索网点允许只在 Web 中搜索，或只在新闻组中搜索，或只在某个特定地理区域搜索。一旦确定了搜索的需求，使用哪一个搜索服务完全依赖于这种需求。

2. 使用布尔操作符、引号或括号、通配符改善搜索过程　一旦确定了搜索内容，找到了最适合的搜索引擎，下一步便是如何有效地输入搜索内容。许多搜索网点允许使用布尔操作符。布尔操作符提供了一种包括或排除关键字的方法，以及搜索引擎如何翻译关键字的控制方法。

基本布尔操作是 AND（与）、OR（或）和 NOT（非）。"与"操作符有时输入为"十""&"或空格，"非"操作符有时输入为"一"。进行搜索时，通常不必输入大写的布尔操作符，但大写却能直观地分隔关键字和操作符。"与"操作符用于搜索包括两个以上关键词的情形，"与"操作符可帮助改善并限制搜索结果。某些网点在单词间使用逗号或空格表示布尔操作符 AND。"或"操作符同"与"操作符相反，当使用"或"操作符时，搜索引擎将在其数据库中搜索只包括一个关键词而不是两个的网点。"或"操作符通常返回大量的结果。"非"操作符在改善搜索结果时类似于"与"操作符，使用"非"从结果中排除那些包括特定单词或短语的页面。使用括号或引号组合关键词，可以告知搜索引擎将关键词或关键词的组合作为一个字母串在其数据库中进行搜索。星号（*）可作为一种通配符使用，它允许搜索复数或近似的单词。

至于操作顺序，当组合布尔操作符时，应当遵循某些通用规则。因为布尔操作符优先级不同，执行时便有一定的顺序。"与"和"非"命令通常在"或"命令前执行。

（七）搜索引擎使用技巧

1. 基本搜索技巧

（1）在类别中搜索　许多搜索引擎（如 Yahoo）都显示类别，如计算机和Internet、商业和经济。如果单击其中一个类别，然后再使用搜索引擎，可以选择搜索整个Internet 还是搜索当前类别。显然，在一个特定类别下进行搜索所耗费的时间较少，而且能够避免大量无关的Web 站点。

（2）使用具体的关键字　如果想要搜索以鸟为主题的 Web 站点，可以在搜索引擎中输入关键字"bird"。但是，搜索引擎会因此返回大量无关信息，如谈论羽毛球的"小鸟球（birdie）"或烹饪game birds 不同方法的 Web 站点。为了避免这种问题的出现，请使用更为具体的关键字，如"ornithology"（鸟类学，动物学的一个分支）。所提供的关键字越具体，搜索引擎返回无关 Web 站点的可能性就越小。

（3）使用多个关键字　还可以通过使用多个关键字来缩小搜索范围。例如，如果想要搜索有关佛罗里达州迈阿密市的信息，则输入两个关键字"Miami"和"Florida"。如果只输入其中一个关键字，搜索引擎就会返回诸如 Miami Dolphins 足球队或 Florida Marlins 棒球队的无关信息。一般而言，所提供的关键字越多，搜索引擎返回的结果越精确。

（4）使用布尔运算符　许多搜索引擎都允许在搜索中使用两个不同的布尔运算符：AND 和 OR。如果您想搜索所有同时包含单词"hot"和"dog"的 Web 站点，只需要在搜索引擎中输入关键字：hot AND dog 。搜索将返回以热狗（hot dog）为主题的 Web 站点，但还会返回一些奇怪的结果，如谈论如何在一个热天（hot day）让一只狗（dog）凉快下来的 Web 站点。

如果想要搜索所有包含单词"hot"或单词"dog"的 Web 站点，您只需要输入关键字：hot OR dog。搜索会返回与这两个单词有关的 Web 站点，这些 Web 站点的主题可能是热狗（hot dog）、狗，也可能是不同的空调在热天（hot day）使您凉爽、辣酱（hot chilli sauces）或狗粮等。

（5）留意搜索引擎返回的结果　搜索引擎返回的 Web 站点顺序可能会影响人们的访问，所以，为了增加 Web 站点的点击率，一些 Web 站点会付费给搜索引擎，以在相关 Web 站点列表中显示在靠前的位置。好的搜索引擎会鉴别 Web 站点的内容，并据此安排它们的顺序，但其他搜索引擎大概不会这么做。

2. 高级搜索技巧

（1）使用双引号进行精确查找　如果查找的是一个词组或多个汉字，最好的办法就是将它们用双引号括起来，这样得到的结果最少、最精确。

（2）加减号限定查找　很多搜索引擎都支持在搜索词前冠以加号"+"限定搜索结果中必须包含的词汇，用减号"−"限定搜索结果不能包含的词汇。

（3）细化查询　许多搜索引擎都提供了对搜索结果进行细化与再查询的功能，如有的搜索引擎在结果中有"查询类似网页"的按钮，还有一些则可以对得到的结果进行新一轮的查询。

（4）根据要求选择查询方法　如果需要快速找到一些相关性比较大的信息，可以使用目录式搜索引擎的查找功能。如果想得到某一方面比较系统的资源信息，可以使用目录一级一级地进行查找。如果要找的信息比较冷门，应该用比较大的全文搜索引擎查找。

（5）注意细节　在 Internet 上进行查询时如果能注意一些细节问题，常常能增加搜索结果的准确性，如许多搜索引擎都区分字母的大小写，因此，如果正在搜索人名或地名等关键词，应该正确使用它们的大小写字母形式。

3. 快速搜索技巧　网上的信息搜索技术越来越多，怎样才能高效迅速地找到问题的答案呢，有几种技术可以帮助我们更加快捷地找到所需网页。没有一种技术是万能的，但将几种技术巧妙地结合起来使用会大大加快网页搜索进程。

（1）搜索词组　如果只给出一个单词进行搜索，经常会出现数以千计甚至以百万计的匹配网页。然而如果再加上一个单词，那么搜索结果会更加切题。在搜索时，给出两个关键词，并将两个词用 AND（与逻辑）结合起来，或者在每个词前面加上加号"+"，这种与逻辑技术大大地缩小了搜索结果的范围，从而加快了搜索。一个带引号的词组意味着只有完全匹配该词组（包括空格）的网页才是要搜索的网页。把这几种符号结合起来使用，能大大提高搜索效率。

（2）选择词组　一般来说在网页搜索引擎中，用词组搜索来缩小范围从而找到搜索结果是最好的办法。但是，运用词组搜索涉及到如何使用一个词组来表达某一具体问题。有时简单地输入一个问题作为词组就能奏效，然而简单明了地提问方法只对一部分搜索奏效。选择合适的词组对提高搜索效率是很重要的。

（3）查找信息源　有时词组搜索太精确或者一个词组无法准确表达所需信息，那么可以直接到信息源，这种技术简单得似乎不值一提，但却很有效。根本不用搜索引擎，直接到提供某种信息组织的站点去。很多时候我们可以用公式"www.公司名.com"去猜测某一组织的特点。从而得到所要搜索的信息的主要词组。

（八）常用的搜索引擎工具使用

常用的搜索引擎工具主要有百度和谷歌。下面以百度为例介绍搜索引擎的用法。

1. 百度使用　百度是较好的基于中文平台的搜索引擎，其主要提供基于"网页"

"新闻""音乐"及"图片"等的中文关键字搜索，其主界面如图3-115 所示。

（1）搜索网页

① 在百度搜索界面，单击"网页"选项，进入网页搜索界面。

② 在网页搜索文本框中，输入需要检索的关键字，如图 3-116 所示。

③ 单击"百度搜索"进行检索，其返回结果如图 3-117 所示。

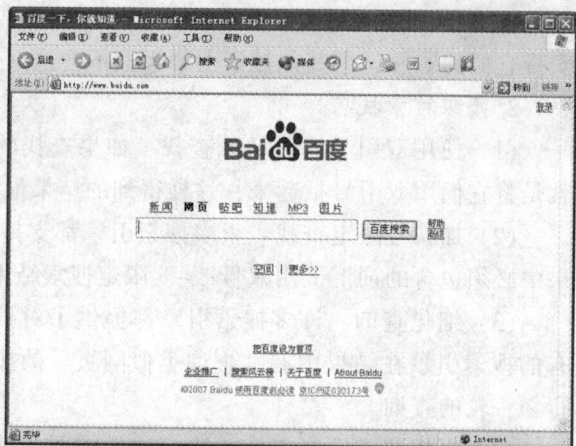

图 3-115　百度搜索界面

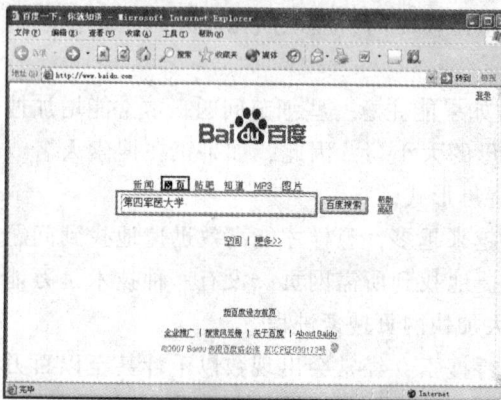

图 3-116　搜索网页界面

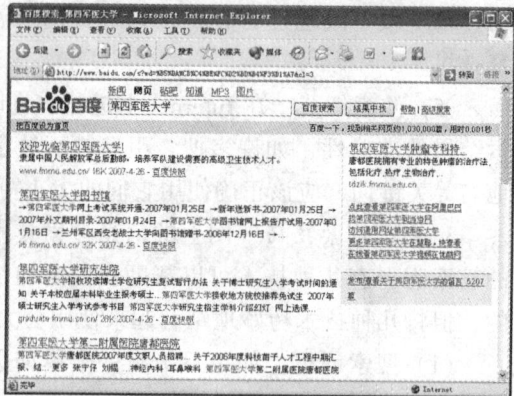

图 3-117　网页搜索结果

（2）搜索新闻

① 在百度搜索界面，单击"新闻"选项，进入新闻搜索界面。

② 在新闻搜索文本框中，输入需要检索的关键字，如图 3-118 所示。

③ 单击"百度搜索"进行检索，其返回结果如图 3-119 所示。

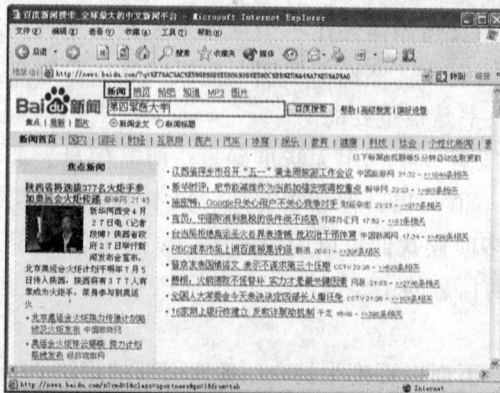

图 3-118　搜索新闻界面

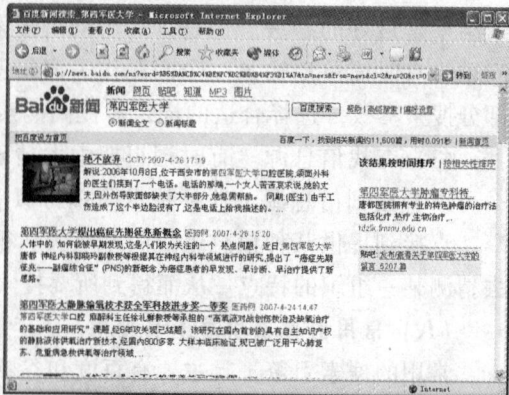

图 3-119　新闻搜索结果

（3）搜索音乐

① 在百度搜索界面，单击"音乐"选项，进入音乐搜索界面。

② 在音乐搜索文本框中，输入需要检索的关键字，如图 3-120 所示。

③ 单击"百度搜索"进行检索，其返回结果如图 3-121 所示。

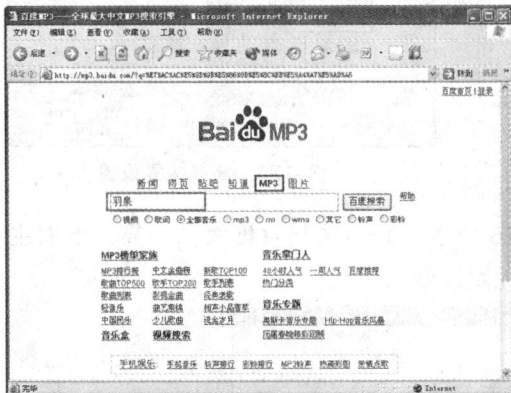

图 3-120　搜索音乐界面

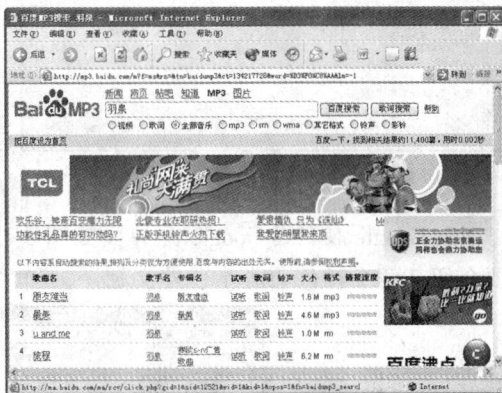

图 3-121　音乐搜索结果

（4）搜索图片

① 在百度搜索界面，单击"图片"选项，进入图片搜索界面。

② 在图片搜索文本框中，输入需要检索的关键字，如图 3-122 所示。

③ 单击"百度搜索"进行检索，其返回结果如图 3-123 所示。

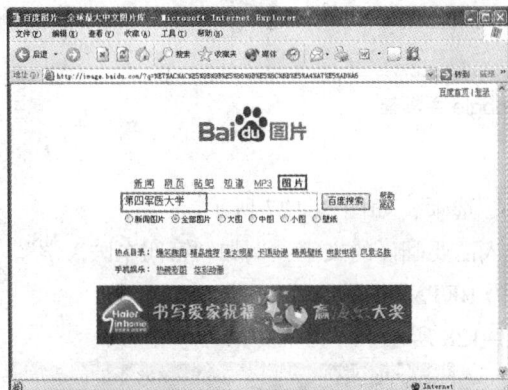

图 3-122　搜索图片界面

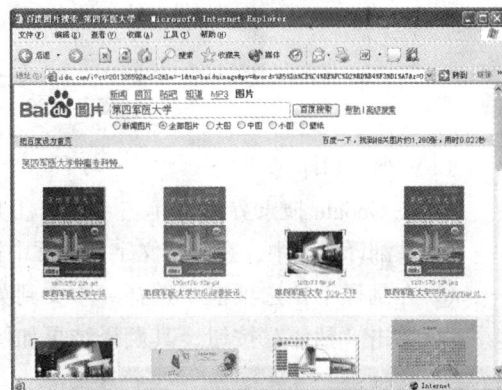

图 3-123　图片搜索结果

（5）高级搜索

① 在百度搜索界面，单击"高级"选项，如图 3-124 所示。

② 在高级搜索界面中，根据实际需要进行相关设置，如图 3-125 所示。

③ 设置好相关要求后，单击搜索，返回检索结果。

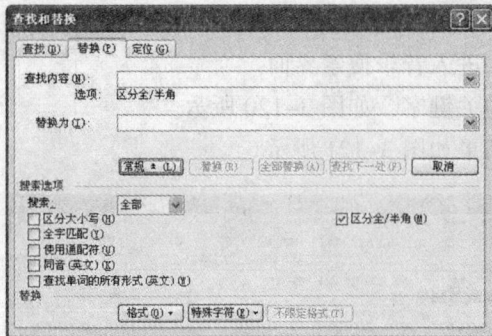

图 3-124 单击"高级"选项

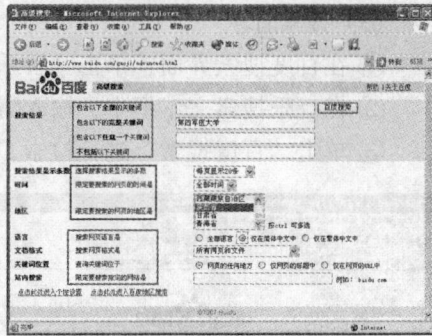

图 3-125 高级搜索设置

2. Google 使用 Google 主界面如图 3-126 所示，其用法与百度大同小异，下面主要介绍其两个特色功能："外文翻译"和"地图检索"。

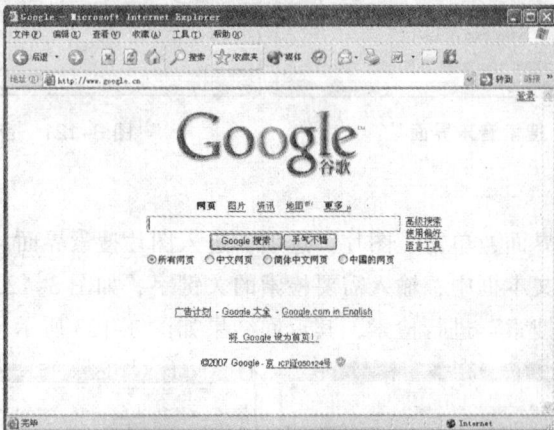

图 3-126 Google 主界面

（1）外文翻译

① 在 Google 搜索界面，单击"语言工具"选项，如图 3-127 所示。

② 在翻译界面中，在原始文字文本框中输入需要翻译的文字，例如"第四军医大学"。

③ 在翻译下拉选项框中选择"中文到英语 BETA"。

④ 单击"翻译"按钮，其翻译结果如图3-128 所示。

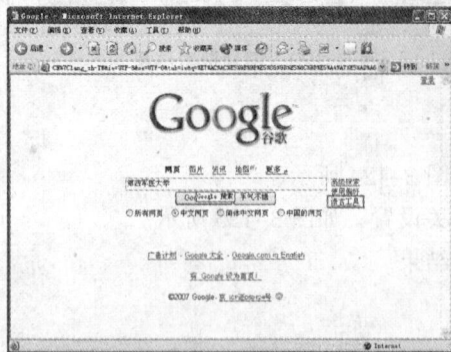

图 3-127 网页翻译界面

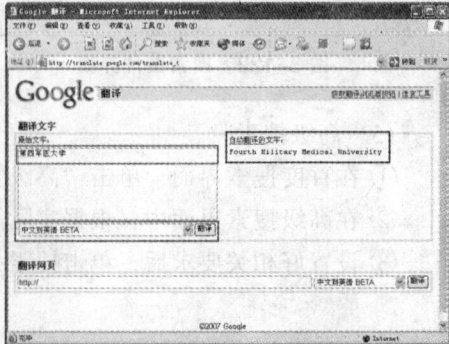

图 3-128 网页翻译结果

（2）Google 地图

① 在 Google 搜索界面，单击"地图"选项，进入地图搜索界面，如图 3-129 所示。

② 在地图搜索文本框中，输入需要检索的关键字，例如"第四军医大学"。

③ 单击"搜索地图"按钮，其检索结果如图 3-129 所示。

④ 可通过"地图搜索"中左上部的"工具"按钮进行地图的缩放操作，如图 3-130、3-131 所示。

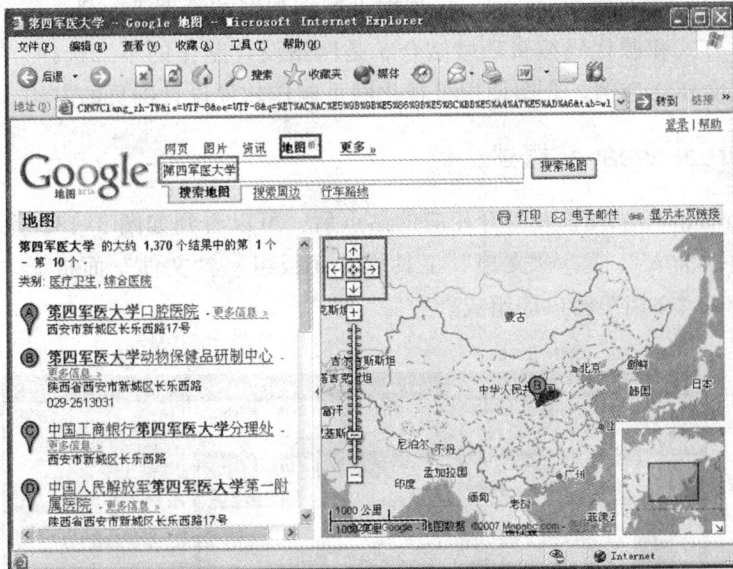

图 3-129　Google 地图搜索

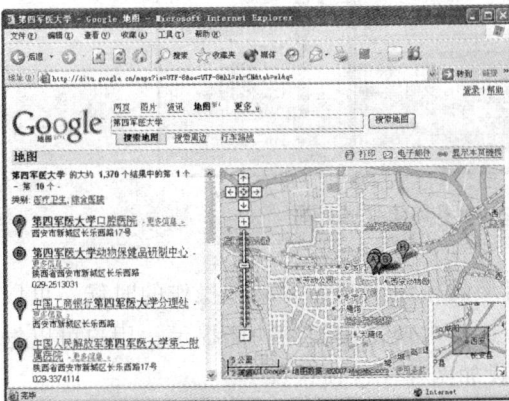

图 3-130　Google 地图逐步放大

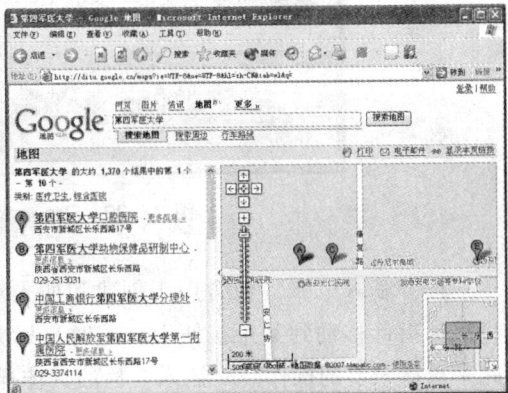

图 3-131　Google 地图放大搜索

第五节　网　页　制　作

随着 Internet 在全世界的发展与普及，企业、公司甚至个人都拥有自己的网站，用来随时发布相关的信息。网站包括 Web 服务器和相关网页，人们可以使用专业的网页制作工具完成大多数网页的编写工作，如 Macromedia 公司的 Dreamweaver 和 Microsoft 公司的 FrontPage。其中 Dreamweaver 集网页制作和网站管理于一身，将"所见即所得"的网页设计方式和源代码编辑巧妙结合，是网站设计制作的不二选择。下面的内容将以 Dreamweaver8.0 为例，介绍使用可视化网页制作软件设计网页的方法。

一、Dreamweaver 概述

打开 Dreamweaver 8，并打开相应的站点后，可以看到如图 3-132 所示的窗口，该窗口主要由"插入"栏、"文档"工具栏、面板组、"文件"面板、"属性"面板、标签选择器和"文档"窗口等组成。

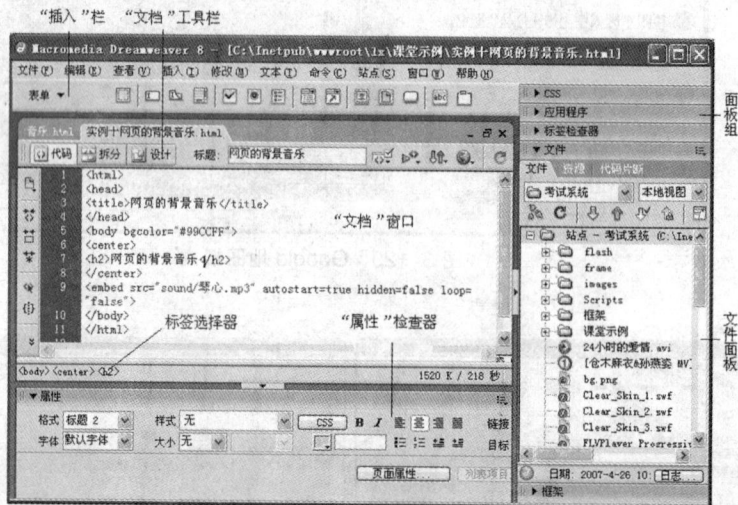

图 3-132　Dreamweaver 8 的工作区界面

1. "插入"栏　包含用于创建和插入对象的按钮，当需要某个操作的时候，可以将鼠标指针移动到某个按钮上，这时鼠标旁边会出现该按钮的功能提示，用户可以据此来选择想要的操作。"插入"栏的具体样式如图 3-133 所示。

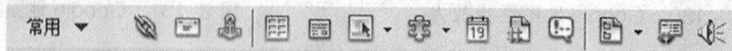

图 3-133　"插入"栏

"插入"栏的按钮被包括在了几个不同的类别中，如果我们想要的按钮没有在当前的类别中时，则可以单击类别名称右边向下的箭头"▼"，选择其他想要的类别。

"插入"栏包括的类别有：

（1）"常用"类别 可以插入或创建最常用的对象，如图像、表格等。

（2）"布局"类别 可以插入表格，Div 标签和绘制层等，并且可以在三种表格模式之间切换，分别是标准模式、扩展表格模式和布局模式。

（3）"表单"类别 通过此类别，用户可以插入表单中的各种元素，如隐藏域、文本区域、复选框、单选按钮等。

（4）"文本"类别 通过此类别，用户可以插入文本设置标签，如字体标签编辑器、粗体、斜体等。

（5）"HTML"类别 通过此类别，用户可以插入 HTML 的一些基本元素，如水平线、文件头的一些信息、表格、框架等。

（6）"应用程序"类别 通过此类别，用户可以插入网页的动态元素，如记录集、动态数据、记录集分页等。

（7）"Flash 元素"类别 可以帮助用户插入 Flash 元素。

2. "文档"工具栏 "文档"工具栏中包含了视图选择按钮和一些与查看文档、在本地和远程站点间传输文档有关的常用命令和选项，如图 3-134 所示。

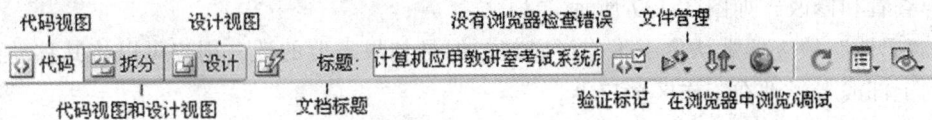

图 3-134 "文档"工具栏

下面简要介绍"文档"工具栏中的一些按钮的功能。

（1）"代码" 单击该按钮可以使用户切换到"代码视图"，该种视图显示的都是 HTML 代码或者脚本程序，适合熟悉代码的用户使用。

（2）"拆分" 单击该按钮可以同时出现"代码视图"和"设计视图"，上部显示"代码视图"，下部显示"设计视图"，在该视图模式下，用户在"设计视图"中所作的操作会立即显示在代码窗口中，而用户在代码窗口中所作的操作，必须在"属性"面板中单击"刷新"按钮后，才可以显示在"设计视图"中。

（3）"设计" 该种视图模式可以直观的显示出网页的布局、结构等，适合于不熟悉代码的用户使用。

（4）"文档标题" 用于编辑网页的标题，将显示在网页的标题栏上。

3. "文档"窗口 "文档"窗口是网页制作与编辑的主要工作区。

4. 面板组 面板组集成了每一类的操作，通过单击相应的项目就可以展开该面板，也可以将某个面板拖放到窗口的任意位置，如图 3-135 所示。

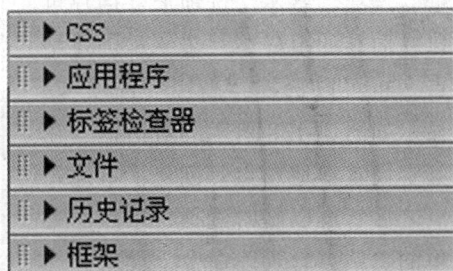

图 3-135 面板组

5. "文件"面板　"文件"面板列出了当前 Dreamweaver 站点内的所有文件，该站点视图可以是本地站点、远程站点或测试服务器，同样如果要打开站点内的某个文件，只需要双击该文件名就可以了，另外还可以在该文件名上单击鼠标右键，将打开快捷菜单，选择相应的操作，如图 3-136 所示。

6. 标签检查器　当单击标签检查器中的某个标签时，对应在"文档"窗口中，Dreamweaver 8 会自动选择工作区窗口中相对应的区域，如果是在代码窗口，当选定了某个标签后，依次选择"编辑"菜单、"代码折叠""折叠所选"命令（或按 Ctrl+Shift+C），可将该标签区域的代码折叠起来，以便于检查代码的层次结构。要展开折叠的代码，只需要双击该代码片段即可。

图 3-136　"文件"面板

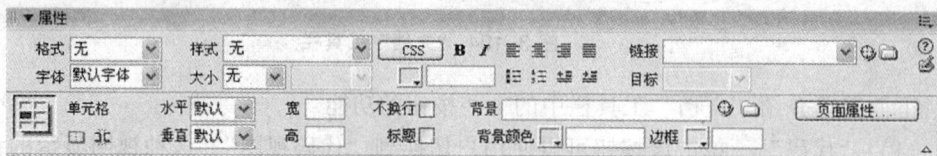

7. "属性"检查器　每一种标签对应的属性是不同的，所以当单击工作区中的某个标签时，其属性会显示在"属性"检查器中，方便用户查看和修改，如图 3-137 所示。

"属性"检查器默认位于工作区底部，但是如果需要的话，用户可以将其移动到窗口的上部或者浮动在工作区窗口上。

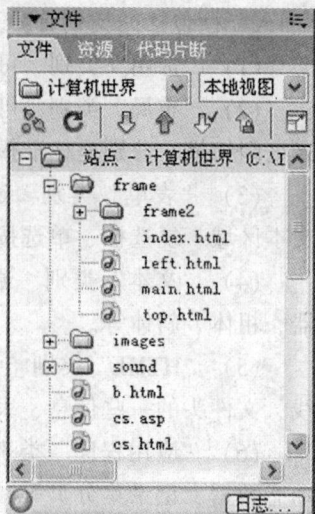

图 3-137　"属性"检查器

二、Dreamweaver 网页制作

（一）建立站点

选择"站点"菜单中的"新建站点"命令，弹出站点定义对话框，选择"基本"选项卡，用户可以在向导的引导下一步一步创建站点。也可以选择"高级"选项卡，显示如图 3-138 所示的对话框，在其中设置本地站点。创建了本地站点之后，可以随时选择"站点"菜单的"站点管理"命令，设置和修改站点的属性。

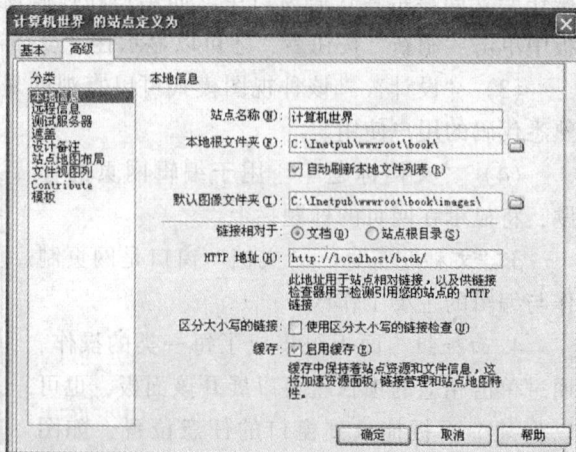

图 3-138　"'计算机世界'的站点定义为"对话框

（二）管理站点

建立了本地站点之后，文件"面板"的文件标签中列出了站点的结构。利用"文件"面板，可以对本地站点内的文件夹和文件进行创建、删除、重命名、移动和复制等操作。如果使用 Dreamweaver 以外的软件对站点中的文件和文件夹进行了修改，则需要在定义站点时，选择"自动刷新本地文件列表"，或者单击"文件"面板中的" 🔃 "按钮对本地站点文件列表进行刷新，才可以看到修改后的结果。

（三）创建与编辑网页

1. **建立新页面**　选择"文件"菜单中的"新建"命令，可以新建一个空白的 HTML 基本页。

2. **页面属性设置**　页面属性设置用来确定页面的整体风格，选择"修改"/"页面属性"命令，其中：

（1）在"外观"中设置页面字体、大小、文本颜色、背景颜色和背景图像等。

（2）在"链接"中设置链接文字的颜色和格式，链接文字默认为蓝色。

（3）在"标题"中设置 6 级标题的格式。

（4）在"标题""编码"中输入页面的标题和编码方式，标题会显示在浏览器的标题栏中。

3. **页面布局**　页面布局设计是指在网页上合理安排网页中的各个元素，使其具有和谐的比例和艺术效果。Dreamweaver 中常常借助表格和层来布局页面。表格用于控制页面中元素的对齐，使大量的信息整齐地展示在网页中，但用表格布局页面需要事先把整个页面设计出来，对页面布局不满意时，进行调整时比较麻烦，因而在创建复杂网页时，层常用来实现网页元素的精确定位。层按一定的顺序在垂直方向重叠起来，还可以产生综合的效果。

（1）表格

① **建立表格**　选择"插入"/"表格"命令，输入表格的行数和列数，在页面中插入表格，一般将表格的边框线粗细设为 0，这样在浏览器中将不显示表格的边框。大多数网页采用了不可见边框的表格。

② **设置表格和单元格属性**　在"属性"面板中，可以对表格或单元格的属性进行修改，还可以利用单元格的合并和拆分功能来实现所需的效果。单元格的"属性"面板如图 3–139 所示。

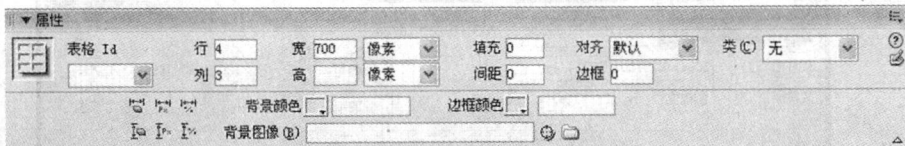

图 3–139　设置单元格属性

对表格的宽度和高度进行适当地调整，并对相应的单元格进行必要的合并后，便可以在相应的单元格中放入各种网页元素，如文字、图像、表单等。

（2）层　也可以用层来进行页面布局，方法是创建层，然后调节层的大小到合适的尺寸，最后将网站标题、功能菜单、图片、表单、超链接等网页元素分别置于不同的层中，直接拖动层，将其置于网页中的合适位置。

① 创建层：选择"插入"/"布局对象"/"层"命令，在当前光标处插入一个层。凡是在网页中允许出现的元素，例如文字、图像、表单等，都可以置于层中，层可以嵌套。选中层，拖动其四周的小方块可以调整层的大小。

② 设置层属性：在层的"属性"面板中，"Z轴"用来设置多个层的叠放次序，编号较大的层出现在编号较小的层上面，可以使用负值。"溢出"用来设置层中的内容超出层的大小时，溢出部分的处理方式，有4个选项：visible 向右向下扩展层的大小，使溢出的部分可以显示出来；hidden 保持层的大小，裁减掉溢出的部分；scroll 保持层的大小，为层添加滚动条，不管是否需要；auto 在层的内容超出边界时，添加滚动条。

4.基本元素的编辑

（1）插入文本　在网页中键入文本的方法与使用其他字处理软件的方法基本相同，在"属性"面板中可以对字体、大小、颜色等进行设置。选择"插入"/"HTML"子菜单中的命令，可以在网页中插入水平线、页面修改时间，以及键盘无法输入的特殊字符等。

（2）图像　为了美化网页，图像是必不可少的。网站中使用的图像文件主要有GIF、JPEG 和PNG 等格式，这 3 种格式的图像 Dreamweaver 都支持。

① 插入图像：选择"插入"/"图像"命令，弹出如图 3-140 所示的对话框，对话框中列出了当前站点下的目录，供用户选择当前站点中的图像文件。如果选择的图像文件不在站点文件夹内，则会询问是否将此图像文件复制到站点文件夹内，选择"是"，这样网页上传到服务器后该图片才能正常显示。

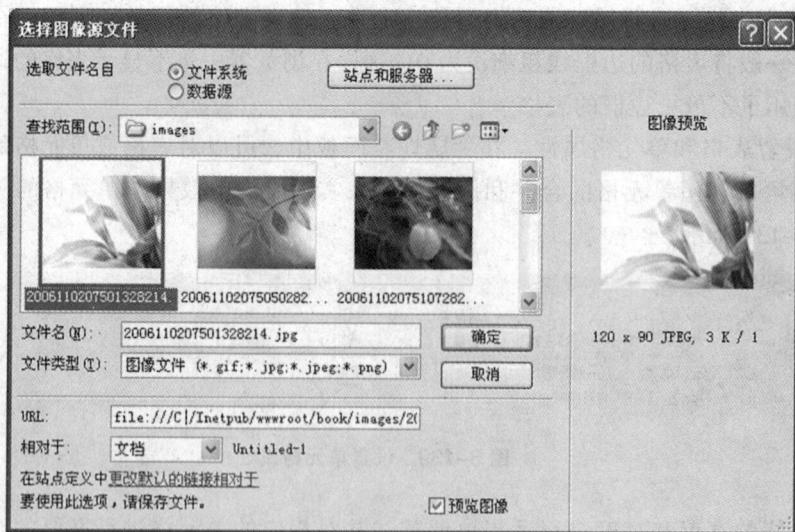

图 3-140　"选择图像源文件"对话框

② 设置图像属性：图像的"属性"面板如图 3-141 所示，其中"替换"中的文字是当浏览器无法正常显示该图片时的替代文字，在某些浏览器中，当鼠标划过该图片时，也会显示该文本。利用"属性"面板，还可以对图片进行裁剪、锐化和调节亮度、对比度等操作。

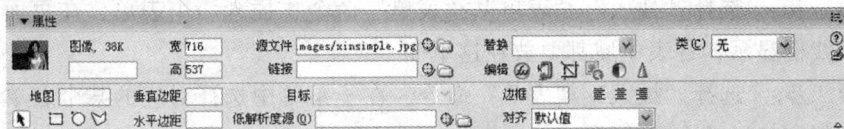

图 3-141 图像的"属性"面板

（3）超链接 在一个文档中可以创建几种类型的链接：网页之间的超链接、网页中指定位置的超链接（命名锚记链接）和电子邮件链接。

① 创建超链接：选择"插入"/"超级链接"命令或"插入"/"电子邮件链接"命令，打开相应的对话框进行设置。链接"目标"各选项含义如下：

_blank 表示将链接目标载入到新的窗口。

_self 表示将目标文件载入本窗口。

_top 表示将链接目标载入上级窗口（使用多级框架时）。

_parent 表示链接目标将出现在父窗口（使用框架时）。

也可以在"属性"面板的"链接"栏中直接输入或浏览选择链接的目标。如果是链接到一个电子邮件地址或者 URL，则在"链接"栏中直接输入，例如 mailto：xshy@fmmu.edu.cn 或者 http：//www.fmmu.edu.cn。如果是链接到网页文件，则单击"链接"栏右面的按钮"⬚"，直接链接到某一个文件。

创建超链接时，一般不会指定链接目标的绝对路径，而是指定一个相对于站点当前文档或者站点根文件夹的相对路径，这样当网站文件夹更名或者更换位置时，就不需要重新修改链接了。

② 锚记链接：锚记链接是指链接到同一网页或不同网页中指定位置的超链接。当一个网页文件长达几个屏幕才能显示完毕时，对文件中的各个专题部分加上标记，称为锚记，浏览者只要单击锚记就可以快速到达指定的部分。

创建锚记的过程分为两步：第一步定义锚记，方法是把光标指向要放置锚记的位置；选择"插入"/"命名锚记"命令，输入锚记的名称，如 labell。第二步建立锚记链接，方法与建立超链接的方法相同，只需要在"链接"栏中加入锚记的名字即可。

③ 图像地图：要在图像上添加多个超链接，可以使用 Dreamweaver 提供的图像地图功能。图像地图是指在一个图像中创建多个热点区域，每个热点区域包含一个超链接，热点形状可以是矩形、圆形或者多边形。热点位置可自行设定，创建热点的方法是：首先选定图片，然后在"属性"面板中选择 ⬚○◇ 中的一个，在图片上画出一个圆、矩形或多边形的热点区域；最后，热点的"属性"面板中创建超链接。

（四）表单

表单为用户输入信息提供了一种有序的结构，表单中用来输入信息的各种表单元素称表单域，常用的表单域有文本域、单选按钮、复选框、列表、按钮等。通常给每个表单域添加一个标签，如"用户名"，用来提示用户在这个表单域中应该输入什么信息。

建立表单的一般步骤如下：

第一步：选择"插入"/"表单"/"表单"命令，插入一个表单，在页面上用一个红色虚线框显示，各表单域都要放在这里面。

第二步：选择"插入"/"表单"命令，在子菜单中选择对应的某个表单域，在表单内的相应位置插入表单域。

第三步：单击表单域，在"属性"面板中设置其属性。

下面以"课堂问卷调查"表单为例介绍表单常用元素的用法。

表单需要使用标签<form>…</form>来产生，也即包含在<form>…</form>标签之间的都是表单的内容，它的一般格式如下：

<form method="提交表单的方法" action="处理表单的网页地址" >

…

</form>

"method"属性指定处理表单数据的方法，可供选择的有"get"和"post"，"get"方法是将表单数据添加到 URL 中，并向服务器发送"get"请求，将表单数据和其他信息传递给服务器端处理程序，因为 URL 被限定在 10192 个字符之内，所以不能用"get"方法发送较长的表单内容，当然从安全的角度考虑该方法也是不可取的；"post"方法是通过在消息正文中发送表单值并向服务器端发送"post"请求的方式提交数据，如果要传递的表单数据比较大，应该采用该方法。

"action"属性用来指定处理该表单的程序地址，该程序可以是 ASP、JSP 或 PHP等，如果该地址为空，则说明是提交给自身处理。

下面以"课堂问卷调查表"为例来分别介绍表单各对象的 HTML 代码书写规则。

1. 文本框　用于输入学生姓名，格式如下：

<input type="text" name="文本框的名字" size="文本框大小" >

"type='text'"说明该控件为一个文本框，"name"属性为该文本框的名称，并且该名称必须唯一，以便处理该文本框的程序识别；"size"属性指定该文本框的大小；另外还有"maxlength"属性指定该文本框最多可以输入的字符数等。代码如下：

<input name="textfield" type="text" size="20" maxlength="30" >

在浏览器中的效果如图 3-142"姓名"行所示。

2. 单选按钮　供学生选择授课的满意程度，有三个选项，分别是"满意""一般""不满意"，格式如下：

<input type="radio" name="单选按钮的名称" value="要提交的值" >

"type=radio"说明该对象为单选按钮，并且该对象一般是多个，以便从这多个对象里面选择一个提交给表单处理程序。"name"是该单选按钮的名字，多个单选按钮应该使用同一个名字，因为最终提交给服务器的只有一个单选按钮的值，可和复选框作

比较；"value"是该单选按钮所携带的值。代码如下：

```
<input type="radio"  name="RadioGroup1"  value="3"  />满意
<input name="RadioGroup1"  type="radio"  value="2"  checked="checked"  />一般
<input type="radio"  name="RadioGroup1"  value="1"  />不满意
```

"checked"表示该单选按钮默认是选中的。在浏览器中的效果如图3-142"你对上课的满意程度"行所示。

3. 复选框　供学生选择若干项已列出的改进意见，格式如下：

```
<input type=checkbox name="复选框的名称"  value="要传递的值" >
```

"type=checkbox"说明该对象为一个复选框，并且该对象一般也是多个，以便从这多个对象里面选择若干个提交给表单处理程序。"name"是该单选按钮的名字，各个复选框的"name"值应该不同，当选择多个的时候以便让服务器端的处理程序区分，可和单选按钮区分。"value"是该复选框所携带的值。代码如下：

```
<table width="100%"  border="0" >
    <tr>
      <td width="50%" ><label>
        <input type="checkbox"  name="checkbox"  value="checkbox"  />
        课堂气氛应该活跃</label></td>
      <td width="50%" ><label>
        <input type="checkbox"  name="checkbox2"  value="checkbox"  />
        语言应该生动</label></td>
    </tr>
    <tr>
      <td><input type="checkbox"  name="checkbox3"  value="checkbox"  />
          启发式教学</td>
      <td><label>
        <input type="checkbox"  name="checkbox4"  value="checkbox"  />
        讲究教学艺术</label></td>
    </tr>
  </table>
```

同单选按钮一样可以用"checked"表示该复选框默认是否被选中。在浏览器中的效果如图3-142"你认为需改进的地方"行所示。

4. 列表框　列表框用于学生选择所听课程，格式如下：

```
<select name=name>
  <option value="" >列表中的项目</option>
  …
</select>
```

列表由<select >…</select >标签产生，"name"是该列表框的名字；列表中的项目由< option>…</option >产生，"value"值为提交给服务器端处理程序的值。代码如下：

```
<select name="select" >
    <option value="1" >大学计算机应用基础</option>
    <option value="2" >计算机网络</option>
    <option value="3" >编译原理</option>
</select>
```

在浏览器中显示的效果如图 3-142 "你所听的课程"行所示。

5. 文本区域　用于学生输入其他意见和建议，格式如下：

```
<textarea name="文本区域的名称" rows="文本区域行数" cols="文本区域列数"
style="background-color：D7F8AB" ></textarea>
```

< textarea>…</ textarea>说明该对象为一个文本区域，"name"属性是该文本区域的名字，也必须唯一；"rows"属性指定该文本区域的行数；"cols"指定该文本区域的列数；"style"为该文本区域采用的样式，"background-color"用来指定该文本区域的背景色，其后是一个十六进制表示的颜色值。代码如下：

```
<textarea name="textarea" cols="40" rows="4" ></textarea>
```

在浏览器中的效果如图 3-142 "建议与意见"行所示。

6. 按钮　用于提交表单，格式如下：

```
<input type=submit value="提交" >
<input type=reset value="重置" >
```

"type=submit"说明该按钮是一个提交按钮，当单击该按钮时，浏览器会将表单内容传递到服务器端，value 的值为显示在按钮上的文本提示信息；"type=reset"说明该按钮是一个重置按钮，当单击该按钮时，表单元素的信息就会恢复到初始状态，value 的值为显示在按钮上的文本提示信息。代码如下：

```
<input type="submit" name="Submit" value="提 交" />
<input type="reset" name=
"Submit2" value="重 置" />
```

当学生填写完表单后就可以单击"提交"按钮提交表单了，在浏览器中的效果如图 3-142 最后一行所示。

以上介绍的表单标签及其对象的综合示例如图 3-142 所示。

注意，在前面介绍的五种对象中，都必须包含按钮对象，这样的话表单才有意义，并且按钮对象应该被<form>…</form>标签包含。

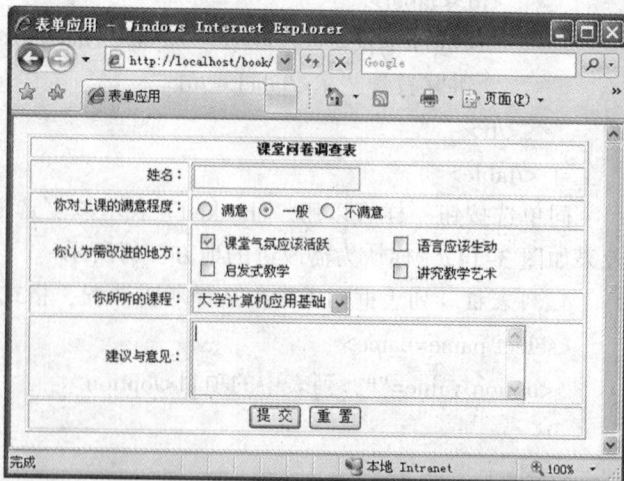

图 3-142　表单综合示例

（五）框架

框架的作用就是把网页在一个浏览器窗口下分割成几个不同的区域，实现在一个浏览器窗口中显示多个 HTML 页面，并可以动态更新浏览器中局部区域的显示内容。使用框架可以非常方便地完成导航工作，使网站的结构更加清晰，且具有统一的风格。

框架网页上定义的每一个区域叫做一个框架，每一个框架都是一个独立的 HTML 页面，用于显示一个网页文档，它们聚集在一起叫做框架集，图所示为一个含有 3 个框架的网页，单击左边框架中的超链接，右边的框架中显示相应的内容。

下面以图 3-143 为例介绍创建框架的步骤。

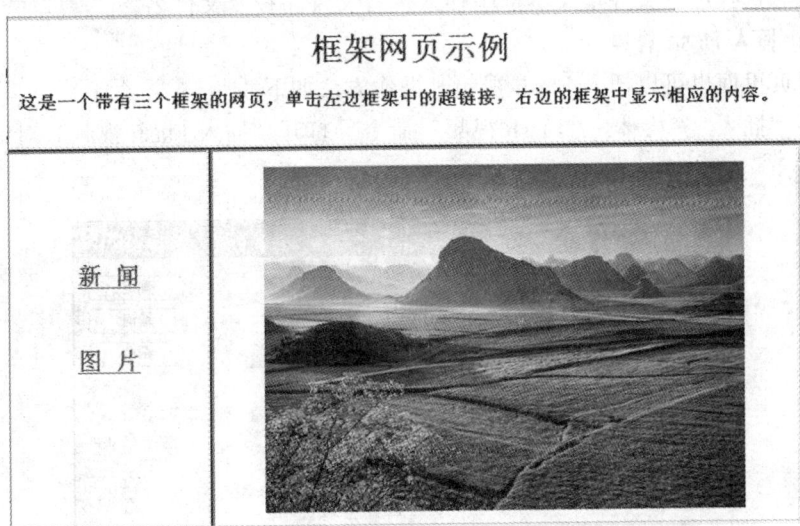

图 3-143　框架例子

1. 创建框架网页　选择"插人"/"HTML"/"框架"命令，从列出的 13 种框架结构中选择"上方固定，左侧嵌套"的框架集模板。也可以选择"插入"工具栏中的"布局"对象面板，单击框架按钮者选择"文件"/"新建"命令，弹出"新建文档"对话框，在类别中选择"框架集"来创建一个框架网页。

2. 在框架中打开网页　创建框架网页后，可以在每一个框架中直接设计新的网页，也可以选择"文件"/"在框架中打开"，命令，将已经保存好的网页导入到框架中。本例按要求在上框架和左框架中分别新建一个网页。

3. 创建超链接　分别将左框架中的文字"新闻"和"图片"超链接到不同的网页文件，下面以超链接"图片"为例，讲述操作过程：

① 新建一个网页，网页中插入一幅图片，网页另存为 picture.html。

② 将"图片"链接到 picture.html。

③ 将链接"目标"设为 mainFrame。

4. 保存框架和框架集文件　选择"文件"/"全部保存"命令，将框架集和每个框架分别以不同的文件名保存。由于框架网页是由多个文档组成的，所以在保存时需要保存框架集和每个框架中的文档，这样，含有 n 个框架的网页将产生 n+1 个文件。保存时 Dreamweaver 将提示用户保存每一个框架，如果突出显示的是框架的外框，则保存的是框架集本身，如果突出显示的是单个框架，则保存的是该框架中显示的文件。也可以选择"文件"/"保存框架"命令来保存框架集和框架。

（六）插入背景音乐

如果想在浏览网页的同时欣赏到美妙的背景音乐，可以使用 Dreamweaver 8 的插件功能，前提是必须通过 Macromedia 扩展管理器安装此声音插件，当安装好了以后，即可在"插入"栏的"常用"类别中看到一个喇叭图标，单击该图标，打开"Sound"对话框，在"选择声音文件"文本框中输入声音文件路径及文件名。

（七）插入 Flash 视频

在网页里面也可以插入 Flash 视频，操作方法如下。

选择"插入"/"媒体"/"Flash 视频"命令，打开"插入 Flash 视频"对话框，如图 3-144 所示。

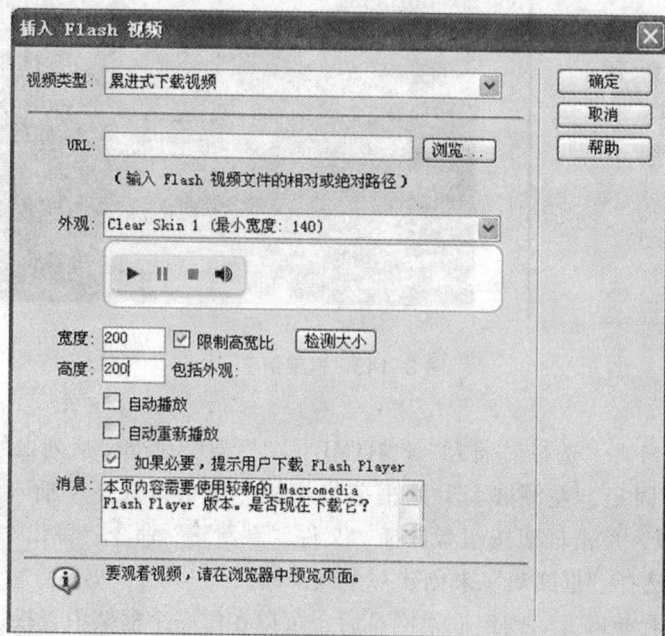

图 3-144　插入 flash 视频

"插入 Flash 视频"对话框中各项的含义如下。

① "视频类型"：选择默认类型，即"累进式下载视频"。

② "URL"：在此处输入 Flash 文件的绝对或相对路径（也可以单击"浏览"按钮，浏览到指定的 flv 文件）。

③ "外观"：选择一种 Flash 视频组件外观，所选外观会在其下方显示。

④ "宽度"：输入 flv 文件的宽度。

⑤ "高度"：输入 flv 文件的高度。

⑥ "自动播放"：如果选择此项，则在打开网页时，浏览器会自动播放 Flash 文件。

⑦ "自动重新播放"：指定播放控件在视频播放完之后是否返回起始位置。

⑧ "如果必要，提示用户下载 Flash Player"：该项默认选择，该项的功能会在网页中插入代码，用来检查 Flash 视频所需的 Flash Player 版本，当用户的版本不符合所播放 Flash 视频的版本时，提示用户下载最新版本。

最后单击"确定"按钮，然后在浏览器中浏览就可以欣赏 Flash 视频文件了。

三、网页发布

(一) 建立 Web 服务器

若要开发和测试动态 Web 页，则需要一个正常工作的 Web 服务器，以便于测试与运行用户创建的 Web 站点。

1. IIS 的安装　如果要在 Windows 操作系统上建立 Web 服务器，则需要安装 IIS（Internet Information Server，Internet 信息服务），下面介绍 Windows XP Professional 用户如何安装 IIS。

首先应该选择一台计算机作为服务器，该服务器可以是本机或者是局域网上的其他计算机，如果是局域网内的其他计算机，则适用于工作组内的其他用户共同开发与测试 Web 文档。

在安装前应该检查用户要安装 Web 服务器的计算机是否已经安装了 Web 服务器，方法是打开 C 盘或 D 盘，查看其根目录下是否有 "Inetpub"，如果没有，则需要用户自己安装 IIS。要在 Windows XP Professional 上安装 IIS，可执行以下操作。

依次选择"开始"菜单、"控制面板""添加/删除程序"命令，打开"添加或删除程序"窗口，选择"添加/删除 Windows 组件"，打开"Windows 组件向导"对话框，如图 3-145 所示，选中"Internet 信息服务 (IIS)"。

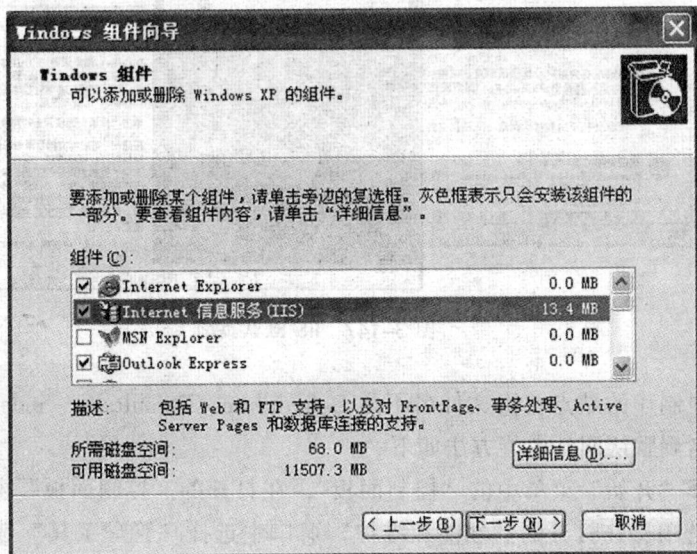

图 3-145 "Windows 组件向导"对话框

407

此时可将安装此操作系统时所使用的光盘（或是和已安装操作系统相同版本的光盘）放入光驱，单击"下一步"按钮，此时系统将开始安装 IIS，如图 3-146 所示。此过程需要几分钟时间。

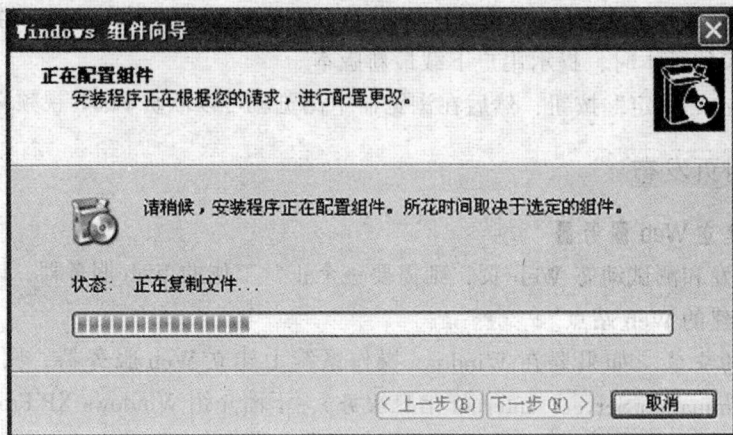

图 3-146　安装 IIS 过程

安装完成之后，可以打开浏览器直接在地址栏输入 http：//localhost/localstart.asp，如果可以打开如图 3-147 所示的页面，说明 IIS 安装成功。

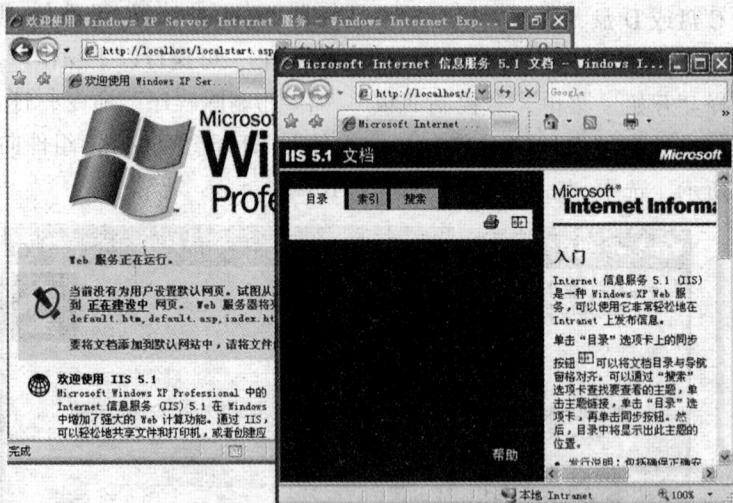

图 3-147　IIS 默认页面

如果用户制作的站点首页文件名不是 Default.htm、Default.asp、index.htm 等，可添加首页文件名到默认网站中，方法如下。

依次选择"开始"菜单中的"控制面板"，在打开的"控制面板"窗口中选择"性能和维护"选项，在打开的"性能和维护"窗口中选择"管理工具"选项，在打开的"管理工具"窗口中双击"Internet 信息服务"图标，打开"Internet 信息服务"窗口，依次展开左边的项目，如图3-148所示，鼠标右键单击"默认网站"，选择"属性"命令，打开"默认网站属性"对话框，选择"文档"选项卡，在"启用默认文档"中，单击"添加"按钮，加入常用的站点首页文件名，如：index.asp、index.html、default.html等，最后单击"确定"按钮退出即可。

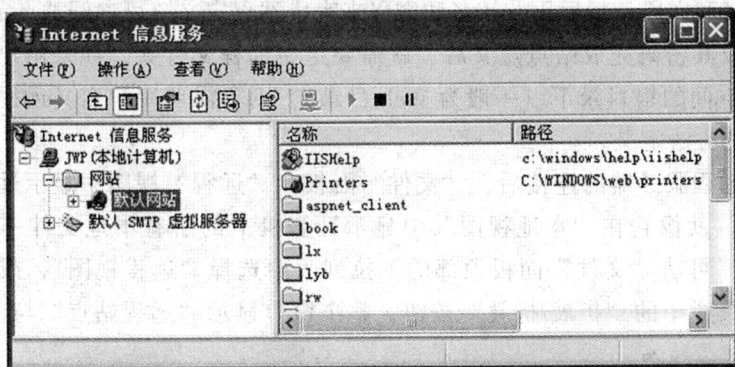

图 3-148 Internet 信息服务

2. IIS 虚拟目录的设置 如果为了安全的需要，站点文件不能放在 C：\Inetpub\wwwroot 目录下，那么就需要给 IIS 设置虚拟目录，方法如下：

打开如图3-148所示界面，鼠标右键单击"默认网站"，选择"新建""虚拟目录"命令，打开"虚拟目录创建向导"对话框，直接单击"下一步"按钮，在"虚拟目录别名"文本框里面输入要在"默认网站"列表显示的名称，例如输入"ksxt"，如图3-149所示，单击"下一步"按钮，打开"网站内容目录"对话框，如图3-150所示，单击"浏览"按钮，找到站点所在文件夹，单击"下一步"按钮，在"虚拟目录访问权限"对话框中，设置虚拟目录的访问权限，一般选择默认即可，单击"下一步"按钮，再单击"完成"按钮。

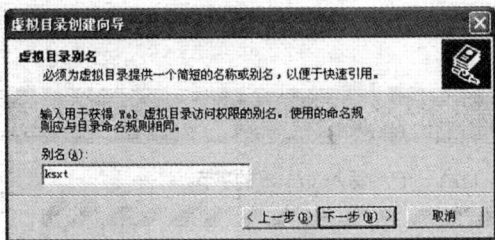

图 3-149 设置虚拟目录别名

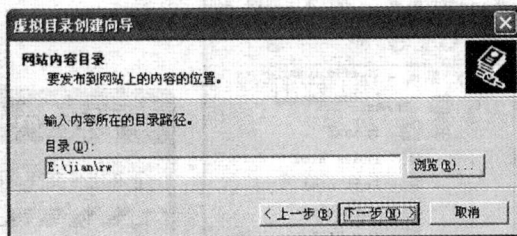

图 3-150 设置虚拟目录

经过以上的操作，虚拟目录"ksxt"已经建立完毕，如果该站点的默认首页文件名已经加入到了"默认文档"中，那么现在就可以用 http：//localhost/ksxt/地址来打开用户站点的首页了。

（二）网页发布

要想使 Internet 用户能够浏览用户所制作的网页，必须将它们上传到 Web 服务器，即使 Web 服务器运行在用户的本地计算机上也必须进行上传。使用 Dreamweaver 8 可以很方便地将制作好的站点文件上传到 Web 远程服务器中，即发布站点。下面就以最常见的服务器链接方式——FTP 方式为例来介绍如何将本地文件上传到远程 Web 服务器。

使用 FTP 方式上传文件之前，用户应该先从 ISP（Internet Service Provider，国际互联网服务提供商）处申请自己站点的域名和空间，如果申请成功，ISP 会给用户一个登录空间的域名和密码，然后用此域名和密码来完成站点定义（可参阅站点定义部分）。

用域名及其密码完成站点定义后，就需要定义远程文件夹，如果用户上传的站点在所申请的空间的根目录下（一般为 Web 目录），则不需要用户定义远程文件夹，否则，可按下列方法定义。

建立与远程服务器的连接后，"文件"面板在"远程"视图中显示远程服务器上的所有文件，就像它在"本地视图"中显示计算机上的所有本地文件一样。要显示"远程视图"，可从"文件"面板顶部的下拉列表中选择"远程视图"，或者单击"文件"面板工具栏中的"扩展/折叠"按钮，整个窗口显示"远程站点"与"本地站点"视图。

要在"远程视图"中创建文件夹，可首先使用前面描述的方法之一显示"远程"视图（如果没有看到"远程"视图，可单击"文件"面板工具栏中的"刷新"按钮）。当看到 Dreamweaver 8 已经连接到 Web 服务器之后，在"远程视图"中单击右键，然后选择"新建文件夹"，然后给新建的文件夹重命名，此文件夹就称之为远程文件夹。

接下来就可以给远程 Web 服务器上传本地站点了。在"文件"面板中，单击蓝色上传箭头，如图 3-151 所示。当 Dreamweaver 8 询问是否要上传整个站点时，单击"确定"按钮上传整个站点即可。此时会打开如图 3-152 所示界面，说明 Dreamweaver 8 正在将站点文件上传至远程 Web 服务器，此过程所花费时间取决于用户所上传文件大小与网络通信量。

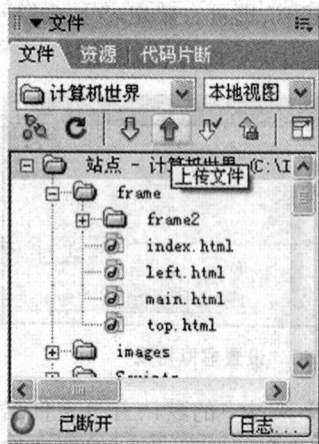

图 3-151　站点上传　　　　　图 3-152　站点上传过程

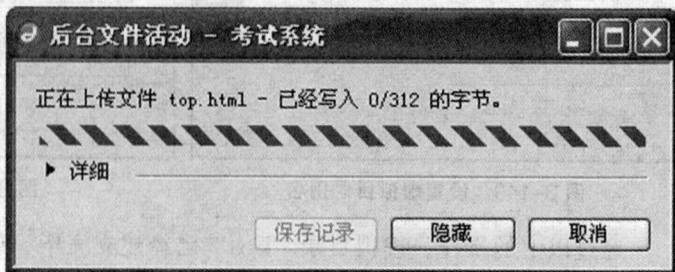

至此，站点已经发布完毕，以后就可以在浏览器中浏览刚才上传的站点了。

第六节　计算机网络安全

一、网络安全概述

近几年关于信息战、黑客非法入侵和攻击、网络病毒泛滥及网络犯罪等事件的报道越来越多，网络信息中的信息安全问题日益突出，并已成为网络信息问题中最为敏感的问题之一，引起了全社会的日益关注。网络安全是指网络系统的硬件、软件及其系统中的数据受到保护，不受偶然的或者恶意的原因而遭到破坏、更改、泄露，系统连续可靠正常地运行，网络服务不中断。

(一) 网络安全的基本问题

组建计算机网络的目的是为处理各类信息的计算机系统提供一个良好的运行平台。网络可以为计算机信息的获取、传输、处理、利用与共享提供一个高效、快捷、安全的通信环境与传输通道。网络安全技术从根本上来说，就是通过解决网络安全存在的问题，来达到保护在网络环境中存储、处理与传输的信息安全的目的。研究网络安全技术，首先要研究构成对网络安全威胁的主要因素。可以将对网络安全构成威胁的因素与类型，大致归纳为以下六个方面。

1. 网络防攻击问题　要保证运行在网络环境中的信息系统的安全，首要问题是保证网络自身能够正常工作。在 Internet 中，对网络的攻击分为两种基本类型：服务攻击与非服务攻击。服务攻击是指对网络提供某种服务的服务器发起攻击，造成该网络"拒绝服务"。例如，攻击网站的 Web 服务，使网站的 Web 服务器瘫痪。非服务攻击是指攻击者使用各种方法对网络设备（例如路由器、交换机）发起攻击，使得网络设备工作严重阻塞或瘫痪，从而导致网络无法正常工作。网络安全防护的关键是检测到网络攻击，知道自己被攻击就等于赢了一半，然后采取相应的处理办法，将损失减少到最小。

2. 网络安全漏洞与对策问题　网络信息系统的运行一定会涉及计算机硬件与操作系统、网络硬件与软件、数据库管理系统、应用软件以及网络通信协议等。由于软件程序的复杂性和编程的多样性，在网络信息系统的软件中很容易有意或无意地留下一些不易被发现的安全漏洞。软件方面的安全漏洞，从应用层次上而言分为应用软件的安全漏洞、操作系统的安全漏洞、数据库的安全漏洞、通信协议的安全漏洞、网络服务和应用方面的安全漏洞、个人应用方面的安全漏洞等。

需要注意的是，网络攻击者会研究这些安全漏洞，并且将这些漏洞作为攻击网络的首选目标。因此网络安全研究人员与网络管理人员必须主动了解计算机硬件与操作系统、网络硬件与软件、数据库管理系统、应用软件，以及网络通信协议可能存在的安全问题，利用各种软件与测试工具主动检测网络可能存在的各种安全漏洞，并及时提出解决对策与措施。

3. 网络中的信息安全保密问题　网络中的信息安全保密主要包括两个方面：信息

存储安全与信息传输安全。信息存储安全是指如何保证静态存储在联网计算机中的信息不会被未授权的网络用户非法使用。网络中的非法用户可以通过猜测用户口令或窃取口令的办法，或设法绕过网络安全认证系统，冒充合法用户查看、修改、删除未授权访问的信息，以及使用未授权的网络服务。信息存储安全一般由计算机操作系统、数据库管理系统、应用软件、网络操作系统以及防火墙来共同保障。通常采用的方法是：设置用户访问权限、用户口令加密、用户身份认证、数据加密与节点地址过滤等。

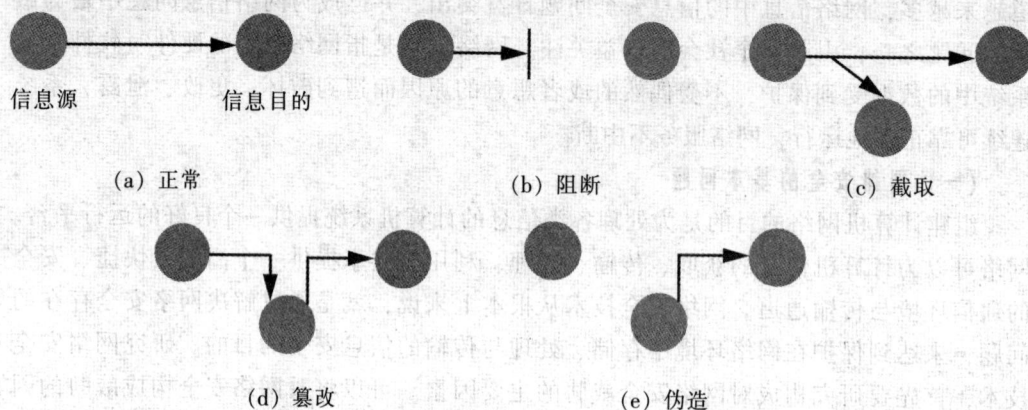

信息源　　　　　　信息目的

(a) 正常　　　　　　　　　　　　(b) 阻断　　　　　　　　　　(c) 截取

(d) 篡改　　　　　　　　　　(e) 伪造

图 3-153　阻断攻击、截取攻击、篡改攻击和伪造攻击

信息传输安全是指如何保证信息在网络传输的过程中不被泄露与不被攻击的问题。从安全属性来看，攻击类型可分为 4 类：阻断攻击、截取攻击、篡改攻击和伪造攻击。阻断攻击使系统的资产被破坏，无法提供用户使用，这是一种针对可用性的攻击，如图 3-153 (b) 所示。例如，破坏硬盘之类的硬件，切断通信线路，使文件管理系统失效等。截取攻击可使非授权者得到资产的访问，这是一种针对机密性的攻击，如图 3-153 (c) 所示。非授权者可以是一个人、一个程序或一台计算机，例如，通过窃听获取网上数据及非授权的复制文件和程序。篡改攻击是非授权者不仅访问资产，而且能修改信息，这是一种针对完整性的攻击，如图 3-153 (d) 所示。例如，改变数据文件的值、修改程序及在网上正在传送的报文内容。伪造攻击是非授权者在系统中插人伪造的信息，这是一种针对真实性的攻击，如图 3-153 (e) 所示。例如，在网上插入伪造的报文，或在文件中加入一些记录。

保证网络系统信息安全的主要技术是数据加密与解密算法。数据加密与解密算法是密码学研究的主要问题。在密码学中，将源信息称为明文。为了保护明文，可以将明文通过某种算法进行变换，使它成为无法识别的密文。将明文变换成密文的过程称为加密；将密文恢复成明文的过程称为解密。数据加密与解密的过程如图 3-154 所示。密码学就是研究数据加密与解密算法的学科。它是介于通信技术、计算机技术与应用数学之间的交叉学科。传统的密码学已经有很悠久的历史。自从 1976 年公开密钥密码体系诞生后，密码学便得到快速发展，并在网络中获得广泛的应用。目前，人们通过加密与解密算法、身份确认、数字签名等，以保护信息存储与传输的安全性。

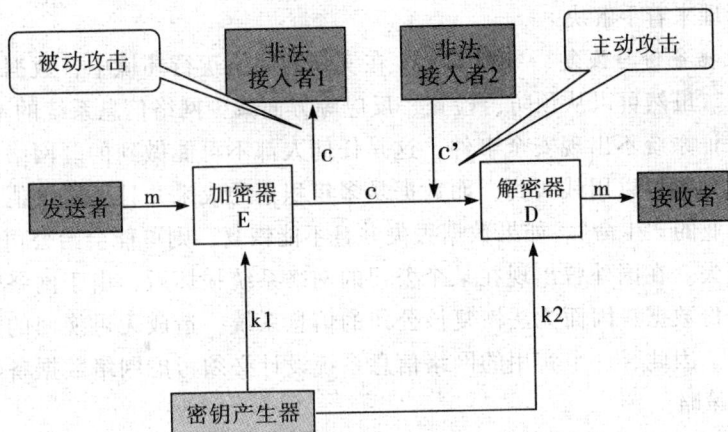

图 3-154　数据加密与解密

4. **网络内部安全防范**　除了以上几种网络安全威胁之外，还有些威胁来自网络内部。一种问题是源节点发送信息后不承认，或是目的节点接收到信息后不认账，即出现抵赖问题。"防抵赖"是网络对信息传输安全保障的重要内容之一。如何防抵赖也是在电子商务应用中必须解决的重要问题。电子商务会涉及到商业洽谈、签订商业合同，以及大量资金在网上划拨等重大问题。可以通过数字签名、身份确认、第三方确认等方法，确保网络信息传输的合法性问题，防止出现"抵赖"等现象产生。

另一个问题是如何防止内部合法用户有意或无意地做出对网络与信息安全有害的行为。这些对网络与信息安全有害的行为包括：泄露网络用户或网络管理员的密码；违反网络安全规定，绕过防火墙私自与外部网络连接，从而造成系统安全漏洞；违反网络使用规定，超越权限查看、修改、删除系统文件、应用程序与数据；违反网络使用规定，超越权限修改网络系统配置，造成网络工作不正常；违反网络使用规定将带可能带有病毒的存储介质拿到网络中使用。

解决来自网络内部的不安全因素必须从技术与管理两个方面入手。一是通过网络管理软件随时监控网络运行状态与用户工作状态；对重要资源（例如主机、数据库、磁盘等）使用状态进行记录与审计。同时，制订和不断完善网络使用和管理制度，加强用户培训和管理。

5. **网络病毒**　据统计，目前 70% 的病毒发生在网络上。联网微型机病毒的传播速度是单机的 20 倍，而网络服务器消除病毒处理所花的时间是单机的 40 倍。电子邮件炸弹可以轻易地使用户的计算机瘫痪，有些网络病毒甚至会破坏系统硬件。有些网络设计人员可能已经在文件目录结构、用户组织、数据安全性、备份与恢复方法、系统容错技术方面采取严格措施，但是却没有重视网络防病毒问题。也许有一天，某个用户从家里带来一张已经染上病毒的 U 盘，他没有遵守网络使用制度，在办公室的工作站上使用染上病毒的 U 盘，网络很可能就会在此后的某个时刻瘫痪。因此，网络防病毒是保护网络与信息安全的重要问题之一，需要从工作站与服务器两个方面的防病毒技术与用户管理来着手解决。

6. 网络数据备份与恢复、灾难恢复　在实际的网络运行环境中，数据备份与恢复是非常重要的。虽然可以从预防、检查、反应等方面减少网络信息系统的不安全因素，但是要完全保证系统不出现安全事件，这是任何人都不可能做到的。网络信息系统的硬件与系统软件都可以用钱买到，而数据是多年积累的成果并且可能价值连城，它是一家公司、企业的"生命"。如果数据丢失并且不能恢复，则可能会给公司和客户造成不可挽回的损失。在国外曾出现在某个公司的网络系统损坏后，由于网络管理员没有保存足够的备份数据，因而无法恢复该公司的信息系统，造成无可挽回的损失，从而导致公司破产。因此，一个实用的网络信息系统设计必须考虑网络数据备份、恢复手段和灾难恢复策略。

（二）网络安全的主要内容

完整的考虑网络安全包括三方面的内容：网络攻击、安全机制与安全服务。其中，网络攻击是指有损于网络信息、安全的操作；安全机制是指用于检测、预防，以及在受到攻击后恢复的机制；安全服务则是指提高数据处理安全系统中信息传输安全性的服务。

网络安全服务应该提供以下基本服务功能。

1. 保密性（confidentiality）　保密性服务是为了防止攻击而对网络中传输的信息进行保护。根据对所传输的信息安全要求不同，选择不同的保密级别。最常用的是保护两个用户之间在一段时间内传输的所有数据。另外，也可以对某个信息中的特定域进行保护。保密性的另一个方面是防止信息在传输中，数据流被截获与分析。这就要求采取必要的措施，使攻击者无法检测到在网络中传输信息的源地址、目的地址、长度与其他特征。

2. 认证（authentication）　认证服务是用来确定网络中信息传输的源节点与目的节点的真实身份，不出现假冒、伪装用户身份等现象，以保证网络中信息传输的真实性。在网络中两个用户开始通信时，首先需要确认对方是合法用户，还应保证不会有第三方在通信过程中干扰与攻击信息交换的过程，以保证网络中信息传输的安全性。

3. 数据完整性（data integrity）　数据完整性服务可以检测信息流、单个信息或信息中指定的字段，保证接收方所接收的信息与所发送的信息一致，在信息传输的过程中，没有出现复制、插入、删除等破坏行为。数据完整性服务分为两类：有恢复和无恢复服务。数据完整性服务与预防攻击相比，更加注重信息一致性的检测。如果安全系统检测到数据完整性遭到破坏，可以只报告攻击事件发生，也可以通过软件或人工干预的方式进行恢复。

4. 防抵赖　防抵赖服务用来保证源节点与目的节点不能对发送或接收的信息予以否认。当出现发送方对发送信息的过程予以否认，或接收方对已接收信息进行否认时，防抵赖服务可以提供记录，说明否认方是错误的。防抵赖服务对电子商务活动是非常有用的。

5. 访问控制　访问控制服务是控制与限定网络用户对主机、应用与网络服务的访问。攻击者要攻击网络首先要欺骗或绕过网络访问控制机制。常用的访问控制服务是通过对用户的身份认证，以确定用户身份的合法性，通过用户的访问权限设置，以保证对主机、应用或服务使用的合法性。更高安全级别的访问控制服务包括：用户密码的加密存储与传输，使用一次性密码、智能卡、个人特殊性标识（例如指纹、虹膜、声音）等，以便提高身份认证的可靠性。

（三）网络安全面临的挑战

近几年，由于计算机网络及通信技术的加速发展，Internet 互联网接入越来越普及、网络用户数增长迅速、网络内容越来越丰富、网络服务形式越来越多样。与此同时，信息安全却面临着越来越多的挑战，出现了很多新的情况和问题。

1. 互联网规模迅速扩大　互联网规模迅速扩大，网络用户数增长迅速，上网方式日趋多样化。eTForecasts 研究和咨询公司公布的最新数据显示：截至 2005 年底，全球互联网用户人数达到了 10.8 亿，比 2004 年增长了 1.5 亿。2001 年到 2005 年，全球互联网用户人数增长了一倍以上。据预计，到 2010 年全球互联网用户人数将再增长一倍，达到 20 亿。

我国互联网络信息中心（CNNIC）在 2007 年 1 月发布的最新统计数据显示：我国目前网民总人数约为 1.37 亿，上网计算机总数为 5940 万台。中国网站总数为 843000 个。

在一些西方发达国家，Internet 的普及率已经达到 65%~75%，而在一些人口密集的发展中国家，互联网普及率仅为 10%~20%。发达国家与广大的发展中国家的互联网发展规模和速度还很不均衡，在发展中国家，其互联网的用户数及规模还有着巨大的增长空间。

上网方式也日趋多样化，目前主要的上网方式有专线上网、宽带上网、拨号上网、通过手机上网等。近几年，随着信息家电的面世和日益普及，家电上网也成为一种新的时尚。有关机构曾预测，未来十年内，相当一部分互联网用户的接入设备将由 PC 平台转移到智能手机和其他移动设备。

2. 网络安全问题形式多样

（1）网络安全形势仍然很严峻　国外多家权威机构的调查数据显示，网络安全形势仍然很严峻。全球著名的互联网安全技术厂商赛门铁克（Symantec）公司在其 2007 年 3 月的《互联网安全威胁研究报告》中详细分析了 2006 年下半年全球的安全事件和全球互联网的安全及受威胁状况。报告显示：2006 年下半年与上半年相比，受到感染而被远程黑客控制的计算机数量增加了 29%；2006 年下半年，排名前 50 的恶意代码样本中，木马程序占 45%，相较于 2006 年上半年增加了 23%。

我国的信息网络安全状况相比于全球范围内的其他国家同样不容乐观。根据公安部《2006 年全国信息网络安全状况与计算机病毒疫情》调查分析报告的数据显示：2005 年 5 月至 2006 年 5 月，54% 的被调查单位发生过信息网络安全事件，比上一年上升 5%，其中发生过 3 次以上的占 22%，比上一年上升 7%。

（2）计算机病毒是计算机系统及网络安全的重要威胁　计算机病毒对计算机系统和信息网络的影响和破坏是这个信息时代的永恒话题。尤其近几年计算机网络的日益普及和网络应用的飞速发展给病毒的传播和泛滥提供了一个客观上的温床。

2006 全年，国内著名的计算机反病毒厂商江民公司共发现新病毒 6 万多种，较 2005 年增长 56%，2006 年全国共有近 2000 万台计算机感染了病毒，感染计算机病毒 6 万 6 千多种。《2006 年全国信息网络安全状况与计算机病毒疫情》调查分析报告的数据显示：计算机病毒的感染率为 74%，感染计算机病毒、蠕虫和木马程序仍然是最突出的网络安全问题，占发生安全事件总数的 84%。

不过值得欣喜的是，统计数据显示，2006 年计算机病毒感染率已经呈下降趋势，多次感染病毒的比率比 2005 年减少 9%。这说明虽然计算机病毒越来越猖獗，但是越来越多的企业或个人计算机用户已经在自己的计算机上安装防病毒软件，其计算机病毒防范意识和防范能力都在逐渐增强。

（3）网络攻击发生的频度和范围增加较大　近几年，网络攻击技术和攻击工具都有了很大的发展，网络攻击事件发生的频度、范围都有了较大程度的增加。据 2006 年的调查数据显示，由于美国是世界上网络用户人数最多的国家，所以其本身也是全球网络黑客的大本营，每年发生在美国的恶意电脑攻击行为远高于其他国家，占全球网络黑客攻击行为总数的约 31%。由于近年来我国互联网规模和网络用户数增长迅速，我国的恶意电脑攻击行为较 2006 年上半年也增长了 153%，比全球平均增长率高出 72 个百分点，成为仅次于美国的高攻击来源国家。同时，我国又是网络黑客攻击的最大受害国。

黑客们以获利为目的，不断改进攻击方法和开发目的性更强的恶意威胁。网络攻击呈现出新的趋势和特点：

① 网络攻击的自动化程度和攻击速度提高。像新出现的红色代码和尼姆达这类工具都能够自我传播，18 个小时内就可以达到全球饱和。通过在 Internet 上大量部署分布式攻击工具，攻击者们可以更有效地发动拒绝服务攻击。

② 网络攻击工具更先进和复杂。攻击工具的反侦破、动态行为和成熟性的特点日益完备，使得人们将攻击工具的攻击特性与正常、合法的网络传输流相区别变得越来越困难。

③ 攻击者能够越来越快地发现安全漏洞并利用其发动攻击。

④ 越来越多的攻击行为可以绕过防火墙。

（4）以垃圾邮件为代表的有害信息充斥互联网　作为一项主要的互联网服务，电子邮件的覆盖范围越来越大，与人们日常工作、生活、学习的联系也日趋紧密，成为许多人网络生活的重要组成部分。

一般而言，垃圾邮件是指那些未经用户本人许可、硬塞到用户电子邮箱的邮件，这些邮件往往具有某种商业目的，有的甚至包含有病毒。

垃圾邮件数量大，具有反复性、强制性、欺骗性、不健康性和传播速度快等特点，严重干扰了邮箱用户的正常工作和生活，侵犯了用户的隐私权和信箱空间，损害了用户的利益。垃圾邮件占用大量网络资源，降低了网络的运行效率，危害了互联网的健康发展，并因此而浪费了大量的人力、物力和财力。更有少数别有用心者利用垃圾邮件散播各种虚假或有害信息，严重危害了社会的稳定。

（5）利用计算机网络信息技术已经成为一种高科技的犯罪手段　随着网络上商业活动的日益增多和网络经济的快速发展，网络安全的现实威胁已经由以往少数计算机用户出于无聊、好奇等的业余行为，转变为专业计算机罪犯针对政府机关、金融机构、大型企业乃至普通消费者的犯罪活动。互联网也成为越来越多的不法分子新的犯罪场所和工具，网络犯罪日益严峻的形势正为世界各国所重视。

一般而言，互联网犯罪是指在互联网上或者利用网络中的网站、论坛、聊天室、电子邮件等从事的非法活动。由于互联网已经成为一个用户众多、信息齐全、服务形式多样的"虚拟社区"，相应的互联网犯罪的形式和种类也很繁多，主要有网络诈骗、网络盗窃、黑客网上攻击、经济间谍、侵犯知识产权、盗用身份以及其他借助于互联网从事的犯罪活动。

网络犯罪经常给企业和个人造成较大的损失。美国《CSO》杂志 2006 年网络犯罪防范调查结果表明：网络犯罪带来的损失较大，63%的被调查者有业务损失，40%有财务损失，另有 23%的被调查机构名誉受损。2005 年万事达及维萨卡信用卡资料失窃事件中，全球共有 4000 万名万事达及维萨卡主受到波及。

随着一些新的互联网产业的出现和发展，网络犯罪不断呈现出新的形式。据有关部门估计，我国网络游戏市场已经达到 300 亿元的规模，游戏帐号、虚拟游戏货币和游戏装备等的交易市场也逐渐兴起，相应的网络游戏中的虚拟货币、游戏帐号和游戏装备等被盗的案件也频频发生。据中国互联网络信息中心的统计显示：有 61%的游戏玩家有过虚拟财产被盗的经历。这些新的网络犯罪形式给我国的司法机关提出了新的问题，尤其我国已有的传统法律条文对网络上出现的一些新问题缺乏明确规定，这就使得法律的刚性原则在互联网时代受到了前所未有的挑战。

3. 信息安全技术和相关产业发展迅速　近几年，信息安全已经逐渐成为信息产业中当之无愧的热点，信息安全也成为金融机构和大型企业信息化建设的关键环节之一。

信息安全产品市场的发展速度已经大大超过了整个信息产业的发展速度。防火墙、防病毒以及入侵监测系统等"老三样"安全产品仍然占据了安全市场的大部分份额。垃圾邮件过滤、内容安全、安全审计和安全服务的产品在近两年发展也非常迅速。权威调查机构 IDC 在 2006 年报告里预测：未来五年中国信息安全市场的年增长率为 20.9%，到 2010 年这一市场规模将达到 9.765 亿美元。

我国信息安全产业的发展可以大致划分为三个阶段：

（1）萌芽阶段（2005 年以前）　在此阶段，国内各行业、各大中企业开始意识到信息安全的重要性，已经有意识地学习信息安全知识，但是信息安全系统在这些企业还没有形成系统化和规模化。

（2）爆发阶段（2005—2009 年）　国内各行业在此阶段对于信息安全建设的需求已经由"自发"转向"自觉"。很多金融机构和企业已经开始对内部信息安全建设进行系统的规划和部署，信息安全成为其信息化建设的重中之重。

（3）普遍受益阶段（2010 年以后）　信息安全与信息化建设融为一体。

二、网络安全技术

（一）防火墙技术

防火墙能够监控网络之间的信息交换和访问，并以此来有效管理网络安全。防火墙技术是保障计算机网络安全最主要、最核心的手段之一，防火墙同时也是目前应用最广泛的主要信息安全产品。

在古代，防火墙是指为了防止火灾发生时火势蔓延到其他房屋而在房屋之间修建的隔离墙。现在，借用其"防止蔓延和隔离"的含义，防火墙在信息安全领域特指用来保证内部网络与 Internet 国际互联网或其他外部网络之间信息访问安全，隔离本地网络与外部网络之间的硬件或软件防御系统的总称。

如今，互联网上病毒泛滥，来自外部网络的恶意攻击对金融机构、企业及部门的内部网络安全构成了很大的威胁，防火墙技术能够隔离内部网络与外部网络，控制相互间的信息互访，尤其是能够防止外部网络用户未经授权进入内部网络。更具体地说，位于多个网络之间的防火墙能够按照既定的安全策略对多个网络之间传输的数据包进行检查和监控，过滤不良信息，并通过设定网络间信息传输的权限，来防止信息资源的非法访问，同时还可以监测网络的运行状态。

可以将防火墙技术的具体作用归纳为以下三点：

（1）限制访问内部网络，充当网络的安全屏障，防止对重要信息资源的非法存取，过滤掉不安全的网络服务。

（2）对网络访问进行监控，可以提供网络使用情况的日志记录和统计数据，当发生可疑访问时，还可以进行报警。

（3）可以加强网络的安全策略。

由以上可见，防火墙在保障内部信息安全、阻止外来攻击、防范计算机病毒等方面具有突出的优越性，是目前一种主要的网络安全设备。

防火墙系统的工作原理如图 3-155 所示：

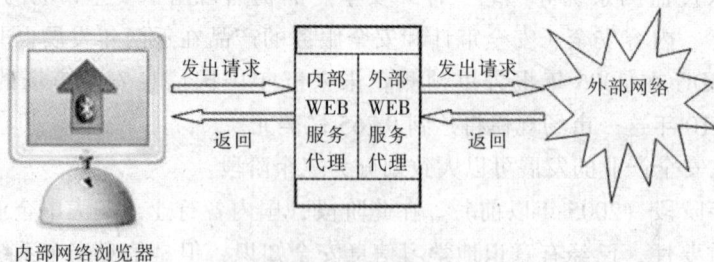

图 3-155　防火墙的工作原理

目前，防火墙从技术上可以分为包过滤型、代理服务器型和监测型三大类。

1. 包过滤型防火墙　包过滤型防火墙也可以称为网络层防火墙。由于网络是基于"包交换"技术进行数据的传输，即所有网络上的计算机之间的信息都是以遵循一定格式的数据包的形式进行传输，每个数据包中都包含源地址、目标地址、源端口和目标端口等特殊信息。包过滤型防火墙根据相应的网络安全策略，并通过判读这些数据包中的地址信息，来决定允许或拒绝特定的数据包通过，以此进行网络传输中数据包的访问控制。

包过滤型防火墙对数据包的访问控制可以分为两个方面：一是根据 IP 源地址和 IP 目的地址的过滤；另一方面是根据 TCP/UDP 源端口和目的端口的过滤。前者是根据使用部门的特定的网络安全策略，过滤掉具有特定 IP 地址的数据包，进而达到保护内部网络的目的。后者根据不同网络服务或连接类型所对应的 TCP/UDP 端口号，也可以提供相应的包过滤功能。

包过滤型防火墙在进行过滤时往往只检查数据包中的地址和端口信息，一般不检查数据包的内容，因而其转发数据的速度很快，效率较高。同时其成本较低，逻辑结构简单，便于安装，能够在一定程度上满足系统的安全要求。

受限于包过滤型防火墙的自身特点，其技术上的不足也显而易见。包过滤是一种完全的基于网络层的技术，其之所以能监控网络主要还是依靠数据包内的地址和端口信息等安全参数。在不增加更多安全参数的情况下，其只能过滤和识别网络层和传输层的有限信息，无法识别来自应用层的恶意入侵，安全性较低。一些恶意的 Java 程序，甚至黑客们通过简单地伪造 IP 地址就可以达到"欺骗"包过滤型防火墙的目的。另外，包过滤型防火墙还有可能泄漏内部网络的拓扑结构等安全信息。

包过滤型防火墙的功能实现起来很简单，主要有两种方式：专门根据自身的网络安全策略配置一台路由器；也可以通过配置一台具有路由服务功能的计算机实现。

2. 代理服务器型防火墙　代理服务器型防火墙也可以称为应用层防火墙、代理服务器或网关。与包过滤型防火墙不同，代理服务器型防火墙通过在应用层对数据包进行控制来保证信息安全。这种防火墙可以直接和应用服务程序打交道，如 HTTP 超文本传输、FTP 远程文件传输等互联网服务。其安全性要显著高于包过滤型防火墙。

代理服务器型防火墙可以介于两个网络之间或者客户机与服务器之间，对于内部网络的客户机而言，代理服务器型防火墙可以被看作是一台服务器；但对于外部网络的服务器，其又可以被看作是一台客户机，两者间的数据交换完全受代理服务器型防火墙控制。当代理服务器型防火墙接收到内部客户机对某外部网络的访问请求后，会根据预先设定的安全规则来决定是否允许此请求，如允许，则防火墙将把此请求发送到外部网络服务器，并将外部服务器发回的数据传送给内部客户机。外部网络对内部客户机的访问请求的处理过程也与此类似。由于内部客户机与外部服务器之间没有直接的数据通道，从外部也只能访问到代理服务器而无法取得内部网的信息资源，外部的恶意攻击就难以侵入到内部网络。

代理服务器型防火墙的安全性较高，更为可靠，能对通过防火墙的数据内容进行过滤，可以详细地记录所有的访问状态信息，并提供比包过滤型防火墙更详细的日志记录。由于代理服务器型防火墙是针对应用层进行扫描，其对防范基于应用层的恶意入侵和病毒也具有较好的效果。

代理服务器型防火墙也存在一些缺点：由于代理服务器需要转发每一个来自内部或外部的访问请求，因此其对数据的过滤速度要大大低于包过滤型防火墙；需要对每一个特定的网络服务或网络协议安装相应的代理服务软件；用户需要对不同的代理服务进行相应设置，增加了系统管理的复杂性。

3. 监测型防火墙　监测型防火墙是目前新一代的防火墙产品，在安全性上已超越了包过滤型和代理服务器型防火墙。它同时也是一种特殊的防火墙技术，可以专门用来监测和记录网络的运行状态。

这种防火墙能够对网络上各层的数据进行主动和实时监测，并通过分析抽取出状态信息，可以有效判别各层中出现的恶意攻击或入侵事件。监测型防火墙还能够监测无连接状态的远程过程调用（RPC）和用户数据报（UDP）。由于监测型防火墙可以带有一些分布式探测器，并安装在其他网络的各节点或各种服务器上，因而监测型防火墙既能够防范来自外部网络的非法入侵，又能够监测来自内部网络的非法破坏。

监测型防火墙在三种防火墙技术中安全性是最高的，但是其配置较为复杂，实现时的成本较高，且会一定程度地影响网络数据交换速度。

（二）VPN

VPN 即虚拟专用网络，是 Virtual Private Network 的首字母缩写。这里所说的 VPN 不是电话网络中的 VPN 概念，而是特指基于电信运营商提供的公众网，构建出的可扩充、安全可靠的、便于管理的商业间信息交换的通道。

VPN 通过隧道技术、加解密技术、密钥管理技术和身份认证等多种技术将若干个内部网络通过公共网进行远程连接。通过这些技术 VPN 隐蔽了内部网，能有效保证通过公众网传输数据的安全性、可靠性和专用性，可以使客户或企业通过公共互联网连接到远程服务器或分支机构的办公室。VPN 技术可以使企业用户借助电信运营商提供的公众网，利用规划的内部网络地址实现相互访问。

对于在各地都具有分支机构的大型公司和企业，这种能够建立安全可靠的信息传输通道的技术非常适用。

（三）黑客攻防

黑客（Hacker）一般指的是计算机网络的非法入侵者，他们大都是程序员，对计算机技术和网络技术非常精通，了解系统的漏洞及其原因所在，喜欢非法闯入并以此作为一种智力挑战而沉醉其中。有些黑客仅仅是为了验证自己的能力而非法闯入，并不会对信息系统或网络系统产生破坏作用，但也有很多黑客非法闯入是为了窃取机密的信息、盗用系统资源或出于报复心理而恶意毁坏某个信息系统等。为了尽可能地避免受到黑客的攻击，有必要先了解黑客常用的攻击手段和方法，然后才能有针对性地进行预防。

1. 黑客的攻击步骤　一般黑客的攻击分为以下 3 个步骤：

（1）信息收集　通常黑客会利用相关的网络协议或实用程序来收集欲攻击目标的详细信息，如用 SNMP 协议查看路由器的路由表，用 TraceRoute 程序获得到达目标主机的路径，用 Ping 程序检测一个指定主机的位置并确定是否可到达等。

（2）探测分析系统的安全弱点　黑客一般会使用 Telnet、FTP 等软件向目标主机申请服务，如果目标主机有应答就说明它开放了这些端口的服务。其次是使用一些公开的工具软件，如 Internet 安全扫描程序 ISS（Internet Security Scanner）、网络安全分析工具 SATAN 等对整个网络或子网进行扫描，寻找系统的安全漏洞，获取攻击目标系统的非法访问权。

（3）实施攻击

① 首先试图毁掉入侵的痕迹，并在受到攻击的目标系统中建立新的安全漏洞或后门。

② 然后在目标系统中安装探测器软件，如特洛伊木马程序，用来窥探目标系统的活动，继续收集黑客感兴趣的一切信息，如帐号与口令等敏感数据。

③ 进一步发现目标系统的信任等级，以展开对整个系统的攻击。如果黑客在被攻击的目标系统上获得了特许访问权，那么他就可以读取邮件，搜索和盗取私人文件，毁坏重要数据以至破坏整个网络系统。

对重要的数据和文件进行加密传输，即使被黑客截获了一般也无法得到正确的信息。

2. 身份认证　通过密码、指纹、面部特征（照片）或视网膜图案等特征信息来确认用户身份的真实性，只对确认了的用户给予相应的访问权限。

3. 访问控制　系统应当设置入网访问权限、网络共享资源的访问权限、目录安全等级控制、防火墙的安全控制等，只有通过各种安全控制机制的相互配合，才能最大限度地保护系统免遭黑客的攻击。

4. 端口保护　只有真正需要的时候才打开端口，不为未识别的程序打开端口，端口不需要时立即将其关闭，不需要上网时最好断开网络连接。

5. 审计　记录网络上用户的注册信息，如注册来源、注册失败的次数等，记录用户访问的网络资源等相关信息，当遭到黑客攻击时，这些数据可以用来帮助调查黑客的来源，并作为证据来追踪黑客，也可以通过对这些数据的分析来了解黑客攻击的手段以找出应对的策略。

6. 保护 IP 地址　一是通过代理服务器访问 Internet，这样其他用户只能探测到代理服务器的 IP 地址而不是用户的 IP 地址，可以实现隐藏用户 IP 地址的目的，保障用户上网安全。二是通过路由器可以监视局域网内数据包的 IP 地址，只将带有外部 IP 地址的数据包路由到Internet 中，其余数据包被限制在局域网内，这样可以保护局域网内部数据的安全。路由器还可以对外屏蔽局域网内部计算机的 IP 地址，保护内部网络的计算机免遭黑客的攻击。

7. 其他安全防护措施

（1）不随便从 Internet 上下载软件，不运行来历不明的软件，不随便打开陌生人发来的邮件附件，不随意点击具有欺骗诱惑性的网页超级链接。

（2）经常运行专门的反黑客软件，可以在系统中安装具有实时检测、拦截和查找黑客攻击程序用的工具软件。

（3）经常检查用户的系统注册表和系统自启动程序项是否有异常，做好系统的数据备份工作，及时安装系统的补丁程序和更新系统软件等。

（四）漏洞扫描

计算机漏洞是系统的一组特性，恶意的主体（攻击者或者攻击程序）能够利用这组特性，通过已授权的手段和方式获取对资源的未授权访问，或者对系统造成损害。

从技术角度而言，漏洞的来源主要有软件或协议设计时的瑕疵、软件或协议实现中的弱点、软件本身的瑕疵、系统和网络的错误配置。

一次完整的网络扫描主要分为 3 个阶段：目标发现、信息攫取和漏洞检测。

目标发现阶段的技术主要有 ICMP 扫射、广播 ICMP、非回显 ICMP、TCP 扫射和 UDP 扫射。

端口扫描的主要技术有 TCP co nnect（）扫描、TCP SYN 扫描、TCP ACK 扫描、TCP FIN 扫描、TCP XMAS 扫描、TCP 空扫描、FTP 反弹扫描（FTP Bo u nce Scan）和 UDP 扫描。

（五）入侵检测

入侵检测（Intrusion Detection）是对入侵行为的检测。它通过收集和分析网络行为、安全日志、审计数据、其他网络上可以获得的信息以及计算机系统中若干关键点的信息，检查网络或系统中是否存在违反安全策略的行为和被攻击的迹象。入侵检测作为一种积极主动地安全防护技术，提供了对内部攻击、外部攻击和误操作的实时保护，在网络系统受到危害之前拦截和响应入侵，被认为是防火墙之后的第二道安全闸门，在不影响网络性能的情况下能对网络进行监测。

入侵检测通过执行以下任务来实现：监视、分析用户及系统活动；系统构造和弱点的审计；识别反映已知进攻的活动模式并向相关人士报警；异常行为模式的统计分析；评估重要系统和数据文件的完整性；操作系统的审计跟踪管理，并识别用户违反安全策略的行为。

对一个成功的入侵检测系统来讲，它不但可使系统管理员时刻了解网络系统（包括程序、文件和硬件设备等）的任何变更，还能给网络安全策略的制订提供指南。更为重要的一点是，它应该管理、配置简单，从而使非专业人员非常容易地获得网络安全。而且，入侵检测的规模还应根据网络威胁、系统构造和安全需求的改变而改变。入侵检测系统在发现入侵后，会及时作出响应，包括切断网络连接、记录事件和报警等。

入侵检测系统所采用的技术可分为特征检测与异常检测两种。

1. 特征检测（Signature-based detection） 又称 Misuse detection，这一检测假设入侵者活动可以用一种模式来表示，系统的目标是检测主体活动是否符合这些模式。它可以将已有的入侵方法检查出来，但对新的入侵方法无能为力。其难点在于如何设计模式既能够表达"入侵"现象又不会将正常的活动包含进来。

2. 异常检测（Anomaly detection） 异常检测的假设是入侵者活动异常于正常主体的活动。根据这一理念建立主体正常活动的"活动简档"，将当前主体的活动状况与"活动简档"相比较，当违反其统计规律时，认为该活动可能是"入侵"行为。异常检测的难题在于如何建立"活动简档"以及如何设计统计算法，从而不把正常的操作作为"入侵"或忽略真正的"入侵"行为。

三、网络防毒技术

计算机病毒并非是最近才出现的新产物,早在 1949 年,计算机的先驱者冯·诺依曼就提出了计算机程序能够在内存中自我复制的设想。但在当时绝大部分的计算机专家都无法想象这种会自我繁殖的程序是可能的,只有少数几个科学家默默地研究冯·诺依曼所提出的概念。十年之后,在美国电话电报公司(AT&T)的贝尔实验室中,三个年轻程序员在业余时间设计出了一种叫做"磁芯大战"的电子游戏,实现了冯·诺依曼的设想,形成计算机病毒的雏形。

(一)计算机病毒的性质和特点

什么是计算机病毒?"病毒"一词源于生物学。生物病毒是一种微生物,侵入生物体后会给生物体带来疾病,并能进行自我繁殖和传播。计算机病毒与医学上的"病毒"不同,是某些人利用计算机软、硬件所固有的脆弱性,编制的具有特殊功能的程序。它能通过某种途径潜伏在计算机存储介质或程序中,当达到某种条件时即被激活,再用修改其他程序的方法将自己的精确拷贝或者各种演化形式放入其他程序中,从而感染它们,对计算机资源进行破坏。

最早的计算机病毒是在 1983 年被专家们在实验室中证实的,其后短短几年里迅速蔓延到全世界,各种形形色色的计算机病毒,如大麻、IBM 圣诞树、黑色星期五、CIH 等层出不穷,破坏力越来越大。1999 年 4 月 26 日,CIH 电脑病毒发作,导致全球 6000 万台电脑无法工作,酿成一场损失达数十亿美元的电脑灾难。2000 年 5 月 4 日,"I love you"病毒感染 4500 万台计算机,损失约 100 亿美元。2001 年 9 月 18 日,尼姆达病毒造成的损失估计超过 26 亿美元。2003 年一种名为"冲击波"的蠕虫病毒感染了全球上亿台计算机,造成这些计算机无法正常工作。2006 年底,一种名为"熊猫烧香"的感染型蠕虫病毒在一夜之间使数以百万台计算机受到感染和破坏,成为 2006 年中国十大计算机病毒之首。

1. 计算机病毒的特点　1994 年 2 月,我国正式颁布实施了《中华人民共和国计算机信息系统安全保护条例》,在《条例》第二十八条中明确指出:"计算机病毒,是指编制或者在计算机程序中插入的破坏计算机功能或者毁坏数据,影响计算机使用,并能自我复制的一组计算机指令或者程序代码。"计算机病毒有以下几个主要特点:

(1)传染性　传染性是计算机病毒的一个重要特点。计算机病毒的传染性是指病毒具有把自身复制到其他程序中的特性。

计算机病毒是一段人为编制的计算机程序代码,这段程序代码一旦进入计算机并得以执行,它会搜寻其他符合其传染条件的程序或存储介质,确定目标后再将自身代码插入其中,达到自我繁殖的目的。只要一台计算机染毒,如不及时处理,那么病毒会在这台计算机上迅速扩散,其中的大量文件(一般是可执行文件)会被感染。被病毒感染的计算机将成为病毒新的培养基和传染源,当该机再与其他计算机进行数据交换或通过网络接触时,病毒会继续进行传染。

正常的计算机程序一般是不会将自身的代码强行连接到其他程序之上的，而病毒却能使自身的代码强行传染到一切符合其传染条件的未受到传染的程序之上。计算机病毒可通过各种可能的渠道，如软盘、计算机网络去传染其他的计算机。当用户在一台机器上发现了病毒时，往往曾在这台计算机上用过的软盘已感染上了病毒，而与这台计算机相联网的其他计算机也许被该病毒侵染上了。所以，是否具有传染性是判别一个程序是否为计算机病毒的最重要条件。

（2）破坏性 破坏性是指计算机病毒在激发条件满足后，对计算机中的系统文件、数据文件进行破坏或占有系统资源、对系统运行进行干扰，直至破坏整个系统。计算机病毒的破坏性是多方面的，主要表现为：无限制地占用系统资源，使系统不能正常运行；对数据或程序造成不可恢复的破坏；有的恶性病毒甚至能毁坏计算机的硬件系统，使计算机瘫痪。总之，病毒对计算机系统的安全会造成重大危害。

（3）潜伏性 病毒一般是具有很高编程技巧且短小精悍的程序。通常附着在正常程序中或磁盘较隐蔽的地方，也有个别的计算机病毒以隐含文件形式出现，不让用户发现它的存在。如果不经过代码分析，病毒程序与正常程序是不容易区别开来的。只有在满足触发条件时（如日期、时间、某个文件的使用次数等）才"原形毕露"，表现出特有的破坏性。有的病毒伪装巧妙，隐藏很深，潜伏时间长，在发作条件满足前并无任何表现症状，不影响系统的正常运行，这就是病毒的潜伏性。如著名的"黑色星期五"就是在逢13号的星期五才发作。

（4）寄生性 计算机病毒程序是一段精心编制的可执行代码，一般不独立存在。它的载体通常是磁盘系统区或程序文件，此即病毒的寄生性。正是由于病毒的寄生性及上述的潜伏性，计算机病毒一般难于觉察和检测。

（5）不可预见性 从对病毒的检测方面来看，病毒还有不可预见性。不同种类的病毒，它们的代码千差万别，但有些操作是共有的（如驻留内存，改中断）。有些人利用病毒的这种共性，制作了声称可查所有病毒的程序。这种程序的确可查出一些新病毒，但由于目前的软件种类极其丰富，且某些正常程序也使用了类似病毒的操作甚至借鉴了某些病毒的技术，所以使用这种方法对病毒进行检测可能会造成较多的误报情况。而且病毒的制作技术也在不断地提高，病毒对反病毒软件来说永远是超前的。

2. 网络时代计算机病毒的新特点

（1）新病毒数量、种类激增 近年来由于互联网的发展，出现了许多新一代的基于互联网传播的计算机病毒种类，例如包含恶意 ActiveX Control 和 Java Applets 的网页、电子邮件计算机病毒、蠕虫、木马等。最近甚至出现了专门针对手机和掌上电脑的计算机病毒。

（2）传播途径更多，传播速度更快 计算机病毒的传播介质由最初的软盘、硬盘变成包括移动存储器、光盘、Internet、电子邮件等多种方式传播；传播周期由平均6~12个月到短短几小时传遍世界。

（3）电子邮件成为主要传播媒介 由于人们对电子邮件的依赖性越来越大，通过Internet 电子邮件传播的病毒、黑客程序和网络蠕虫越来越多。2002年出现的"求职信"病毒，若在未打补丁的 Outlook 或 Outlook Express 中打开带病毒的电子邮件，新变种病毒在用户浏览含病毒的邮件时就会自动感染用户的计算机，而且不需要打开附件，感染计算机之后它还能主动关闭许多杀毒软件的运行，再通过局域网感染与电脑相连接的共享驱动器。其邮件主题有许多种形式，并且邮件正文也是随机的，使用户防不胜防。

（4）病毒的破坏性不断增强　病毒破坏主板和硬盘数据，导致硬盘数据的不可恢复性丢失，在短时间内造成世界范围内的网络瘫痪和数据丢失，这样的损失往往都是非常巨大的。

（5）病毒的制作和传播日益受经济利益所驱使　病毒（尤其是木马病毒）已经成为制作者或不法分子非法牟利的重要工具，病毒传播也不再是盲目的，而是对可能上当受骗的目标群体进行定向传播。

（二）计算机病毒的分类

计算机病毒的种类繁多，而且每天都还有新的病毒及病毒的变种产生。对计算机病毒按不同的角度有多种分类方法。过去曾将计算机病毒分为恶性病毒和良性病毒两大类，以其是否销毁数据作为划分标准。良性病毒一般只是自我繁殖，抢占磁盘空间，并不破坏数据或程序。现在常按病毒寄生方式的不同分类如下：

1. 引导区型病毒　引导区型病毒出现在系统引导阶段。该病毒感染磁盘中的引导区，以自身取代引导区中的主引导记录，从而在系统引导时，先于系统文件进入内存，被提前执行而取得对系统的控制权。这类病毒曾在 20 世纪 90 年代中期广为流行。

2. 文件型病毒　文件型病毒是一种专门感染.COM、.EXE、.SYS 等可执行文件的病毒，它通常寄生在一个可执行程序中，每执行一次这样的带毒程序，它就把自身复制到其他未感染的文件中。

3. 混合型病毒　这类病毒既感染磁盘的引导区，又感染可执行文件，兼有引导区型病毒和文件型病毒两者的特点。

4. 宏病毒　宏病毒是指寄存在文档或模板的宏中的病毒。宏病毒专门感染某些办公应用软件内的宏指令，如微软公司的 Word 和 Excel 软件。这种病毒传播速度快、制作方便，破坏性较强。但是由于宏病毒主要针对特定的文档或模板，其兼容性不高。

（三）计算机病毒的传播途径

计算机病毒主要是通过复制文件、传送文件、运行程序等途径传播。常有以下几种传播方法：

1. 通过软盘　这是最常用的一种传递文件的方式，通过软盘，很容易将病毒从一台计算机传播到另一台计算机中。

2. 通过硬盘　硬盘的存储量大，在利用它传输文件或引导系统时，也很容易传播病毒。

3. 通过光盘　光盘储量大，携带方便，对传输文件非常有利。然而盗版光盘的泛滥却为病毒传播带来了方便。盗版光盘上的软件未经过严格的病毒检测，病毒容易寄生，而且即使发现病毒用户也无法清除。

4. 通过移动存储介质　由于移动硬盘及优盘应用的日益广泛，使用者往往用其存储在网络上浏览或下载的文件，同时优盘支持程序自动运行，有些病毒可以通过其上的Autorun.inf调用并运行病毒程序，这些都使得移动存储介质成为病毒传播的重要载体。

5. 通过网络　随着 Internet 的普及，人们通过网络来传递文件越来越方便，对于网上众多的软件，谁也不能保证其中不含有病毒，由于网络覆盖面广、速度快，更为病毒的快速传播创造了条件。近年来出现的许多新式病毒都是通过网络进行传播的，破坏性很大。公安部 2006 年的调查结果也显示出网络浏览或下载是感染计算机病毒最多的途径。

（四）蠕虫及木马病毒

网络技术、网络服务、网络经济的发展为网络病毒的泛滥提供了"温床"，近几年一些"臭名昭著"的蠕虫和木马病毒给全球的计算机用户造成了很大的损失，其传播速度之快、破坏性之大都已经远远超出了传统型病毒的范畴，表现出一些新的特征，必须为每一个网络时代的计算机用户所关注。

1. 蠕虫病毒　蠕虫病毒是无需使用者干预也能自动运行的一段独立程序。与普通病毒最大的不同在于，蠕虫病毒只有病毒体本身，无需宿主文件，能够自我不断复制，尤其是通过网络主动传播。这种病毒可以通过系统中存在的漏洞获得计算机的部分或全部控制权，并在内存和系统中植入相应的病毒程序，以此继续攻击网络中相邻的计算机。

蠕虫病毒发作的三个主要特征是：

（1）不断地自我复制，传播速度快。

（2）利用操作系统、应用程序或网络设置上的漏洞发动攻击。

（3）消耗系统资源，占用大量的内存或网络带宽，造成系统崩溃或网络阻塞。

蠕虫病毒在近几年来曾多次爆发，2003 年"冲击波"（Blaster）病毒利用 Windows 的 RPC 漏洞进行攻击，使上亿台的计算机受到了感染，这些计算机无法正常工作并反复重新启动。2004 年的"震荡波"（Sasser）病毒以及 2006 年底的"熊猫烧香"病毒也是典型的蠕虫病毒。

2. 木马病毒　木马病毒又被称为黑客程序或后门病毒。木马这个名称来自于一个关于"特洛伊木马"的神话传说，在这个神话中，特洛伊木马表面上看是无意中留在城市里的好看的"礼物"，但实际上其内却藏匿着准备攻击特洛伊城的希腊士兵。因此木马病毒就意指那些表面上看起来有用、实际上却是起破坏作用的恶意程序。

木马病毒一般包括服务器和控制器两个部分。具有伪装作用的含有木马病毒的程序被执行后，木马病毒的服务器部分就被植入到用户的计算机上且被运行，黑客们就利用控制器拥有了被植入木马的计算机的大部分操作权限，进而可以从异地控制这台计算机。木马病毒在原理上与常用的远程控制程序很类似，都是利用网络从异地控制本地计算机。所不同的是，远程控制程序是一种"善意"的且不具有隐蔽性的功能程序。而木马病毒则是将偷窃其他用户帐号、密码等的恶意企图竭力隐藏在其"善意"的外表下，如经常伪装成一些有用的工具软件或应用程序，引诱用户下载并运行，这时木马病毒就趁机控制用户的计算机。往往越是技术先进的木马病毒其隐蔽性就越强。

近年来，由于电子商务、网络游戏的逐渐盛行，木马病毒在网络上大肆泛滥，用木马病毒进行网络犯罪的案件屡见不鲜，尤其用来盗取帐号和密码的盗号木马较为常见。盗号木马运行后可以在用户毫无觉察地情况下盗取其帐号、密码等信息，并发送到指定的信箱或网页，导致一些用户的网络银行帐号和密码、QQ帐号、网络游戏帐号和游戏装备等被非法窃取。在2006年曾经比较流行的"传奇窃贼""QQ盗号木马"及"落雪"等病毒就是典型的盗号木马病毒。因此，木马病毒特有的隐蔽性和破坏性更需要所有的网络用户提高警惕。

（五）计算机病毒的防治

计算机病毒的防治包括计算机病毒的预防、检测和清除。为了把病毒发生的可能性降到最低程度，防治计算机病毒应采取预防为主的方针。

1. 计算机病毒检测　检测一台计算机或一个软件是否感染了计算机病毒是一个比较复杂的问题。病毒的检测与被检病毒的结构、特性、机制等因素有关。最简单的方法就是利用已有的正版杀毒软件进行病毒自动检测，也可采用观察现象的方法来诊断病毒。例如，当出现下列异常现象时，则有可能是感染了病毒并已发作。

（1）计算机的运行速度明显减慢，如程序装入的时间或磁盘读写时间变长。

（2）程序突然工作异常，如打不开文件、运行程序死机。

（3）磁盘可用空间不正常地变小或未运行大程序，但内存容量大量减少。

（4）可执行程序的长度增大（文件字节数增多）。

（5）程序或数据莫名其妙地丢失。

（6）屏幕显示不正常的画面，喇叭发出怪声等。

（7）系统不能正常启动，突然死机。

（8）通过Windows任务管理器查看到内存里驻留有来路不明的程序。

（9）网络传输效率大幅度降低。

2. 计算机病毒清除　一旦发现计算机感染了病毒，要立即采用有效措施将病毒清除。清除病毒的方法有很多，目前最常用、最有效的方法是采用杀毒软件来清除病毒。目前市面上有许多功能强大的杀毒软件，如瑞星公司的RISING系列、江民公司的KV系列、金山公司的金山毒霸系列、冠群金辰公司的KILL系列、国外Symantec公司的Norton AntiVirus系列和来自俄罗斯的Kaspersky（卡巴斯基）杀毒软件等。这些常用的杀毒软件往往以套装软件的形式提供给用户，同时具有检测和清除病毒、网络防火墙等功能。有些公司还具有软、硬件相结合的反病毒卡。

在使用杀毒软件时，一定要选用比较成熟的正版杀毒软件，盗版杀毒软件可能自身就带有病毒，而且往往不能定期升级。另外对计算机病毒的清除，要经常、定期地进行，并及时对杀毒软件进行更新和升级。一旦发现有病毒，应立即用杀毒软件或其他手段清除病毒。发现新的病毒，应及时向有关部门报告。

杀毒软件虽然功能强大，技术也越来越先进，但由于计算机病毒的种类太多，且不断有新病毒及病毒的变种出现，没有能杀灭所有病毒的万能杀毒软件，因此对计算机病毒的预防更为重要。

3. 计算机病毒的预防　计算机病毒给计算机用户带来了很大的损失和麻烦，应该加强管理，采取积极的预防措施，防止外来病毒入侵。对于一般用户，应充分认识到计算机病毒的危害性，了解病毒的传染链，自觉地养成正确使用计算机的好习惯，就可以很大程度地避免病毒的感染及发作。归纳起来应注意以下几点：

（1）不用盗版盘或来历不明的磁盘。

（2）尽量不用软盘启动系统。

（3）对所有不需写入数据的磁盘进行写保护。

（4）未经检测的磁盘，一定要先经过病毒检测再使用。

（5）密切观察计算机系统的运行情况，对于异常现象及时采取杀毒措施。

（6）个人数据和电子文档应存放在除 C 盘以外的逻辑分区上，并定期对计算机上的重要文件（程序及数据）进行备份。

（7）安装正版防、杀病毒的套装软件，杀毒软件最好带有网络防火墙的功能，并及时更新杀毒引擎和病毒库。

（8）使用正版操作系统，并定期给系统安装安全补丁。

除了以上常规的防治措施之外，对防治网络时代的计算机病毒，还应该做到：

（1）不要轻易打开来历不明的邮件及其附件，对可疑的邮件应该直接彻底删除掉。

（2）关闭或删除没有使用的网络服务功能，如 FTP 客户端、TELNET 和 WEB 服务器等。

（3）确保软盘、光盘和其他的移动存储器以及软件来源的可靠性，不使用从网络下载的未经病毒扫描的程序或文件。

（4）在不影响系统使用的情况下，提高系统网络安全设置的级别。

（5）不要随意登陆或访问不明网站。

（6）为系统设置尽量复杂的密码。